16. Jahrestagung der Deutschen Gesellschaft für Plastische und Wiederherstellungschirurgie
2.-4. November 1978, Düsseldorf

Transplantatlager und Implantatlager bei verschiedenen Operationsverfahren

Herausgegeben von
G. Hierholzer und H. Zilch

Mit 275 Abbildungen in 365 Teilbildern

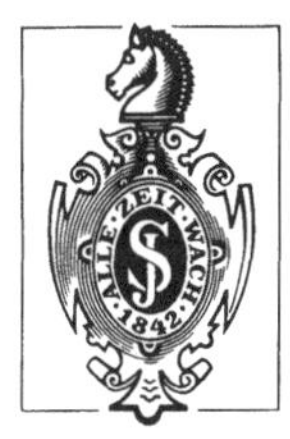

Springer-Verlag Berlin Heidelberg GmbH 1980

Herausgeber:

Prof. Dr. med. Günther Hierholzer, Berufsgenossenschaftliche Unfallklinik, Großenbaumer Allee 250, 4100 Duisburg 28
Dr. med. Hans Zilch, Orthopädische Klinik und Poliklinik der Freien Universität Berlin im Oskar-Helene-Heim, Clayallee 229, 1000 Berlin 33

ISBN 978-3-540-09833-1

CIP-Kurztitelaufnahme der Deutschen Bibliothek
Transplantatlager und Implantatlager bei verschiedenen Operationsverfahren: [16. Jahrestagung d. Dt. Ges. für Plast. u. Wiederherstellungschirurgie, November 1978 in Düsseldorf]/hrsg. von G. Hierholzer u. H. Zilch.

ISBN 978-3-540-09833-1   ISBN 978-3-662-10607-5 (eBook)
DOI 10.1007/978-3-662-10607-5
NE: Hierholzer, Günther [Hrsg.]; Deutsche

Satz: Schreibsatz-Service Weihrauch, Würzburg

2124/3321-543210

Inhaltsverzeichnis

VIII

III. Die Bedeutung des Implantatlagers bei der Osteosynthese

Experimentelle Untersuchungen

IV. Die Bedeutung des Implantatlagers beim Gelenkersatz

V. Das Gefäßimplantatlager

Mitarbeiterverzeichnis

Achinger, R., Dr. med., Klinik für Hand-, Plastische und Wiederherstellungschirurgie der Medizinischen Hochschule, Krankenhaus Oststadt, Pasteurallee 5, 3000 Hannover

Balthasar, G., Dr. med., Abteilung Orthopädie der Medizinischen Fakultät an der Rheinisch-Westfälischen Technischen Hochschule Aachen, Goethestr. 27–29, 5100 Aachen

Bartsch, H., Dr. med., Abteilung für Orthopädie und Traumatologie des Krankenhauses Am Urban, Dieffenbachstr. 1, 1000 Berlin 61

Bergmann, G., Ing. grad., Orthopädische Klinik der Freien Universität Berlin im Oskar-Helene-Heim, Clayallee 229, 1000 Berlin 33

Brandt, K. A., Dr. med., Abteilung für Handchirurgie, Plastische Chirurgie und Brandverletzte an der Berufsgenossenschaftlichen Unfallklinik, Großenbaumer Allee 250, 4200 Duisburg 28

Breyer, H. G., Dr. med., Abteilung für Unfall- und Wiederherstellungschirurgie im Klinikum Steglitz der Freien Universität Berlin, Hindenburgdamm 30, 1000 Berlin 45

Bues, M., Dr. med., Institut für Pathologie am Klinikum Steglitz der Freien Universität Berlin, Hindenburgdamm 30, 1000 Berlin 45

Dambe, L. T., Dr. med., Abteilung Unfallchirurgie der Chirurgischen Universitätsklinik, 6650 Homburg/Saar

Decker, S., Dr. med., Chirurgische Universitätsklinik der Berufsgenossenschaftlichen Krankenanstalten „Bergmannsheil", Hunscheidtstr. 1, 4630 Bochum

Draf, W., Prof. Dr. med., Klinik für Hals-Nasen-Ohren-Krankheiten und Plastische Gesichtschirurgie, Pacelliallee 4, 6400 Fulda

Dürr, W., Prof. Dr. med., Unfallchirurgische Abteilung und Berufsgenossenschaftliche Sonderstation für Schwerunfallverletzte, Krankenhaus Evangelisches Stift St. Martin, Johannes-Müller-Str. 7, 5400 Koblenz

Eitel, F., Dr. med., Abteilung für Unfallchirurgie der Chirurgischen Universitätsklinik, 6650 Homburg/Saar

Feldkamp, G., Dr. med., Chirurgische Universitätsklinik der Berufsgenossenschaftlichen Krankenanstalten „Bergmannsheil", Hundscheidtstr. 1, 4630 Bochum

Ferdini, R., Dr. med., Orthopädische Klinik Johanna-Etienne-Krankenhaus, Am Hasenberg 46, 4040 Neuß

Foet, K., Dr. med., Universitäts-Hals-Nasen-Ohrenklinik, Kopfklinikum, Josef-Schneider-Str. 11, 8700 Würzburg

Friedrich, B., Priv.-Doz. Dr. med., Unfallchirurgische Klinik des Zentralkrankenhauses, St.-Jürgen-Straße, 2800 Bremen 1

Fuchs, W., cand. med., Orthopädische Klinik der Freien Universität Berlin im Oskar-Helene-Heim, Clayallee 229, 1000 Berlin 33

Gaudin, B., Dr. med., Orthopädische Klinik und Poliklinik der Freien Universität Berlin im Oskar-Helene-Heim, Clayallee 229, 1000 Berlin 33

Gay, B., Priv.-Doz. Dr. med., Chirurgische Universitätsklinik, Josef-Schneider-Str. 2, 8700 Würzburg

Gilsbach, J., Dr. med., Neurochirurgische Universitätsklinik, Hugstetter Str. 55, 7800 Freiburg/Br.

Görtz, G., Dr. med., Abteilung für Allgemeinchirurgie II, Unfall- und Wiederherstellungschirurgie, Klinikum Steglitz der Freien Universität Berlin, Hindenburgdamm 30, 1000 Berlin 45

Habel, G., Dr. med., Schweizerisches Institut für Experimentelle Chirurgie, Obere Str. 22, CH-7270 Davos, Schweiz

Harms, J., Prof. Dr. med., Orthopädische Universitätsklinik und Poliklinik, 6650 Homburg/Saar

Heimel, R., Dr. med., Chirurgische Abteilung des Knappschafts-Krankenhauses, Wieckesweg 27, 4600 Dortmund 12

Hellmich, S., Prof. Dr. med., Hals-Nasen-Ohrenklinik am St.-Johannes-Hospital, Johannesstr. 9–11, 4600 Dortmund 1

Hermichen, H.G., Dr. med., Berufsgenossenschaftliche Unfallklinik, Rosenauer Weg 95, 7400 Tübingen

Hesse, I., Dr. med., Abteilung Funktionelle und Angewandte Anatomie, Medizinische Hochschule, 3000 Hannover

Hesse, W., Dr. med., Unfallchirurgische Klinik der Medizinischen Hochschule, Karl-Wiechert-Allee 9, 3000 Hannover-Kleefeld

Hierholzer, G., Prof. Dr. med., Berufsgenossenschaftliche Unfallklinik, Großenbaumer Allee 250, 4100 Duisburg 28

Hörster, W., Dr. Dr. med., Fachabteilung für Plastische Chirurgie, Gesichts-, Kiefer- und Wiederherstellungschirurgie am Marienhospital, Böheimstr. 47, 7000 Stuttgart 1

Holz, U., Dr. med., Berufsgenossenschaftliche Unfallklinik, Rosenauer Weg 95, 7400 Tübingen

Horn, H.-P., Dr. med., Abteilung für Thorax- und Kardiovaskuläre Chirurgie, Universitätsklinikum der Gesamthochschule Essen, Hufelandstr. 55, 4300 Essen

Hüsing, U., Dr. med., Orthopädische und Traumatologische Abteilung des Krankenhauses Am Urban, Dieffenbachstr. 1, 1000 Berlin 61

Kastenbauer, E.R., Prof. Dr. med., Klinik und Poliklinik für Hals-Nasen-Ohrenkranke der Universität, Klinikum Großhadern, Marchioninistr. 15, 8000 München 70

Kaufner, H. K., Dr. med., Chirurgische Universitätsklinik, Josef-Schneider-Str. 2, 8700 Würzburg

Kehr, H., Dr. med., Unfallchirurgische Abteilung, Rudolf-Virchow-Krankenhaus, Augustenburger Platz 1, 1000 Berlin 65

Klapp, F., Dr. med., Abteilung Unfallchirurgie der Chirurgischen Universitätsklinik, 6650 Homburg/Saar

Klein, W., Dr. med., Orthopädische Klinik und Poliklinik der Universität, Moorenstr. 5, 4000 Düssendorf

Kleining, R., Dr. med., Berufsgenossenschaftliche Unfallklinik, Großenbaumer Allee 250, 4100 Duisburg 28

Koch, H., Prof. Dr. Dr. med., Universitätsklinik für Kiefer- und Plastische Gesichtschirurgie, Westdeutsche Kieferklinik, Moorenstr. 5, 4000 Düsseldorf

Kölbel, R., Priv.-Doz. Dr. med., Orthopädische Klinik der Freien Universität Berlin im Oskar-Helene-Heim, Clayallee 229, 1000 Berlin 33

Kraas, P., Dr. med., Klinik für Hand-, Plastische und Wiederherstellungschirurgie der Medizinischen Hochschule im Krankenhaus Oststadt, Pasteurallee 5, 3000 Hannover

Krämer, J., Prof. Dr. med., Orthopädische Universitätsklinik, Moorenstr. 5, 4000 Düsseldorf

Krüger, A., Dr. med., Klinik für Plastische und Wiederherstellungschirurgie, Diakoniewerk Kaiserswerth, Kreuzbergstr. 79, 4000 Düsseldorf 31

Krüger, E., Prof. Dr. Dr. med., Universitätsklinik und Poliklinik für Zahn-, Mund- und Kieferkrankheiten, Welschnonnenstr. 17, 5300 Bonn

Kunert, P., Dr. med., Klinik für Hand-, Plastische und Wiederherstellungschirurgie der Medizinischen Hochschule, Krankenhaus Oststadt, Pasteurallee 5, 3000 Hannover

Liesegang, J., Priv.-Doz. Dr. med., Neurochirurgische Klinik und Poliklinik des Universitätsklinikum, Hufelandstr. 55, 4300 Essen

Löer, F., Dr. med., Abteilung Orthopädie der Medizinischen Fakultät an der Rheinisch-Westfälischen Technischen Hochschule, Goethestr. 27–29, 5100 Aachen

Martini, A. K., Dr. med., Sektion Handchirurgie, Orthopädische Klinik und Poliklinik der Universität, Schlierbacher Landstr. 200, 6900 Heidelberg

Michel, R., Dr. med., Institut für Kernchemie der Universität, Albertus-Magnus-Platz, 5000 Köln

Mittelmeier, H., Prof. Dr. med., Orthopädische Universitätsklinik, 6650 Homburg/Saar

Müller, K., Dr. med., Traumatologische Abteilung des Stadtkrankenhauses Offenbach, 6050 Offenbach

Müller, K. H., Dr. med., Chirurgische Universitätsklinik der Berufsgenossenschaftlichen Krankenanstalten „Bergmannsheil", Hunscheidtstr. 1, 4630 Bochum

Münker, G., Dr. med., Universitäts-Hals-Nasen-Ohrenklinik, Killianstr. 5, 7800 Freiburg/Br.

Naumann, C., Dr. med., Universitäts-Hals-Nasen-Ohrenklinik, Kopfklinikum, Josef-Schneider-Str. 11, 8700 Würzburg

Niederdellmann, H., Dozent Dr. Dr. med., Klinik und Poliklinik für Zahn-, Mund- und Kieferkrankheiten der Universität, Hugstetter Str. 55, 7800 Freiburg/Br.

Nierlich, I., Dr. med., Abteilung für Allgemeinchirurgie II, Unfall- und Wiederherstellungschirurgie, Klinikum Steglitz der Freien Universität Berlin, Hindenburgdamm 30, 1000 Berlin 45

Noack, W., Dr. med., Orthopädische Klinik der Freien Universität Berlin im Oskar-Helene-Heim, Clayallee 229, 1000 Berlin 33

Ohnsorge, J., Prof. Dr. med., Abteilung Orthopädie der Medizinischen Fakultät an der Rheinisch-Westfälischen Technischen Hochschule, Goethestr. 27–29, 5100 Aachen

Perren, S., Priv.-Doz. Dr. med., Schweizerisches Forschungsinstitut für Experimentelle Chirurgie, Obere Str. 22, CH-7270 Davos, Schweiz

Petračić, B., Dr. Dr. med., Unfallchirurgische Abteilung und Berufsgenossenschaftliche Sonderstation für Schwerunfallverletzte, Krankenhaus Evangelisches Stift St. Martin, Johannes-Müller-Str. 7, 5400 Koblenz

Pfeifer, G., Prof. Dr. med., Klinik für Zahn-, Mund- und Kieferkrankheiten, Universitäts-Krankenhaus Eppendorf, Martinistr. 52, 2000 Hamburg 20

Pickartz, H., Dr. med., Institut für Pathologie am Klinikum Steglitz der Freien Universität Berlin, Hindenburgdamm 30, 1000 Berlin 45

Prescher, W., Dr. med., Chirurgische Universitätsklinik der Berufsgenossenschaftlichen Krankenanstalten „Bergmannsheil", Hunscheidtstr. 1, 4630 Bochum

Rahn, B.A., Dr. med., Schweizerisches Forschungsinstitut für Experimentelle Chirurgie, Obere Str. 22, CH-7270 Davos, Schweiz

Rahmanzadeh, R., Prof. Dr. med., Abteilung für Unfall- und Wiederherstellungschirurgie im Klinikum Steglitz der Freien Universität Berlin, Hindenburgdamm 30, 1000 Berlin 45

Reidemeister, J.C., Prof. Dr. med., Abteilung für Thorax- und Kardiovaskuläre Chirurgie des Universitätsklinikum, Hufelandstr. 55, 4300 Essen

Riediger, D., Dr. Dr. med., Abteilung für Kiefer- und Gesichtschirurgie des Zentrums für Zahn-, Mund- und Kieferheilkunde der Universität, Osianderstr. 2–8, 7400 Tübingen

Rohlmann, A., Ing. grad., Orthopädische Klinik der Freien Universität Berlin im Oskar-Helene-Heim, Clayallee 229, 1000 Berlin 33

Rohm, N., Dr. med., Abteilung für Thorax- und Kardiovaskuläre Chirurgie, Universitätsklinikum der Gesamthochschule Essen, Hufelandstr. 55, 4300 Essen 1

Saur, K., Dr. med., Abteilung Unfallchirurgie der Chirurgischen Universitätsklinik, 6650 Homburg/Saar

Schauwecker, H.H., Dr. med., Berufsgenossenschaftliche Unfallklinik, Rosenauer Weg 95, 7400 Tübingen

Schilli, W., Prof. Dr. med., Ordinarius für Mund- und Kieferchirurgie der Universität, Hugstetter Str. 55, 7800 Freiburg/Br.

Schmelzle, R., Priv.-Doz. Dr. Dr. med., Abteilung für Kiefer- und Gesichtschirurgie der Universität, Osianderstr. 2–8, 7400 Tübingen

Schmid, E., Prof. Dr. Dr. med., Rottannenweg 20, 7000 Stuttgart 1

Schmit-Neuerburg, K.P., Prof. Dr. med., Unfallchirurgische Abteilung des Universitätsklinikum, Hufelandstr. 55, 4300 Essen

Schmitz, R., Dr. med., Klinik für Zahn-, Mund- und Kieferkrankheiten, Universitäts-Krankenhaus Eppendorf, Martinistr. 52, 2000 Hamburg 20

Schmülling, F., Dr. med., Abteilung für Unfallchirurgie des Universitätsklinikum, Hufelandstr. 55, 4300 Essen

Schreiter, K., Dr. med., Hals-, Nasen- und Ohrenklinik der Universität, Moorenstr. 5, 4000 Dusseldorf

Schumacher, G., Priv.-Doz. Dr. med., Orthopädische Klinik und Poliklinik der Universität, Schlierbacher Landstr. 200, 6900 Heidelberg

Schweiberer, L., Prof. Dr. med., Abteilung Unfallchirurgie der Chirurgischen Universitätsklinik, 6650 Homburg/Saar

Schwenzer, N., Prof. Dr. Dr. med., Abteilung für Kiefer- und Gesichtschirurgie des Zentrums für Zahn-, Mund- und Kieferheilkunde der Universität, Osianderstr. 2–8, 7400 Tübingen 1

Seeger, W., Prof. Dr. med., Neurochirurgische Universitätsklinik, Hugstetter Str. 55, 7800 Freiburg/Br.

Steinhäußer †, M., Dr. med., Chirurgische Universitätsklinik, Josef-Schneider-Str. 2, 8700 Würzburg

Strauss, P., Prof. Dr. med., Abteilung für Hals-Nasen-Ohrenkrankheiten an der Rheinisch-Westfälischen Technischen Hochschule Aachen, Goethestr. 27–29, 5100 Aachen

Stürmer, K.M., Dr. med., Unfallchirurgische Abteilung des Universitätsklinikum, Hufelandstr. 55, 4300 Essen

Talke, M., Dr. med., Orthopädische Klinik der Freien Universität Berlin im Oskar-Helene-Heim, Clayallee 229, 1000 Berlin 33

Towfigh, H., Dr. med., Abteilung für Unfallchirurgie des Universitätsklinikum, Hufelandstr. 55, 4300 Essen

Trauner, M., Dr. med., Abteilung für Hand-, Plastische- und Kieferchirurgie der Berufsgenossenschaftlichen Unfallklinik, 8110 Murnau/Obb.

Tscherne, H., Prof. Dr. med., Unfallchirurgische Klinik der Medizinischen Hochschule, Karl-Wiechert-Allee 9, 3000 Hannover-Kleefeld

Ullrich, D., Dr. med., Universitätsklinikum der Gesamthochschule Essen, Abteilung Unfallchirurgie, Hufelandstr. 55, 4300 Essen

Vaubel, E., Prof. Dr. med., Abteilung für Unfall- und Wiederherstellungschirurgie am Klinikum Steglitz der Freien Universität Berlin, Hindenburgdamm 30, 1000 Berlin 45

Walter, C., Prof. Dr. med., Klinik für Plastische und Wiederherstellungschirurgie, Diakoniewerk Kaiserswerth, Kreuzbergstr. 79, 4000 Düsseldorf-Kaiserswerth

Weerda, H., Dozent Dr. Dr. med., Universitäts-Hals-Nasen-Ohrenklinik, Killianstr. 5, 7800 Freiburg/Br.

Weigert, M., Prof. Dr. med., Abteilung für Orthopädie und Traumatologie des Krankenhauses Am Urban, Dieffenbachstr. 1, 1000 Berlin 33

Weiß, H., Dr. med., Unfallchirurgische Abteilung des Universitätsklinikum, Hufelandstr. 55, 4300 Essen

Westermann, K., Dr. med., Unfallchirurgische Klinik, Medizinische Hochschule Hannover, Karl-Wiechert-Allee 9, 3000 Hannover 61

Wilde, C.D., Dr. med., Abteilung Unfallchirurgie, Universitätsklinikum, Hufelandstr. 55, 4300 Essen

Winter, V., Dr. med., Orthopädische Klinik und Poliklinik der Freien Universität Berlin im Oskar-Helene-Heim, Clayallee 229, 1000 Berlin 33

Zichner, L., Priv.-Doz. Dr. med., Orthopädische Universitätsklinik und Poliklinik Friedrichsheim, Marienburgstr. 2, 6000 Frankfurt 71

Zilch, H., Dr. med., Orthopädische Klinik und Poliklinik der Freien Universität Berlin im Oskar-Helene-Heim, Clayallee 229, 1000 Berlin 33

Zilkens, J., Dr. med., Abteilung Orthopädie der Medizinischen Fakultät an der Rheinisch-Westfälischen Technischen Hochschule, Goethestr. 27–29, 5100 Aachen

Zühlke, H., Dr. med., Abteilung für Allgemeinchirurgie II, Unfall- und Wiederherstellungschirurgie, Klinikum Steglitz der Freien Universität Berlin, Hindenburgdamm 30, 1000 Berlin 45

Eröffnungsansprache

G. Hierholzer

Meine Damen und Herren, mit der Eröffnung der 16. Jahrestagung der Deutschen Gesellschaft für Plastische und Wiederherstellungschirurgie begrüße ich Sie herzlich in Düsseldorf. Besonders begrüße ich Herrn Bürgermeister Recht, der Herrn Oberbürgermeister Bungert während dessen Dienstreise vertritt. Herr Bürgermeister, man kann nicht umhin, Ihnen ein Kompliment zu machen, Sie repräsentieren eine Stadt mit einer geradezu verführerischen Attraktivität und Sie sehen, auch unsere Gesellschaft konnte sich diesem Reiz nicht entziehen.

Ich bergüße Herrn Professor Kremer aus Düsseldorf, es ist für uns eine besondere Freude, daß er als Chirurg die Medizinische Fakultät vertritt und heute zu uns gekommen ist. Ich begrüße den Präsidenten der Deutschen Gesellschaft für Mund-, Kiefer- und Gesichtschirurgie, Herrn Professor Schwenzer aus Tübingen, und den Vizepräsidenten der Deutschen Gesellschaft für Hals-Nasen-Ohrenheilkunde, Herrn Professor Vosteen aus Düsseldorf.

Meine Damen und Herren, die Deutsche Gesellschaft für Plastische und Wiederherstellungschirurgie ist eine interdisziplinäre Vereinigung und damit ein Forum für verschiedene operative Fachbereiche. Ihre wichtigste Aufgabe besteht in der fachüberschneidenden wissenschaftlichen und klinischen Diskussion. Diese Zielsetzung hat die Tagungen der zurückliegenden Jahre ganz besonders geprägt. Insoweit tritt die Gesellschaft nicht in Konkurrenz zu anderen Fachgesellschaften, sie dient vielmehr dem Verbundgedanken und beteiligt sich damit an einer immer aktueller werdenden Aufgabe. Dabei ist die Diskussion neuer wissenschaftlicher Erkenntnisse ebenso wichtig wie die gegenseitige Kritik bei der Fortentwicklung klinischer Behandlungsmethoden.

Ich sehe keine Notwendigkeit, die Plastische und Wiederherstellungschirurgie streng zu definieren und abzugrenzen. Interessanter ist doch die Feststellung, daß es in diesem Bereich operativer Tätigkeit Fragen gibt, die gleichermaßen den Kiefer- und Gesichtschirurgen, den Hals-Nasen-Ohrenoperateur, den Augenkliniker, den Orthopäden und den Chirurgen betreffen. Das läßt sich an dem Beispiel der Knochen- und Knorpeltransplantationen besonders deutlich machen. An anderen Fragestellungen sind Neurochirurgie, Dermatologie und Urologie beteiligt. Für die anstehenden Fragen sollte die wissenschaftliche Literatur nur eine der Informationsquellen sein. Wichtiger und anregender ist die mündliche Diskussion über Befunde, zu denen aus dem nachbarlichen Fachbereich und damit aus einem anderen Gesichtswinkel Stellung genommen werden kann. So ist das infizierte Transplantatlager nicht nur für den Chirurgen und Orthopäden ein besonderes Problem, die Aufgabe stellt sich in gleicher Weise auch dem

Zahn- und Kieferchirurgen. Obwohl Topographie und Physiologie eines zu behandelnden Bereiches spezielle therapeutische Richtlinien fordern, ergeben sich doch nicht selten aus der Gleichförmigkeit des betroffenen Substrates fachüberschneidende Hinweise und Anregungen.

Meine Damen und Herren, ich habe eingangs das wissenschaftliche Bemühen der praktisch-klinischen Tätigkeit in der Bedeutung vorangestellt. Dieses Bekenntnis findet auch im Prorgramm für unsere Tagung ihren Niederschlag. Die wissenschaftliche Arbeit und damit die Beschäftigung mit den Grundlagen stellt die Voraussetzung dar für eine sinnvolle Weiterentwicklung der Behandlungsmethoden, sie schult zur kritischen Einstellung und schützt vor einer in der Routine erstarrenden ärztlichen Tätigkeit. Die medizinische Empirie darf nur auf der Basis theoretisch fundierter Grundlagen in unsere praktische Tätigkeit einfließen. Naturwissenschaftliche Erkenntnisse sind auch deshalb so wichtig, weil sie die Parameter liefern, an Hand derer wir unsere Nachuntersuchungsergebnisse regelmäßig überprüfen. Dieses Handeln wird heute unter dem Begriff der Qualitätskontrolle in den Medien ausführlich diskutiert. Etwas grundsätzlich Neues ist mit dieser Formulierung allerdings nicht eingeführt. Der Begriff beschreibt ja nur eine kritische ärztliche Grundeinstellung, die unsere wirklichen medizinischen Vorbilder immer gehabt und von Generation zu Generation weitergegeben haben. Die Forderung nach einer Ergebniskontrolle unterstützen wir also seit langem uneingeschränkt und nicht auf Grund der Diskussionen der letzten Jahre.

Meine Damen und Herren, unsere Gesellschaft bekennt sich zu einer freiheitlichen Berufsauffassung. Der Kollege soll nach seinem fachlichen Argument gefragt und gemessen werden an dem, was er leistet. Berufsständische Zielsetzungen sind sicher nicht immer zu vermeiden, sie dürfen jedoch nicht zum fachlich einengenden Formalismus werden, ganz abgesehen davon, daß dieser das kollegiale Verhältnis belastet. Die Mitglieder dieser Gesellschaft haben sich in der Erkenntnis zusammengefunden, daß plastische Chirurgie Bestandteil verschiedener operativer Fachbereiche sein kann. Die Beschäftigung mit den Problemen der Plastischen und Wiederherstellungschirurgie läßt auch eine Überschneidung mit den Nachbargebieten kaum vermeiden. An den Stellen, an denen die sich daraus ergebenden Möglichkeiten erkannt worden sind, entstand eine fruchtbare Zusammenarbeit. Die Fortschritte der Replantationschirurgie beweisen das. Wir sollten uns an diesen positiven Entwicklungen orientieren und nicht durch die eine oder andere Enttäuschung entmutigen lassen.

Meine Damen und Herren, Sie haben gesehen, der Programmumschlag trägt die Abbildung Erich Lexers. Es ist für uns Chirurgen ein Anliegen, sein Gedenken wachzuhalten. Ausgestattet mit künstlerischer Begabung, mit dem vom Vater ererbten Forschungsdrang und mit einer offensichtlich bäuerlichen Konstitution hatte er die besten Voraussetzungen für eine schöpferisch operative Tätigkeit. Lexer wurde nach einer anatomischen Grundausbildung Schüler von Bergmanns, der seine fachliche Entwicklung stark prägte. Lexer hat die Allgemeinchirurgie entscheidend beeinflußt und darauf aufbauend die Wiederherstellungschirurgie begründet. Diese beiden Leistungen sind nicht nur chirurgische Geschichte geworden, sie zeigen uns auch heute noch den einzuschlagenden fachlichen Weg auf. Auch die Weiterentwicklung der Plastischen und Wiederherstellungschirurgie ist an die Kenntnis pathophysiologischer Zusammenhänge und an eine operative Grundausbildung gebunden. Es muß somit auch das Anliegen dieser interdisziplinären Gesellschaft sein, an den Richtlinien für eine Grundausbildung mitzuwirken und dazu beizutragen, daß sich die Spezialisierung nur von hier ausgehend entwickelt.

Lexer hat das Vorwort zu seinem Buch der Wiederherstellungschirurgie zusammengefaßt mit dem Satz „Chirurgie ist Handwerk, Wissenschaft und Kunst". Ich hoffe, seine Auffassung wird durch diese Tagung Bestätigung finden.

I. Die Bedeutung des Transplantatlagers für Knochen- und Knorpelgewebe

Theoretische Grundlagen der Knochentransplantation: Osteogenese und Revascularisation als Leistung des Wirtslagers

F. Eitel, L. Schweiberer, K. Saur, L.T. Dambe und F. Klapp

Osteogenese in Transplantaten wurde bis in die fünfziger Jahren mit scheinbar konträren Hypothesen beschrieben: Die sogenannte Osteoblastenlehre postulierte, daß die Vitalität des Transplantates erhalten bliebe, und Knochenneubildung von überpflanzten, hochdifferenzierten Zellelementen ausginge. Demgegenüber nahm die Induktionstheorie an, daß der Pflänzling absterbe und dabei pluripotentes Mesenchym zur Differenzierung in Zellen mit osteogenetischer Leistung anrege, womit ein „schleichender Ersatz" des Transplantates erreicht werde.

Beide Anschauungen werden heute in der Theorie der zweiphasigen Osteogenese vereinigt [1]. Es kann auf Grund von Untersuchungen mit Radioisotopen als gesichert gelten, daß überlebende Transplantatzellen osteogenetisch tätig werden [21]. Versuche mit Millipore-Diffusionskammern [9] und Subtraktionsexperimente [28], bei denen gezielt Strukturelemente des Knochens auf ihre osteoinduktive Wirksamkeit getestet wurden, zeigen, daß in zellulärem Abbau befindliche, organische Knochengrundsubstanz einen osteoinduktiven Reiz ausübt.

Vom chirurgischen Alltag ausgehend stellen wir der Theorie zwei Fragen mit praktischer Bedeutung:

1. Welchen Anteil nehmen die beiden Phasen — also zellspezifische Osteogenese und induzierte Knochenneubildung — an der Transplantateinheilung?

2. Welche Leistung erbringt dabei das Wirtslager?

Zellspezifische Osteogenese

Während der initial osteoblastären Phase wird eine provisorische Verkittung des Transplantates mit dem Knochenlager erreicht. Daran sind neben dem spezifischen Lagergewebe teils durch Diffusion, teils durch Frührevascularisation ernährte Osteoblasten der äußeren, lagernahen Transplantatoberfläche beteiligt [7]. Ebenso wie das Ausmaß der Callusbildung bei der knöchernen Secundärheilung von der biomechanischen Konstellation abhängt, scheint die Verschweißung der Kontaktstellen zwischen Transplantat und knöchernem Lager von biomechanischen Größen geregelt [3, 16, 17, 29], wobei Faserstrukturen des Lagergewebes in die aufgelagerte Ossifikationszone einbezogen werden [26].

Diese biomechanischen Funktionszusammenhänge legen den Schluß nahe, Kompaktatransplantate den biomechanisch weniger widerstandsfähigen Spongiosatransplantaten vorzuziehen. Aber die weit entwickelten Verfahren der inneren und äußeren Fixation lassen biomechanische Gesichtspunkte zugunsten des biologischen Aspektes der Knochentransplantation zurücktreten: Solide Corticalisareale sind ein Diffusionshindernis, haben kleinere, freie Oberflächen und geringen Zellgehalt, ihre osteogenetische Potenz ist geringer als die der Spongiosa [4].

Bei kleinen und deshalb strukturell leicht aufschließbaren Spongiosatransplantaten läuft die osteoblastäre Regeneration so schnell und kräftig ab, daß sich histomorphologisch keine Hinweise auf die mit 3–4 Wochen Verzögerung eintretende Osteoinduktion finden lassen.

Induzierte Osteogenese

Morphologisch faßbar in Form von perivasculärer Faserknochenbildung [3, 17] wird Osteoinduktion in jenen Bezirken kompakter und voluminöser Transplantate, die wegen der strukturbedingten Behinderung der vasculären Aufschließbarkeit zentrale Zellnekrosen aufweisen. Die in diese Zonen einsprossenden Kapillaren bringen das zur Osteoinduktion erforderliche Zellmaterial mit, dabei scheint die Grenze, oberhalb derer die Frührevascularisation zur Ernährung des gesamten Transplantates nicht mehr ausreicht, und somit Transplantatnekrosen auftreten, bei 0,5 cm Tiefe zu liegen [3]. Die flächenmäßige Ausdehnung hingegen bringt bei gut vascularisiertem Lager keine Begrenzung der Vascularisierbarkeit des Transplantates mit sich.

Quantitative Untersuchungen von Goldberg und Lance [13] beweisen den Zusammenhang von Osteoneogenese und Revascularisation [37]: Beim Homotransplantat zerstört die Immunreaktion die für osteoblastäre Ossifikation verantwortlichen Zellgruppen, die schon angelaufene erste Regenerationsphase fällt aus, das Transplantat stirbt insgesamt ab (Abb. 1).

Nach Abklingen der immunologischen Entzündung sehen wir dann, ohne Überlagerung durch die osteoblastäre Phase, induzierte Knochenneubildung. Bei unterdrückter Immunreaktion verhalten sich Auto- und Allotransplantat ähnlich (Abb. 2), wenngleich auch in den quantitativen Untersuchungen die unterschiedliche biologische Wertigkeit von Auto- und Allotransplantat [30] deutlich zum Ausdruck kommt.

Wird die Immunantwort des Empfängers durch Präsensibilisierung beschleunigt, so heilen Allotransplantate auch schneller ein [5, 16].

Die genannten Untersuchungen zeigen auch, daß die Kompatibilität der Transplantate zellgebunden ist, folglich muß der osteoinduktive Faktor in der zellfreien Knochengrundsubstanz zu suchen sein. Untersuchungen mit anderem methodischem Ansatz [28, 38] bestätigen dies. Zudem findet sich eine positive Korrelation zwischen Menge der übertragenen, organischen Knochengrundsubstanz und Ausmaß der Knochenneubildung [41, 42]. Dementsprechend sind Oberflächengröße [23] und Volumen des Transplantates für die Osteogenese wirksame Parameter, wobei das übertragene Volumen beim therapeutischen Vorgehen nicht kleiner als 1 cm^3 sein sollte [3]. Kleinste

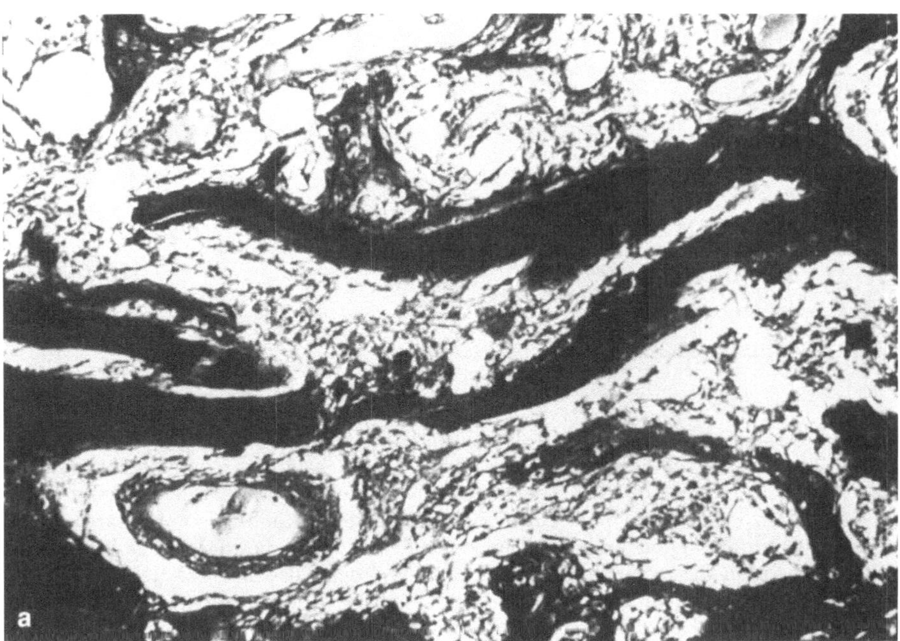

Abb. 1a. Histologischer Serienschnitt eines spongiösen Allotransplantates beim Hund: Transplantat nach der ersten postoperativen Woche noch vital, Osteoblastenreihen auf den Knochenbälkchen mit Knochenneubildung, Gefäße, die im Rahmen der Frührevascularisation eingesproßt sind, enthalten Kontrastmittel (40×)

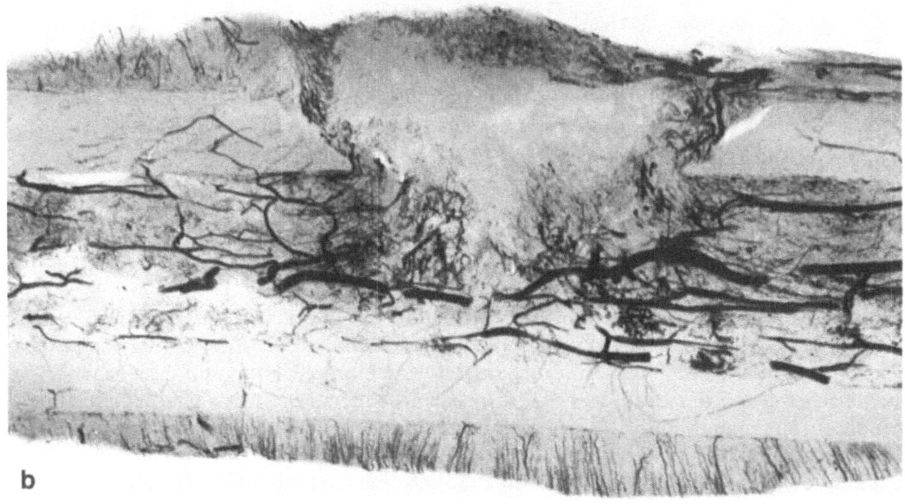

Abb. 1b. Mikroangiogramm eines Allotransplantates nach der 2. postoperativen Woche beim Hund: Transplantat im mittleren Bildbereich avasculär, Transplantatnekrose

4

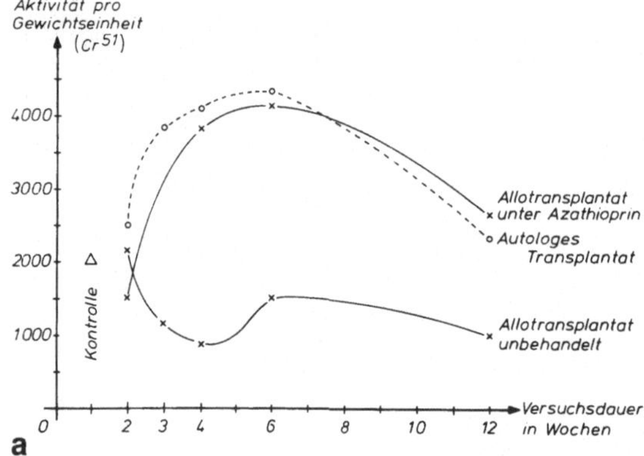

Abb. 2a. Quantitative Bestimmung der durchschnittlichen Vascularität in verschieden kompatiblen cortico-spongiösen Transplantaten beim Kaninchen, Radioisotopenmessung mit Cr^{51} markierten Erythrocyten [13]: Nekrosebedingtes Kurvenminimum beim unbehandelten Allotransplantat (untere durchgezogene Linie), osteoblastärer Gipfel beim immunsuppressiv behandelten Allotransplantat (obere durchgezogene Linie) nach 6 Wochen. Abfall dieser beiden Kurven ab der 6. Woche als Ausdruck des sich vom invasiven zum Haversschen Typ ändernden Revascularisationsmusters. Die Differenz im Verlauf der beiden Kurven ist als Ausdruck der unterschiedlichen biologischen Wertigkeit der Transplantate zu sehen

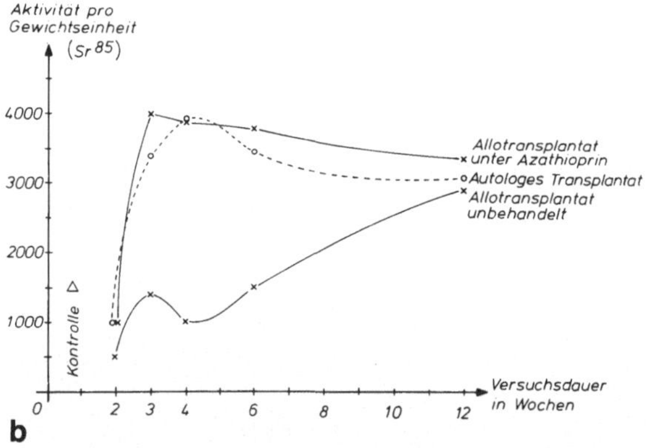

Abb. 2b. Quantitative Darstellung der durchschnittlichen Knochenapposition, gemessen mit Sr^{85} bei verschieden kompatiblen cortico-spongiösen Transplantaten des Kaninchens. Im unbehandelten Allotransplantat wiederum Kurvenminimum nach 4 Wochen als Ausdruck der unterbrochenen initialen Osteogenese. Ab der 5. Woche zunehmende Knochenneubildung durch Osteoinduktion. Beim Allotransplantat und beim Autotransplantat initial osteoblastärer Gipfel, danach Überlagerung durch die induktive Phase der Knochenneubildung. Kurvenabfall des Autotransplantates ab der 5. Woche als Ausdruck der frühen biologischen Integration, im immunsuppressiv behandelten Allotransplantat noch stärkere induktive Knochenneubildung auf Grund der immunbedingten Restnekrosen

Transplantatpartikel werden als Fremdkörper abgekapselt [33] und weisen unter 0,4 mm^3 keinen osteoinduktiven Effekt mehr auf [39].

Erst wenn ubiquitäre Knochenapposition im Transplantat vorliegt, sei es im kleinen Pflänzling durch die osteoblastäre Phase der Regeneration alleine oder im voluminösen durch beide Phasen, erst dann kann von einer biomechanischen Integration gesprochen werden, da das nun entstandene Verbundsystem aus neugebildetem Knochen und eingebrachter Transplantatstruktur ein druck- und zugfestes Widerlager darstellt für die Übertragung des funktionellen Kraftflusses, der seinerseits führende Bedeutung hat für den abschließenden Ersatz des Transplantates durch Haversschen Umbau aus dem Lager, entsprechend dessen funktionell geprägter Architektonik. Dieser letzte Abschnitt, der Transplantatersatz, ist dem unter physiologischen Bedingungen beobachteten „remodeling" vergleichbar und könnte unter dem Begriff der biologischen Integration subsummiert werden.

Betrachtet man den Revascularisierungsprozeß — und damit kommen wir zur Frage nach der spezifischen Lagerleistung — näher, so lassen sich morphologisch drei Kriterien darstellen:

1. Die Lokalisation der Gefäßreaktion
2. Der Zeitpunkt der Revascularisierung
3. Die Qualität der Revascularisation

Lokalisation der Gefäßreaktion

Kapillarsprossen erreichen das Transplantat aus dem umgebenden Weichteil- und Knochenlager. Untersuchungen von Saur, Dambe und Schweiberer [24] an autologen und homologen Spongiosaplastiken im diaphysären Bereich unter stabilen Bedingungen zeigen aber, daß vorwiegend Gefäße aus dem eröffneten Markraum in das Transplantat eindringen (Abb. 3). Hierbei entspricht die Verzweigungsrichtung dem zentrifugal orientierten Gefäßverteilungsmuster der physiologischen Vascularisation.

Bei Kompaktatransplantaten erscheint das Revascularisationsmuster unregelmäßiger, rarefizierter und verzögert gegenüber der locker strukturierten Spongiosa [10], wie generell in Gerüststrukturen, die der Verzweigungsrichtung nicht entgegengesetzt verlaufen, Gefäße früher und tiefer eindringen [36]. Weil die Gerüststruktur des Transplantates die für sein Schicksal maßgebliche Revascularisation beeinflußt, ist bei soliden Transplantaten der formschlüssige Kontakt zum revascularisationsfähigen Lager von besonderer Bedeutung [35]. Dementsprechend gewinnt komprimierte Spongiosa zwar pro Volumeneinheit an osteoinduktiver Substanz; die leicht revascularisierbare, lockere Gerüststruktur geht jedoch verloren, so daß trotz größerer osteogenetischer Potenz die biologische Wertigkeit der komprimierten Spongiosa geringer ist als die der unverändert übertragenen.

Die Gefäße des Knochenlagers stellen das für die Geflechtknochenbildung der induktiven Phase erforderliche Zellmaterial zur Verfügung, die Ossifikation folgt dabei dem Gefäßverteilungsmuster.

Beim abschließenden Haversschen Umbau mit seinem angiogen lamellären Ossifikationstyp sind neben den aus dem Markraum eingesproßten Transplantagefäßen vorwiegend Gefäße des corticalen Lagers beteiligt [27].

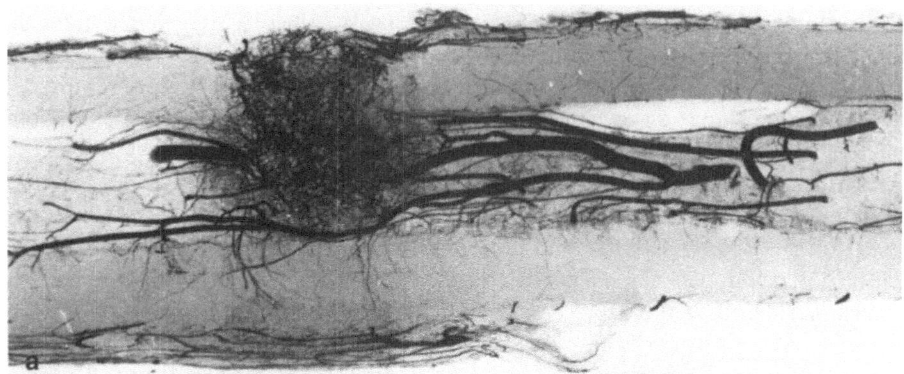

Abb. 3a. Mikroangiogramm eines autologen Spongiosatransplantates beim Hund: Überwiegend medulläre Gefäßproliferation, kompletter Gefäßanschluß des Transplantates, zentrifugal invasives Gefäßverteilungsmuster, multiple Anastomosierungen mit dem periostalen Gefäßsystem (6×). 2 Wochen nach Transplantation in Corticalisdefekt

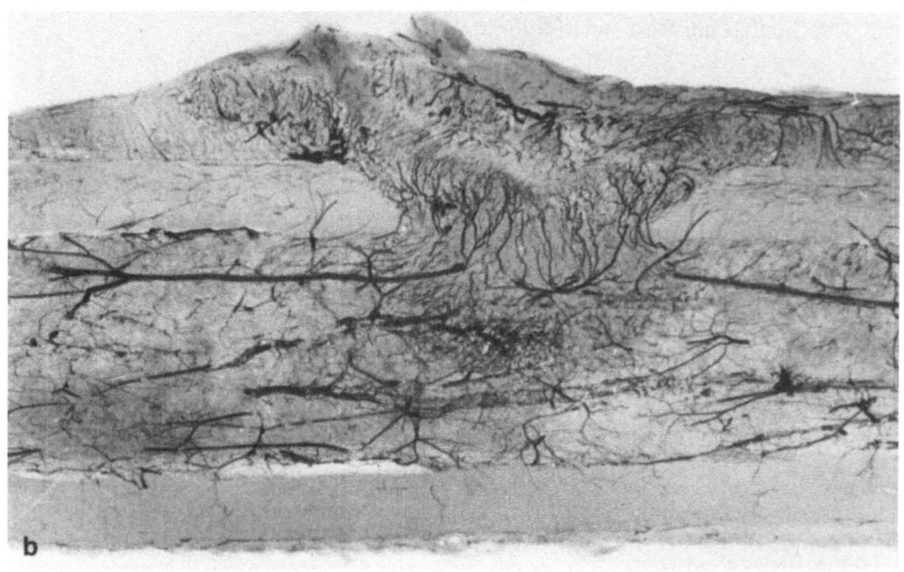

Abb. 3b. Mikroangiogramm eines spongiösen Allotransplantates in der 3. postoperativen Woche beim Hund: Zentrifugal invasives Gefäßverteilungsmuster des weitgehend revascularisierten Transplantates, periostnahe Restnekrose als Ausdruck der überwundenen Immunreaktion (6×)

Zeitpunkt der Revascularisierung

In Autotransplantaten — stabil eingepaßten Spongiosablöcken von ca. 0,5 cm³ Volumen — war mit Ablauf der ersten postoperativen Woche mikroangiographisch der arterielle Anschluß vollzogen. Diese Befunde unserer Arbeitsgruppe stimmen mit den in der Literatur beschriebenen Ergebnissen überein: Graf [14] fand mit dem Maatzschen Test, daß bei im Durchmesser 0,5 cm starken Spongiosabolzen der Gefäßanschluß am 4. Tag post operationem erreicht war. Die Revascularisierungsgeschwindigkeit wird größenordnungsmäßig übereinstimmend von Stringa [36] mit 0,43 mm/Tag, von Clark u. Mitarb. [6] mit 0,22 mm/Tag und von Graf [14] mit 0,33 mm/Tag angegeben; Differenzen entstehen hier durch unterschiedliche Versuchsanordnungen. Es wurde bereits angedeutet, daß die Einsprossungsgeschwindigkeit von der Struktur des Transplantates beeinflußt wird [11, 36], sie liegt bei kompakten Pflänzlingen um den Faktor 10 niedriger als in Spongiosa [19]. Demgemäß liegt die Umbaurate in Spongiosatransplantaten dreimal höher als in Kompaktatransplantaten [12]. Die größere osteogenetische Potenz der Spongiosa erklärt sich aus ihrer vasculär leichter erschließbaren Raumstruktur, den größeren inneren und äußeren Oberflächen und dem größeren Zellgehalt [22] (Abb. 4).

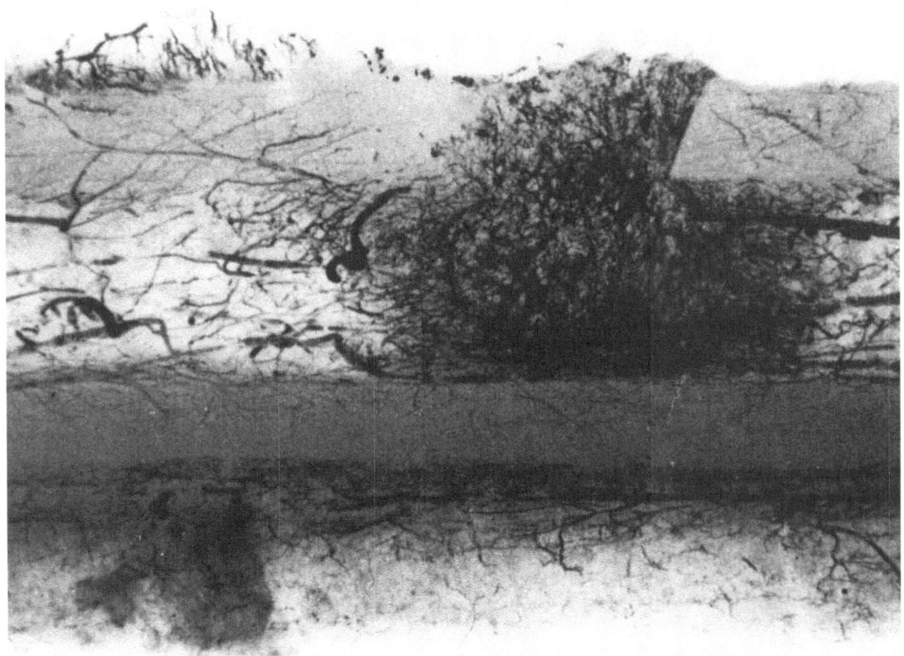

Abb. 4. Mikroangiogramm eines autologen Spongiosatransplantates beim Hund 1 Woche nach Operation: Vollständige Gefäßinvasion, medulläre Hypervascularisation, randständige Corticalisareale des Wirtslagers noch avasculär infolge Hitzeschadens beim Aussägen des Corticalisdefektes, in den die Transplantate eingelagert wurden (6×)

Qualität der Revascularisation

Histomorphologisch erscheint osteogene Regeneration in zwei Formen: Als primär lamellärer, angiogener Umbau sowie als desmale Umwegsdifferenzierung zu Faserknochen, der sekundär durch Lamellenknochen entsprechend der Haversschen Architektonik ersetzt wird. Jeder der beiden Heilungsmodi hat sein spezifisches Gefäßverteilungsmuster: Beim primären Umbau trifft man auf das längsaxial-Haverssche Verzweigungsmuster, bei Osteoinduktion auf das zentrifugal-invasive Verzweigungsmuster (Abb. 5). Zellproliferation, Induktion und osteoblastäre Stoffwechselleistung sind letztlich vom lokalen Milieu abhängig (milieu interne, micorenvironment), in das übergeordnet biomechanische und vasculäre Konstellation eingreifen. Wenn das Lager vorgeschädigt ist, wird vor allem dessen Revascularisationsfähigkeit betroffen.

Je nach Ausmaß der Vorschädigung unterscheiden wir drei Lagertypen [18, 31]:

1. Das ersatzstarke Lager ohne oder mit kompensierter Vorschädigung.

2. Das ersatzschwache mit Schädigung der Vascularität, meist verbunden mit Instabilität.

3. Das ersatzunfähige Lager. Dieser Fall liegt im akuten Infekt vor, wo sich die Noxe nach Art eines circulus vitiosus selbst aufrechterhält.

Für das *ersatzschwache Lager* gilt, daß Fragmente wohl avasculär sein können, aber – zumindest im Anfangsstadium – nicht avital sein müssen, da der induktive Faktor in der organischen Knochengrundsubstanz über den Zelltod hinaus erhalten bleibt [32]. Dieser Zustand kann als Devitalität bezeichnet werden. Avitalität tritt erst auf, wenn die Revascularisation und damit die zur Osteoinduktion erforderliche, celluläre Invasion nicht in Gang kommt. Devitale Transplantate werden langsamer revascularisiert als vitale [20], gestielte Transplantate schneller integriert als freie [2].

Das *ersatzunfähige Lager* muß zunächst in ein ersatzschwaches Stadium überführt werden, dies gelingt meist durch Stabilisierung, der Infekt muß in ein blandes Stadium

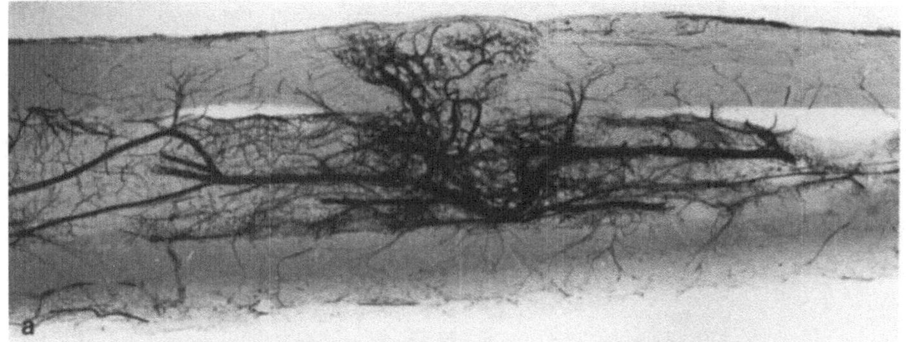

Abb. 5a. Mikroangiogramm eines autologen Spongiosatransplantates im Corticalisdefekt der Diaphyse 3 Wochen nach Operation beim Hund: Typische, vom Markraum getragene zentrifugal transplantatinvasive Gefäßverteilung. Transplantat in Bildmitte oben. Beginnende Anastomosierung zwischen Transplantatgefäßen und Gefäßen der Lagercorticalis (6×)

abklingen [15]. Erst dann kann das Lager, angeregt durch Debridement bzw. Dekortikation bis in vitale Areale, seiner Revascularisierungsfunktion am gleichzeitig transplantierten Material nachkommen. Allerdings vermag nur frisches Granulationsgewebe diese Aufgabe zu übernehmen, ist das Debridement älter als 2 Wochen, so hat es keinen positiven Effekt mehr auf die Qualität der Lagerleistung [34, 40].

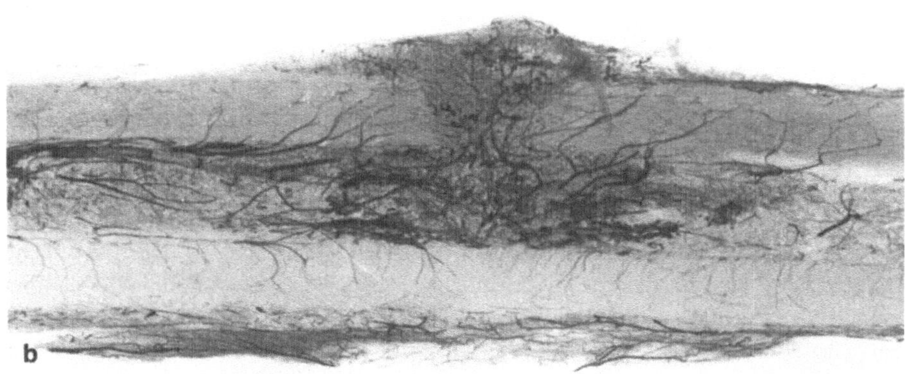

Abb. 5b. Autologes Spongiosatransplantat in Corticalisdefekt nach 4 Wochen beim Hund: Jetzt Rückgang der Transplantathypervascularisation, fortgeschrittener Anschluß der Transplantatgefäße an die Gefäßbahnen der Lagercorticalis, die jetzt vermehrt querschnittsvergrößerte Arterien aufweist. Übergang des zentrifugal invasiven Gefäßverteilungsmusters zum längsachsenorientierten longitudinalen Gefäßverteilungsmuster als Ausdruck des beginnenden Haversschen Umbaus von Lagercorticalis und Transplantat (6×)

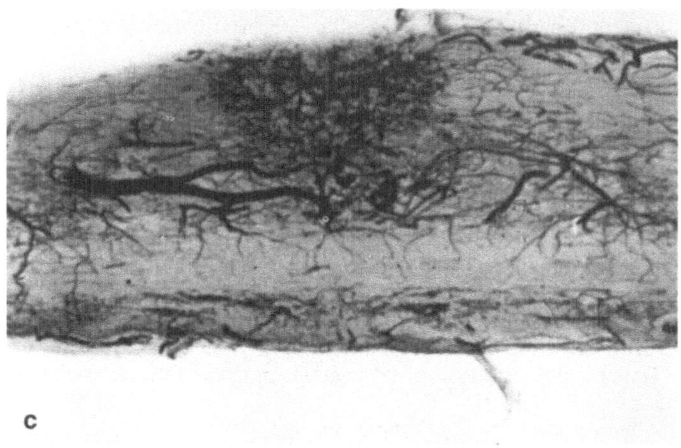

Abb. 5c. Autologes Spongiosatransplantat im Corticalisdefekt der Diaphyse beim Hund 6 Wochen nach Operation: Transplantat in Bildmitte oben in deutlichem Umbau, vasculärer Anschluß zum Corticalislager jetzt komplett, längsaxiales Gefäßverteilungsmuster, insbesondere im Bereich der Anastomosen zur Lagercorticalis. Anastomosierung jetzt deutlich fortgeschritten

Fehlt dem Lager der induzierende Reiz aus dem Transplantat, dies ist beispielsweise bei gekochten Autotransplantaten der Fall, dann zeigt es auch keine Hypervascularisation, die Gefäßinvasion in das denaturierte Autotransplantat bleibt aus.

Wenn Histoinkompatibilität vorliegt, dringen Gefäße nicht in das Transplantat ein, auch wenn das Lager hypervascularisiert ist; die Hypervascularisation des Lagers ist beim Xenotransplantat z.B. so stark wie bei keinem anderen Transplantattyp, hat hier aber die Funktion eines sequestrierenden Granulationswalles [8].

Zusammenfassung

Das vitale, autologe, in der 3. Dimension schmale Spongiosatransplantat besitzt die höchste biologische Wertigkeit und ist damit im Therapieplan das Mittel der Wahl. Die Transplantat-Revascularisierung als Leistung des Lagers ist abhängig von physikalischen Größen (Transplantatstruktur, biomechanische Konstellation), biologischen Funktionen (Histokompatibilität, Angioarchitektonik des Lagers) und nicht zuletzt vom unmittelbar in die Proliferationskinetik eingreifenden Milieu interne.

Literatur

1. Axhausen W (1952) Die Knochenregeneration, ein zweiphasiges Geschehen. Zentralbl Chir 77:435
2. Baadsgaard A (1970) Transplantation of pedicle bone grafts to fresh skeletal defects and defect pseudarthroses. Acta Orthop Scand 41:261−271
3. Bassett CAL (1972) Clinical implications of cell function in bone grafting. Clin Orthop 87:49−59
4. Burwell RG (1976) The fate of freeze-dried bone allografts. Transplant Proc VIII 2 [Suppl. 1]:95−111
5 Chalmers J (1959) Transplantation immunity in bone homografting. J Bone Jt Surg 41 B:160-179
6. Clark ER, Clark EL (1939) Microscopic observations on the growth of blood capillaries in the living mammal. Am J Anat 64:251
7. Decker S, Rehn J, Düring v M, Decker B (1976) Morphologisch-experimenteller Beitrag zur Kenntnis der Vorgänge bei der Verpflanzung von autologer Beckenkammspongiosa bei Hunden. Arch Orthop Unfallchir 85:303−317
8. Deleu J, Trueta J (1965) Vascularisation of bone grafts in the anterior chamber of the eye. J Bone Jt Surg 47 B:319−329
9. Ecke H (1967) Die Transplantation der Epiphysenfuge. Vorträge aus der praktischen Chirurgie, Heft 77. Enke, Stuttgart
10. Enneking WF, Morris JL (1972) Human autologous cortical bone transplants. Clin Orthop 87:28−35
11. Forgon M, Bornemisza G (1970) Über die Revascularisierung eines auto- und homoioplastischen Spongiosatransplantates im Tierversuch. Bruns Beitr Klin Chir 218:277−285
12. Frost HM (1963) Bone remodeling dynamics. CC Thomas, Springfield Ill.

13. Goldberg VM, Lance EM (1972) Revascularization and accretion in transplantation. J Bone Jt Surg 54 A:807–816
14. Graf R (1959) Gefäßversorgung autoplastischer Spongiosatransplantate und ihre Bedeutung. Bruns Beitr Klin Chir 198:390
15. Hierholzer G, Rehn J (1975) Eingriffe bei Osteomyelitis. In: Breitner B (Hrsg) Chirurgische Operationslehre, Bd VI. Urban & Schwarzenberg, München Berlin Wien
16. Hutzschenreuther P (1972) Beschleunigte Einheilung von allogenen Knochentransplantaten durch Praesensibilisierung des Empfängers und stabile Osteosynthese. Langenbecks Arch Klin Chir 331:321
17. Krompecher S (1974) Über den Spongiosakallus. Z Orthop 112:1196–1201
18. Lexer E (1924) Die freien Transplantationen. Neue Dtsch Chir 26 b
19. Maatz R, Lentz W, Graf R (1953) Experimentelle Grundlagen der Transplantation konservierter Knochen. Langenbecks Arch Klin Chir 273:850
20. Ray RD (1972) Vascularization of bone grafts and implants. Clin Orthop 87:43–48
21. Ray RD, Sabet TY (1963) Bone grafts: Cellular survival versus induction. J Bone Jt Surg 45 A:337–344
22. Rehn J, Schramm W (1970) Tierexperimentelle Untersuchungen über das Verhalten von autologen Spongiosa- und Corticalistransplantaten im Weichteillager mit Hilfe der Tetracyclinmarkierung. Arch Orthop Unfallchir 68:185–196
23. Rudzki M, Burri C, Hutzschenreuther P (1976) Der Ein- und Umbau von autologer Spongiosa und Compacta im ersatzschwachen Knochenlager. Langenbecks Arch Klin Chir [Suppl Chir Forum] 263–266
24. Saur K, Dambe LT, Schweiberer L (1978) Experimentelle Untersuchungen zum Einbau autologer Spongiosa in die Compacta des Röhrenknochens. Langenbecks Arch Klin Chir [Suppl Chir Forum] 211–219
25. Schenk RK, Willenegger H (1964) Zur Histologie der primären Knochenheilung. Langenbecks Arch Klin Chir 308:440
26. Schenk RK, Willenegger H (1977) Zur Histologie der primären Knochenheilung Unfallheilkunde 80:155–160
27. Schramm W (1970) Klinische und experimentelle Untersuchungen über die Transplantation autoplastischer Spongiosa. Hefte Unfallheilkd 104
28. Schweiberer L (1970) Experimentelle Untersuchungen von Knochentransplantaten mit unveränderter und mit denaturierter Knochengrundsubstanz. Hefte Unfallheilkd 103
29. Schweiberer L (1971) Neuere Ergebnisse zur Knochenregeneration und ihre klinische Bedeutung. Langenbecks Arch Klin Chir 329:986–995
30. Schweiberer L (1976) Theoretisch-experimentelle Grundlagen der autologen Spongiosatransplantation im Infekt. Unfallheilkunde 79:151–155
31. Schweiberer L (1976) Die Bedeutung der autologen Spongiosatransplantation sowie Fragen der Revascularisation von Transplantaten. Nova Acta Leopoldina 223 (44):371–379
32. Schweiberer L (1978) Nekrosepseudarthrose. Unfallheilkunde 81:228–237
33. Siffert RS (1955) Experimental bone transplants. J Bone Jt Surg 37 A:742
34. Siffert RS, Barash ES (1961) Delyed bone transplantation. An experimental study of early host-transplant relationship. J Bone Jt Surg 43 A:407–418
35. Stevenson JS, Bright RW, Dunson GL, Nelson FR (1973) Technetium 99^{m} phosphate bone imaging: A method for assessing bone graft healing. Radiology 110: 391–394
36. Stringa G (1957) Studies of the vascularization of bone grafts. J Bone Jt Surg 39 B:395
37. Trueta J (1963) The role of the vessels in osteogenesis. J Bone Jt Surg 45 B:402
38. Urist MR, Jurist JM, Dubuc FL (1970) Quantitation of new bone formation in intramuscular implants of bone matrix in rabbits. Clin Orthop 68:279–293

39. Urist MR, Mikulski A, Boyd SD (1975) A chemosterilized antigen-extracted auto-
digested alloimplant for bone banks. Arch Surg 110:416−428
40. Wannske M, Trentz O, Reschauer R, Muhr RG (1975) Qualität des Transplantatlagers und Zeitpunkt der Spongiosaplastik. Hefte Unfallheilkd 129:437−440
41. Wolter D, Hutzschenreuter P, Burri C (1974) Einbaustudien autologer Spongiosa
am Kompaktaknochen in Abhängigkeit von der übertragenen Menge und des an-
liegenden Gewebes. Langenbecks Arch Klin Chir [Suppl Chir Forum] 225−228
42. Wolter D, Hutzschenreuter P, Burri C, Steinhardt B (1975) Einbau autologer
Spongiosa am Kompaktaknochen in Abhängigkeit von der Vitalität der transplantierten Zellen. Langenbecks Arch Klin Chir [Suppl Chir Forum] 383−387

Grundlagen der Transplantation von Gelenkknorpel

W. Hesse, H. Tscherne und I. Hesse

Das Prinzip der Gelenkknorpeltransplantation besteht darin, Gelenkflächendefekte in Belastungszonen durch hyalinen Gelenkknorpel zu verschließen. Ziel ist die Wiederherstellung und langfristige Erhaltung der Gelenkfunktion. Für eine Knorpeltransplantation kommen grundsätzlich verschiedene Arten von Transplantaten in Frage: autologe, frische homologe und konservierte homologe Transplantate.

Es stellen sich zwei grundlegende Fragen:

1. Wird der transplantierte Gelenkknorpel zu einem knorpelähnlichen Ersatzgewebe, das vielfach als Faserknorpel bezeichnet wird, umgebaut oder heilt er als vitaler hyaliner Gelenkknorpel folgenlos ein?

2. Ist die langfristige Erhaltung der Gelenkfunktion an die Existenz von hyalinem Gelenkknorpel gebunden oder genügt dazu ein knorpelähnliches Ersatzgewebe?

Eine exakte histomorphologische Beurteilung setzt eine ausreichende Gewebeentnahme voraus, die ohne Gefährdung oder Schädigung des klinischen Transplantats nicht möglich ist. Folglich sind die gestellten Fragen ohne Experiment nicht zu beantworten.

Unsere experimentellen Ergebnisse beruhen auf 165, unsere klinischen auf 37 Knorpeltransplantationen.

Stellen wir zunächst die autologen und frischen homologen Transplantate gegenüber, da sie durch eine wesentliche gemeinsame Eigenschaft gekennzeichnet sind: Zum Zeitpunkt der Transplantation besitzen sie eine uneingeschränkte Vitalität.

Makroskopisch ist im experimentellen Untersuchungszeitraum bis zu 2 Jahren kein Unterschied zwischen autologen und frischen homologen Transplantaten festzustellen. Beide Transplantate sind folgenlos eingeheilt. Lediglich ein weißlicher Gewebestreifen läßt die Grenze zwischen Transplantat und Transplantatlager vermuten. Die Oberfläche der Transplantate erscheint glatt, glänzend und transparent. Abschilferungen und Auffaserungen sind nicht festzustellen. (Abb. 1a und b).

Lichtmikroskopisch sind bei autologen und frischen homologen Transplantaten Schichthöhe des Gelenkknorpels, Anordnung, Gestalt und Anfärbbarkeit der Chondrocyten unverändert gegenüber normalem Gelenkknorpel. Die Oberfläche imponiert als glatte Begrenzungslinie. Hinweise für Zellnekrosen und Clusterbildung liegen nicht vor.

Transmissionselektronenmikroskopisch fallen in der frühen Einheilungsphase der frischen homologen und der autologen Transplantate ein dicht mit Ribosomen besetztes rauhes endoplasmatisches Retikulum und ein stark ausgebildeter Golgi-Komplex auf. Es ist bekannt, daß die Ausprägung dieser Zellorganellen in verschiedenen Phasen physiologischer Aktivität variieren kann [1]. Damit deutet diese Ultrastruktur

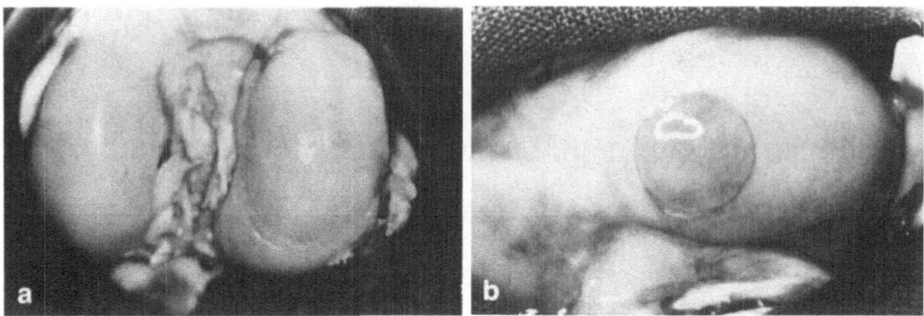

Abb. 1. a Autologes Transplantat, 9 Monate nach der Operation, **b** Frisches homologes Transplantat, 15 Monate nach der Operation

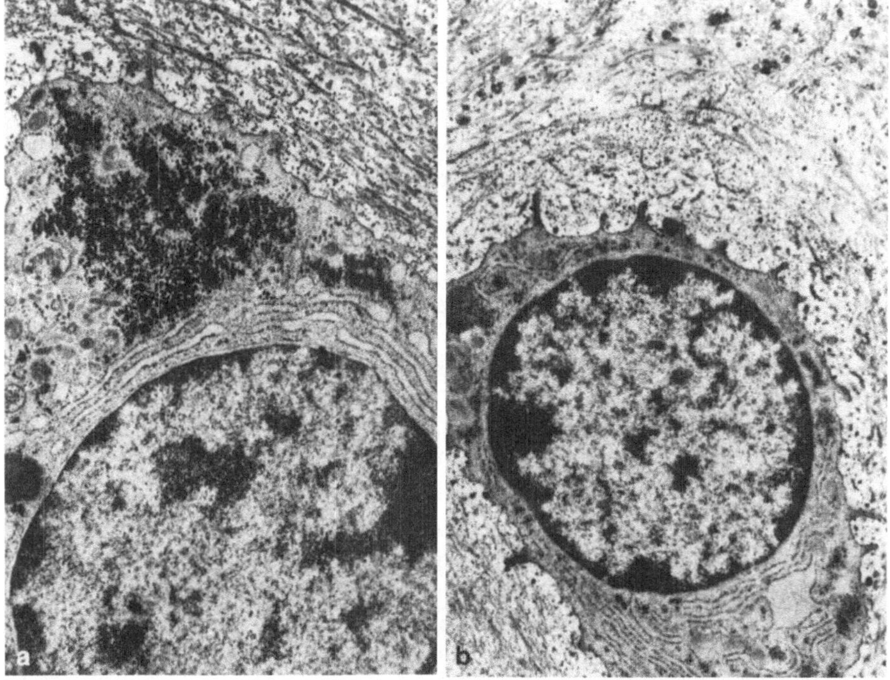

Abb. 2. a Zelle eines autologen Transplantats, 18 Monate postoperativ. Zellorganellen, Zellkern und umgebende Matrix zeigen keine Unterschiede zum normalen Chondrocyten (9 600×), **b** Zelle eines frischen homologen Transplantats, 15 Monate postoperativ. Zelle und Intercellularsubstanz sind vital erhalten und entsprechen normalem Gelenkknorpel (8 800×)

der Transplantatzellen der Frühphase auf eine Steigerung der Stoffwechselsynthese und Sekretion hin [4]. Nach 18–24 Wochen gleicht die Ultrastruktur der autologen und frischen homologen Transplantatzellen der von Chondrocyten normaler Aktivität. Umgeben sind diese Zellen wie normal von einem Saum feiner kollagener Fibrillen, der dann in gröbere übergeht. Dazwischen gelagert findet man das sog. stellate reticulum,

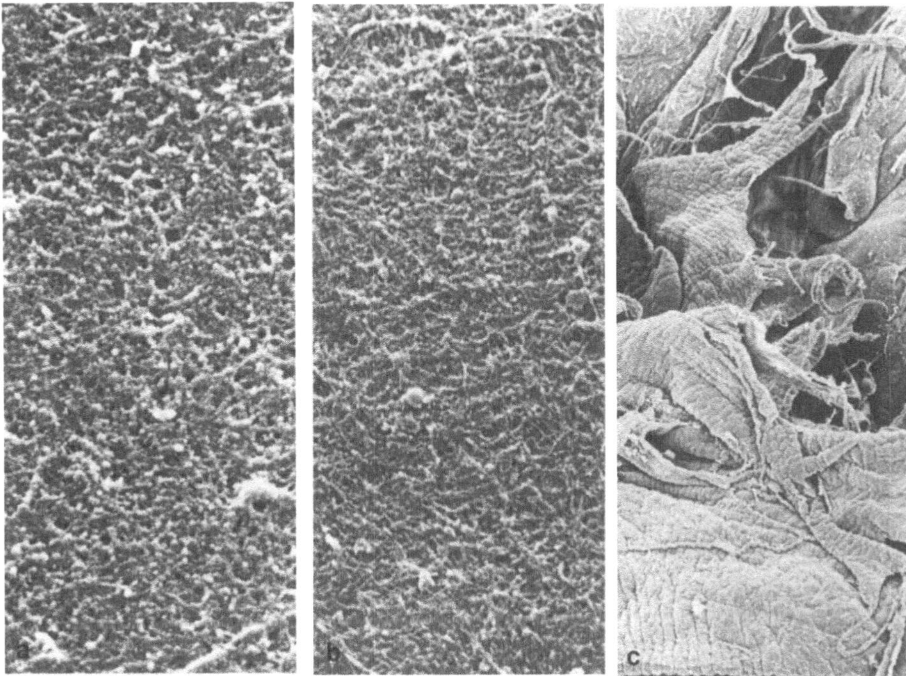

Abb. 3. a Die Oberfläche des autologen Transplantats zeigt 18 Monate postoperativ keine Veränderungen gegenüber der normalen Gelenkknorpeloberfläche (5 300×), **b** Die Oberfläche des frischen homologen Transplantats zeigt 15 Monate nach der Operation die normale Ultrastruktur (2 800×), **c** Lappen- und fetzenartige Gebilde charakterisieren die unebene, aufgerauhte Oberfläche des in flüssigem Stickstoff konservierten homologen Transplantats, 15 Monate nach Transplantation (100×)

das morphologische Korrelat der Proteoglykane des Gelenkknorpels [5]. (Abb. 2a und b).

Rasterelektronenmikroskopisch läßt die Oberfläche der autologen wie auch der frischen homologen Transplantate in der Frühphase fibrilläre geordnete Strukturen erkennen. Es fehlen die granulären Feinstrukturen, von denen die oberflächlichen Fibrillen des normalen Gelenkknorpels über- und umlagert sind. Diese Erscheinung ist als Matrixverlust zu deuten, der in Zusammenhang mit der notwendigen postoperativen Entlastung des Gelenks steht. Nach 18—24 Wochen ist dieser Matrixverlust nicht mehr zu beobachten. Die oberflächlichen kollagenen Fibrillen sind wieder von granulären Mikrostrukturen umlagert (Abb. 3a und b). Damit ist diese geringe oberflächliche Veränderung bei Transplantaten mit postoperativer Entlastung reversibel. Das gleiche Phänomen des Matrixverlustes mit Reversibilität finden wir nach Ruhigstellung im Gipsverband oder Entlastung des Gelenks von begrenzter Dauer [2].

Bei den in Cialit konservierten Transplantaten ist in kurzer Zeit der Knorpel abgeschliffen und resorbiert, teils fehlt zusätzlich der knöcherne Anteil des Transplantats. Dieser Befund erklärt sich aus der durch die Konservierung verursachten Nekrose aller Chondrocyten sowie aus der Schädigung der Matrix.

16

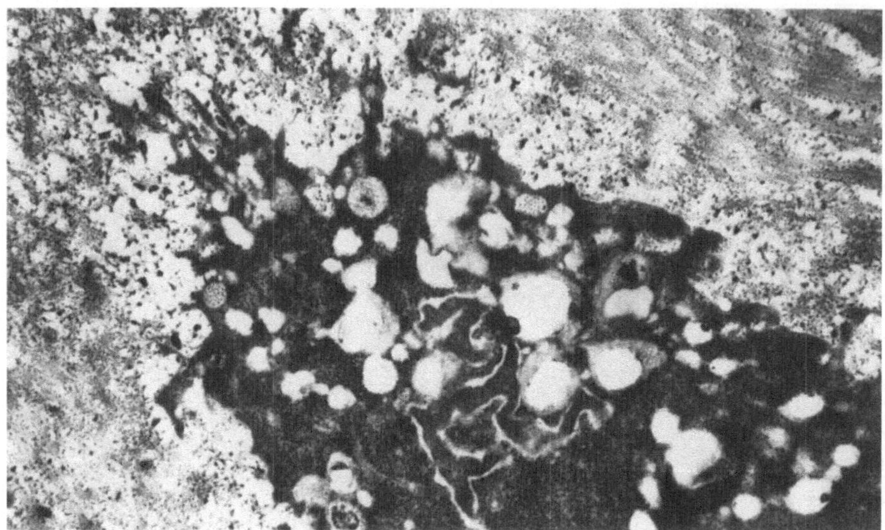

Abb. 4. Nekrotische Zelle eines in flüssigem Stickstoff konservierten homologen Transplantats, 3 Monate nach der Transplantation (11 000×)

Die kältekonservierten, besser noch die in flüssigem Stickstoff konservierten Transplantate behalten ihre Schichthöhe weitgehend bei. Lichtmikroskopisch sind nur in der breiten Mittelzone noch Zellformationen zu erkennen. Betrachten wir diese Zellen im Transmissionselektronenmikroskop, so finden wir ausschließlich nekrotische Zellen oder Zellreste. Kern und Cytoplasma sind nicht mehr voneinander zu unterscheiden. Zellorganellen sind nicht differenzierbar. Plumpe elektronendichte Massen ohne geordnete Strukturen sind zu sehen (Abb. 4).

Das weitere Schicksal dieser kältekonservierten homologen Transplantate ist durch Umbauvorgänge gekennzeichnet. Bestenfalls entsteht ein zweitschichtiges Ersatzgewebe. Eine breite Lage abgeschilferten zellfreien Gewebes bedeckt die Oberfläche. Rasterelektronenmikroskopisch lassen fetzen- und lappenartige Gebilde auf einen erhöhten Abrieb aufgrund verminderter biomechanischer Wertigkeit dieses Ersatzgewebes schließen (Abb. 3c). In der unteren Zone finden wir rundliche Zellen mit einem Zellhof. Transmissionselektronenmikroskopisch sind diese Zellen und ihre Intercellularsubstanz nicht mit normalem hyalinen Gelenkknorpel identisch. Der verstärkte Abrieb dieses Ersatzgewebes ist dadurch erklärt.

Die Ergebnisse der experimentellen Gelenkknorpeltransplantation lassen sich folgendermaßen zusammenfassen:

Autologe und frische homologe Transplantate heilen unter optimalen Bedingungen biomechanisch und histologisch folgenlos ein. Schichthöhe, Vitalität und Oberflächenstruktur bleiben unverändert erhalten. Umbauvorgänge und immunologische Reaktionen sind morphologisch nicht nachweisbar.

Die in flüssigem Stickstoff konservierten Transplantate erfüllen eine Art Platzhalterfunktion dadurch, daß sie ihre Schichthöhe größtenteils erhalten. Der osteochondrale Defekt wird verschlossen und die Randgebiete werden vor weiteren mechanischen Läsionen geschützt. Die Gelenkfunktion ist frühzeitig wiederhergestellt. Langfristig wird der Knorpel vollständig umgebaut und es entsteht bestenfalls ein knorpelähnliches Ersatzgewebe. Aufgrund biomechanischer Minderwertigkeit dieses Ersatzgewebes kommen nur Areale von begrenzter Größe als sog. Stücktransplantate in Frage, da die Hauptbelastung im wesentlichen von den noch erhaltenen gesunden Knorpelarealen zu tragen ist.

Bei den in Cialit konservierten Transplantaten handelt es sich um nekrotisches Gewebe, das in kurzer Zeit abgebaut wird. Eine klinische Anwendung ist nicht zu empfehlen.

Eine detaillierte Auswertung der an unserer Klinik durchgeführten 37 Knorpeltransplantationen ist nicht sinnvoll, da die Zahl und der Untersuchungszeitraum zu gering sind. Ganz allgemein läßt sich jedoch sagen, daß die bisherigen klinischen Ergebnisse die experimentellen bestätigen. Einige charakteristische Beispiele sollen dies verdeutlichen.

Fall 1

Bei einer 40jährigen Patientin wurde am medialen Femurkondylus des linken Kniegelenks eine autologe Knorpeltransplantation durchgeführt. Die intraoperative Aufnahme zum Zeitpunkt der Schraubenentfernung zeigt ein gut eingeheiltes Transplantat, das vom übrigen Gelenkknorpel nicht zu unterscheiden ist. Lediglich ein weißlicher Streifen markiert die ehemalige Grenze zwischen Transplantat und Transplantatlager. Die Patientin ist nach 4½ Jahren beschwerdefrei bei uneingeschränkter Gelenkfunktion.

Fall 2

Bei einer 20jährigen Patientin mit einer 4jährigen Anamnese zeigt der mediale Femurcondylus einen ausgedehnten Knochen-Knorpel-Defekt, der mit einem frischen homologen Transplantat von einem Durchmesser von 23 mm verschlossen wird.

114 Wochen nach Transplantation finden wir einen normalen röntgenologischen Gelenkbefund (Abb. 5a und b). Auch zum jetzigen Zeitpunkt, d.h. 2½ Jahre nach Transplantation ist die Patientin beschwerdefrei und hat eine normale Gelenkfunktion.

Fall 3

In den lateralen Femurkondylus eines 16jährigen Patienten wird ein in flüssigem Stickstoff konserviertes homologes Transplantat eingesetzt. Nach einem beschwerdefreien Intervall von einem Jahr klagt der Patient erneut über eine schmerzhafte Einschränkung der Beweglichkeit und Belastbarkeit. Das Röntgenbild zeigt Defektbildungen im ehemaligen Transplantatbereich und seiner Umgebung. Es wird ein frisches homologes

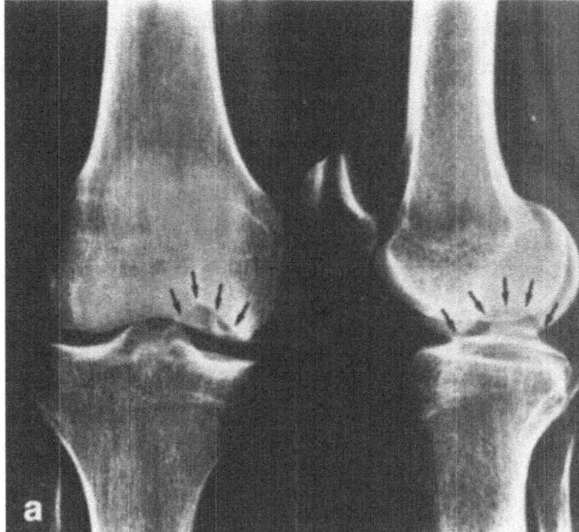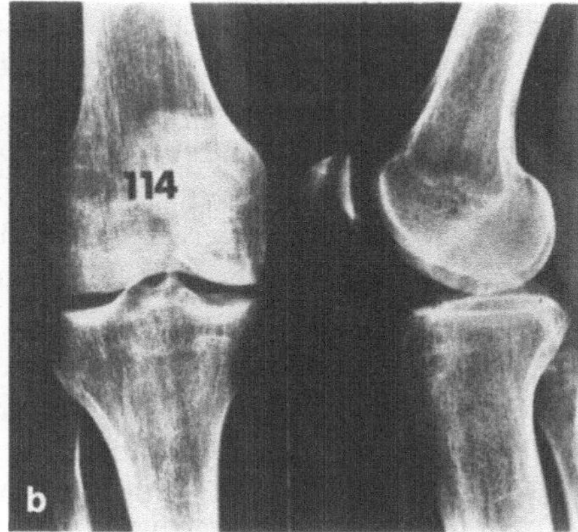

Abb. 5. a Ausgedehnte Osteochondrosis dissecans (Pfeile) am medialen Femurcondylus einer 20jährigen Patientin, **b** 114 Wochen postoperativ ist das frische homologe Transplantat folgenlos eingeheilt. Der röntgenologische Gelenkbefund ist normal

Knochen-Knorpel-Transplantat eingesetzt von der Form einer Schlittenkufe mit der Länge von 45 mm und der Breite von 25 mm. Die Hauptbelastung wird nun vorwiegend vom Transplantat getragen. Das klinische und röntgenologische Ergebnis nach 12 Wochen ist gut, läßt jedoch wegen des kurzen postoperativen Zeitraums noch keine definitive Beurteilung zu.

Dieses klinische Beispiel bestätigt einerseits die experimentell bewiesene Minderwertigkeit größerer konservierter Transplantate, andererseits wird darin die Problematik der Knorpeltransplantation unter ungünstigen Bedingungen erkennbar. So ist der Erfolg der Transplantation abhängig von den Konditionen, die durch das Transplantat und das Transplantatlager gegeben sind.

Was verstehen wir unter dem Begriff des Transplantatlagers? Das Transplantatlager im engeren Sinne ist der Knochen-Knorpel-Defekt. Damit ist jedoch die Problematik des Lagers nicht vollständig umrissen. Das ganze Gelenk mit seinem anatomischen und histologischen Aufbau, seiner Funktion und Belastbarkeit beeinflußt die Knorpeltransplantation und ist damit als Transplantatlager im erweiterten Sinn aufzufassen.

Betrachten wir zunächst das Transplantatlager im engeren Sinn. Hier sind zwei verschiedene Gewebearten beteiligt. Der knöcherne Anteil des Lagers besteht aus Spongiosa. Die Einheilung unterliegt den Gesetzen und Bedingungen der Spongiosatransplantation. Entscheidend für die Einheilung ist ein gut vascularisiertes knöchernes Lager. Limitierende Faktoren stellen die Größe und die Tiefe des Defektes dar. Die durchschnittliche Tiefe des knöchernen Defektes soll nach Pap und Krompecher [3] nicht mehr als 5 mm betragen. Dies ist sicherlich als Richtmaß aufzufassen. Eine Überschreitung führt in den Risikobereich.

Die Belastbarkeit des Gelenkknorpels ist stets an ein stabiles knöchernes Lager in Form der subchondralen Spongiosa gebunden.

Wird das Transplantat bei fehlender Stabilität des Lagers belastet, so wird der Knorpel mechanisch lädiert. Höhlenbildungen und Faserabbrüche sind rasterelektronenmikroskopisch nachweisbar. Die daraus resultierende Detritusbildung führt zu Synovitis, die wiederum die Arthrosebildung begünstigt.

Bei Diskussionen wird immer wieder die Frage aufgeworfen, ob ein ausschließlich knorpeliges Lager eine Einheilung erwarten läßt. Im Spaltbereich liegt der Knorpel des Transplantats dicht dem Knorpel des Lagers gegenüber. Eine Fusion dieser beiden Knorpelanteile haben wir bisher nie beobachten können. Die Spaltheilung entspricht der eines Mikrodefektes. Aus dem eröffneten subchondralen Raum wuchert ein fibroblastenreiches Bindegewebe, das später in ein knorpelähnliches Ersatzgewebe umgebaut wird. Das rasterelektronenmikroskopische Bild bestätigt, daß auch die Oberfläche des Spalts nicht von hyalinem Gelenkknorpel überzogen wird. Eine Heilung von Knorpel auf Knorpel im Gelenkbereich ist nur durch Zwischenschaltung eines Ersatzgewebes möglich.

Das Transplantatlager im erweiterten Sinn ist das ganze Gelenk. Generalisierte Arthrose, chronische Synovitis, Achsenfehlstellung und Bandinstabilität sind entscheidende Risikofaktoren, die das Ergebnis der Knorpeltransplantation negativ beeinflussen können. Die Vermeidung oder Beseitigung dieser Risikofaktoren gehört mit zum Therapieplan, in dem die Knorpeltransplantation nur einen Teil darstellt, dessen Ziel die Wiederherstellung und langfristige Erhaltung der Gelenkfunktion ist. Diese ist an die Existenz von vitalem hyalinem Gelenkknorpel gebunden.

Literatur

1. Fawcett DW (1973) Atlas zur Elektronenmikroskopie der Zelle. Urban & Schwarzenberg, München Berlin Wien
2. Hesse W, Tscherne H, Hesse I (1978) Störungen der Syntheseleistung der Chondrocyten bei der Präarthrose und Arthrose. Z Orthop 116:435
3. Pap K, Krompecher S (1961) Arthroplasty of the knee, experimental and clinical experiences. J Bone Jt Surg 43A:523
4. Revel JP, Hay ED (1963) An autoradiographic and electron microscopic study of collagen synthesis in differentiating cartilage. Z Zellforsch 61:110
5. Serafini-Fracassini A, Smith JW (1974) The structure and biochemistry of cartilage. Churchill Livingstone Edingburgh London

Grundlagen der Transplantation von Knorpelgewebe als plastisches Ersatzmaterial im Kiefer- und Gesichtsbereich

N. Schwenzer und R. Schmelzle

Die Transplantation von Knorpelgewebe, erstmalig 1896 von König beschrieben, ist auch ein fester Bestandteil der rekonstruktiven Mund-, Kiefer- und Gesichtschirurgie und nimmt laufend zu [10, 11]. Das Knorpeltransplantat wird zur Wiederherstellung der Stützfunktion und zur Verbesserung von Gesichtskonturen benutzt.

Anhand der einschlägigen Literatur, der an unserer Klinik durchgeführten experimentellen Untersuchungen und eigener klinischer Erfahrungen seien die Grundlagen der Knorpeltransplantation im Kiefer- und Gesichtsbereich zusammenfassend dargestellt, wobei nur die zur Zeit klinisch relevanten Auto- und Homoiotransplantationen berücksichtigt werden.

Wenn wir uns die Frage stellen, was von einer Knorpeltransplantation erwartet werden kann, müssen wir die *Transplantattypen, die Transplantatlager* und die daraus resultierenden *Einheilungsmechanismen* in den Vordergrund unserer Betrachtungen stellen.

Transplantattypen

Knorpelgewebe zeichnet sich bekanntlich durch gute Formbarkeit, Flexibilität, Belastbarkeit gegen Zug-, Druck- und Scherkräfte [1] bei gleichzeitiger Anspruchslosigkeit aus. Dies findet seinen Niederschlag in einer Vielzahl von Arbeiten aus unserem Fachgebiet [4, 6, 8, 12, 13, 15, 17].

Als Hauptindikationen werden genannt:
Defekte der Nase
Defekte der Ohrmuschel
Defekte des Orbitabodens
Gesichtskonturfehler
Alveolarkammatrophie.

Während in den früheren Jahren vorwiegend vitaler autologer Rippenknorpel verpflanzt wurde, werden heute durch die Weiterentwicklung entsprechender Konservierungsmethoden verschiedene Transplantattypen benutzt. Hierbei wird bewußt inkauf genommen, daß durch die meisten Konservierungsmethoden eine Devitalisierung eintritt. Wir unterscheiden:
autologe und homologe Knorpeltransplantate,
autologe und homologe Knorpel-Knochentransplantate,

autologe Haut-Knorpel- und Schleimhaut-Knorpel-Transplantate (sog. composite grafts).

Knorpel

Das größte Knorpelreservoir und daher häufigste Spenderstelle stellen die knorpeligen Rippenanteile dar. Sie eignen sich vor allem dann, wenn größere Transplantate gebraucht werden, z.B. an Kinn, Jochbein, Alveolarkamm, ein Winkelspan im Bereich der Nase, ein Ohrgerüst oder Orbitabodenanteile. Neben der Verwendung autologer Rippentransplantate haben sich nicht zuletzt im Hinblick auf die Vermeidung der Entnahmeoperation die physikalischen und chemischen Konservierungsmethoden immer mehr durchgesetzt. Hier sind die Kältekonservierung, die Gefriertrocknung, die Strahlenkonservierung sowie die Konservierung mit Merthiolat, Betapropriolacton und Äthylenoxid sowie Cialit zu nennen.

Wir haben in diesem Zusammenhang insgesamt 4 500 in der Literatur mitgeteilte homologe Transplantationen überprüft und festgestellt, daß es in über 95% der Fälle zu einer Einheilung kam, wobei kaum eine Differenz zwischen physikalischen und chemischen Konservierungsverfahren besteht [18].

Knorpel-Knochentransplantate

Ein weiterer Transplantattyp ist das kombinierte Knorpel-Knochentransplantat (z.B. von der Rippe), dessen knöcherner Anteil die knöcherne Anheilung an das Transplantatlager bewirken soll. Der Winkelspan der Nase, dessen knöcherner Teil an der Spina oder an der Glabella angelagert wird, ist ein klassisches Beispiel.

Von Leichen können auch andere Knorpel-Knochenreservoire nutzbar gemacht werden, wie z.B. die von uns benutzten Knorpel-Knochentransplantate vom Femur- oder Tibiakopf, die wir in Cialit konservieren und die sich für den Wiederaufbau der Gesichtskontur eignen.

Haut- und Schleimhaut-Knorpeltransplantate

Schließlich wären noch die mit Haut oder Schleimhaut kombinierten Knorpeltransplantate zu nennen, die ausschließlich als autologe Transplantate zur Anwendung gelangen. Von der Ohrmuschel bzw. dem Nasenseptum entnommen, dienen sie zur Defektdeckung in der rekonstruktiven Nasen- und Lidchirurgie [2, 9, 14].

Transplantatlager

Sicherlich muß dem Transplantatlager mehr Beachtung geschenkt werden als das bisher der Fall war. Wir können im Kiefer- und Gesichtsbereich zwei Transplantatlager-

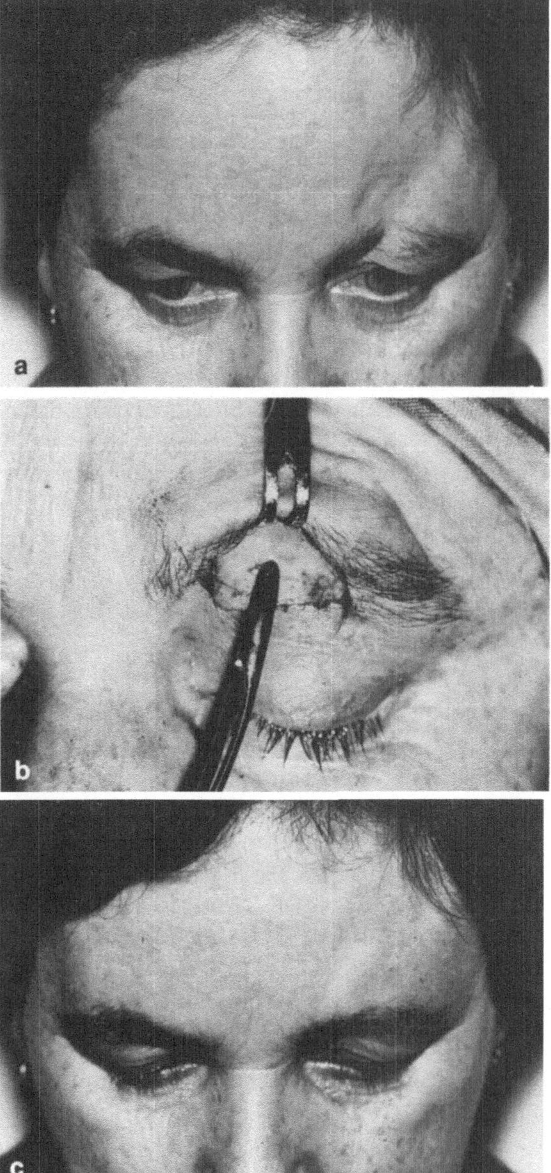

Abb. 1a–c. Deckung eines angeborenen Stirndefektes mit einem cialitkonservierten Knorpeltransplantat vom Tibiakopf. Transplantatlager mit Knochenunterlage und Muskelweichteilmantel. **a** Präoperativer Befund, **b** Einlagerung des Transplantates durch einen Schnitt in der Augenbraue, **c** postoperativer Zustand

gruppen unterscheiden. Die erste Gruppe ist dadurch gekennzeichnet, daß mindestens eine Wand aus Knochen besteht, der von einer unterschiedlich gearteten Weichteildecke überlagert ist, die zweite, daß das Lager ausschließlich aus Weichgewebe besteht.

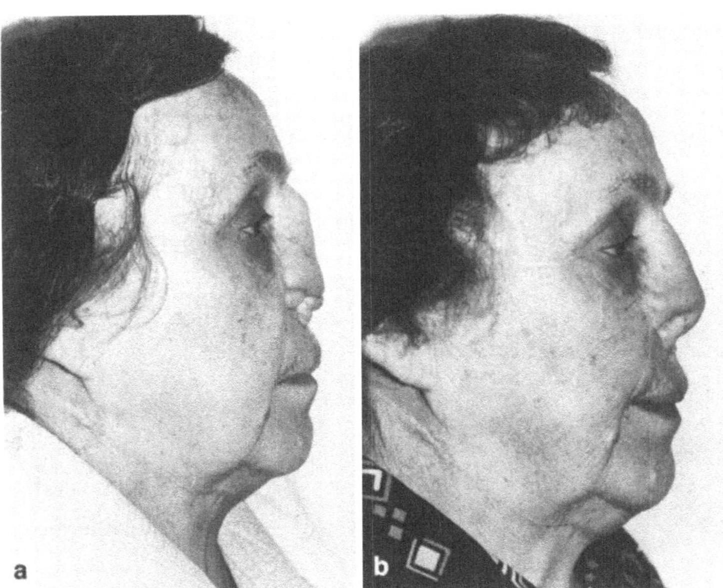

Abb. 2a und b. Aufbau eines Nasengerüstes mit autologem Knorpel (Winkelspan und bogenförmiger Span in beiden Nasenflügeln). **a** Zustand vor Knorpeleinlagerung, **b** Formkonstanz 6 Jahre nach Knorpeleinlagerung (Fortsetzung einer von Prof. Pfeifer, Hamburg, begonnenen Nasenersatzplastik)

Knochen-Weichteillager

In der ersten Gruppe kann das Transplantatlager wie folgt beschaffen sein:
Knochen–Knochen (Unterkieferkörper, Sandwichtechnik)
Knochen–Muskulatur (Stirn, Kinn, Jochbein, Unterkieferrand, Aperturarand, Orbitaboden)
Knochen (Knorpel)–Subcutis (Nasenrücken)
Knochen–Submucosa (Alveolarkamm).

Weichteillager

Bei dem nur aus Weichgewebe bestehenden Transplantatlager sind ebenfalls mehrere Möglichkeiten der Lagerbeschaffenheit zu unterscheiden:
Muskulatur–Subcutis (Gesichtsweichteile)
Muskulatur–Schleimhaut (Orbita, Lid, Nasenflügel)
Schleimhaut–Schleimhaut (Nasenseptum).
Die Sonderstellung des in diesem Zusammenhang zu erwähnenden Transplantatlagers zur Aufnahme eines Composite grafts besteht darin, daß das Lager nur eine Wundfläche besitzt.
Die Betrachtung des Transplantatlagers nur unter anatomischen Gesichtspunkten wäre ohne den funktionellen Aspekt der Belastung, der das Transplantat ausgesetzt ist, unvollständig.

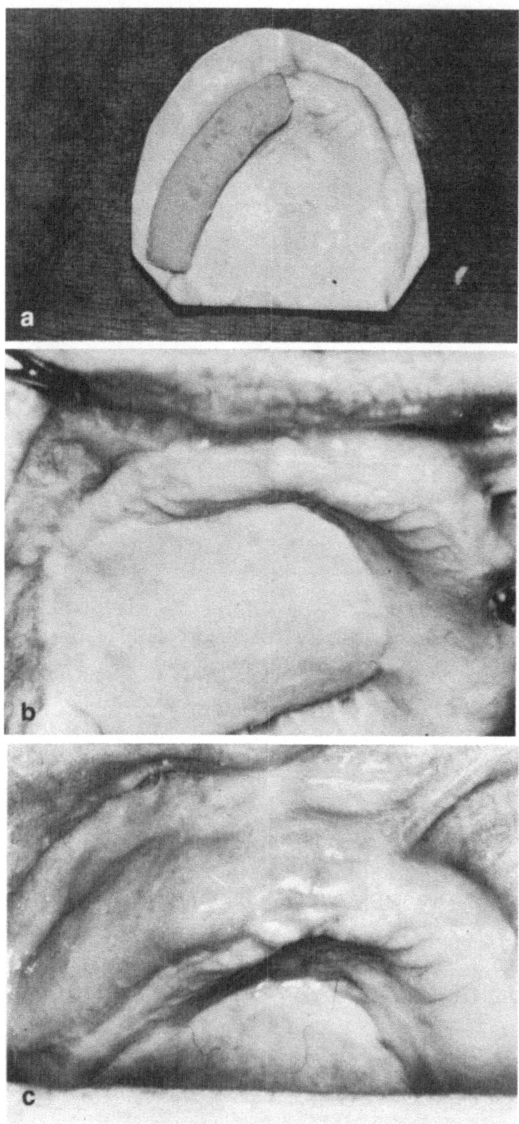

Abb. 3a–c. Aufbauende Kammplastik bei einem traumatisch bedingten Substanzverlust des Alveolarkammes. **a** Cialitkonserviertes Knorpeltransplantat auf dem Kunststoffmodell, **b** präoperativer Zustand, **c** Ergebnis ein Jahr nach Einlagerung des Knorpels und freier Schleimhauttransplantation zur Wiederherstellung des Vestibulums

Es ist hier zunächst das Lager zu nennen, in dem das Transplantat weitgehend unbelastet nur der Substanzvermehrung, z.B. bei einer Konturverbesserung am Jochbein oder Stirnbein dient und hier auch noch eine gute Weichteildecke besitzt (Abb. 1a–c). Dann ist dasjenige Lager hervorzuheben, in dem das Transplantat eine Stützfunktion erfüllen soll, z.B. am Nasenrücken und -flügel (Abb. 2a u. b), am Lid sowie am Orbitaboden. Schließlich wäre noch das Lager mit starker Belastung zu erwähnen, wie wir es z.B. am Alveolarkamm nach einer aufbauenden Kammplastik vor uns haben, wobei der gesamte Kaudruck auf das Transplantat einwirkt. (Abb. 3a–e)

Einheilungsmechanismen

Der Erfolg einer Knorpeltransplantation ist klinisch gleichzusetzen mit Formkonstanz (Abb. 3). Bei der Transplantation autologen, vitalen Knorpelgewebes kommt es nach Meinung der meisten Autoren zu einer bindegewebigen Einscheidung unter Vitalerhaltung, wobei das Perichondrium keine Rolle spielt. Bei Auflegen auf den Knochen sind auch Verknöcherungen möglich [vergl. 3, 5, 8, 19]. Aus Erfahrung wissen wir, daß auch Resorptionen auftreten können.

Die vielfach in der Literatur geäußerte Ansicht über die unsichere Zukunft des Homoiotransplantates kann nicht verallgemeinert werden und bedarf unserer Meinung der Korrektur. Die verschiedenen Einheilungsmechanismen homologer und heterologer Knorpeltransplantate wurden von uns im Tierexperiment eingehend untersucht.

Experimentelle Untersuchungen zur Einheilung von Knorpeltransplantaten

Material und Methode

19 homologe und 19 heterologe Knorpeltransplantate wurden bei 16 erwachsenen Kaninchen verpflanzt. Sie stammten von der Ohrmuschel des Kaninchens bzw. vom Xiphoid des Rindes und waren sämtlich in Cialit konserviert (1 g Cialit in 2 000 ccm Aqu. bidest.). Jeweils 8 homologe und heterologe Transplantate wurden in die Orbita, jeweils 5 im Bereich der Stirn, jeweils 3 im Bereich des Unterkiefers und 3 im Bereich des Oberkiefers verpflanzt. Transplantatlager waren Knochen und Periost der Orbita, der Stirn, des Unterkiefers und Oberkiefers sowie Fettgewebe, Bindegewebe und Muskulatur der genannten Transplantationsorte. Sämtliche Transplantate waren halbmondförmig, wiesen die gleiche Fläche auf, waren allerdings unterschiedlich dick. Gewebe wurde nach 10, 41, 44, 56, 60, 78, 99, 193, 204, 205, 208, 209 und 241 Tagen entnommen. Die Beurteilung erfolgte sowohl makroskopisch als auch histologisch, wobei uns bei der histologischen Auswertung Herr Prof. Dr. Udo Schmidt hilfreich zur Seite stand.

Ergebnisse

Sämtliche Transplantate konnten zum Zeitpunkt der Gewebeentnahme makroskopisch einwandfrei gegenüber dem umgebenden Transplantatlager abgegrenzt werden. Bei der Entnahme waren sie halbmondförmig wie zum Zeitpunkt der Transplantation. Farblich gab es Unterschiede, die allerdings erst nach dem 78. Tag auffielen. Transplantate auf knöcherner Grundlage waren bräunlich, während Transplantate im Weichteillager etwa ihre ehemalige weiße Farbe behielten. Transplantate auf knöcherner Unterlage waren schon nach 41 Tagen mit dem Knochen verwachsen. Transplantate, die epiperiostal über intaktem Knochen lagen, waren zu diesem Zeitpunkt auf der Unterlage nur noch gering verschieblich. Transplantate, die im Fettgewebe der Orbita, im subcutanten Fettgewebe der Stirn oder in den verschieblichen Weichteilen im Bereich des

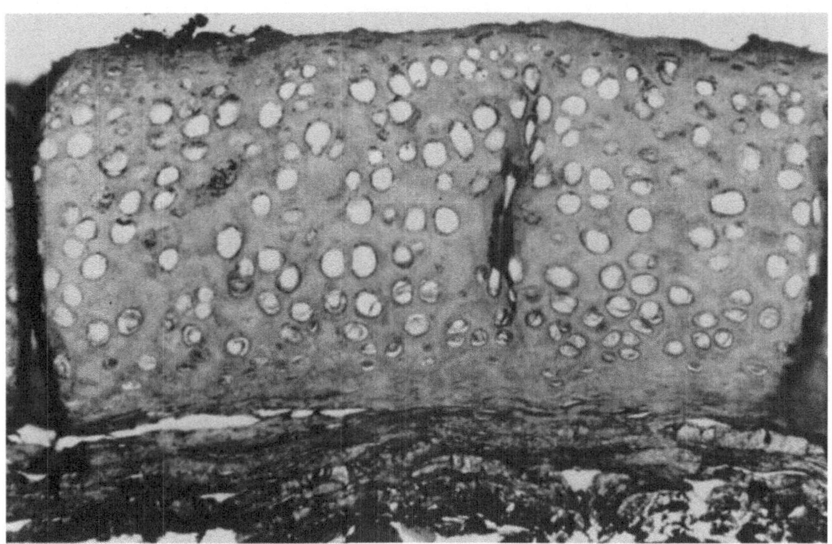

Abb. 4. Bindegewebige Einscheidung ohne Resorption, Fibrosierung oder Atrophie des Transplantates. Transplantatlager: Epiperiostales Weichgewebe (Periost, Muskulatur, Fettgewebe) im Bereich der Stirn des Kaninchens. Transplantat: Cialitkonservierter Ohrknorpel des Kaninchens. Transplantatliegedauer: 241 Tage, 100×, HE

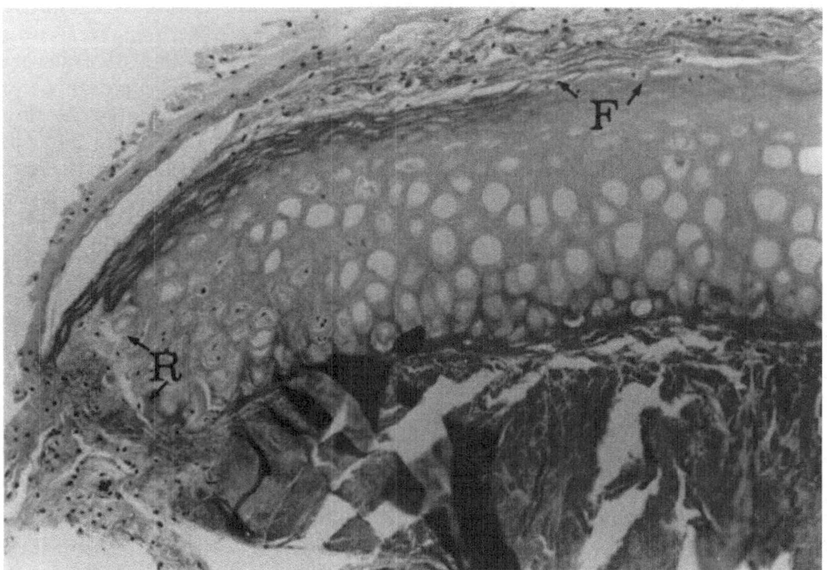

Abb. 5. Fibrosierung (F) im Randbereich und Resorption (R) an einem Ende des Transplantates. Transplantatlager: Weichgewebe (Muskulatur, Fett, Bindegewebe) im Bereich des Oberkiefers und der Wange beim Kaninchen. Transplantat: Cialitkonservierter Ohrknorpel des Kaninchens. Transplantatliegedauer: 205 Tage, 100×, Masson-Goldner

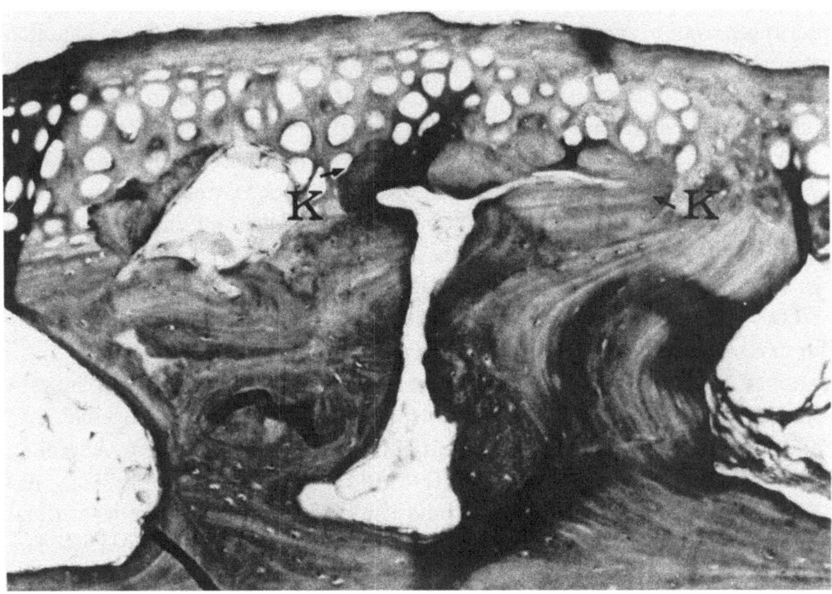

Abb. 6. Verknöcherung (K) des Transplantates auf knöchernei Unterlage. Transplantatlager: Knochen, Periost im Bereich der Stirn des Kaninchens. Transplantat: Cialitkonservierter Ohrknorpel des Kaninchens. Transplantatliegedauer: 205 Tage, 100×, HE

Oberkiefers oder Unterkiefers lagen, waren auch über den längsten beobachteten Zeitraum von 241 Tagen verschieblich. Sie imponierten zum Teil wie eine derbe Bindegewebsplatte.

Histologisch waren sämtliche Transplantate zur Zeit der Entnahme nachweisbar. Qualitative Unterschiede zwischen homologem Kaninchenknorpel und heterologem Rinderknorpel waren nicht erkennbar. Bindegewebsreaktionen spielten für das Schicksal aller Transplantate die entscheidende Rolle. Das Bindegewebe zeigte jedoch abhängig vom Transplantatlager unterschiedliche induktive Verhaltensweisen gegenüber dem Knorpeltransplantat, wobei folgende 4 Reaktionsformen differenziert werden konnten:

die bindegewebige Einscheidung (Abb. 4),

die Fibrosierung (Abb. 5),

die Resorption,

die Verknöcherung (Abb. 6).

Bindegewebige Einscheidung, Fibrosierung und Resorption traten nur im Weichteillager auf, Verknöcherung dagegen nur auf oder im knöchernen Transplantatlager.

Die bindegewebige Einscheidung garantierte auch über den längsten beobachteten Zeitraum von 241 Tagen eine völlige Formkonstanz des Knorpels. Zwar waren nach jeder Zeit teilweise Gefäßeinsprossungen in den Knorpel erkennbar, doch keinerlei Resorption oder Verminderung der Grundsubstanz. Der Knorpel war von einem Pseudoperichondrium umgeben.

Fibrosierungen waren zwischen dem 41. und 241. Tag bei einigen Transplantaten vorhanden, die sich im beweglichen Weichteillager befanden. Die Fibrosierung betraf teils nur Randabschnitte des Knorpels, teils war dieser fast vollständig in Bindegewebe umgewandelt, wobei allerdings auch über den längsten beobachteten Zeitraum die Struktur der Knorpelgrundsubstanz sowie die Form der Knorpelzellhöfe erkennbar blieben. Mit der Fibrosierung ging häufig eine Reduktion der Grundsubstanz einher. Ob diese Reduktion einer Atrophie gleichkommt oder lediglich auf einen reduzierten Wassergehalt bei erhaltener organischer Masse zurückzuführen ist, ist bisher noch nicht geklärt. Unabhängig von der Ursache ist jedoch die Verminderung des Volumens der Grundsubstanz gleichbedeutend mit einer Verkleinerung des Transplantates, was besonders für den klinischen Bereich Konsequenzen hat.

Resorptionen fanden wir schon nach 41 und 60 Tagen, vereinzelt in den äußeren Randabschnitten der halbmondförmigen Transplantate dort, wo diese zugeschnitten waren, jedoch auch im Bereich der perichondriumentblößten Flächen. Allerdings sahen wir in keinem Fall eine vollständige Resorption. Es bestand der Eindruck, daß Resorptionen besonders dort auftreten, wo die Knorpeloberfläche rauh oder verletzt war. Allerdings konnte der Beweis hierfür im Tierexperiment nicht geliefert werden. Klinisch spricht für diese Vermutung, daß beim Menschen das Gelenkknorpeltransplantat mit seiner sehr glatten Oberfläche gegen Resorptionen wesentlich resistenter ist als der vom Perichondrium entblößte Rippenknorpel.

Verknöcherungen der Knorpeltransplantate gehen vom knöchernen Lager aus und werden schon nach 78 Tagen beobachtet, wobei die Knorpelgrundsubstanz die Leitstruktur bildet. Auch hier spielt das Bindegewebe die entscheidende Rolle. Zumindest findet nach unseren Beobachtungen eine mesenchymale Knochenbildung statt. Dabei ist auch über den längsten beobachteten Zeitraum von 241 Tagen die äußere Form des Knorpels erhalten geblieben.

Klinische Beobachtungen

Die klinischen Beobachtungen deuten darauf hin, daß auch beim Menschen gleichartige Einheilungsmechanismen bestehen. Wir können zwar bis auf Verknöcherungen, die röntgenologisch nachweisbar sind, den Erfolg einer Knorpeltransplantation am Patienten, abgesehen von vereinzelt bei Korrekturoperationen entnommenen Biopsien, nur klinisch überprüfen. Wir haben dies im Hinblick auf die Formkonstanz sehr kritisch bei einem Patientenkollektiv, bei dem wir 14 Gelenkknorpel-, 21 Knorpel-Knochenkonserven und 44 Rippenknorpelteile transplantiert haben, über 5 Jahre laufend getan. In keinem Fall war ein Verlust des Transplantates eingetreten. Von den 7 beobachteten Resorptionserscheinungen waren 3 im Bereich des Nasenrückens (bis zu 30%).

Die Tendenz zur Verknöcherung auf knöcherner Unterlage bewog uns, kombinierte konservierte Knorpel-Knochentransplantate aufzulagern (Abb. 7a u. b). Wie bereits 1976 mitgeteilt, kommt es zu einer festen knöchernen Verbindung zwischen Lager und Transplantat sowie zu keiner nachweisbaren Resorption.

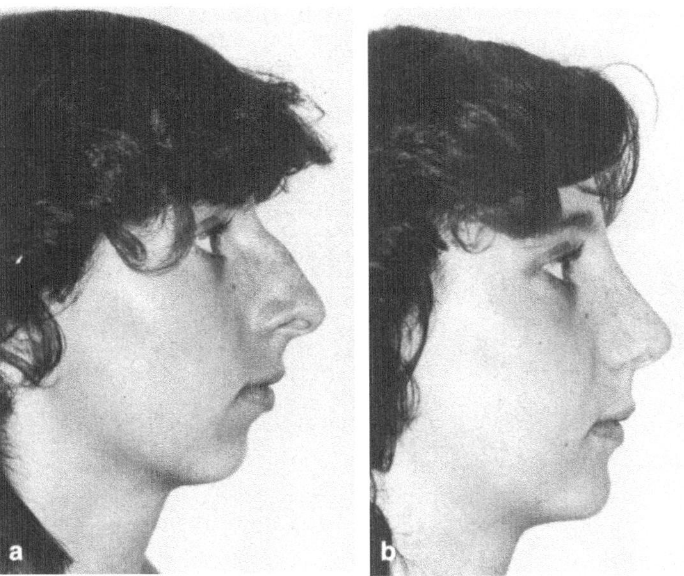

Abb. 7a und b. Profilkorrektur durch aufbauende Kinnplastik mit einem Knorpel-Knochentransplantat und Nasenkorrektur. **a** Präoperativer, **b** postoperativer Zustand

Diskussion

Bei einer abschließenden kritischen Betrachtung der verschiedenen Mitteilungen und der eigenen Erfahrungen bei der Transplantation von Knorpel scheinen das Bindegewebe des Transplantatlagers sowie die Belastung, der Lager und Transplantat ausgesetzt sind, für das Schicksal des Knorpeltransplantates die wichtigsten Faktoren zu sein. Lager mit knöcherner Unterlage ohne oder mit nur geringen funktionellen Belastungen sind die günstigsten (Abb. 8a u. b). Ebenfalls bieten reine Weichteillager ohne funktionelle Belastungen für die Formkonstanz günstige Voraussetzungen. Dünne Weichteillager mit Spannungskräften über dem Transplantat (Nasenrücken) oder starken Belastungen, wie z.B. beim Kauen, können Resorptionen begünstigen.

Nach unseren bisherigen Beobachtungen scheinen zwischen frischen autologen Knorpeltransplantaten und homologen Transplantaten hinsichtlich der Formkonstanz zumindest bis jetzt keine wesentlichen Unterschiede zu bestehen, so daß wir fast nur noch Konserven benutzen.

Selbst überrascht waren wir über das gute Abschneiden der von uns in zunehmendem Maße auch zur aufbauenden Kieferkammplastik benutzten Knorpel-Knochentransplantate von Gelenken, die sich durch besondere Formkonstanz auszeichnen. Bei aller Vorsicht in der Beurteilung scheint der Trend zur Knorpelkonserve zuzunehmen. Die ersparte Entnahmeoperation würde im Falle eines schlechteren Abschneidens der Konserve — was noch nicht erwiesen ist — eine Wiederholung des

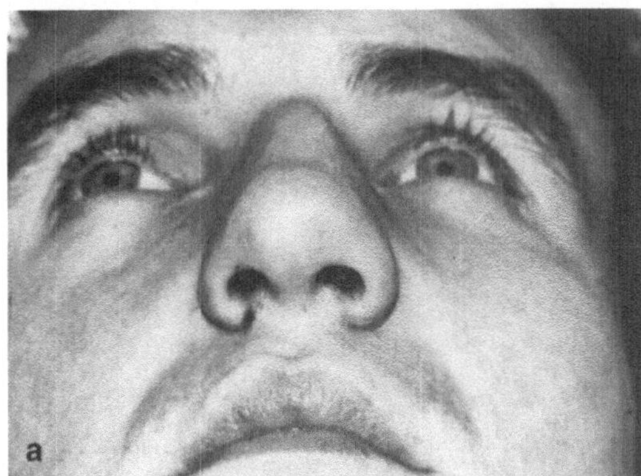

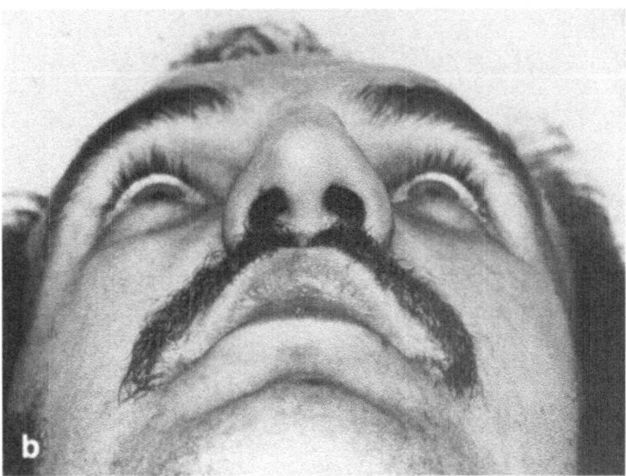

Abb. 8a und b. Ergebnis eines Jochbeinaufbaues mit cialitkonserviertem Knorpel.
a Präoperativer Zustand,
b postoperatives Ergebnis 5 Jahre nach Einlagerung.

Eingriffes rechtfertigen. Die eingangs aufgeworfene Frage: „Was können wir erwarten?" kann wie folgt beantwortet werden:

Formkonstanz des homologen, aber auch des autologen Transplantates bei günstigem Transplantatlager, Verknöcherung bei Knochenlager, Verkleinerungen des Transplantates bei ungünstigen Lagerverhältnissen, in denen zusätzliche stärkere Kräfte auf das Transplantat einwirken.

Literatur

1. Betzel F, Schilling H (1960) Über die Biologie, Konservierung und Verpflanzung von Knorpelgewebe. Zentralbl Chir 21:1170
2. Cordes V, Lentrodt J (1976) Ergebnisse der Haut-Knorpel- und Schleimhaut-Knorpel-Transplantation in der rekonstruktiven Lidchirurgie. Fortschr Kiefer-Gesichtschir 20:65
3. Franz Ch (1976) Tierexperimentelle Untersuchungen zur Einlagerung von Knorpel in eine Knochennaht des Gesichtsschädels. Med. Diss. Tübingen
4. Gillies HD (1920) Plastic surgery of the face. Oxford University Press, London

5. Kinzer E (1972) Die operative Wiederherstellung des Prothesenlagers. Indikation, Technik und Ergebnisse. Med. Diss. Würzburg

6. Köle H (1962) Erfahrungen mit der Verwendung von homogenem konserviertem Knorpel in der Kiefer- und Gesichtschirurgie. Langenbecks Arch Klin Chir 299: 737

7. König F (1896) Zur Deckung von Defekten der vorderen Trachealwand. Klin Wochenschr 51:1129

8. Krüger E (1964) Die Knorpeltransplantation. Hanser, München

9. McLaughlin CR (1954) Composite ear grafts and their blood supply. Br J Plast Surg 6:274

10. Müller-Driver OL (1977) Cialitkonservierte Knorpel- und Knorpel-Knochentransplantate im Mund-, Kiefer- und Gesichtsbereich. Med. Diss. Tübingen

11. Pfeifer G, Schmitz R, Ehmann G (1976) Freie Transplantationen in der Mund-, Kiefer- und Gesichtschirurgie. Fortschr Kiefer-Gesichtschir 20:11

12. Schmelzle R (1978) Konservierte Transplantate in der Kiefer- und Gesichtschirurgie. Hanser, München

13. Schmid E (1956) Zur Wiederherstellung des Mittelgesichtes nach Entwicklungsstörungen und Defekten des knöchernen Unterbaues. Fortschr Kiefer-Gesichtschir 2:240

14. Schmid E, Widmaier W (1961) Über die Haut-Knorpeltransplantation aus der Ohrmuschel und ihre funktionelle und ästhetische Bedeutung. Fortschr Kiefer-Gesichtschir 7:48

15. Schuchardt K (1949) Der Rippenknorpel in der Gesichtsplastik. Dtsch Zahnärztl Z 4:501

16. Schuchardt K (1959) Plastische Operationen im Mund-Kieferbereich. In: Häupl K, Meyer W, Schuchardt K (Hrsg) Die Zahn-, Mund- und Kieferheilkunde, Bd III/2. Urban & Schwarzenberg, München

17. Schwenzer N, Schmelzle R (1975) Die Anwendung der konservierten Knorpel- und Knorpel-Knochentransplantate zur Konturverbesserung des Gesichtes. Fortschr Kiefer-Gesichtschir 20:54

18. Ude WR, Riediger D, Schmelzle R (im Druck) Die homologe Transplantation konservierter Knorpel zur Konturverbesserung im Kiefer- und Gesichtsbereich. Vortrag gehalten auf dem 28. Kongreß der Deutschen Gesellschaft für Mund-, Kiefer- und Gesichtschirurgie, Tübingen, 9.–12. Mai 1978

19. Zoltan J (1972) Transplantationslehre. Gohrbandt E, Gabka J, Berndorfer A (Hrsg) Handbuch der plastischen Chirurgie, Bd I/Teil 1. De Gruyter, Berlin, New York, S 1ff

Morphologisch-experimentelle Untersuchungen über die vom Lager ausgehende Vascularisation autologer Spongiosatransplantate

S. Decker und K.H. Müller

Unsere eigenen lichtmikroskopischen Untersuchungen autologer Beckenkammspongiosa, die in einen durch Plattenosteosynthese stabilisierten artifiziellen Kontinuitätsdefekt der Ulna von Boxerhunden transplantiert wurde [1], zeigen bereits eine Woche nach Versuchsbeginn eine von überlebenden osteogenetischen Zellen ausgehende, sehr lebhafte Osteoblastenproliferation sowie eine reiche Vascularisation des Gewebes zwischen den transplantierten Spongiosabälkchen (Abb. 1). Die Revascularisation eines autologen Spongiosatransplantates der Größenordnung, wie sie hier verwendet wurde, soll nach den Versuchsergebnissen von Rhinelander [4] schon nach einer Woche weitgehend abgeschlossen sein und sie ist nach den vorliegenden Befunden von einer umfangreichen, rasch fortschreitenden Knochenneubildung begleitet.

Während es aufgrund einer Reihe von Versuchen verschiedener Autoren insbesondere mit radioaktiven Markierungen und mit Milliporediffusionskammern sowie nach den Ergebnissen unserer eigenen Untersuchungen als erwiesen angesehen werden kann, daß die rasche Knochenneubildung in einem autologen Spongiosatransplantat in erster Linie als osteogene Eigenleistung des Transplantates zu betrachten ist, besteht immer noch Unklarheit darüber, ob die schon nach kurzer Zeit in großer Zahl im Transplantat nachweisbaren Gefäße ausschließlich aus dem Lager stammen, oder ob es sich ganz oder teilweise um überlebende transplantateigene Gefäße handelt, die über Anastomosen in Verbindung mit den einsprossenden Capillaren treten könnten („Kissing-Kontakt", [3]).

Zur experimentellen Klärung einer solchen Frage ist die Milliporediffusionskammer hervorragend geeignet und auch zur Überprüfung der Eigenleistung verschiedener Transplantate schon vielfach verwendet worden [2, 5].

Die bei unseren eigenen Untersuchungen benutzten Membranfilter der Firma Sartorius Membranfilter GmbH Göttingen haben eine Porengröße von 0,45 μ und sind daher zellundurchlässig, für Flüssigkeiten dagegen passierbar. Zur Herstellung einer geeigneten Diffusionskammer wurden vielfach perforierte Kunststoffröhrchen mit einem der Elle des Hundes angepaßten Durchmesser von 0,5 cm auf eine dem artifiziellen Knochendefekt entsprechende Länge von ca. 1 cm zurechtgeschnitten, mit dem Membranfilter ausgekleidet und nach Einbringen der autologen Spongiosa an beiden Enden mit in Aceton gelöstem Millipore verschlossen. Auf diese Weise läßt sich das Transplantat in eine ausreichend stabile und sicher zellundurchlässige Kammer einbringen und damit eine Erschließung des Transplantates durch vom Lager aus einsprossende Gefäße zuverlässig verhindern (Abb. 2).

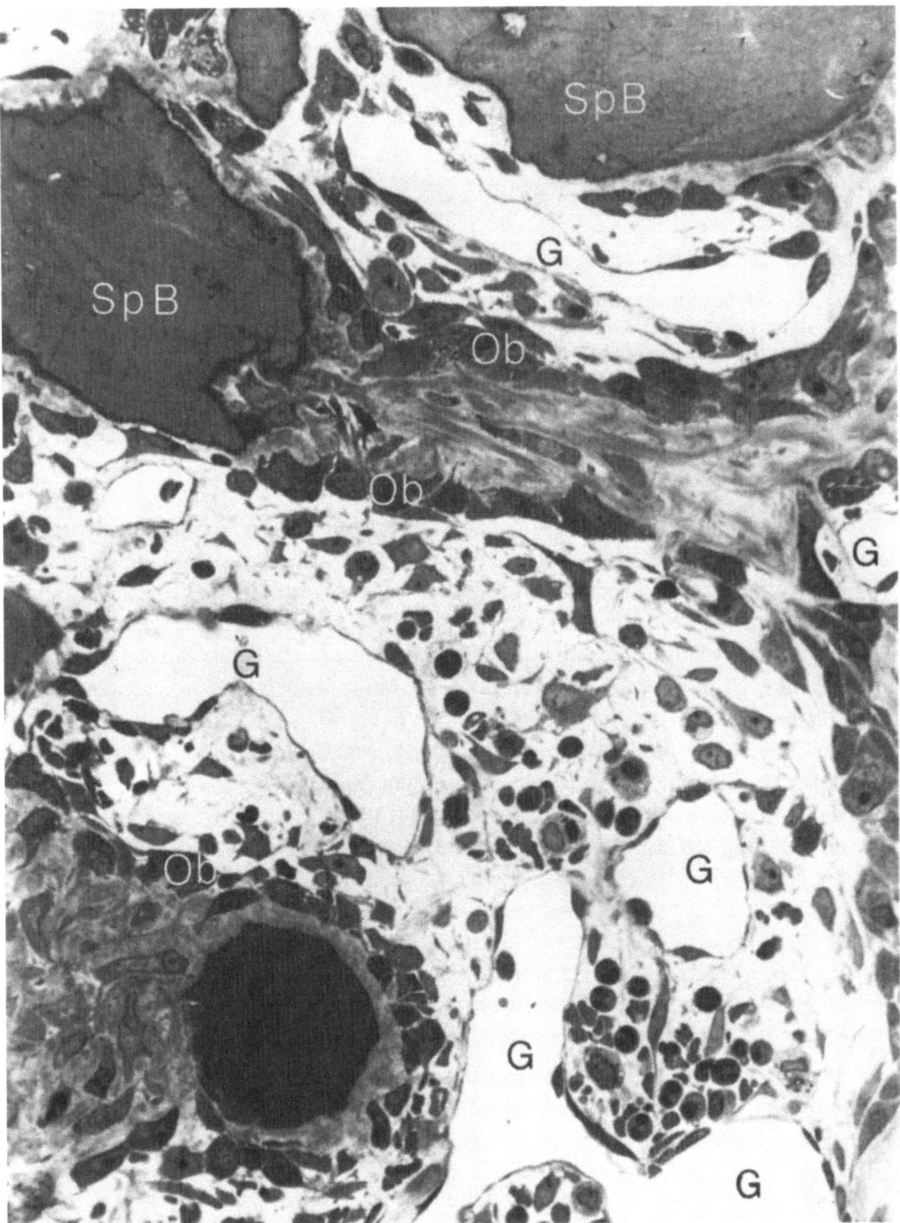

Abb. 1. Eine Woche nach der Implantation autologer Spongiosa in einen durch Platten-osteosynthese stabilisierten Defekt der Ulna des Hundes finden sich zahlreiche Osteo-blasten (Ob) und Gefäße (G) zwischen den transplantierten Spongiosabälkchen (SpB) (480×)

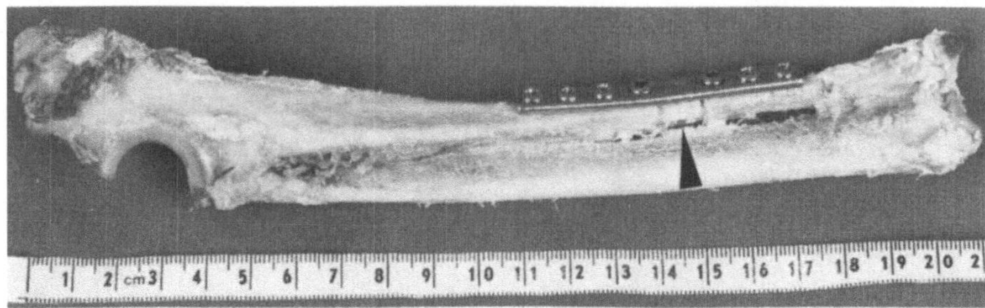

Abb. 2. Zur Herstellung einer geeigneten Diffusionskammer wurden vielfach perforierte und dem Defekt der Ulna des Hundes angepaßte Kunststoffröhrchen mit einem Membranfilter (Porengröße 0,45 μ) ausgekleidet und nach Einbringen der autologen Spongiosa an beiden Enden mit in Aceton gelöstem Millipore verschlossen. Der Defekt der Ulna wurde durch eine Plattenosteosynthese stabilisiert

Die vorliegenden lichtmikroskopischen Untersuchungen der in Milliporediffusionskammern verbrachten und dann in einen durch Plattenosteosynthese stabilisierten Defekt des Hundes transplantierten autologen Spongiosa bestätigten zwar die von anderen Autoren [2, 5] beschriebene Überlebensfähigkeit osteogenetischer und osteoblastischer Zellen unter Diffusionsbedingungen, sie machen jedoch darüberhinaus auch deutlich, daß nur die in direkter Nachbarschaft der Milliporemembranen liegenden Zellen unter Diffusionsbedingungen überleben können (Abb. 4).

Die Schichtdicke des transplantierten spongiösen Gewebes entlang der Kammerwand, die von einer Ernährung per diffusionem überwunden werden kann, beträgt nach den vorliegenden Befunden nicht mehr als 0,1 mm. Weiter zentral, d.h. membranfern in Richtung auf das Kammerinnere hin, konnten keine überlebenden osteogenetischen oder osteoblastischen Zellen nachgewiesen werden (Abb. 3).

Im Zusammenhang mit der Bedeutung des Transplantatlagers ist es von besonderem Interesse, daß sich im Gegensatz zu der ohne Kammer verpflanzten Spongiosa innerhalb der Milliporediffusionskammern nur ganz vereinzelt sehr kleine, dünnwandige Gefäße in der Nähe der Membranen fanden. Außerdem vollzieht sich die Differenzierung der nur in Membrannähe überlebenden osteogenetischen Zellen zu Osteoblasten unter Diffusionsbedingungen mit einer Zeitspanne von bis zu 3 Wochen wesentlich langsamer und auch in geringerem Umfang (Abb. 4) als unter günstigen Durchblutungsverhältnissen, unter denen schon nach einer Woche eine lebhafte Osteoblastenaktivität nachweisbar ist (Abb. 1).

Offensichtlich hängt die bereits nach einer Woche nachweisbare massive Proliferation osteoblastischer Zellen und die davon ausgehende rasche Knochenneubildung in einem autologen Spongiosatransplantat unter normalen Bedingungen von der gleichzeitig stattfindenden schnellen Vascularisation des verpflanzten Gewebes ab, die nach den vorliegenden Ergebnissen in erster Linie vom Transplantatlager auszugehen scheint, da die Vascularisation des Transplantates unter den Ernährungsbedingungen der Milliporediffusionskammer praktisch ausbleibt (Abb. 4).

Zusammenfassend sind wir der Auffassung, daß es aufgrund der beschriebenen experimentellen Ergebnisse als erwiesen angesehen werden kann, daß die Erschließung

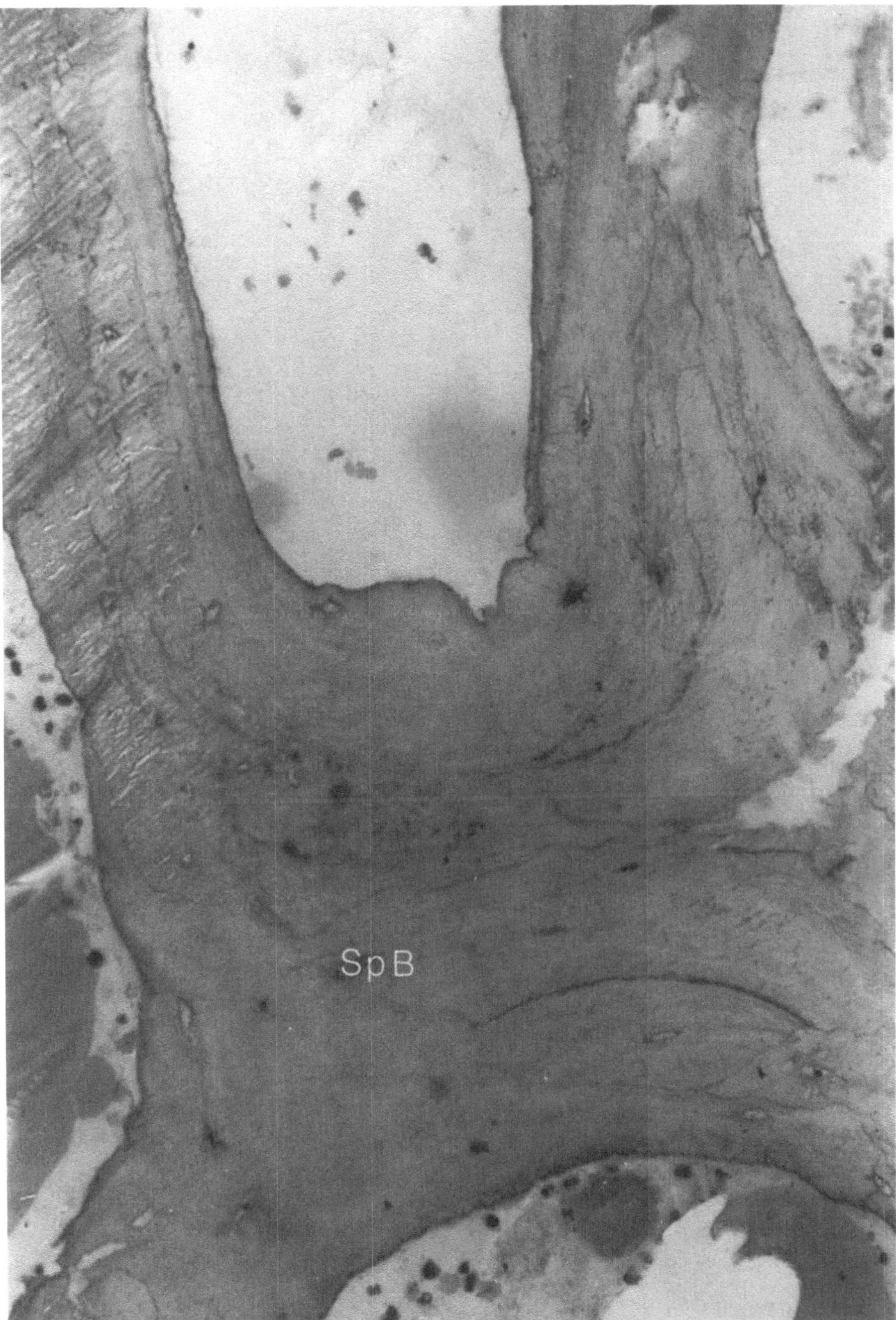

Abb. 3. 3 Wochen nach der Implantation von in Milliporediffusionskammern eingebrachter autologer Spongiosa in einen Defekt der Ulna des Hundes findet sich abgesehen von einem schmalen peripheren Bereich (s. Abb. 4) ein vollständiger Untergang
aller Zellen zwischen den transplantierten Spongiosabälkchen (SpB) (500×)

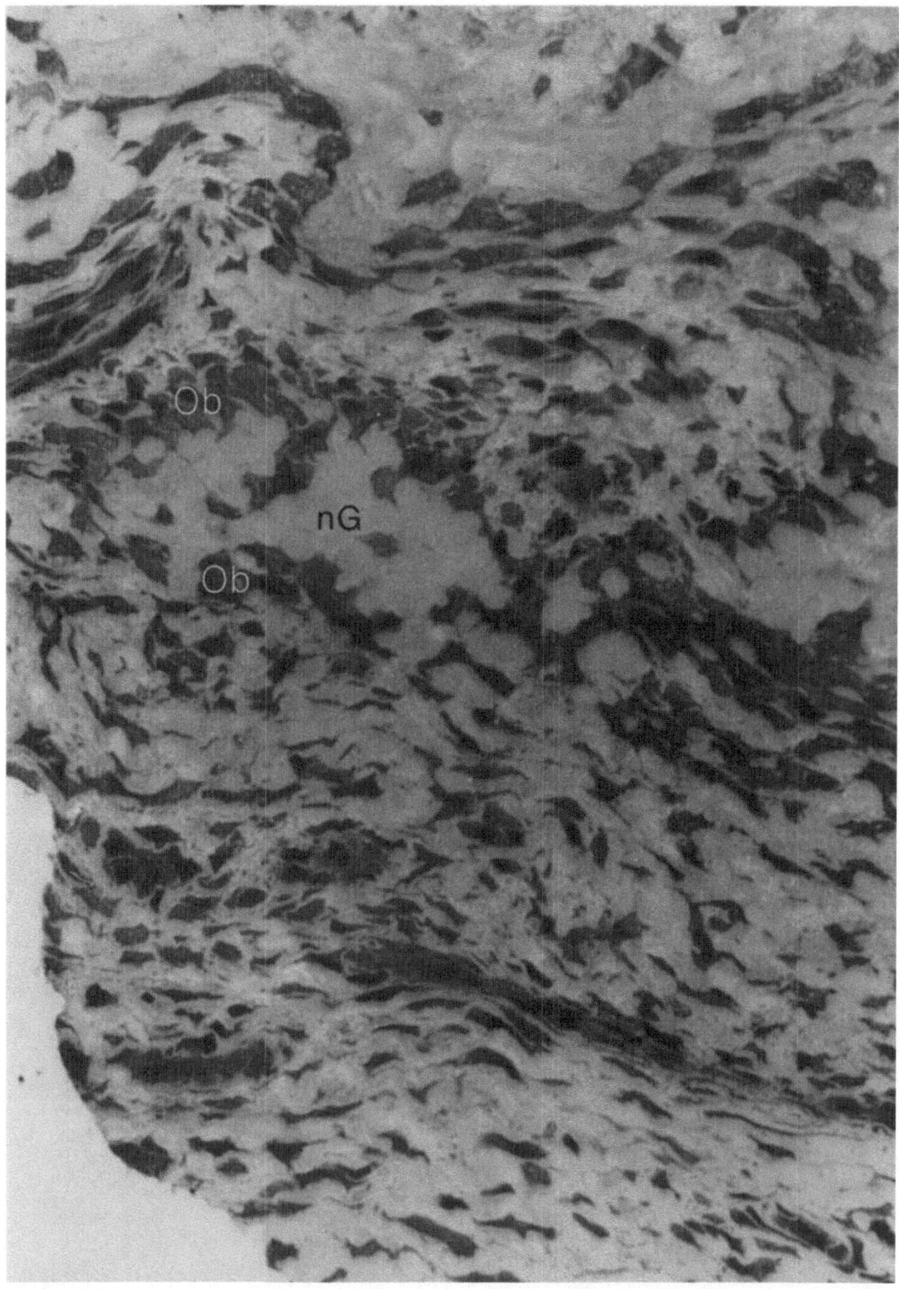

Abb. 4. 3 Wochen nach der Implantation von in Milliporediffusionskammern verbrachter autologer Spongiosa in einen Defekt der Ulna des Hundes finden sich nur in direkter Nachbarschaft der Kammerwand unter Diffusionsbedingungen überlebende und proliferierende osteoblastische Zellen (Ob), während die Vascularisation praktisch vollständig ausbleibt. Neugebildete Knochengrundsubstanz (nG) (560×)

transplantierten spongiösen Knochens mit Gefäßen als eine Leistung des Transplantatlagers zu betrachten ist, welche die volle Entfaltung der osteogenen Eigenleistung der autologen Spongiosa erst ermöglicht.

Literatur

1. Decker S, Rehn J, v Düring M, Decker B (1976) Morphologisch-experimenteller Beitrag zur Kenntnis der Vorgänge bei der Verpflanzung autologer Beckenkammspongiosa bei Hunden. Arch Orthop Unfallchir 85:303
2. Ecke H (1976) Die Transplantation der Epiphysenfuge. Ferdinand Enke, Stuttgart
3. Holmstrand K (1957) Biophysical investigations of bone transplants. Plast Reconstr Surg 19:265
4. Rhinelander FW (1952) Circulation of bone. In: Bourne GH (ed) The biochemistry and physiology of bone, Vol II/1., Academic Press, New York London
5. Segmüller G (1967) Spongiosaregeneration in der Milliporekammer. Helv Chir Acta 34:5

Die Bedeutung der quantitativen Bildanalyse für die Beurteilung von Knochentransplantaten und Transplantatlager

K.M. Stürmer und D. Ullrich

Die histologische Auswertung experimenteller Untersuchungen mit Knochentransplantaten kann sich nicht mit der qualitativen Beurteilung durch einen oder mehrere Gutachter zufrieden geben. In der Regel sollen verschiedene Transplantationsmethoden verglichen werden. Nur quantitative Messungen ermöglichen hier statistisch gesicherte Aussagen über die bessere oder schlechtere Methode.

Die histologische Aufarbeitung sollte am unentkalkten Knochen geschehen, da gerade die verkalkten Strukturen und deren Dichte von Interesse sind. Nach Einbettung in Methacrylat werden 70-μ-Schliffe angefertigt, die quer zur Längsachse des Knochens liegen, um die Osteone im Querschnitt zu treffen. Die Schnitte werden mikroradiographiert und zur Fluorescenzbeurteilung eingedeckt. Transplantat und Transplantatlager müssen zur histometrischen Auswertung in spongiös und cortical unterteilt werden.

Spongiosa

Was läßt sich nun bei der Einheilung von Spongiosatransplantaten messen? Zunächst sprossen von peripher nach zentral Gefäße in das Transplantat ein. Bereits nach einer Woche beginnt dann an den transplantierten Spongiosabälkchen ein oberflächlicher Resorptionsprozeß, gefolgt von der Anlagerung erster Schichten eines Faserknochens. So bildet sich innerhalb von 3 bis 4 Wochen eine knöcherne Vernetzung der Transplantatstückchen aus (Abb. 1). Spongiosatransplantate nach 8 Wochen Einheilungszeit lassen die ursprünglich transplantierten Bälkchen nicht mehr erkennen, sie sind vollkommen ersetzt. Lamelläre Knochenbildung und Ausbildung von Osteonen beginnt.

Man kann also davon ausgehen, daß die neugebildete Knochenmenge den maßgeblichen Parameter für die Beurteilung des Transplantates darstellt. Weiter interessiert die Knochendichte, denn von ihr ist die mechanische Festigkeit des Transplantates entscheidend abhängig.

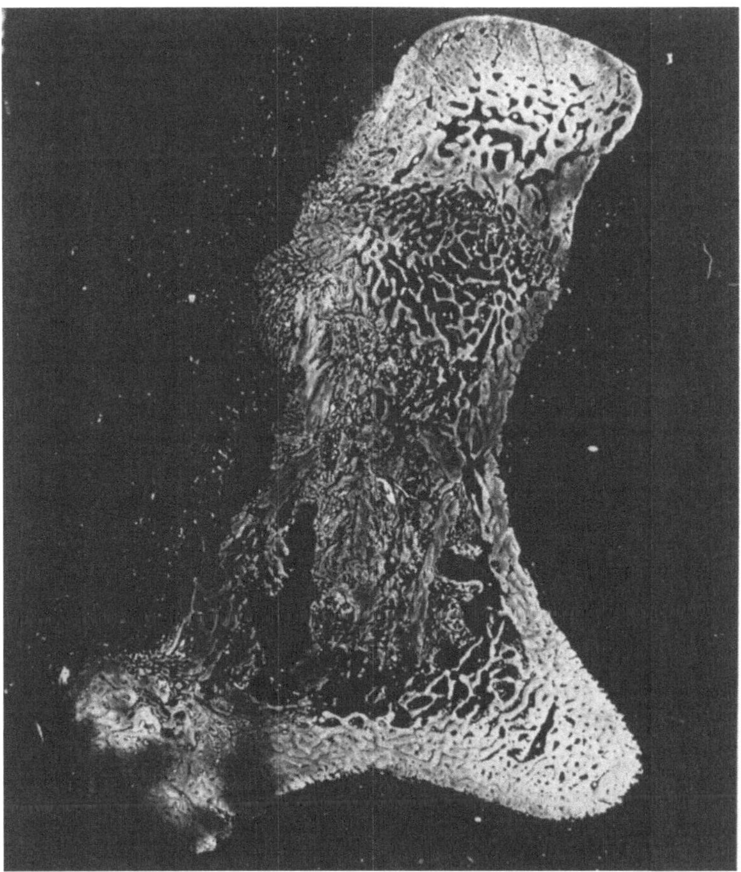

Abb. 1. Knochenschliff eines 3 Wochen alten Spongiosatransplantats von 15 mm Durchmesser im Tibiakopf des Hundes (Mikroradiographie 70 μ)

Beispiel

In einem Rechts-Links-Versuch wurden seitengleich abgewogene Spongiosatransplantate in seitengleiche Lager eingebracht und über 8 Wochen unterschiedlich behandelt.

Mit dem neuen Micro-Videomaten II von Zeiss haben wir je Ulna 20 bis 24 Schnitte aus dem Transplantatbereich und den beidseits angrenzenden Corticales planimetriert (Abb. 2). Zunächst wurde mit der sog. „Fill-in-Einrichtung" die Gesamtfläche jedes Schnittes bestimmt. Im nächsten Schritt wurde der reine Knochenanteil des Schnittes als Fläche erfaßt: Die Zahl erscheint sofort digital unter dem Bildschirm. Der Quotient aus Gesamtfläche und reinem Knochenanteil ergibt die Knochendichte.

So konnten wir von jedem Hund ein Knochenprofil (Abb. 3) aus dem interessierenden Bereich herstellen: Von oben nach unten sind von proximal nach distal die 2mal 24 Schnitte aufgetragen. Die rechte und linke Ulna sind einander spiegelbildlich gegen-

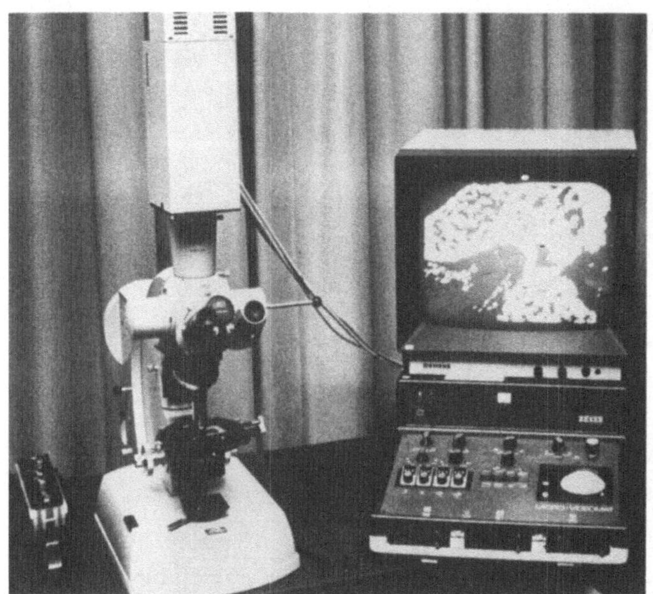

Abb. 2. ZEISS-Microvideomat II mit Präparat auf dem Bildschirm

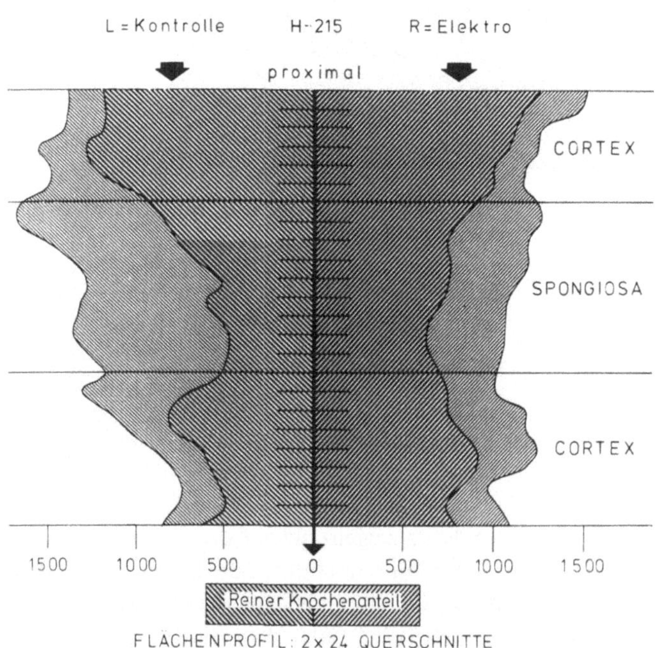

Abb. 3. Knochenprofil im Rechts-Links-Vergleich

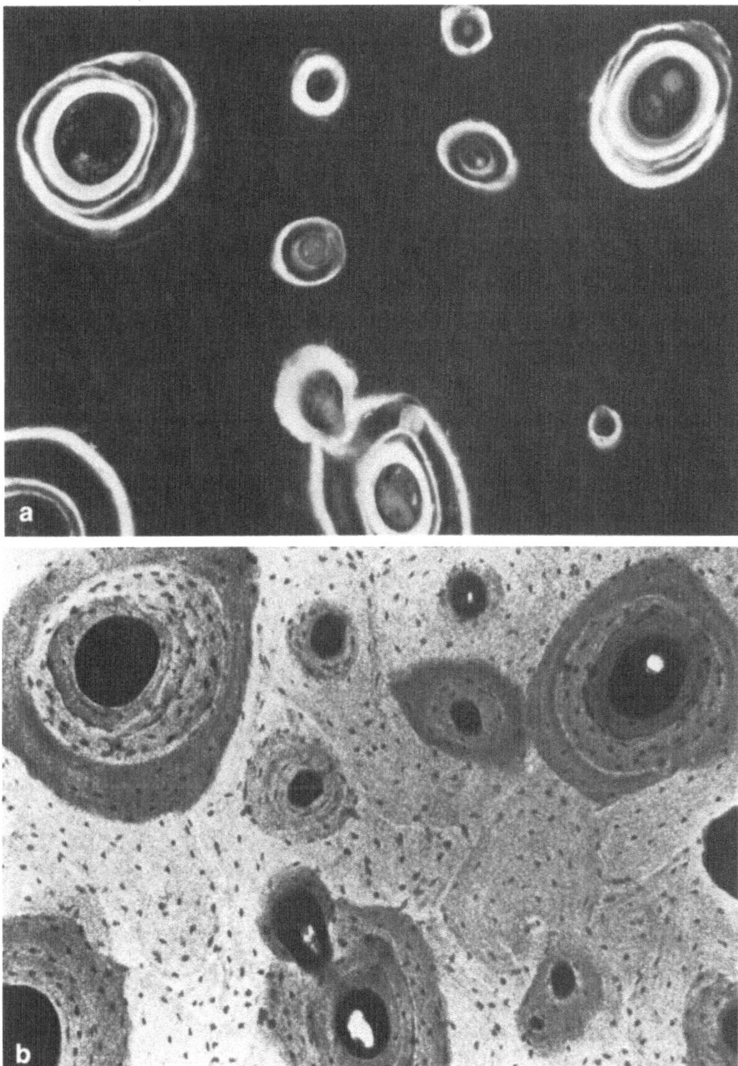

Abb. 4. a Fluorescenzmarkierung eines umgebauten Corticalisquerschliffs aus der Hundeulna. Markierung 2 Monate vor Entnahme bis Versuchende, **b** Mikroradiographie desselben Schliffs

übergestellt. Der reine Knochenanteil ist dichter schraffiert als die Gesamtschnittfläche. 1 000 Einheiten auf dem Bildschirm entsprechen 48 mm^2.

Die im spongiösen Bereich liegenden Schnitte zeigen auf der unbehandelten linken Seite eine höhere Gesamtfläche, aber einen wesentlich geringeren reinen Knochenanteil. Der Knochen ist dort sehr locker und hat nur eine Dichte von 0,451% gegenüber 0,779% auf der behandelten rechten Seite. Das ehemalige Spongiosatransplantat ist rechts bereits genauso dicht wie die angrenzende Corticalis, während die Spongiosa auf der unbehandelten Seite lediglich locker eingebaut ist. Auch in dem proximal und distal angrenzenden Corticalislager zeigt sich rechts eine höhere Knochendichte.

So sind statistisch signifikante Aussagen im Rechts-Links-Vergleich von Transplantat und Lager möglich.

Corticalis

Was kann speziell im Transplantatlager gemessen werden? Zwei Parameter wurden schon angesprochen, nämlich die Knochenmenge und die Knochendichte. Noch mehr interessiert im Lager aber der Knochenumbau. Denn das Lager muß die Gefäßversorgung des Transplantats gewährleisten, wofür immer die eigene Gefäßkapazität des Lagers ausgebaut werden muß. Außerdem hat das Lager biomechanisch hinsichtlich Elastizität und Festigkeit einen gleitenden Übergang zu den Eigenschaften des Transplantats herzustellen. All dies führt zu Knochenumbau: Angiogener Knochenabbau mit nachfolgender Knochenneubildung um das Gefäß.

Die Fluoreszenzmikroskopie zeigt wunderbar diese neugebildeten Osteone (Abb. 4). Doch ist die Lichtintensität für die Fernsehkamera des Videomaten zu gering. Hier hilft die Mikroradiografie: Der Vergleich dieser beiden Präparate zeigt, daß die fluorescenzmarkierten Osteone in der Mikroradiografie dunkelgrau erscheinen, da ihr Kalksalzgehalt noch niedriger ist als der ihrer älteren Umgebung. Man kann also die Fläche neugebildeten Knochens in der Mikroradiografie von der alten Corticalis und den unverkalkten Flächenanteilen differenzieren.

Beispiel

An diesem menschlichen Präparat von Tibia und Fibula als Transplantatlager für eine dazwischen eingebrachte Spongiosaplastik wurde im Tibiaquerschnitt planimetriert

Tabelle 1. Bestimmung des Meßfehlers der Planimetrie mit dem Microvideomat II bei 93facher Vergrößerung. Objektiv: Planachromat 2,5/0,08, 10 Messungen

Knochen	Gesamt	alter Cortex	neuer Knochen	unverkalkt
Fläche mm^2	6,44	2,35	4,08	1,11
S$\overline{x}$	0,01	0,09	0,09	0,01
Fehler %	0,22	4,02	2,19	1,26

Tabelle 2. Bestimmung des Meßfehlers der Planimetrie mit dem Microvideomat II bei 370facher Vergrößerung. Objektiv: Neofluar 10/0,30, 10 Messungen

Knochen	Gesamt	alter Cortex	neuer Knochen	unverkalkt
Fläche mm^2	0,44	0,24	0,2	0,04
S$\overline{x}$	0,0011	0,004	0,004	0,0013
Fehler %	0,25	1,67	1,99	2,72

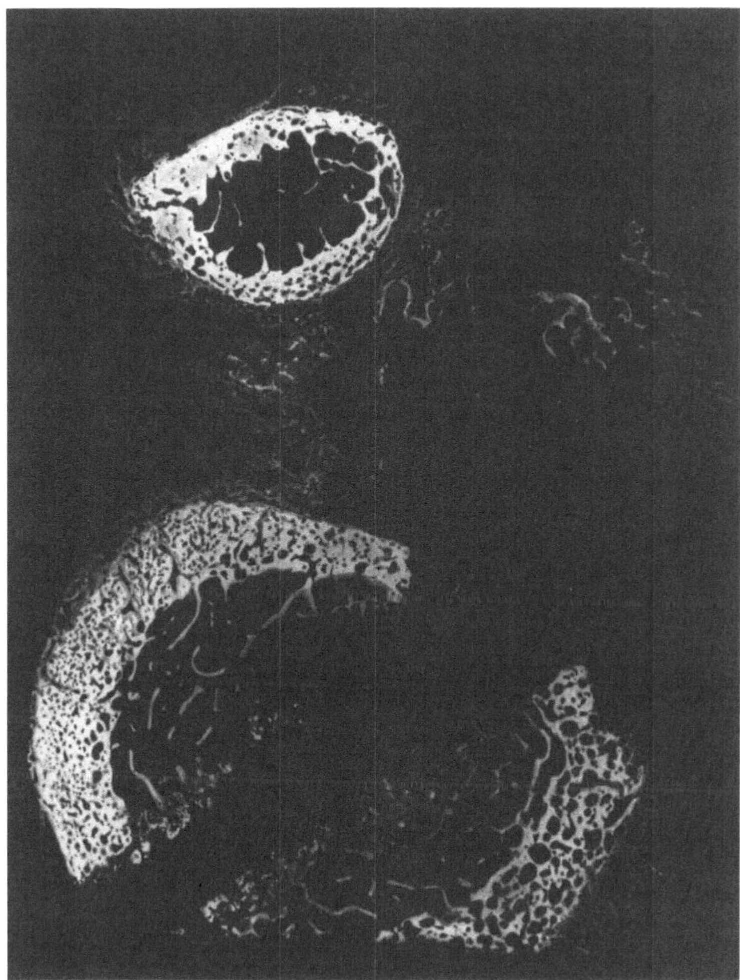

Abb. 5. Menschliches Präparat von Tibia und Fibula mit dazwischen eingebrachter Spongiosaplastik. Ein Schraubenkanal ist sichtbar

(Abb. 5). Zur Untersuchung des Meßfehlers wurden dabei jeweils 10 Messungen mit dem Micro-Videomat II bei 93facher und 370facher Vergrößerung vorgenommen. Es wurden zunächst die Menge des neugebildeten Knochens und dann die Fläche der unverkalkten Anteile bestimmt. Die Tabellen 1 und 2 zeigen die Flächenanteile und den prozentualen Fehler der Methode. Der bei einer Einzelmessung zu erwartende Fehler liegt bei 93facher Vergrößerung unter 5% und bei 370facher Vergrößerung unter 3%.

Die aufgezeigten Techniken stellen eine bedeutende Erleichterung in der experimentellen Knochenchirurgie dar. Bei den bisher üblichen Methoden, wie Ausschneiden von Mikrophotos, Punktzählung und Markierungsstift erlaubte der Aufwand jeweils nur die Auswertung einiger weniger Schnitte. Die statistische Genauigkeit und Aussagekraft hängt aber entscheidend von der Zahl der ausgewerteten Präparate ab.

Verbessert die Fibrin-Spongiosaplombe die Einheilung der Spongiosa?

H. Zilch und W. Fuchs

Bei Überbrückung eines Knochendefektes hat sich die autologe Spongiosatransplantation allen anderen Verfahren als eindeutig überlegen erwiesen. Begünstigt durch die offene trabekuläre Struktur wird sie frühzeitig revaskularisiert. Deshalb findet diese Methode heute allgemeine Anerkennung. Es sei aber die Frage erlaubt, ob es Verfahren gibt, die das Einwachsen der Gefäßsprossen in das Spongiosatransplantat noch zu beschleunigen vermögen. Rein theoretisch müßten hierzu Substanzen in der Lage sein, die einen innigen Kontakt zwischen dem Transplantatlager und der zu transplantierenden Spongiosa herbeiführen, aber andererseits das Einsprossen von Gefäßen aus dem Transplantatlager nicht behindern; ja sie müßten diesen Vorgang sogar beschleunigen.

Ein fester Kontakt beider Anteile läßt sich mit einem körpereigenen Klebeverfahren, dem kryopräzipitierten, hochkonzentrierten, nativen Fibrinogen in Verbindung mit Thrombin herbeiführen. Hiermit experimentierte erstmals Matras et al. [6] an nahtlosen Nervenverbindungen; dieses Verfahren wurde aber inzwischen auf weitere Gebiete der Chirurgie ausgedehnt, so z.B. bei Knorpeltransplantationen, in der Lungen-, Leber- und Darmchirurgie, um nur einige Beispiele zu nennen [7].

Bösch, Braun und Spängler [3] aus der Wiener Klinik veröffentlichten auch eine *klinische* Arbeit über Spongiosaübertragungen mit Fibrinklebung. Wir haben uns nun zur Aufgabe gemacht, die eingangs gestellten Fragen nach einer schnelleren Vaskularisierung des Transplantates *tierexperimentell* zu überprüfen.

Hierzu wurden an 14 ausgewachsenen Schäferhundbastarden mit einer Hohlfräse im Bereich beider Oberschenkelrollen ein Spongiosazylinder von einem Durchmesser von 7,5 mm herausgedreht. Der Zylinder der linken Seite wurde in natives kryopräzipitiertes Hundefibrinogen[1] getaucht und nach Vollsaugen wieder in den Hohlraum replantiert. Dieser wurde vorher mit einer Thrombinlösung unter Zugabe von Faktor XIII aufgefüllt, so daß 1–2 Minuten nach der Replantation das Fibrinogen in Fibrin ausfällt und das Transplantat mit dem Lager durch eine gallartartige Masse fest verklebt. Auf der rechten Seite erfolgte das gleiche Verfahren ohne Fibrinklebung zur Kontrolle. Auf beiden Seiten wurde der Zylinder eingestaucht, um einen Hohlraum zu vermeiden. Die Tiere wurden nach einer postoperativen Überlebenszeit von 3, 5,

---

[1] Unser Dank gilt der Fa. Immuno, Heidelberg, für die Überlassung des Hundefibrinogens.

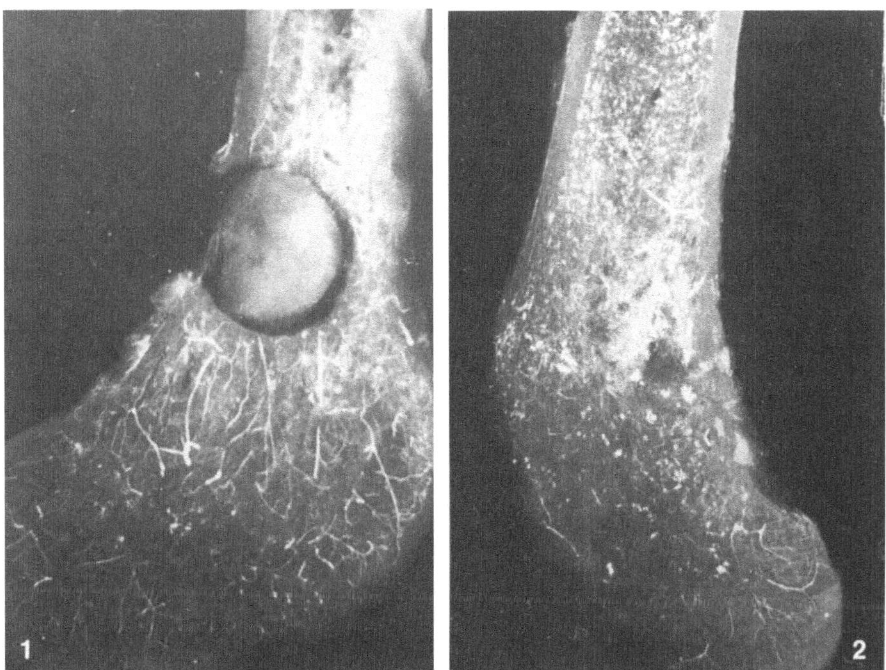

Abb. 1, 2. 3 Tage Überlebenszeit, rechts (1) keine Gefäßzeichnung, Spongiosazylinder beim Schneiden herausgefallen. Links (2) eingeklebter Zylinder mit voller Gefäßzeichnung

7, 9, 11 und 14 Tagen durch eine Überdosis eines Narkosemittels getötet, nachdem bereits in Narkose mit der Auffüllung des Gefäßsystems beider Hinterläufe durch die A. femoralis mittels Micropaqueinfusion begonnen worden war. Nach Entkalken der Knochen wurden diese in planparallele, 1,5 mm dicke Schnitte senkrecht zum transplantierten Zylinder zersägt und dann geröntgt.

Was hat sich hinsichtlich der eingangs gestellten Frage ergeben? Zunächst kann der Klebeeffekt auch an spongiösem Knochen voll bestätigt werden. Während an der nichteingeklebten Spongiosa nach 3 Tagen der Zylinder durch den Schneidevorgang gelokkert wurde und ein anderes Mal sogar noch herausfiel, haftete der eingeklebte Zylinder fest und überstand den Schneidevorgang unbeschadet (Abb. 1–2).

Nun zur Frage, ob das Fibrin auch eine schnellere Vascularisierung des Transplantates bewirkt.

Bereits nach 3 Tagen zeigte sich bei den eingeklebten Zylindern eine Gefäßzeichnung im Transplantat, während sich dieses auf der Kontrollseite noch leer, d.h. gefäßlos darstellte (Abb. 1 und 2). Beim zweiten Hund mit 3 Tagen Überlebenszeit war im nichtgeklebten Transplantat eine eben beginnende Gefäßzeichnung erkennbar, während sich diese auf der Gegenseite deutlich abhebt. Das Transplantatlager zeigte in diesem Fall bessere Voraussetzungen, da es allseits im spongiösen Bereich lag (Abb. 3 und 4).

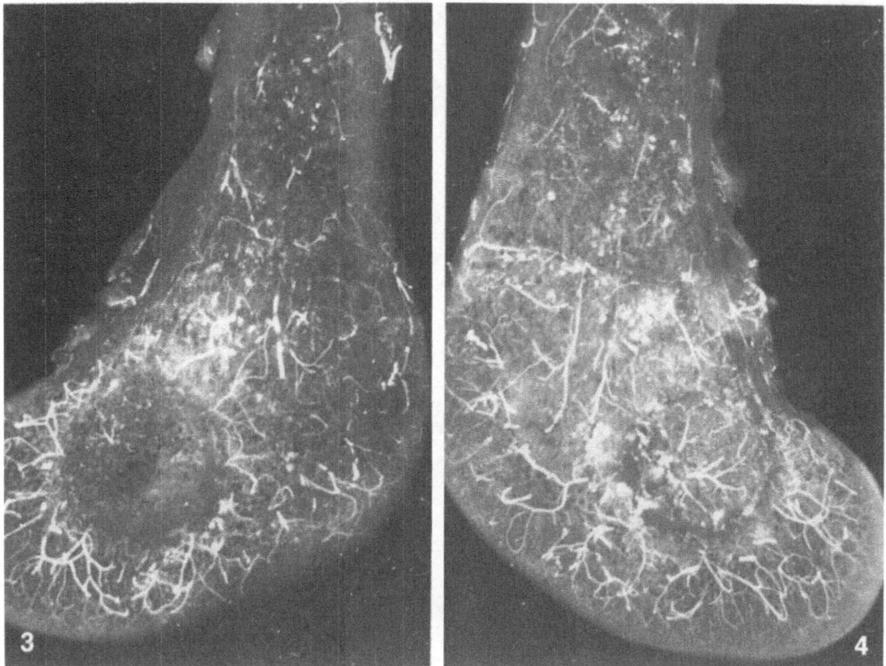

Abb. 3, 4. 3 Tage Überlebenszeit (Hund 2). Deutlicher Unterschied in der Gefäßzeichnung zwischen rechts (3) und dem linken eingeklebten Spongiosazylinder (4)

Nach 5 Tagen war noch eine weniger gute Kapillarisierung der nichteingeklebten
Seite vorhanden. Am 7. Tag erschien die Gefäßversorgung auf beiden Seiten nicht
mehr wesentlich different, so daß bis zum untersuchten 14. Tag keine Seitendifferenzen mehr auffielen.

Der Unterschied zwischen der Vascularisierung der Corticalis und der Spongiosa
wird ebenfalls deutlich. Während auf beiden Seiten die Corticalis nach 9 Tagen Überlebenszeit noch gefäßlos ist, zeigt sich am Übergang der Corticalis zur Spongiosa beginnende Gefäßeinsprossungen, die bei der Fibrineinklebung radiär erfolgten, während
im rein spongiösen Bereich eine beidseitige gute Kapillarisierung des Transplantates
vorliegt.

Nach diesen Untersuchungen kann durch die Fibrinklebung eine schnelle Blutversorgung der transplantierten Spongiosa vermutet werden. Weitere Untersuchungen zur
Klärung dieser Frage stehen mit der Übertragung von Spongiosa in ein weniger gutes
Transplantatlager (Diaphyse der Hundetibia) und mit heterologer Spongiosaübertragung beim Kaninchen zur Auswertung bereit. Gegenstand *histologischer* Untersuchungen muß das aus Fibrin entstandene Bindegewebe sein, um eine Aussage über die angiogene Knochenneubildung treffen zu können und zu klären, inwieweit die osteogene
Regeneration des Bindegewebes ungestört abläuft.

Literatur

1. Böhler N, Bösch P, Sandbach G, Schlag G, Eschberger J, Schmid L (1977) Der Einfluß von homologem Fibrinogen auf die Osteotomieheilung beim Kaninchen. Unfallheilkd 80:501–508
2. Bösch P, Braun F, Eschberger J, Kowac W, Spängler HP (1977) Die Beeinflussung der Knochenheilung durch hochkonzentriertes Fibrin. Experimentelle Untersuchungen am Kaninchen. Arch Orthop Unfallchir 89:259–273
3. Bösch P, Braun F, Spängler HP (1977) Die Technik der Fibrinspongiosaplastik Arch Orthop Unfallchir 90:63–75
4. Dambe TL (1971) Revaskularisation der Diaphyse langer Röhrenknochen nach Franktur und Osteosynthese. Inauguraldiss Chir Univ Klinik Homburg/Saar 1971
5. Deleu T, Trueta J (1965) Vascularization of bone grafts in the anterior chamber of the eye. J Bone Jt Surg 47 B:319–329
6. Matras H, Dinges HP, Lassmann H, Mamoli B (1972) Zur nahtlosen interfazikulären Nerventransplantation im Tierexperiment. Wiener Klin Wochenschr 122:517–523
7. Spängler HP (1976) Gewebeklebung und lokale Blutstillung mit Fibrinogen, Thrombin und Blutgerinnungsfaktor XIII. Wiener Klin Wochenschr 88:Supplementum 49

Experimentelle Untersuchungen zur Knochentransplantation im Mittelohr

E.R. Kastenbauer

Das Ziel des Otologen, eine Unterbrechung in der Schalleitungskette mit einem knöchernen Transplantat mit möglichst ähnlicher Gestalt des defekten Kettenanteils zu überbrücken, hat in den vergangenen Jahren immer mehr zur Verwendung allogener[1], konservierter Gehörknöchelchen-Transplantate geführt. Zwangsläufig wurden dadurch auch tierexperimentelle Untersuchungen induziert, auf die hier kurz eingegangen sei.

Entscheidend für die taugliche Integration eines autogenen oder allogenen Gehörknöchelchen-Transplantates in das Mittelohr sind stets drei Faktoren:

1. Die osteogenetische Potenz des Transplantates,

2. die osteogenetische Lagerleistung des Empfängers und

3. die funktionsgerechte, physiologische Verlagerung des Transplantates mit der entsprechenden mechanischen Beanspruchung.

Die osteogenetische Leistungsfähigkeit eines knöchernen Transplantates kann nur im knochenfreien Lager überprüft werden, da ansonsten der Ablauf der Knochenneubildung durch die Lagerleistung des Empfängers überdeckt wird. Nach der heterotopen, z.B. subkutanen Verpflanzung eines autogenen oder allogenen Gehörknöchelchen-Transplantates zeigt sich eindeutig eine osteoinduktive Fähigkeit, die in einer Knochenneubildung innerhalb der Transplantate zum Ausdruck kommt (Abb. 1).

Wie sich jedoch aus den Untersuchungsergebnissen zeigt, handelt es sich dabei nur um eine vorübergehende Phase der Osteogenese, da das knöcherne Transplantat aufgrund des Fehlens einer physiologischen, funktionsgerechten Beanspruchung und eines knöchernen Empfängerlagers letztlich dem bindegewebigen Ersatz verfällt.

Zur Darstellung der osteogenetischen Leistungsfähigkeit der Paukenhöhle als Lager wurde der mazerierte Kalbs-Spongiosa-Span, der sogenannte „Kieler Knochenspan" verwendet. Dieses Material eignet sich zu diesem Test deshalb so ausgezeichnet, da es in diesem xenogenen Knochentransplantat selbst zu keiner vom Transplantat induzierten Osteogenese kommt, sodaß alle Ossifizierungsvorgänge um das Transplantat als reine Lagerleistung zu verwerten sind.

Dabei sieht man nach einer Übertragung eines solchen Xeno-Transplantates in das Paukenlumen über die Ausbildung eines zellreichen Mesenchyms etwa vier bis acht Wochen eine knöcherne Umscheidung der Spanteile (Abb. 2a), die man als

---

[1] Neue Nomenklatur: Allogen = homolog; autogen = autolog; isogen = isolog; xenogen = heterolog.

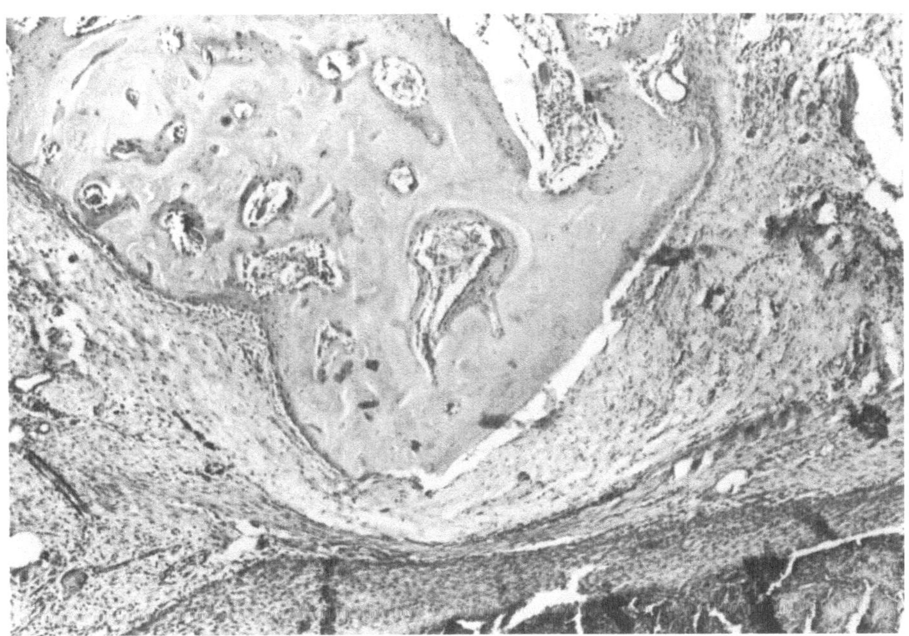

Abb. 1. Allogener, subkutan verlagerter Hammer beim Kaninchen. Das Transplantat zeigt am 30. Tag multiple Osteone um die Markkanälchen sowie osteoides Gewebe an der Peripherie (40×)

Ausdruck einer Fremdkörperreaktion als reine Lagerleistung deuten kann. Diese Ersatzleistung der Paukenhöhle geht sogar so weit, daß um dieses Xeno-Transplantat mit dem Ziel der Defektüberbrückung ein Ersatzgewebe mit einer Amboß-ähnlichen Form entstehen kann (Abb. 2b). Subkutan verlagert geht das gleiche xenogene Transplantat in einem Entzündungsgewebe zugrunde [1].

Wird ein allogenes Gehörknöchelchen übertragen, so sieht man aufgrund der Antigen-Antikörper-Reaktion nach einer vorübergehenden Knochen-Neubildungsphase bis zum 8. bis 12. Tag die Entstehung von osteoidem Gewebe ab dem 20. bis 30. Tag, wohingegen dieses nach einer autogenen Übertragung bereits ab dem 12. Tag zu beobachten ist (Abb. 3a). Dabei sproßt mesenchymales Gewebe in die Knochenkanälchen ein und führt im Sinne der angiogenen Knochenneubildung perivaskulär zu multiplen Osteonen. Nach sechs Wochen ist der autogene Amboßkörper ähnlich einem allogenen Amboßtransplantat nach 2—3 Monaten umgebaut.

Die Antigenität eines allogenen Transplantates dauert dabei so lange, bis dieses in das Empfängergewebe durch körpereigenes Ersatzgewebe integriert ist. Aus diesem Grunde sieht man auch noch nach 3—6 Monaten Lymphozyten und Plasmazellen in auffallender Zahl innerhalb und außerhalb der Transplantate (Abb. 3b). Nach einem Jahr ist das allogene Transplantat bis auf gewisse, unterschiedlich große Restzonen von körpereigenem Knochengewebe ersetzt, wobei die Form der Ossikula weitgehend erhalten bleibt.

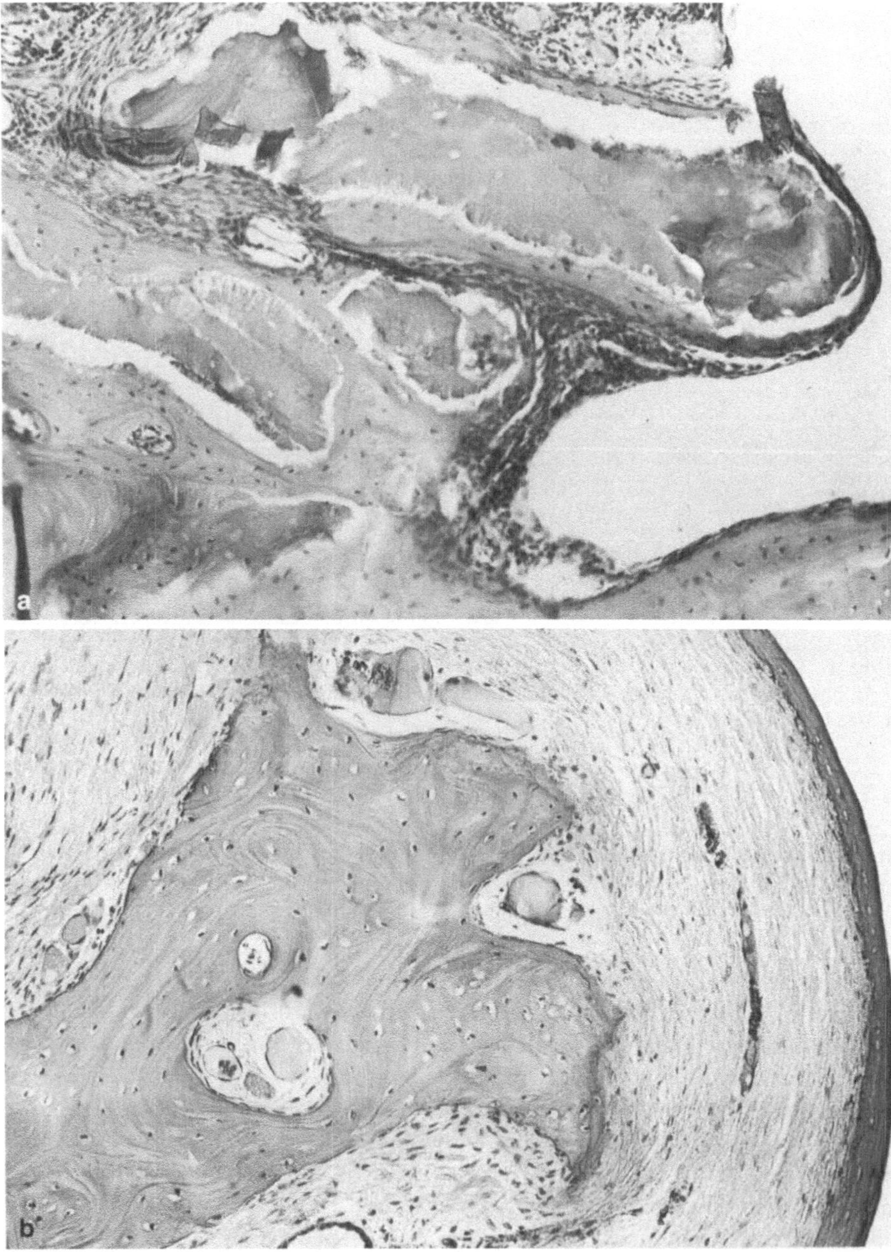

Abb. 2. a Bei Kontakt mit dem Knochen der seitlichen Kuppelraumwand wird der mazerierte Spongiosaspan („Kieler Knochen") wie in der Paukenhöhle knöchern umscheidet. In der Bildmitte ist eine Riesenzelle sichtbar (100×), **b** Drei Monate nach der Übertragung eines xenogenen Knochentransplantates beim Kaninchen hat sich eine Amboß-Imitation um das Transplantat entwickelt. Im Zentrum zeigt sich jugendlicher Knochen, an der Peripherie eine schmale Knochenschale, dazwischen liegt ein breiter Bezirk aus dichtem Bindegewebe (100×)

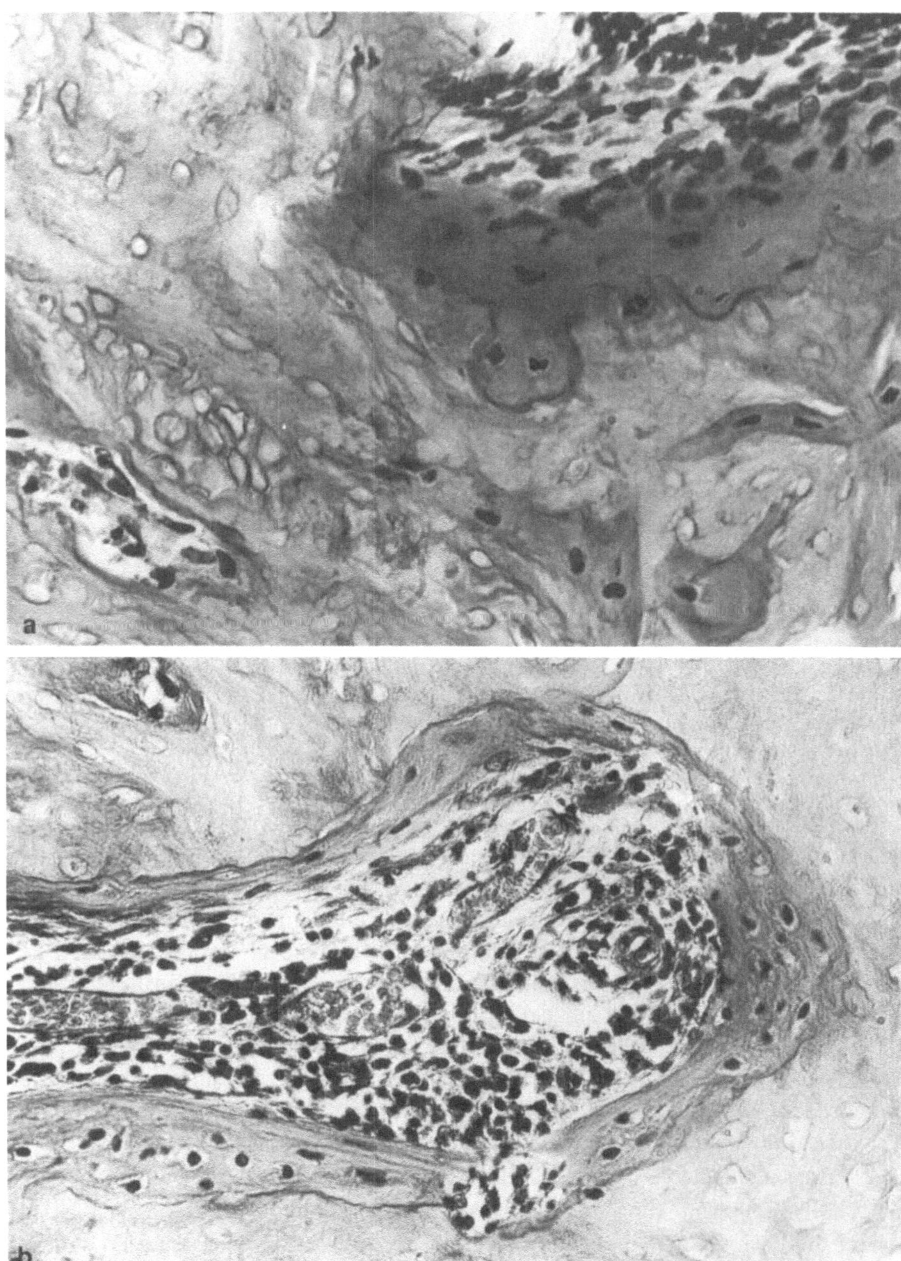

Abb. 3. a Iso-allogenes Amboßtransplantat bei der Ratte am 21. Tag. Im rechten oberen Bildausschnitt ist eine breite Zone mit osteoidem Knochen mit zahlreichen Osteoblasten sichtbar. Links davon devitales Transplantatgewebe (250×), b Allogener Amboß beim Kaninchen nach drei Monaten. Im Zentrum des Bildes ein lockeres, gefäßreiches Stroma mit zahlreichen lymphoiden Zellen, die den osteoiden Knochensaum an einer Stelle infiltrieren. Das übrige Knochengewebe ist devital (250×)

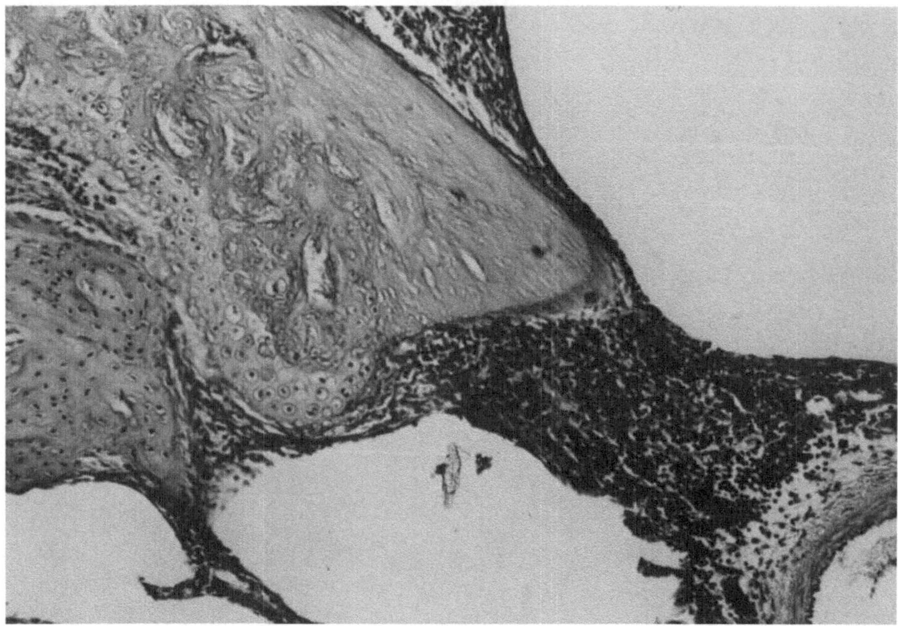

Abb. 4. Allogener Amboß bei einer Inzuchtratte 16 Tage nach der Transplantation. Nach der Vorsensibilisierung des Empfängertieres gegen den Spender kommt es zu einer gezielten zellulären Transplantatabwehr des Empfängers (100×)

Die Dokumentation der schwer erfaßbaren Zeichen einer Antigen-Antikörper-Reaktion in den ersten Wochen nach einer allogenen Gehörknöchelchen-Transplantation erfolgte zwischen zwei Inzucht-Rattenstämmen. Dabei wurden allogene Transplantationen mit und ohne Vorsensibilisierung des Empfängertieres gegen die Spender und iso-allogene Kontrollversuche vorgenommen. Hierbei zeigten sich bei den Empfängertieren nach der Vorsensibilisierung mit der Bereitstellung antigen-sensibler Zellen nach dem Gefäßanschluß der Transplantate entzündliche Reaktionen ab dem 14. bis 16. Tag mit massiven Infiltraten von Plasmazellen und Lymphozyten (Abb. 4) sowie die riesenzellige Destruktion der Transplantate [2]. Aus unserer Versuchsanordnung läßt sich schließen, daß es sich hierbei um eine gezielte, immunologische Abwehrreaktion handelt.

Übertragen wir die vorliegenden Erkenntnisse auf die Klinik, so bedeutet dies, daß die Übertragung von allogenen Gehörknöchelchen im Prinzip gut möglich ist, da hierbei die eben erwähnten Bedingungen mit der Vorsensibilisierung des Empfängers und der Provokation zur Abstoßung des allogenen Transplantates nicht gegeben sind. Mit Teildestruktionen des Transplantates muß gerechnet werden, jedoch genügt für die Rekonstruktion der Gehörknöchelchenkette der partielle Einbau des Spenderknochens als überbrückendes Bindeglied oder Columella.

Literatur

1. Kastenbauer ER (1972) Tierexperimentelle Untersuchungen über das immunologische Verhalten allogener Gehörknöchelchen-Transplantate. Arch Otorhinolaryngol 201:332
2. Kastenbauer ER (1972) Experimentelle Untersuchungen zur osteogenetischen Leistungsfähigkeit der Paukenhöhle und der Gehörknöchelchen nach ihrer orthotopen und heterotopen Transplantation. Arch Otorhinolaryngol 203:70

Das Verhalten des Transplantatlagers bei unterschiedlich tiefen Knorpeldefekten

W. Noack und H. Zilch

Das Knorpellager sollte im Idealfall folgende Anforderungen erfüllen:

1. Es sollte eine hohe Wachstumspotenz aufweisen, d.h. sowohl numerisches Zellwachstum als auch organspezifische Synthese der Intercellularsubstanz zeigen

2. Es muß die gewebliche Anheftung des Transplantats an das Lager gewährleisten, und

3. Beim Anwachsen des Transplantats sollte es zur Ausbildung einer organspezifischen dreidimensionalen Gewebetextur kommen, d.h. zur Einheilung ohne Narbe.

Es wurden Tierexperimente an Kaninchen durchgeführt und dabei am Femurcondylus Knorpeldefekte unterschiedlicher Tiefe gesetzt. Anschließend wurde das Verhalten der Knorpelrandzone licht- und elektronenmikroskopisch untersucht.

Folgende Sequenz der Veränderungen konnte beobachtet werden: Am Knorpelrand treten Nekrosen von Knorpelzellen auf. Es kommt anfänglich zur Schrumpfung und

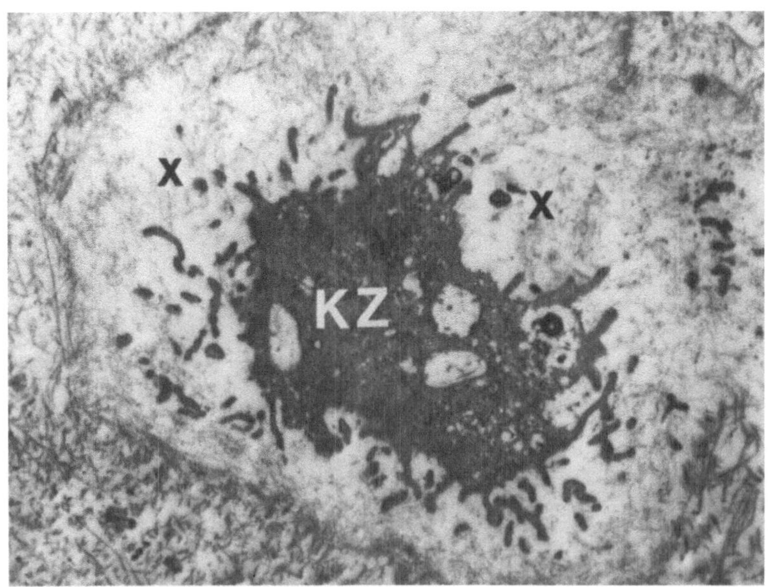

Abb. 1. Geschrumpfte Knorpelzelle (KZ) mit kondensiertem, elektronendichten Cytoplasma. x = Knorpelhof (12 000×)

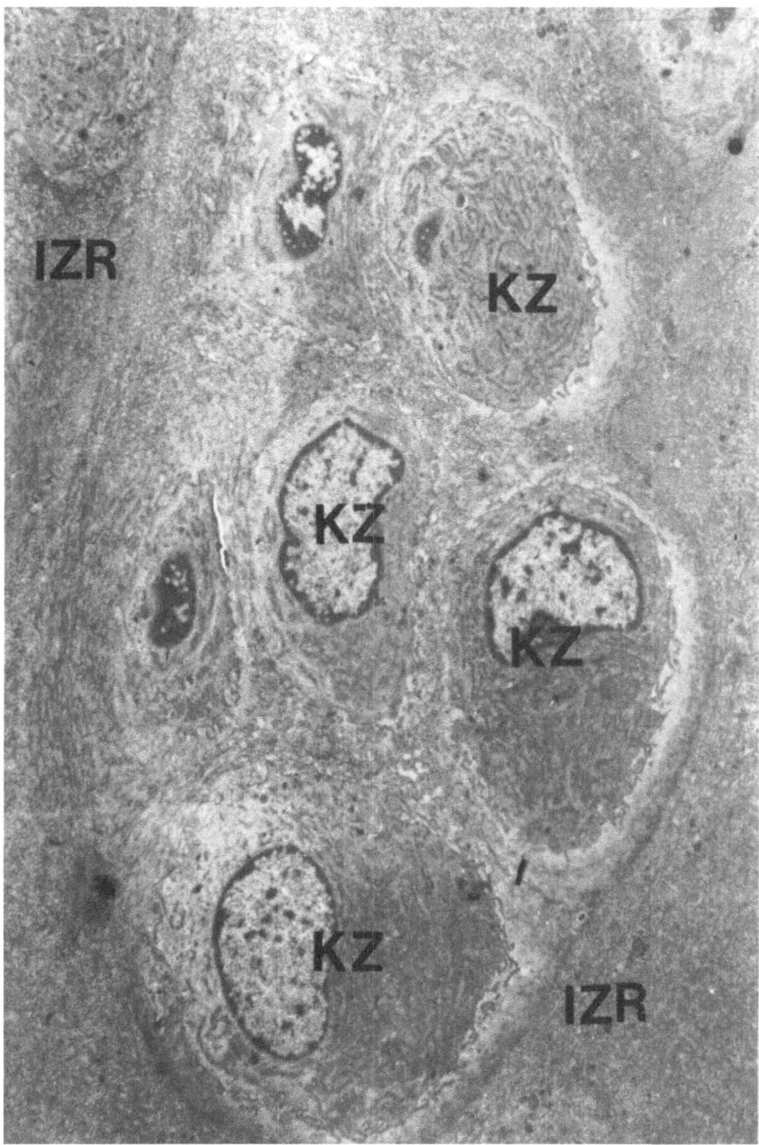

Abb. 2. Knorpelcluster mit zahlreichen Knorpelzellen (KZ) IZR = Intercellularraum
(5 000×)

nachfolgend zum Zerfall der Zellen, so daß ein weitgehend homogener Bezirk aus
Intercellularsubstanz mit fragmentierten Zellresten entsteht (Abb. 1).

In einem Abstand von ca. 200 μ tritt innerhalb der Chondrone eine Zellproliferation auf. Daraus resultieren große Knorpelcluster (Abb. 2). Die Zellen in diesen
Clustern zeigen zu Beginn das Verhalten typischer hochaktiver Chondroblasten. Sie
haben einen ovalen, wenig eingedellten Zellkern mit zumeist randständigem Euchro-

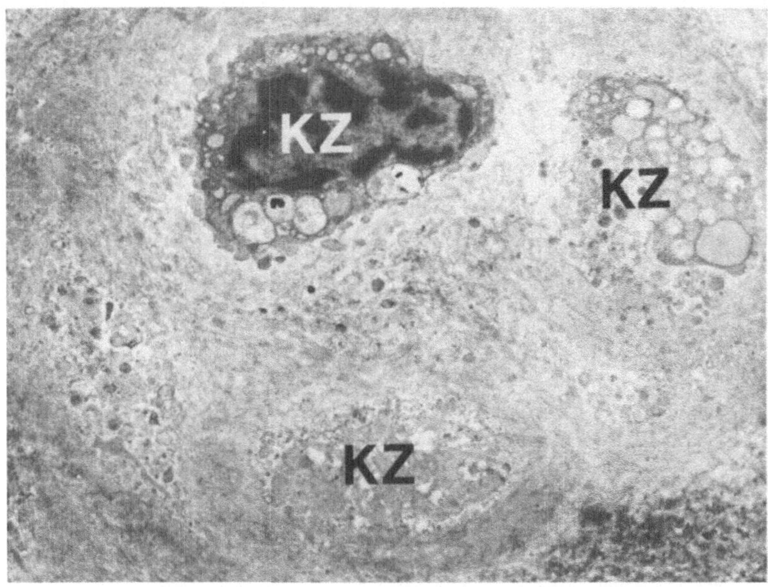

Abb. 3. Knorpelzellen (KZ) innerhalb eines Knorpelclusters 7 Tage nach Defektsetzung mit deutlichen Zeichen eines Zellzerfalls (8 000×)

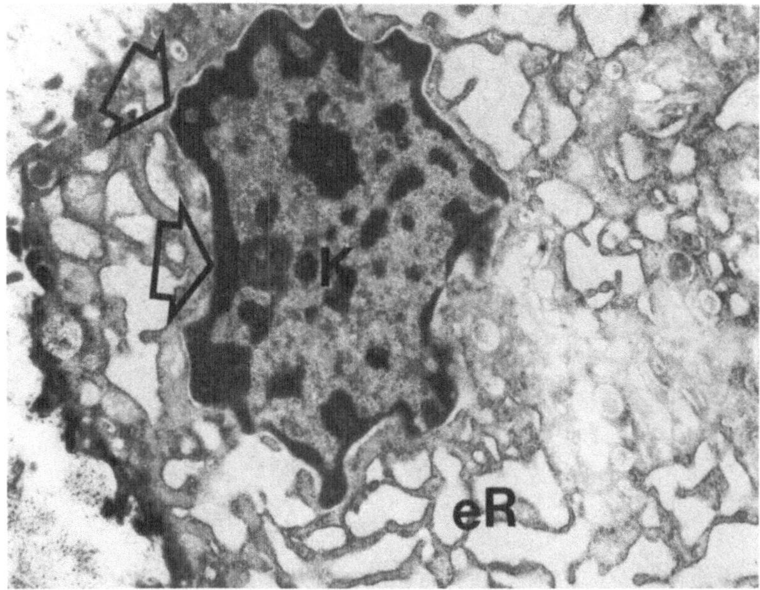

Abb. 4. Knorpelzelle innerhalb eines Knorpelclusters 7 Tage nach Defektsetzung. Zellkern (K) mit kondensiertem Chromatin (↑) und geblähtem, rauhem, endoplasmatischem Reticulum (eR) (16 000×)

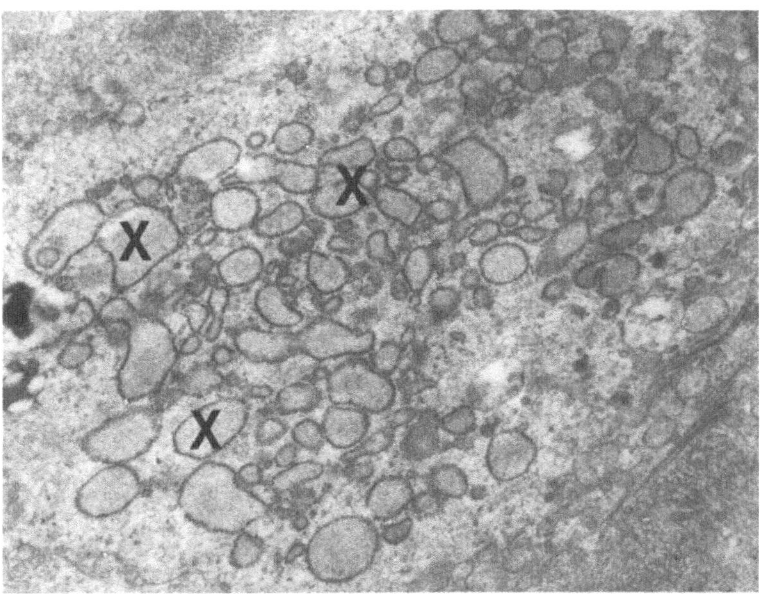

Abb. 5. Bläschen und Cisternen (X) von rauhem endoplasmatischen Reticulum in einer zerfallenen Knorpelzelle (10 Tage nach Defekt) (24 000×)

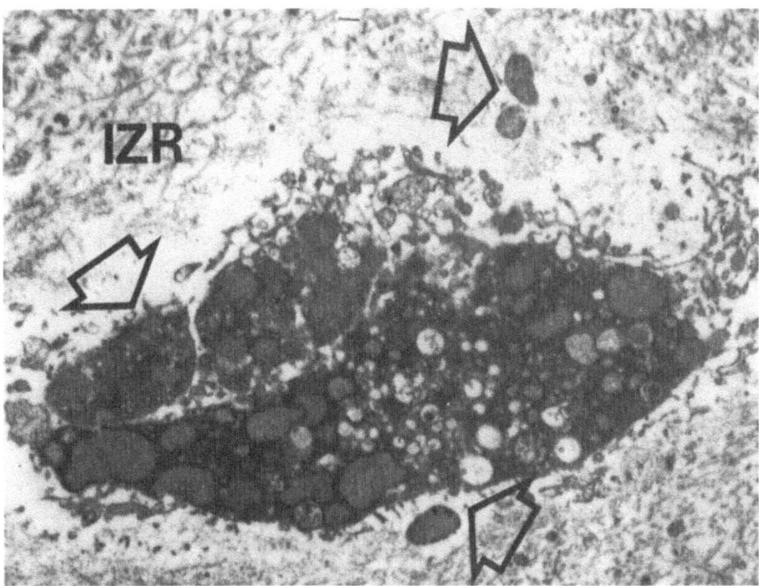

Abb. 6. Knorpelzellennekrose (14 Tage nach Defekt) mit Austritt von Zellorganellen (↑) in den Intercellularraum (IZR) (16 000×)

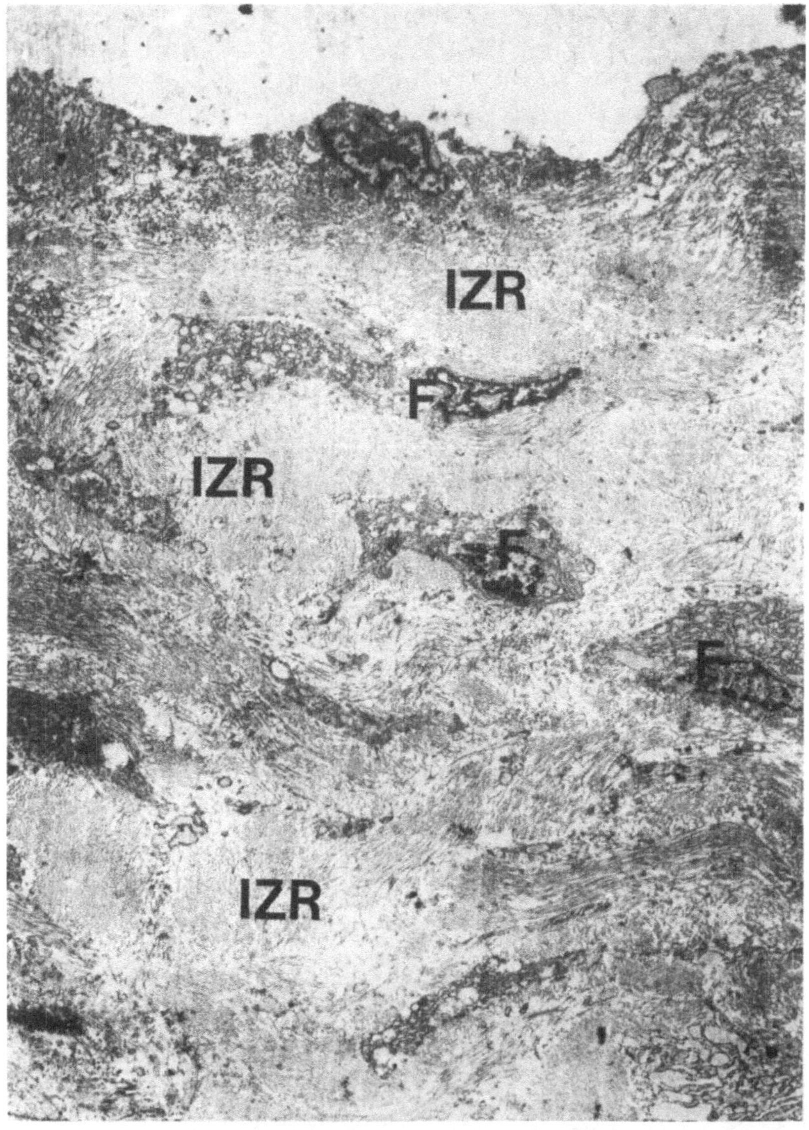

Abb. 7. Defekt 3 Wochen nach Stich mit bindegewebiger Narbe aufgefüllt. F = Fibroblasten, IZR = Intercellularraum mit zahlreichen kollagenen Fibrillen (10 000×)

matin. Im Cytoplasma kommen große Mengen endoplasmatischen Reticulums vor, welches mit feingranulärem und feinfilamentärem Material angefüllt ist. Die Golgi-Felder sind gut entwickelt. Eine Migration von Zellen zur Knorpelrandzone wurde nicht beobachtet.

Bereits nach 7 Tagen zeigen viele Zellen in diesen Clustern Nekrosen (Abb. 3). Die Kontur der Zellkerne wird bizarr, das Chromatin liegt nur noch in Form von Heterochromatin vor und ist fleckig über den Zellkern verteilt (Abb. 4).

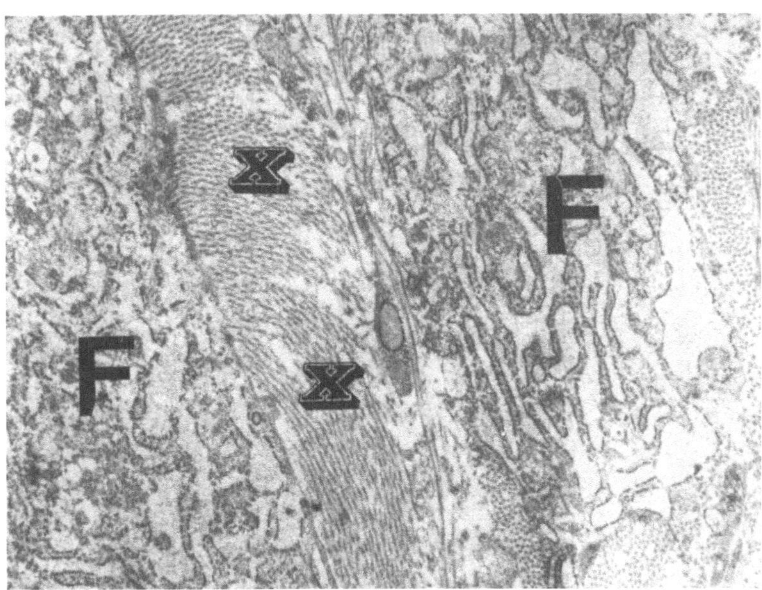

Abb. 8. Aktive Fibroblasten (F) und collagene Fibrillen (X) im Intercellularraum
(Defektzone 14 Tage nach Stich) (16 000×)

Die Profile des rauhen endoplasmatischen Reticulums sind weit gebläht und zerfallen in Form von Bläschen und Cisternen (Abb. 5). Das Cytoplasma wird elektronendichter. Letztlich kommt es zur Auflösung der Zell- und Kernmembran und zum Austritt von Organellen in den Intercellularrraum (Abb. 6).

Die areaktive Knorpelrandzone wird mit Zellen bedeckt (Abb. 7), die bei tiefen,
das Knochenmark eröffnenden Defekten aus der Markhöhle einwandern. Hierbei
handelt es sich um Fibroblasten, z.T. auch um große rundlich bis ovale Zellen, die
Monocyten darstellen und sich später in Fibroblasten umwandeln.

Bei oberflächlichen Defekten scheinen diese Zellen in erster Linie der Synovialmembran zu entstammen. Die Bindegewebszellen weisen eine hohe Stoffwechselaktivität auf. Die Profile des rauhen endoplasmatischen Reticulums sind als Zeichen
einer Synthese von Vorstufen des Kollagens weit gebläht; im Intercellularraum liegen
große Mengen collagener Fibrillen und Fasern (Abb. 8).

Zusammenfassend läßt sich also sagen: Unabhängig von der Tiefe des Knorpeldefektes zeigt die Knorpelrandzone ein einheitliches Verhalten. Es kommt zu Zellproliferationen innerhalb der Chondrone mit zu Beginn allen Zeichen einer gesteigerten
Synthese von Collagen und Glucosaminoglycanen. Später erfolgt bei zahlreichen Zellen
der Übergang in eine Nekrose. Eine Migration von Knorpelzellen an den Defektrand
und die Bildung einer knorpelspezifischen Interzellularsubstanz erfolgt nicht. Somit
unterbleibt

1) die organtypische Auffüllung des Defektes und

2) die Einheilung des Transplantats ohne Narbe.

Die Zellen, die diese Narbe bilden, sind Bindegewebszellen, die sowohl dem
Knochenmark als auch der Synovialmembran entstammen können.

Histopathologie am Hüftkopf nach homoioplastischer Knochen-Knorpeltransplantation

H. Mittelmeier und J. Harms

Nach der Pionierzeit homoioplastischer Transplantationen des Gelenkknorpels [5, 7] erfuhr diese Methode nach dem 2. Weltkrieg vor allem in osteuropäischen Ländern eine Renaissance [1, 2]. In Deutschland hat insbesondere P. Matzen [3] Leipzig größere Erfahrungen gesammelt, desgleichen Thomas [8] Bonn sich für die Verbesserung der OP-Technik mit einem speziellen Instrumentarium verwendet. Dabei wird die Knorpelkappe des Hüftkopfes mit einer dünnen subchondralen Knochenschicht formschlüssig auf den entsprechend zubereiteten Hüftkopf des Patienten aufgesetzt.

Pap und Krompecher [6] Matzen [3] und Thomas [8] haben *Frühergebnisse* mit guten Röntgenbildern gezeigt. Revisionsbeobachtungen und histopathologische Untersuchungen von derartigen Homoiotransplantationen bei Menschen sind aber kaum bekannt geworden. Aus diesem Grunde möchten wir über eine *einschlägige Beobachtung* berichten:

Bei einer 39jährigen Frau (I.P., geb. 15. 10. 1939, Krankenblatt-Kontr.-Nr.: 33285/ 1978) hat sich 1969 im Anschluß an eine Corticoidbehandlung wegen Hepatitis eine *Hüftkopfnekrose links* gebildet. Im Jahre 1973 wurde von Thomas eine *homoioplastische Hüftkopf-Knorpelknochen-Transplantation in Schalenform* durchgeführt. Postoperativ wurde die Patientin für ein Jahr mit Thomassplint entlastet. (Leider verfügen wir über keine Röntgenbilder aus dem Operationszeitraum.)

Klinisch sei es der Patientin bis 2 Jahre postoperativ „relativ gut" gegangen. Danach haben sich jedoch *typische Arthrosebeschwerden* ausgebildet, so daß die Patientin 1977, als sie sich bei uns erstmals vorstellte, praktisch keine schmerzfreie Gehstrecke mehr hatte. Die Hüftgelenksbeweglichkeit war etwa zur Hälfte schmerzhaft eingeschränkt.

Röntgenaufnahmen aus dieser Zeit zeigen eine fortgeschrittene Coxarthrose links mit Entrundung des Hüftkopfes, Randwulstbildungen, Geröllcysten, hochgradige Gelenkspaltverschmälerung und Sklerosierung.

Im Hinblick auf das noch relativ jugendliche Alter der Patientin wurde am 23. 1. 1978 eine *Hüftgelenksalloplastik* mit der von uns entwickelten abriebfesten und zementfrei implantierbaren *Keramik-Tragrippen-Endoprothese* ([4] 1976) durchgeführt.

Der *Operationsbefund* zeigte nach Kapselöffnung zunächst eine deutliche *Reizsynovitis* sowie einen *weitgehenden Knorpelverlust*. Am Hüftkopf war der Knochen größtenteils bloßgelegt; es fanden sich nur wenige dickere Knorpelnoppen und partiell dünne, anscheinend faserknorpelige Beläge (Abb. 1a). Nach der Hüftkopfresektion zeigten sich zwei bohnengroße *freie Gelenkkörper* (Abb. 1b). Der transplantierte

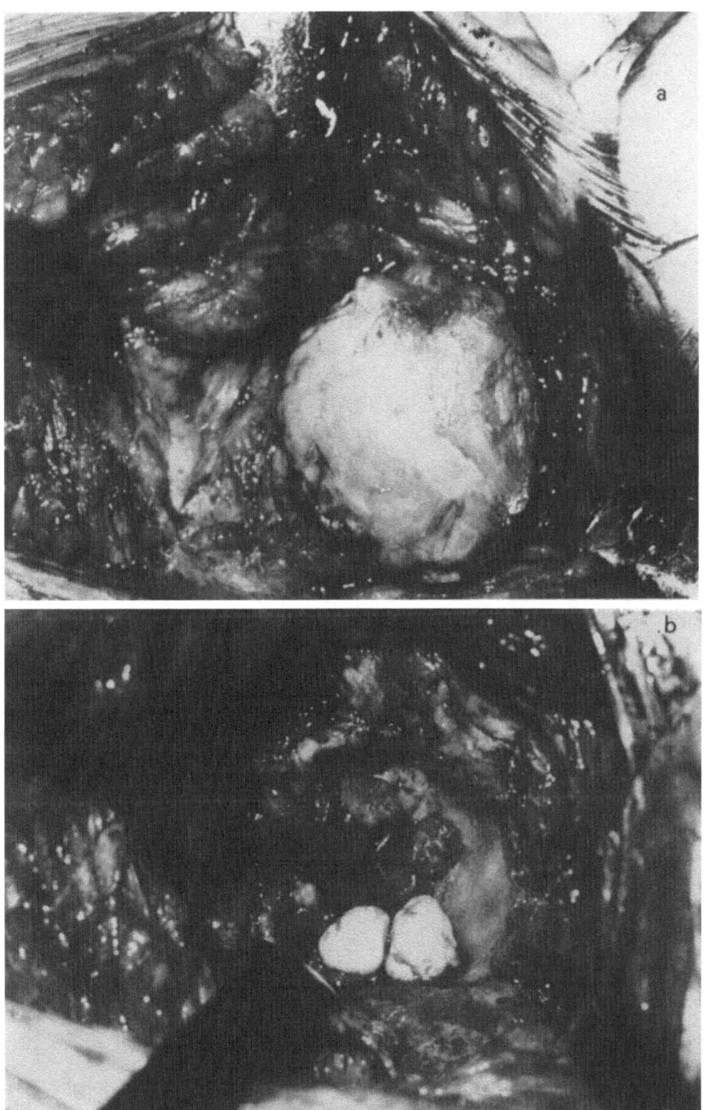

Abb. 1a, b. Legende s. Text

hyaline Gelenknorpel ist also offenbar weitgehend abgerieben bzw. abgestoßen und nur teilweise durch Faserknorpel ersetzt worden.

Die *histopathologische Untersuchung* des Hüftkopfes ergab folgendes: Bei der oberflächlichen Deckschicht handelt es sich vorwiegend um Faserknorpel. In der Tiefe bestehen mukoide Verquellungen. Stellenweise zeigt der Knorpel auch mehr oder minder hyaline Strukturen, jedoch mit erheblichen Pyknosen und Cytolysen. Es kann nicht sicher gesagt werden, ob es sich hier um einen degenerativen supravitalen

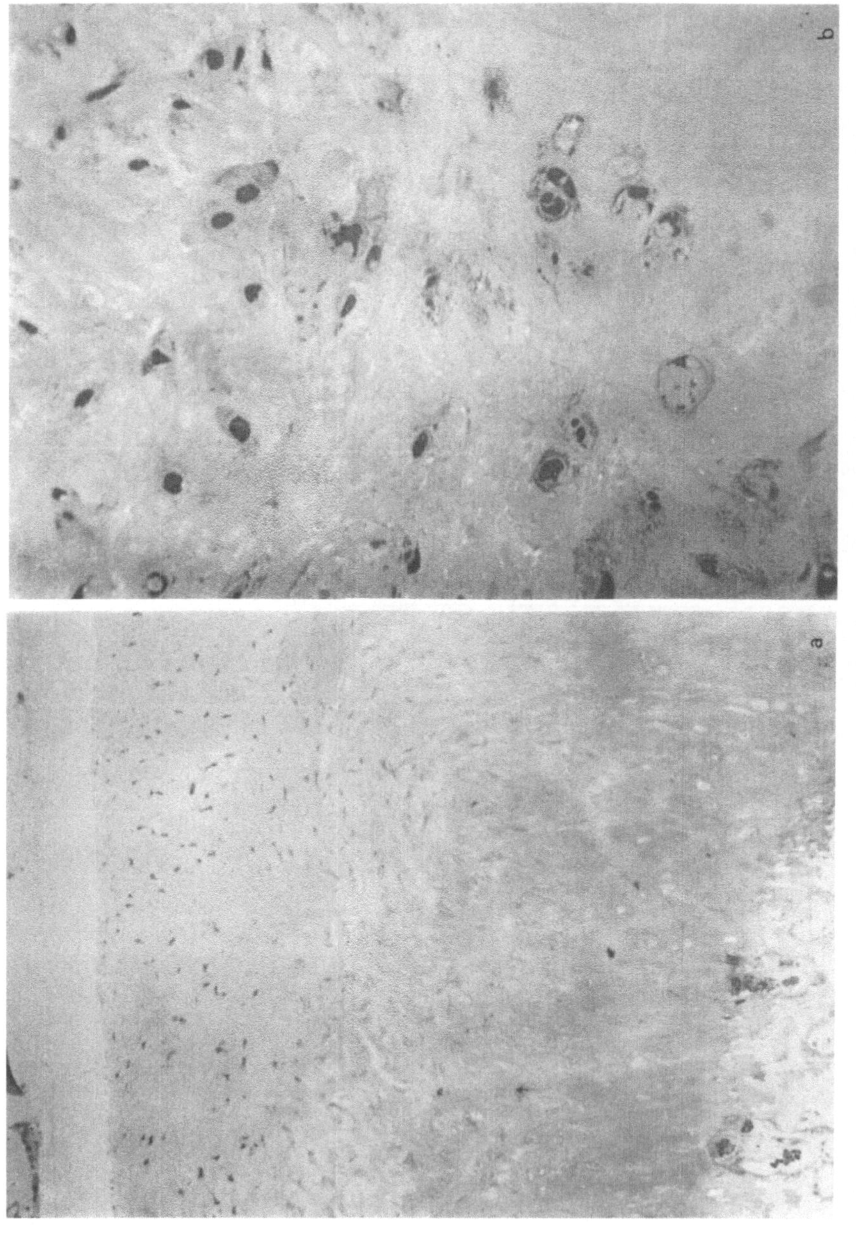

Abb. 2a, b. Histologische Untersuchung eines vor 4 1/2 Jahren transplantierten Hüftkopfes: **a** faserknorpelige Deckschicht, mukoide Verquellung. Toluidin-Blau (200×), **b** Hyaline Knorpelstrukturen, durchsetzt von Pyknosen und Cytolysen, Toluidin-Blau (630×)

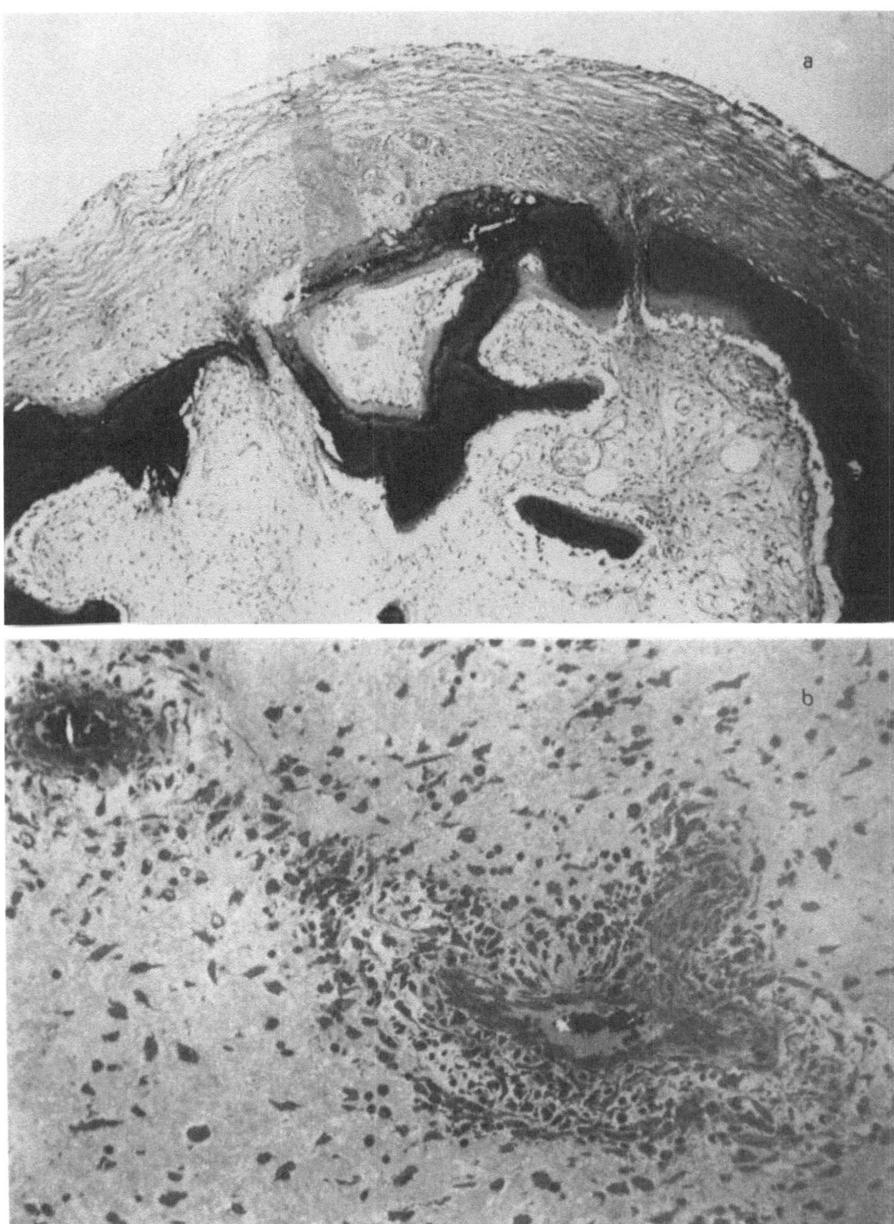

Abb. 3a, b. Randwülste und Gelenkkapsel: **a** In den arthrotischen Randanbauten Knochenbälkchen, ausschließlich regenerativer Faserknorpel HE 200×, **b** In der Gelenkkapsel mittelgradige Synovitis, perivasale lymphocytäre und histiocytäre Infiltration, HE 360×

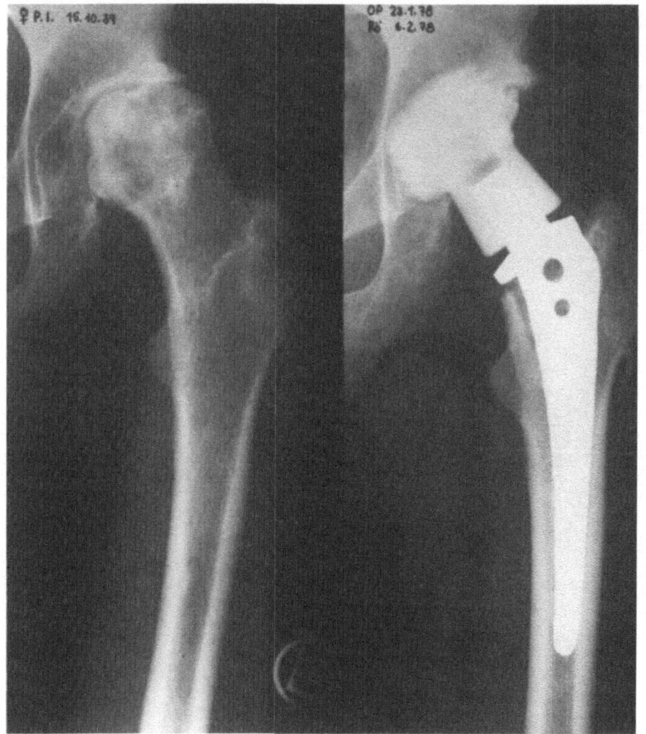

Abb. 4a, b. Prä- und postoperativer Befund im Röntgenbild: **a** Fortgeschrittene Arthrose, 4½ Jahre nach homologer Knorpel-Knochenplastik, **b** Röntgenbefund 2 Wochen nach Implantation einer selbsthaftenden Prothese nach Mittelmeier

homoioplastischen Transplantatknorpel oder um autogene hyaline Knorpelregenerate mit sekundären degenerativen Veränderungen handelt (Abb. 2a, b). Die Randwülste zeigen ausschließlich regenerativen Faserknorpel (Abb. 3a).

An der *Gelenkkapsel* besteht eine mittelgradige Reizsynovitis mit Vermehrung der Deckzellschicht. Verschiedentlich bestehen auch lymphocytäre und histiocytäre Infiltrationen, vor allem im Bereich der Gefäße. Es ist nicht sicher, ob es sich hier um eine allergisch-hyperergische Reaktion infolge immunologischer Wirkungen des Transplantatknorpels oder eine synovitische Reaktion bei der vorliegenden Arthrose handelt (Abb. 3b).

Insgesamt zeigt unsere Beobachtung eindrucksvoll, daß es bei der schalenförmigen homoioplastischen Knorpel-Knochentransplantation des Hüftkopfes *klinisch nur zu einem kurzfristig befriedigenden Ergebnis, dann aber zu einer schweren Gelenkdegeneration* mit weitgehendem Verlust des übertragenen Hyalinknorpels, Bildung freier Gelenkkörper und erheblicher sekundärer Arthrose mit den üblichen reparativen Reaktionen kommt. Es handelt sich hier zwar nur um eine Einzelbeobachtung, wir glauben aber, daß sie typisch ist. So erscheint es verständlich, daß es um die homoioplastischen Gelenktransplantationen allgemein sehr still geworden ist. Die

Alloplastik ist beim Gelenkersatz zweifellos das weit weniger aufwendige und leistungs-
fähigere Verfahren geworden. Ihr gehört zweifellos die Zukunft.

Abschließend sei bemerkt, daß die noch relativ junge Patientin mit der zementfrei implantierten Tragrippen-Keramik-Prothese inzwischen schmerzfrei und gut
gehfähig geworden ist (Abb. 4).

Literatur

1. Imamaliev AS (1960) Experimental and clinical transplatation of hemijoints.
   Acta Chir Plast 2:295
2. Jaros M (1963) Homoplastik des Hüftgelenkes. 9. Kongreß, SICOT, Wien
3. Matzen PF (1967) Lehrbuch der Orthopädie, Bd. I, 2. Aufl. VEB-Verlag Volk und
   Gesundheit, Berlin
4. Mittelmeier H (1976) Anchoring hip endoprostheses without bone cement. In:
   Schaldach M, Hohmann D (eds) Engineering in medicine advances in artifical hip
   and knee joint technology, vol. 2. Springer, Berlin Heidelberg New York
5. Lexer E (1908) Die Verwendung der freien Knochenplastik nebst Versuchen über
   Gelenkversteifung und Gelenktransplantation. Verh Dtsch Ges Chir II:188
6. Pap K, Krompecher St (1958) Experimentelle Gelenkknorpeltransplantation.
   Beitr Orthop 5:97
7. Payr E (1934) Gelenksteifen und Gelenkplastik. Springer, Berlin
8. Thomas G, Hofmann P, Schraudebach T (1974) Die Technik der Hüftgelenks-
   transplantation nach G. Thomas. Z Orthop 112:1095

Zur Vorbereitung des Transplantatlagers und Vorgehen zur Verpflanzung autologer Spongiosa bei der Osteomyelitis

K.H. Müller und S. Decker

Die autologe Osteoplastik ist ein elementarer Bestandteil der Osteomyelitistherapie. Abgesehen von individuellen Unwägbarkeiten ist die Einheilung und der Umbau der verpflanzten Spongiosa nur kalkulierbar, wenn ein vitales, stabiles, infektberuhigtes sowie biomechanisch und operationstechnisch sachgerecht lokalisiertes Transplantatlager vorliegt [2]. Diese untereinander kausal verknüpften Bedingungen an das Transplantatlager sind im Regelfall erst sekundär nach optimaler Präparation erfüllt.

Vitales Transplantatlager

Das Débridement aller avitalen Gewebestrukturen ist eine unabdingbare Voraussetzung der Osteoplastik. Es hinterläßt eine mit chirurgischen Mitteln gesäuberte, zerklüftet begrenzte Defekthöhle (Abb. 1e); vielfach unter Verlust jeden knöchernen Kontaktes. Bei 163 am „Bergmannsheil Bochum" innerhalb von 18 Monaten behandelten Knocheninfektionen wurden nach 128 Sequestrektomien und Muldungen sowie 138 Weichteilexcisionen die klinischen Vitalitätszeichen des den Defekt begrenzenden Gewebes dokumentiert (Abb. 2). Im Konflikt zwischen Radikalität und

---

Abb. 1a–k. Verlaufsserie einer frühmanifesten Osteomyelitis nach drittgradig offener Zweietagenfraktur der Tibia. 28jähriger Bauleiter, Verkehrsunfall am 17.10.1977 in Saudi-Arabien. **a** Weichteilzustand bei Behandlungsaufnahme 1 Woche nach Unfall bei massivem Frühinfekt, **b** Weichteilzustand 3 Wochen nach Unfall, trotz Stabilisierung mit Fixateur externe fortbestehender Infekt, sich demarkierende Weichteilnekrosen mit sich reinigenden Weichteildefekten, **c** dreidimensionale Fixateur-externe-Osteosynthese, Weichteilzustand 3 Monate nach Unfall, Infektberuhigung, freie Kniebeweglichkeit, Sprunggelenkbeweglichkeit endgradig eingeschränkt, **d–f** intraoperativer Lokalbefund 6 Wochen nach Unfall, Sequestrierung der proximalen Frakturzone (d), faustgroße ossäre Defekthöhle nach Debridement (e), mit Gentamycin-PMMA-Kugeln aufgefüllte Defekthöhle (f), **g** instabile primäre Osteosynthese, **h** sekundäre Osteosynthese mit Fixateur externe 1 Woche nach Unfall, **i** ossäre Defekte im Röntgenbild nach Sequestrektomie 2 Monate nach Unfall, **j** Röntgenstatus 10 Monate nach Unfall, achsengerechter knöcherner Durchbau (zweimalige Spongiosaplastik), **k** teils offene, teils geschlossene sekundäre Spongiosaplastik in eine durch Débridement und lokale antibiotische Behandlung gut vorbereitete, infektberuhigte Defekthöhle

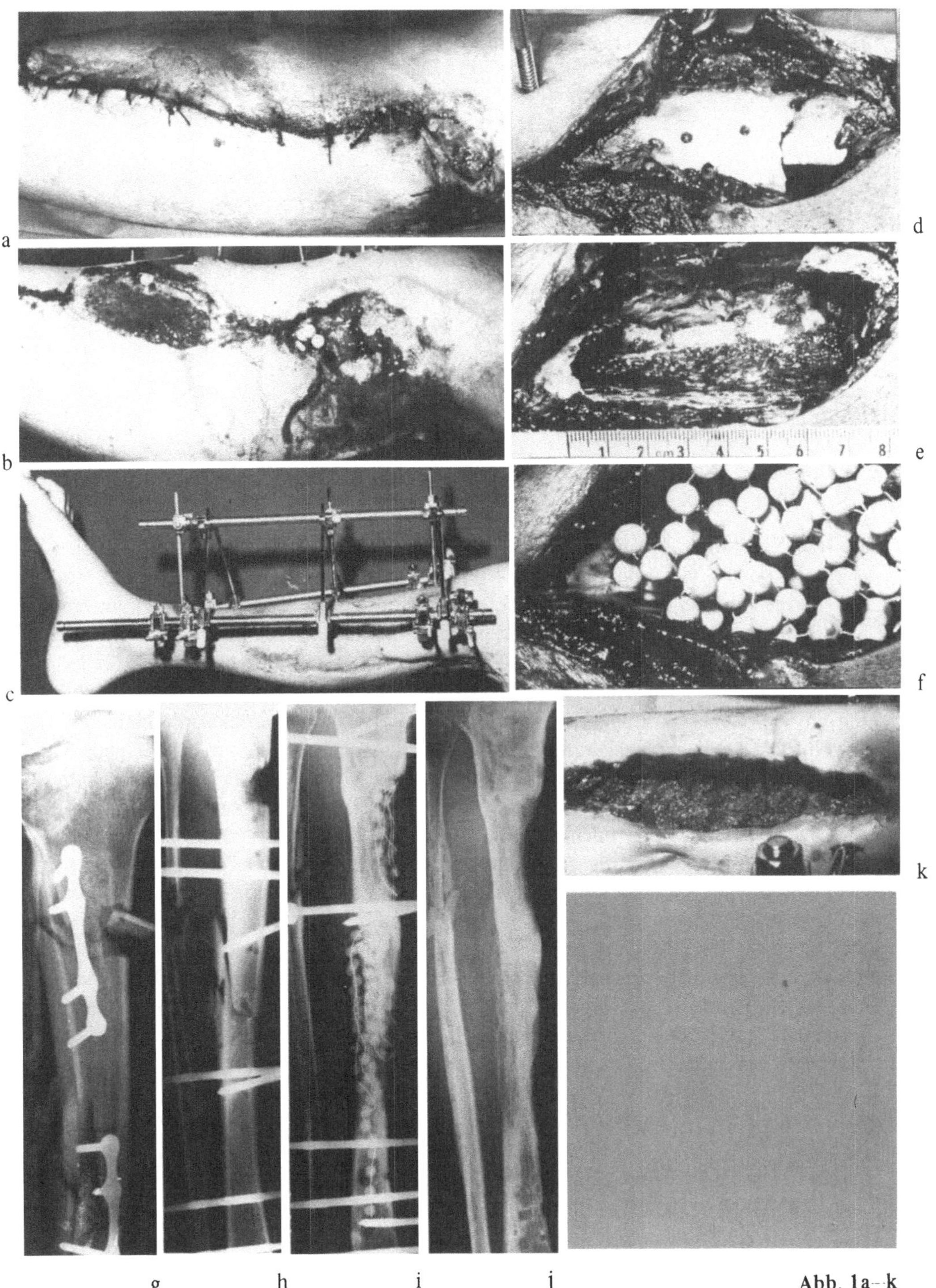

Abb. 1a–k

Abb. 2. Vitalitätsgrad der begrenzenden Gewebestrukturen von 157 osteomyelitischen Defekthöhlen nach Débridement aufgrund der klinischen Beurteilung des Operateurs

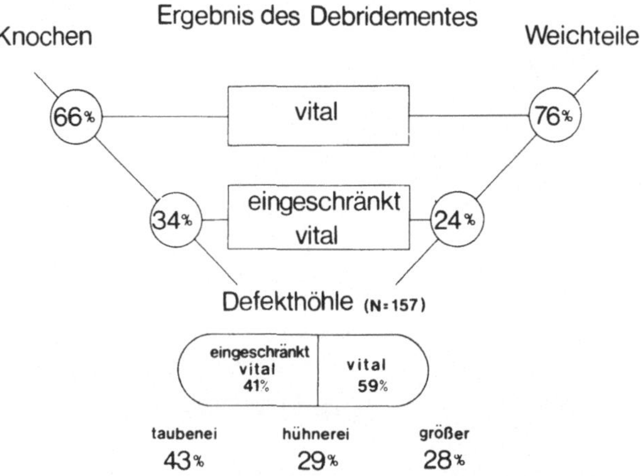

Substanzbewahrung ist bei individuell unterschiedlicher und organspezifischer Ernährungslage der Grad der Vitalität — nicht der Nekrosegrad — uneinheitlich. Zu 59% wurde absolute, sonst eingeschränkte Vitalität der Gewebe beschrieben. Graduelle Unterschiede fanden sich durchaus nebeneinander, wobei das Débridement der Weichteile erwartungsgemäß radikaler gelang. Mithin ist das totale Débridement ein weder operationstechnisch noch substantiell oder mikrobiologisch erreichbares Ideal. Die Entfernung gelockerter Implantate (Abb. 1g) — nutzlos und den Infekt unterhaltend — ist selbstverständlicher Bestandteil des Débridementes. Es ist aber trotz mechanisch sicher stabilisierender, infizierter Pseudarthrose kein Einzelfall, daß die Plattenentfernung eine irreversible Devitalisierung der metallanliegenden Corticalis offenbart. Diese ausgedehnten, aber noch nicht sequestrierend-dislozierten corticalen Nekroseflächen garantieren zwar als tote Hartsubstanz über lange Zeit den zuverlässigen Osteosyntheseverbund, mit der Unmöglichkeit ihrer Revitalisierung ist dort aber eine erfolgreiche Spongiosaverpflanzung unvereinbar. Bei dem Kollektiv wurden 87% von 82 noch liegenden Implantaten der ursprünglich 122 Osteosynthesen entfernt, davon waren nur 64% biomechanisch gelockert. Im Gegensatz zur Frühinfektion muß bei der chronischen Osteomyelitis die Auffassung revidiert werden, stabilisierende Implantate auf jeden Fall zu belassen [3]. Tritt eine spätere Lockerung hinzu, so sind noch weitere wertvolle Knochenabschnitte devitalisiert (Abb. 1d).

Stabiles Transplantatlager

Die Ausschaltung interfragmentärer Unruhe ist nicht nur für die Infektbeherrschung entscheidend, sondern gleichermaßen ein Beitrag zur Verbesserung und Erhaltung der Vitalität des Lagers wie der störungsarmen Revitalisierung des Transplantates [5].

Tabelle 1. Zusammenhang zwischen interfragmentärer Stabilität und der ossären Abstützung der Fragmente bei 95 knöchern instabilen Osteomyelitiden (67% Fixateur-externe-Osteosynthesen, 18% konservative, nicht-operative Stabilisierung). Absolute Instabilität (10%) bestand nur, wenn operativ fixierende Maßnahmen nicht möglich sind. Unsichere Stabilität stand meist in Relation zur fehlenden knöchernen Abstützung bei Defektosteomyelitis

Beurteilung von	Stabilität	(oss.) Abstützung (N = 95)
einwandfrei	67%	46%
unsicher	23%	31%
keine	10%	23%

Hieraus ergeben sich zusätzliche Argumente für die sekundäre Spongiosaverpflanzung. 79% der 95 knöchern instabilen Osteomyelitiden der angesprochenen Serie wurden operativ stabilisiert, davon 84% mit der gelegentlich spezielle Sachkunde erfordernden Fixateur-externe-Osteosynthese (Abb. 1c, h, i). Bei 23% fehlte ohne jeglichen knöchernen Kontakt die Abstützung. Insgesamt zu 67% wurde eine biomechanisch einwandfreie Stabilität durch die Osteosynthese erreicht (Tabelle 1). Immerhin bleibt somit auch der mechanischen Ruhe des Lagers durch ungünstige Topographie und operationstechnische Einschränkungen Grenzen gesetzt (Beispiele: Girdlestone-Hüfte, Frakturosteomyelitis des Fersen- oder Sprungbeines).

Infektberuhigtes Transplantatlager

Die Wirksamkeit einer lokalen Chemotherapie bei Osteomyelitis mit Gentamycin-PMMA-Kunststoffketten haben wir klinisch und feingeweblich anhand eines großen Krankengutes dokumentiert [4, 1]. Die permanente bakterizide Antibioticaabgabe aus dem Kunststoffträger unabhängig von einem Flüssigkeitsstrom führt unter Vermittlung eines rasch sich aus Blutkoageln entwickelnden Granulationsgewebes zu einer meist zuverlässigen Infektberuhigung (Abb. 1f). Der sekundären Spongiosaplastik geht eine auch mikrobielle Reinigung des Lagers voraus (Abb. 1k). Die Priorität der chirurgischen Maßnahmen — Débridement und Stabilisierung — wird damit weder ersetzt noch abgeschwächt. Wenn sinnvoll, kombinieren wir die Spongiosaplastik erneut mit dieser Form der lokalen Chemotherapie [4].

Optimal lokalisiertes Transplantatlager

Die Lokalisation des Lagers richtet sich nach dem Defekt, der Biomechanik (z.B. spongiöse Zuggurtung) und dem umgebenden Weichteilzustand. Je nach individueller

Ausgangslage bietet sich eine direkte Auffüllung (Abb. 1i, j), eine Brückenplastik der tibialen Hauptfragmente mit der Fibula und im Einzelfall die Verwendung schraubenfixierter cortico-spongiöser Späne an. Die Planung beginnt mit dem Ersteingriff; z.B. ist eine sinnvolle Verkürzung (evtl. mit Fibulaosteotomie) denkbar. Spätere fokusumgehende Zugangswege sind unversehrt zu erhalten. Obwohl die lokal-antibiotische Behandlung mit Gentamycin-PMMA-Ketten auch die Chancen der offenen, direkten osteoplastischen Defektauffüllungen verbessert haben (Abb. 1k), ist das weichteilgedeckte Lager vorzuziehen. Transplantationen in eine diaphysäre, intramedulläre Defekthöhle sind durchblutungsbedingt weniger erfolgreich. Deshalb ist die Anlagerung an die äußere Corticalis dort empfehlenswert, wo die Transplantation der sicheren knöchernen Überbrückung und der Festigkeit des Knochens dient. Bei großen Defekten empfiehlt sich ein mehrzeitiges Vorgehen schon deshalb, um ein Mißverhältnis zwischen dem Volumen und der Oberfläche der verpflanzten Spongiosa gegenüber der vascularisierten Fläche des Transplantatlagers zu vermeiden.

In der optimalen Vorbereitung des Transplantatlagers spiegelt sich die gesamte Osteomyelitistherapie wieder (Abb. 1). Jeder Fehlschlag der Spongiosaverpflanzung hat dreifache Folgen:
— die örtlichen Verhältnisse sind verschlechtert
— mit der verlorenen Zeit erhöht sich die Gefahr der Auslockerung der Fixateurexterne-Osteosynthese
— das wertvolle Spongiosagewebe steht nur in begrenztem Umfang zur Verfügung.

Literatur

1. Böhm E, Hörster G (1979) Histologische Verlaufsuntersuchungen bei der lokalen mit Gentamycin behandelten chronischen Osteomyelitis. In: Burri C, Ruter A (Hrsg) Lokalbehandlung chirurgischer Infektionen. Huber, Bern Stuttgart Wien
2. Decker S, Müller KH (im Druck) Morphologische-tierexperimentelle Untersuchungen der Einheilung freier autologer Spongiosatransplantate nach komplikationslosem Verlauf sowie nach postoperativer Infektion, Internationales Symposion Posttraumatische Osteomyelitis, Duisburg 1978, Springer, Berlin Heidelberg New York
3. Müller KH, Rehn J (1978) On prophylaxis, early recognition and early treatment of infected osteosyntheses. Arch Orthop Traumat Surg 92:127—131
4. Müller KH, Biebrach M (1979) Die lokale Antibiotikatherapie von Knochen- und Weichteilinfektionen mit Gentamycin-Kunststoffketten — Ergebnisse und Erfahrungen. In: Burri C, Ruter A (Hrsg) Lokalbehandlung chirurgischer Infektionen. Huber, Bern Stuttgart Wien
5. Schweiberer L (1976) Theoretisch-experimentelle Grundlagen der autologen Spongiosatransplantation im Infekt. Unfallheilkunde 79:151—135

Die Vorbereitung von Transplantat und Transplantatlager bei der autologen Knorpeltransplantation im Kniegelenksbereich

H.G. Breyer und R. Rahmanzadeh

Unter den Behandlungsmethoden der Osteochondrosis dissecans und der Chondromalazie im Kniegelenkbereich, führt nach dem heutigen Wissensstand die Transplantation autologer osteocartilaginärer Gewebe zur weitgehend anatomiegerechten Defektausheilung. Die Prädilektionsstellen für die Chondromalazie und die Osteochondrosis dissecans liegen in den Bereichen maximaler Belastung, wie dies durch Ficat und Bandi hervorragend dargestellt worden ist [1]. Die Knorpeltransplantate im Kniegelenksbereich sind somit hohen mechanischen Belastungen unterworfen.

Das autologe Knorpeltransplantat wird deshalb von verschiedenen Autoren durch Spick-Drähte oder unter die Transplantatoberfläche versenkte Spongiosa-Schrauben fixiert [2]. Diese Befestigung durch Fremdmaterial beschädigt häufig das Transplantat und belastet dadurch die Heilung wesentlich.

Bedeutsam für eine Einheilung des Knorpeltransplantats ist die exakte Anpassung des Transplantates an das Transplantatlager. Sie wird durch Einkeilen des Transplantates in das Lager erreicht, das dann eine gute mechanische Festigkeit ergibt, wenn ein ausreichend tiefer subchondraler Spongiosazylinder gewählt wird [5].

Während sich in der Literatur keine weiteren Angaben zur Höhe des subchondralen Spongiosa-Zylinders finden, beschreibt Wagner, daß er „von der knöchernen Unterlage

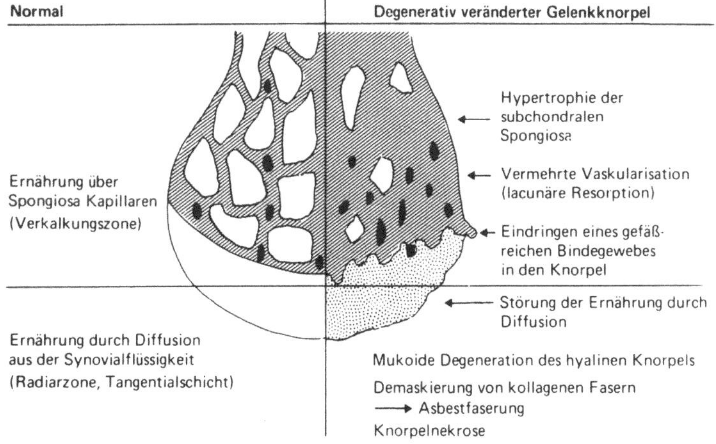

Abb. 1. Ernährung und pathologische Veränderungen am Knorpel

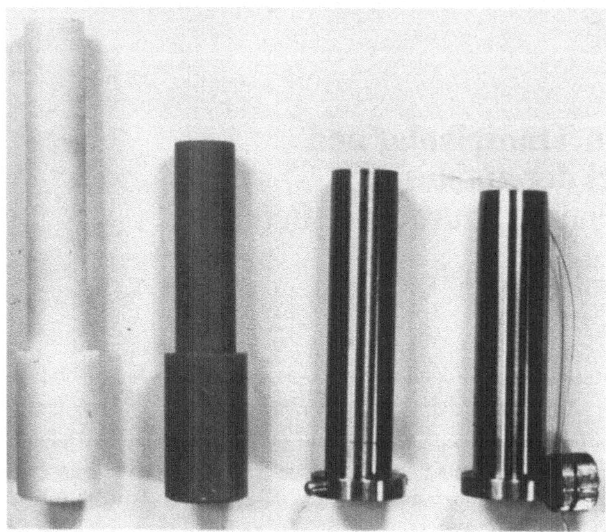

Abb. 2. Stanze zur Entnahme von Knorpeltransplantaten

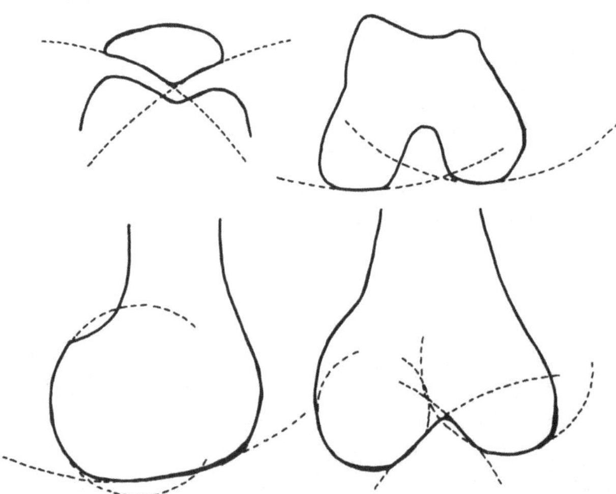

Abb. 3. Krümmungsradien unterschiedlicher Gelenkflächenanteile am Kniegelenk

nur eine Schichtdicke von 1,5—2 mm belasse, um die Revascularisationsstrecke möglichst kurz zu halten [2].

Wir sind dagegen der Meinung, daß der Transplantatzylinder in der subchondralen Spongiosa 5—10 mm hoch sein muß. Die Begründung hierfür ist folgende:

1. Die subchondrale Spongiosa ist bei der Chondromalazie und der Osteochondrosis dissecans fast immer im befallenen Knorpelbereich ebenfalls degenerativ verändert. Die Revascularisation ist also weitaus mehr vom gesunden Transplantatlager abhängig, als von der zu revascularisierenden Spongiosa-Strecke des Transplantates (Abb. 1).

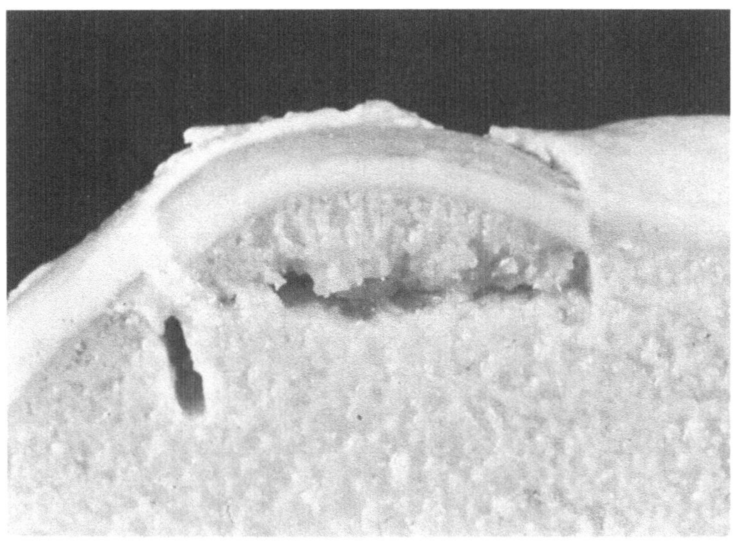

Abb. 4. Schlecht sitzendes Knorpel-Knochentransplantat (Krümmungsradius)

2. Die Ernährung des Knorpels erfolgt über zwei Wege: Über die Synovialflüssigkeit und die subchondrale Spongiosa [3, 4]. Die Vascularisation eines frei transplantierten isolierten Spongiosastückes erfolgt rasch. Sie ist innerhalb von einigen Tagen im Mikroradiogramm erkennbar.

Bis zu diesem Zeitpunkt reicht u.E. die Ernährung über die Synovialflüssigkeit am Knorpelknochentransplantat aus.

3. Die Wahl eines ausreichend hohen subchondralen Spongiosa-Zylinders ermöglicht in den meisten Fällen ein festes Einpassen des Transplantates ohne zusätzliche – schädigende – Fixationsmaßnahmen.

Die Anpassung von Transplantat und Transplantatlager durch das von Wagner entwickelte Instrumentarium geschieht durch eine Stanzung des Transplantates, die einen Millimeter größer ist, als das entsprechend vorbereitete Lager. Probleme entstehen jedoch in der Praxis dadurch, daß der zu entnehmende Zylinder unten nicht abgeschnitten werden kann. Dadurch wird der Hebedefekt unbestimmbar tief und der Transplantatzylinder paßt häufig der Tiefe nach nicht in das vorbereitete Transplantatlager.

Zur Vereinfachung der Transplantatentnahme entwickelten wir die Wagnersche Stanze weiter:

In einen dünnen doppelwandigen Stahlzylinder wird in eine Kerbe des äußeren Zylinders ein elastischer Platindraht eingebracht, der nach Zurückziehen des inneren Zylinders angespannt wird (Abb. 2). Er schneidet den Spongiosa-Zylinder glatt ab.

Noch bestehende Spongiosa-Lücken müssen mit Spongiosa-Stückchen aufgefüllt werden, um die Revascularisation und das mechanische Widerlager des Transplantatbettes zu verbessern. Das Transplantatlager kann durch eine entsprechende Fräse geglättet und vorbereitet werden.

Ein weiteres Problem scheint bisher nicht lösbar: die unterschiedliche Oberflächenkrümmung. Die häufigste Entnahmestelle für das Transplantat ist der relativ unbelastete hintere Teil der Femurcondylenrolle. Dieser ist aber weitaus stärker gekrümmt,

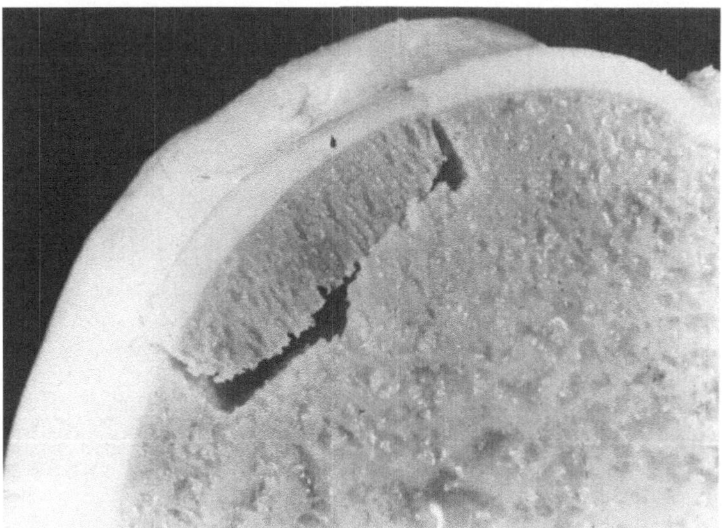

Abb. 5. Gut eingepaßtes Knorpel-Knochentransplantat (Spongiosaunterfütterung noch nicht erfolgt)

als das Transplantatlager am ventralen Femurcondylenteil oder der hinteren Patellafläche, die meist sogar eine konkave Krümmung aufweist (Abb. 3).

Durch den stärkeren Krümmungsradius des Transplantates wird das Zentrum des Transplantates stärker mechanisch belastet. Oder das Transplantat paßt an den Rändern der Knorpelzone nicht aneinander (Abb. 4 und 5). Dieses mechanische Moment mag für einen Teil der zu beobachtenden Oberflächenveränderungen und Knorpeldegenerationen im Transplantatzentrum verantwortlich sein.

Deshalb sollte man sich bei der Transplantation von autologem Gelenkknorpel bemühen, den Krümmungsradius des Transplantates dem Lager möglichst anzupassen. Die Knorpelschichtdicke ist ebenfalls möglichst gleich zu wählen.

Literatur

1. Bandi W (1977) Die retropatellaren Kniegelenksschäden. Aktuelle Probleme in Chirurgie und Orthopadie, Bd. 4. Huber, Bern Stuttgart Wien
2. Wagner H (1976) Die Klinik der Knorpeltransplantation bei der Osteochondrosis dissecans. Hefte Unfallheilkd 127:118−125
3. Mansour JM, v Mouw C (1976) The permeability of articulare cartilage at compressive strain and at high pressure. J Bone Jt Surg 58:509−516
4. Hesse W, Hesse I (1976) Experimentelle Grundlagen der Knorpeltransplantation. Hefte Unfallheilkd 127:103−117
5. Rahmanzadeh R, Enes-Gaiao F (1977) Indikation und Ergebnisse der autologen Knorbeltransplantation am Kniegelenk. Hefte Unfallheilkd 129:371−374

Die Bedeutung unterschiedlicher Lager für Knorpelimplantate in klinischen und experimentellen Untersuchungen

S. Hellmich

In kaum einem anderen routinemäßig angewandten Operationsverfahren weist die Literatur so kontroverse Ergebnisse auf wie bei der Verpflanzung von Knorpelgewebe.

Nach Erstellung bestimmter Kriterien haben wir die gesamte erreichbare Weltliteratur schematisch aufgeschlüsselt, um sie systematisch überschaubar zu machen [1]. Als primär auswertbar ergeben sich über 500 Veröffentlichungen, von denen sich nicht einmal 10% als statistisch vergleichbar erwiesen. Grund für dieses erstaunlich negative Ergebnis sind die von den Autoren in der überwiegenden Zahl der Fälle angestellten Vergleiche überhaupt nicht vergleichbarer Faktoren der Verpflanzung.

Die entscheidende Bedeutung der jeweils untersuchten unterschiedlichen Transplantatlager auf das Schicksal des verpflanzten Materials wird in der Mehrzahl vergleichender Veröffentlichungen vernachlässigt. Unseres Erachtens müßten als Grundvoraussetzungen für eine Veröffentlichung über Knorpelimplantate neben genauen Angaben zur Versuchsanordnung exakte Angaben über die Wechselwirkung zwischen dem Lager und mindestens folgenden Eigenschaften des verpflanzten Materials gemacht werden:

1. Art des verpflanzten Knorpels (z.B. Rippen-, Ohrmuschel-, Meniskus-, embryonaler Knorpel).

2. Genetische Differenz, Art und Alter von Spender und Empfänger.

3. Entnahmetechnik der Implantate (z.B. Erhaltung oder Entfernung des Perichondriums).

4. Art und Dauer der Vorbehandlung der Implantate (z.B. vitale Verpflanzung, Konservierungsart).

5. Mechanische Beanspruchung des Implantats.

6. Größe der Implantate (z.B. massiver Block, Platte, Chips, Brei)

Die angeführte statistische Auswertung der Literatur ergibt ebenso wie ausgedehnte eigene Tierversuche und die Langzeitbeobachtung der klinischen Fälle, daß alle diese Faktoren einen wesentlichen Einfluß auf ein Spanlager ausüben, der bei unterschiedlichen Lagern aktiv und/oder passiv wiederum völlig verschieden sein kann [1, 2].

Um das Wirrwarr in den Veröffentlichungen zu diesem Thema kurz aufzuzeigen, sei eine einzige Implantatgruppe, nämlich „homoioplastischer Knorpel im Tierversuch", angeführt. Hierzu weist die Weltliteratur 30 verwertbare vergleichende Arbeiten auf. Darin finden sich 11 unterschiedliche Lager, 15 verschiedene Vorbehandlungsmethoden, 9 differente Knorpelgewebe und 4 genetisch völlig unterschiedliche Empfängertierarten, bei einer Variationsbreite von 7 bis 224 ausgewerteten Einzelverpflanzungen und abschließenden Beobachtungszeiten zwischen 12 Tagen und

2 1/2 Jahren. Hier noch Signifikanzen herauszuarbeiten ist auch für den wohlwollendsten Statistiker nicht mehr möglich.

Der Sinn jeder entsprechenden Forschung besteht natürlich darin, das ideale Operationsverfahren für einen bestimmten Zweck zu finden. Nach dem oben Gesagten ist die Beurteilung und Einordnung des relativen Wertes eines bestimmten Spanmaterials – und damit eines bestimmten Operationsverfahrens – nur bei gleichem Transplantatlager unter gleichen Voraussetzungen und möglichst im direkten Vergleich durchführbar [1, 2].

Allein im anatomisch kleinen Operationsgebiet der Nase existieren sowohl Knochen- als auch Knorpel- und Weichteillager, die naturgemäß jeweils überaus unterschiedliche Bedingungen für das aufzunehmende Material schaffen. Darüberhinaus ergeben sich aber für jedes einzelne dieser 3 verschiedenen Lagerarten deutlich unterschiedliche Voraussetzungen für einen Span dadurch, daß die Tiefe des Lagers im Gewebe, bzw. seine Entfernung zum deckenden Epithel stark differiert, das seinerseits wiederum aus Haut oder Schleimhaut bestehen kann.

Jüngere Untersuchungen haben ergeben, daß auch die unterschiedlichen mechanischen Belastungen in den einzelnen anatomischen Regionen dieses exponierten Organs wesentlichen Einfluß auf das Schicksal von Knorpelimplantaten der Nase ausüben [3].

Alle diese Faktoren und die sie bedingende klinische Nutzanwendung sind tabellarisch aus den durchgeführten Tierversuchen und photographisch aus den klinischen Ergebnissen zu belegen. Die entsprechende Demonstration ist jedoch in der gegebenen Zeit von 5 Minuten nicht durchführbar. Ich darf deshalb in der geforderten epikritischen Kürze zusammenfassen:

1. Unter dem nüchternen Screening wissenschaftlich-statistischer Methoden zeigt sich, daß in der Weltliteratur weniger als 10% der Veröffentlichungen zum Thema vergleichbare Ergebnisse aufweisen.

2. Um auswertbar zu sein, sollten entsprechende Veröffentlichungen exakte Angaben zur Versuchsanordnung und vor allem zur Wechselwirkung zwischen Eigenschaften des Lagers und des Spanmaterials enthalten, zu deren Systematisierung Vorschläge gemacht wurden.

3. Beurteilung und Einordnung des relativen Wertes eines Operationsverfahrens im Sinne des gegebenen Themas ist nur unter der Voraussetzung gleicher Transplantatlager bei gleichem Spanmaterial – möglichst im direkten Vergleich – durchführbar. Nur so lassen sich immer wieder angepriesene insuffiziente Verfahren relativieren und bessere überzeugend propagieren.

Literatur

1. Hellmich S (1974) Die Verpflanzung konservierten Knorpelgewebes. Forschungsberichte des Landes Nordrhein-Westfalen, Nr. 2420. Westdtsch. Verlag GmbH, Opladen
2. Hellmich S (1974) Der Einfluß unterschiedlicher Konservierungsmethoden auf die biologische Qualität von Knorpelimplantaten. Z Laryngol Rhinol 53:711–717
3. Gammert Chr, Masing H (1977) Langzeiterfahrungen mit konserviertem Knorpel in der Wiederherstellungschirurgie der Nase. Z Laryngol Rhinol 56:650–656

Über die biologische Wertigkeit von Nah- und Fernlappengewebe als Transplantatlager in der Mund-Kiefer-Gesichtschirurgie

G. Pfeifer

Die Verwendung von Nahlappen, Fernlappen oder einer Kombination von beiden für die Lagerbildung vor Knochen- und Knorpeltransplantationen in der Mund-Kiefer-Gesichtschirurgie hängt vom Sitz und vom Ausmaß eines Defektes sowie von der Belastbarkeit von Lagergewebe und Transplantat ab.

Bekanntlich besteht in diesem Zusammenhang der Unterschied zwischen *mittlerem* und *unterem* Gesichtsdrittel darin, daß Oberkiefer und Nasengerüst stabil verankert sind, während der Unterkiefer als beweglicher Knochen auch die intra- und extraoralen Weichteile verschieben können muß. Ich möchte deshalb zuerst die Lagerprobleme an der Nase und im Oberkieferbereich besprechen und dann auf die Unterkieferregion eingehen.

Nase

Bei Nasendefekten mit *intakter* Oberfläche ist die Transplantatlagerbildung kein Problem, denn die relativ dünne Nasenhaut hat wegen des dichten Gefäßnetzes eine hervorragende Blutversorgung. Von ästhetisch unauffälligen Schnitten im Bereich des Naseneinganges aus kann der Defekt dargestellt und mit körpereigenem oder körperfreundlichem Material aufgefüllt werden. Auch bei seitlichen Nasendefekten gibt es verschiedene Lösungsmöglichkeiten, um Hartgewebstransplantate gut und dauerhaft zu inkorporieren. Größere Schwierigkeiten bestehen jedoch bei Nasendefekten mit Verlust des Stützgerüstes.

Für die *Behandlung von Nasendefekten* sind je nach Ausmaß unterschiedliche Verfahren gebräuchlich. Bei partiellen Defekten bevorzuge ich eine Kombination von Nahlappen in Form von Defektrandlappen und paramedianen Stirnlappen. Dieses Ersatzmaterial ist gut durchblutet, zuverlässig in der Heilung und als Implantatlager bei temporärer Einlagerung eines Stützgerüstes aus Kunststoff ebenso erfolgssicher zu verwenden wie bei der Implantation von autologem Knorpel.

Bei *totalen Nasendefekten* hingegen reicht Nahlappengewebe für zwei Lagerschichten nicht aus. Bei älteren Patienten mit schlaffer Gesichtshaut langt zwar die Defektumgebung für die Innenauskleidung. Für die Nasenoberfläche hingegen ist entweder ein submentaler Visierlappen oder ein Rundstiellappen vom hinteren Hals im Anschluß an die Haargrenze erforderlich. Bei jungen Patienten ist für beide Lagerschichten

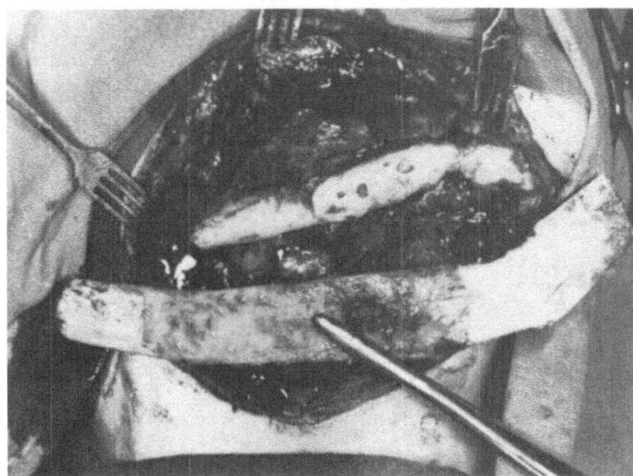

Abb. 1a–f. Rekonstruktion von Unterkiefer, Alveolarkamm, Mundvorhof und Gesichtskontur nach früherer Resektion eines odontogenen Tumors. **a** Restspange des Unterkiefers freigelegt, davor großes Rippenknochenknorpelstück

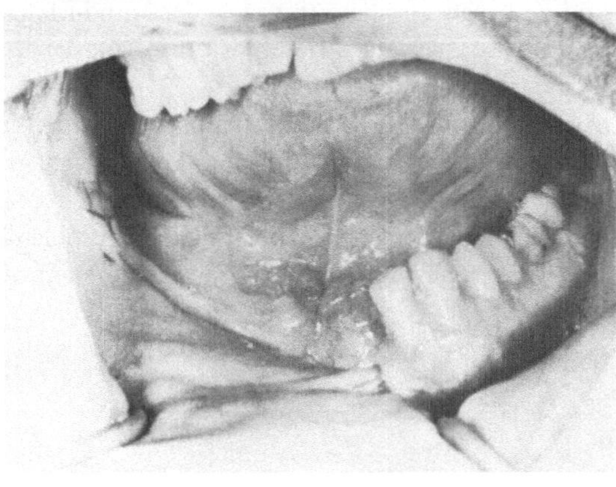

Abb. 1b. Zustand nach Ergänzung des Kieferkörpers durch Rippenknochen und Alveolarkammaufbau durch Rippenknorpel

Rundstiellappengewebe vom Stamm oder von der Innenseite des Oberarmes trotz Farbdifferenz kaum zu umgehen, weil der Kopf-Halsbereich für das benötigte Gewebevolumen nicht ergiebig genug ist.

Rundstiellappengewebe ist aber nicht so gut durchblutet wie Nahlappen. Deshalb sind temporäre Ersatzmaterialien stärker infektionsgefährdet als körpereigenes Gewebe in einem Nahlappenlager. Bei der Einlagerung von Kunststoffwinkelspänen muß infolgedessen darauf geachtet werden, daß an keiner Stelle gespannte Haut dem Kunststoff aufliegt. Das ist im Bereich der Nasenspitze nicht einfach, denn vom Implantat her sollte die Weichteildecke möglichst dick sein, von der gewünschten Nasenform her hingegen möglichst dünn. Erschwerend kommt hinzu, daß die Ersatzhaut über dem rechten Winkel eines ungeteilten Nasenspanes oder dem spitzen Winkel eines temporären Nasen-Kunststoffspanes als Decke nicht vorgekrümmt ist. Deshalb neigt ein Überzug mit einem flachen Lappen im Spitzenbereich zum Dekubitus von innen her und damit zur Eröffnung einer Infektionspforte. Falls eine Entzündung eintritt, hat nur beim körpereigenen Knorpel der Versuch eines Sekundärverschlusses Aussicht auf Erfolg. Ein alloplastischer Winkelspan muß entfernt werden. Infolge des fehlenden Stützgerüstes schrumpft das Weichteillager und die Nasenform geht wieder verloren. Die spannungslose Lagerbildung im Bereich der Nasenspitze ist deshalb der operationstechnisch schwierigste Teil das Nasengerüstersatzes.

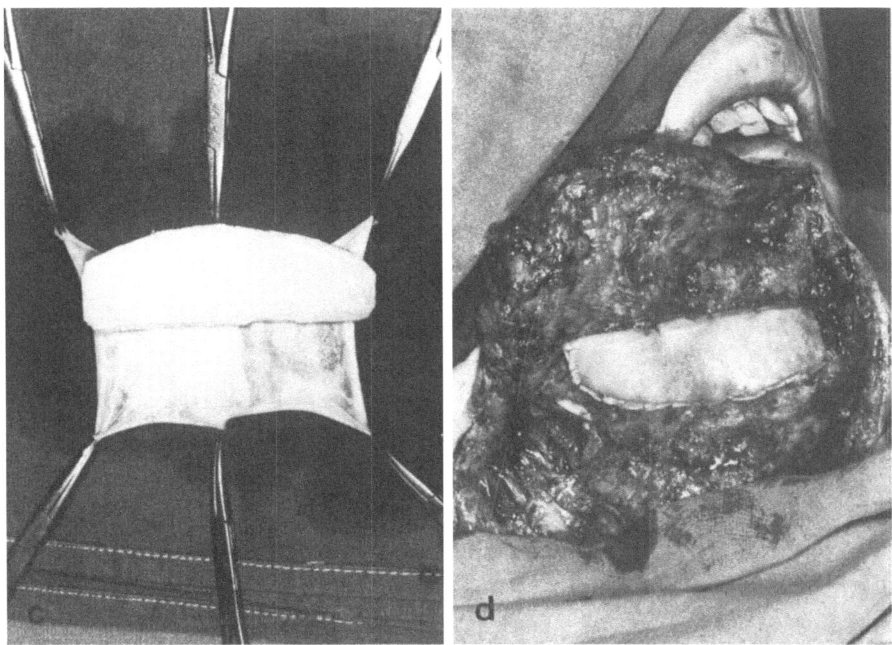

Abb. 1c. Vorbereitung der Bildung des Mundvorhofes: Spalthautlappen vor Umhüllung eines Schaumgummistreifens, **d** Spalthautfutteral mit Schaumgummiinhalt der Außenfläche des rekonstruierten Unterkiefers aufgenäht

Ober- und Unterkiefer

Am Gesichtsschädel dient der Ersatz von Kieferknochen nach Tumoroperationen, Defektfrakturen oder angeborenen Fehlbildungen zunächst funktionell der Wiederherstellung der Kaufunktion. Damit erhält auch das Oberflächengewebe des Gesichtes eine bessere Abstützung und eine ästhetisch vorteilhaftere Auflage. Wenn Knochenersatz indiziert ist, stellt sich die Frage, ob das ortsständige Material ausreicht oder Ersatzgewebe für die Transplantatlagerbildung beschafft werden muß, denn zwischen Alveolarfortsatz und äußerer Oberfläche muß noch genügend Material für die Bildung des Mundvorhofes zur Verfügung stehen. Ohne Vestibulum oris und damit ohne sattelförmige Auflage sitzt keine Prothese. Außerdem besteht durch die Fixierung der äußeren Haut am Kieferknochen eine Gesichtsasymmetrie.

Hartgewebe bei Kieferdefekten wird in der Regel durch autologen Beckenknochen ersetzt. Für den Aufbau des Alveolarkammes ist der formbeständige Rippenknorpel vorzuziehen. Die prothetische Belastung setzt ein widerstandsfähiges Lager voraus, insbesondere wenn die Notwendigkeit einer Mundvorhofsplastik besteht. Dann wird die bindegewebige Lagerhülle freigelegt und mit Spalthaut tapeziert, deren Einheilungsbedingungen in der Mundhöhle allerdings nicht so gut sind wie auf der Körperoberfläche. Um die Einheilung zu verbessern, hat sich eine *Futteralplastik* bewährt, bei der

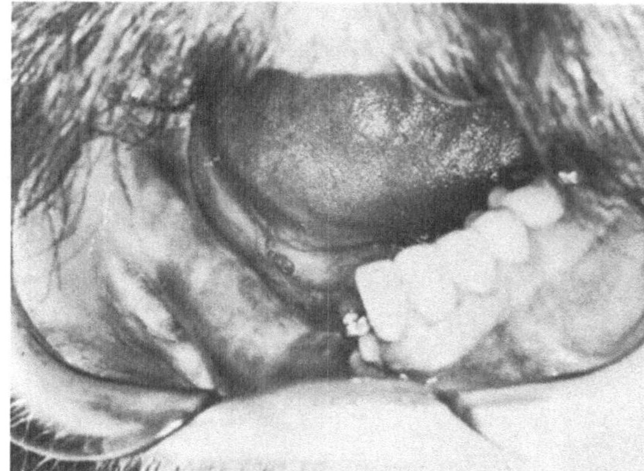

Abb. 1e. Zustand ein Jahr nach intraoraler Schlitzung des Futterales, Herausnahme des Schaumgummis und Trennung der Wangenschleimhaut vom rekonstruierten rechten Alveolarkamm durch Bildung des Mundvorhofes mit Spalthaut

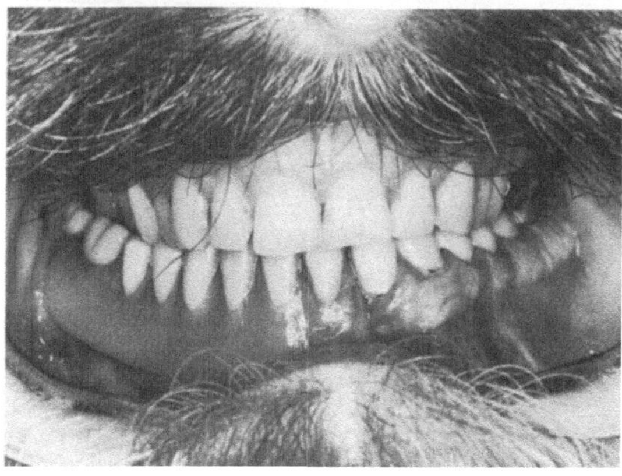

Abb. 1f. Wiederherstellung der Kaufunktion nach Eingliederung einer Unterkieferprothese auf stabilem Prothesenlager

Spalthaut mit der Wundfläche nach außen über einem Schaumgummistreifen vernäht und entweder unter die Schleimhautdecke zwischen Alveolarkamm und Wangenhaut versenkt oder aber beim Zugang von außen dem Kiefer *ohne* Eröffnung der Mundhöhle aufgelagert wird (Abb. 1a–f). Das Futteral wird nach 12 Tagen intraoral aufgeschlitzt. Dann wird der Schaumgummi entnommen und durch einen prothetischen Platzhalter ersetzt. Mit Hilfe eines geräumigen Mundvorhofes kann das Transplantat gleichmäßig belastet werden.

Bei vorausgegangener Röntgenbestrahlung bestehen *ungünstige* Lagerbedingungen für den Knochenersatz. In diesen Fällen wird unbelastetes Rundstiellappengewebe verwendet, das bei zusätzlichen Weichteildefekten von der Flanke genommen wird. Wenn nur Alveolarfortsatz und Mundvorhof gebildet werden müssen, eignen sich Rundstiellappen vom hinteren seitlichen Hals nicht nur wegen der besseren Gewebequalität des Lagers, denn bei weiter entfernter Anlage am Stamm wird die Blutversorgung mit jeder zusätzlichen Etappe des Lappentransportes vermindert (Abb. 2a und b). Die Entnahmestelle von Rundstiellappen am Hals liegt hinter dem Kopfnickermuskel. Sie ist deshalb von vorn nicht sichtbar und kann außerdem leicht durch Haare abgedeckt werden.

Die Qualität des Transplantatlagergewebes ist ein zentrales Thema der Mund-Kiefer-Gesichtschirurgie. In diesem Beitrag konnte weder auf die Literatur noch auf die

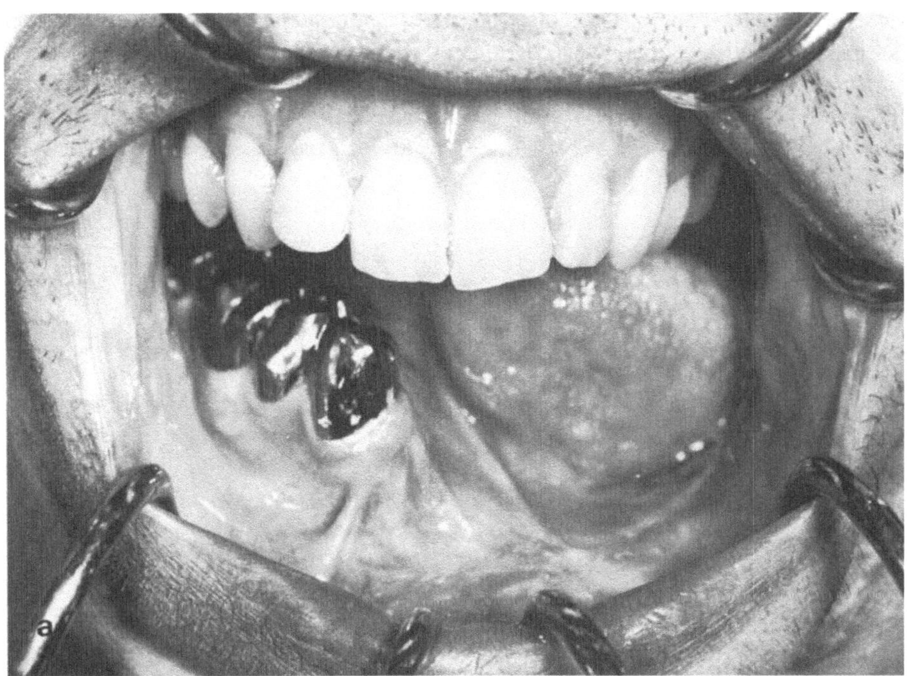

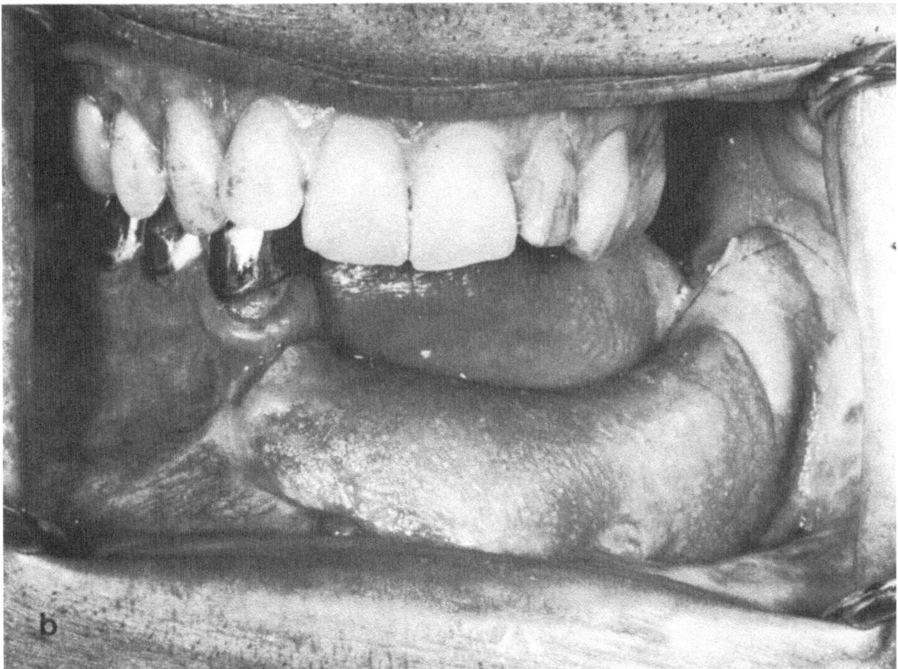

Abb. 2. a Alveolarkammdefekt nach Resektion des linken Unterkiefers wegen Ameloblastom, **b** Wiederherstellung eines prothesenfähigen Alveolarkammes durch Rundstiellappengewebe vom hinteren Hals und Alveolarkammaufbau durch autologen Knochen und Knorpel

wissenschaftlichen Grundlagen eingegangen, sondern nur anhand weniger klinischer Beispiele bei anderen operativen Disziplinen vielleicht Interesse für die speziellen Bedingungen der Transplantation in unserem Fachgebiet geweckt werden. Gründliche Informationen erhält jeder der bisher erschienenen 24 Bände der von Schuchardt herausgegebenen Jahrbuchreihe Fortschritte der Kiefer- und Gesichtschirurgie (Thieme Verlag).

Zusammenfassung

Die biologische Wertigkeit von Nah- und Fernlappengewebe als Transplantatlager in der Mund-Kiefer-Gesichtschirurgie steht im Zusammenhang mit der Vorbehandlung und dem Verwendungszweck. Funktionell stark beanspruchte Kieferteile bedürfen einer zuverlässigen Lagerschicht. Wenn die Schleimhaut diesen Anforderungen nicht genügt, muß Ersatzgewebe von extraoral beschafft werden.

Die Bedeutung des Transplantatlagers für die autologe Osteoplastik bei Kiefer-Gaumenspalten

R. Schmitz und G. Pfeifer

Bei angeborenen Spaltbildungen des Kiefer- und Gaumenskelettes liegt die Besonderheit der Transplantatlagerbildung in der Weichteilverbindung von Knochenrändern, die aus entwicklungsgeschichtlichen Gründen noch nie direkt miteinander verbunden waren. Die Spaltränder haben deshalb auch nicht die Tendenz einer Wiedervereinigung wie postnatale Knochendefekte anderer Ätiologie, sondern sie behalten ihre embryonalen Merkmale der abgerundeten Kieferstümpfe und frei endenden Gaumenplatten bis in das Erwachsenenalter bei, wenn keine Osteosynthese erfolgt. Die Abrundung ist darauf zurückzuführen, daß sich die Knochenbildung an den Spalträndern nach der Oberflächenform der gallertig-mesenchymal präformierten Kieferstümpfe richten muß (Abb. 1). Da in engem Zusammenhang mit der Kieferknochenbildung die Zahnanlagen entstehen, weisen die spaltnahen Milch- und bleibenden Zähne häufig Anomalien der Anzahl, Form und Stellung auf.

Die Kieferstümpfe sind nur von einer dünnen Schleimhaut-Periostschicht überzogen, die zudem nach chirurgischer Vorbehandlung infolge Narbenbildung noch von minderer Qualität ist. Aus diesem Material muß das Transplantatlager gebildet werden. Deshalb liegt die Problematik bei allen Osteosynthesen in der Materialknappheit und der geringen Vaskularisation des Lagergewebes. Die Einlagerung von autologem Knochen im Zusammenhang mit der Erstoperation im Säuglingsalter oder bei offen gelassener Kieferspalte zu einem späteren Zeitpunkt wird als primäre Osteoplastik bezeichnet. Im Unterschied dazu kommt mit dem Begriff sekundäre Osteoplastik die Implantation in bereits vorbehandelte Skelettspalten zum Ausdruck. Bei ungünstiger Kieferform (Dysgnathien) kann die sekundäre Osteoplastik entweder zusammen mit einer Osteotomie des Oberkiefers bzw. Teilen davor oder aber auch im Anschluß daran als Zweitoperation durchgeführt werden. In dieser Reihenfolge: primäre Osteoplastik, sekundäre Osteoplastik ohne/und mit Oberkieferosteotomie wird auf Besonderheiten der Transplantatlagerbildung eingegangen.

Primäre Osteoplastik

Die Knochenverbindung von Kieferstümpfen wurde vor 25 Jahren in Schweden und Deutschland eingeführt. Die therapeutischen Hoffnungen waren die Verhinderung der gefürchteten Kieferkompression, die Stabilisierung des mobilen Zwischenkiefers bei

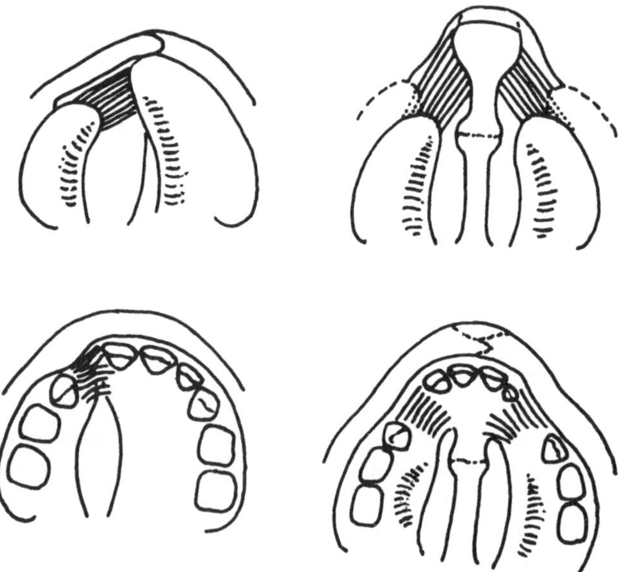

Abb. 1. Prinzip der primären Osteoplastik bei einseitiger und doppelseitiger Lippen-Kiefer-Gaumen-Spalte zwischen 1. und 4. Lebensjahr; Umbau des Transplantatknochens, Stabilisierung und Normalisierung des Kieferbogens

doppelseitigen Spalten, die Auflockerung der eng stehenden Zahnkeime und die Anhebung der Nasenbasis. Da in der Anfangszeit mit der Entwicklung der Operationstechnik mehr Weichteile zur Lagerbildung mobilisiert worden sind als nach heutigen Erkenntnissen erforderlich gewesen wäre, schien nach den kritischen Stimmen der letzten 10 Jahre aus verschiedenen Kliniken die primäre Osteoplastik keinen wesentlichen Vorteil gebracht zu haben. Es ist deshalb um dieses Verfahren still geworden, weil eine definitive Beurteilung überhaupt erst nach Abschluß des Wachstums möglich ist.

In der Nordwestdeutschen Kieferklinik Hamburg sind über 600 primäre Knochentransplantationen durchgeführt worden. Im Rahmen der regelmäßigen nachgehenden Fürsorge haben inzwischen die fünf ältesten Geburtsjahrgänge die 16-Jahres-Grenze überschritten. Auf Grund unserer Dokumentationsunterlagen der letzten 20 Jahre ist klar festzustellen, daß die primäre Osteoplastik gegenüber früher verwendeten Verfahren erhebliche Vorteile gebracht hat. Bei breiten einseitigen Spalten verhindert das Transplantat den Kollaps der Kieferstümpfe, bei doppelseitigen Spalten ist der Zwischenkiefer schon vom 1. Lebensjahr an stabil in den Kieferbogen integriert (Abb. 1). Da wir in den letzten 10 Jahren der stärkeren Kritik an der primären Osteoplastik die Gelegenheit hatten, die Nachteile mobiler Zwischenkiefer zur Genüge kennenzulernen (eingeschränkte Kaufunktion, Kariesanfälligkeit der Zwischenkieferzähne, Verlangsamung der natürlichen Kieferbogenformung) ist eine Tendenzwende zu erwarten. Wir werden deshalb die primäre Osteoplastik reaktivieren, allerdings mit eingeschränkter Indikation (breite einseitige Skelettspalten mit Fehlanlagen des seitlichen Schneidezahnes und doppelseitige Skelettspalten mit stark prodrudiertem Zwischenkiefer).

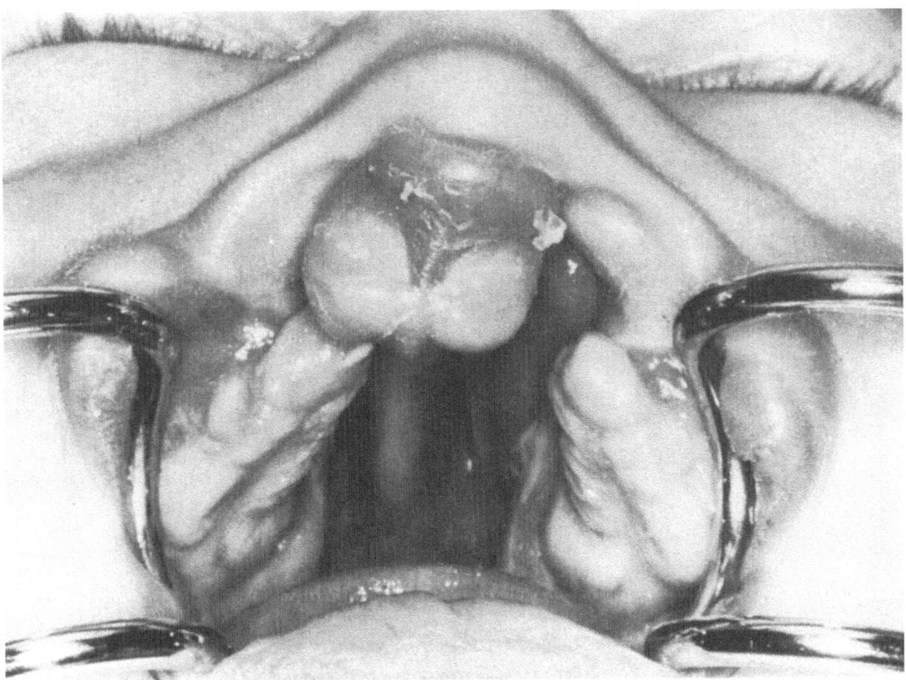

Abb. 2. 6 Monate alter Säugling mit doppelseitiger Lippen-Kiefer-Gaumen-Spalte und stark protrudiertem Zwischenkiefer

Die primäre Osteoplastik hat in die Spaltchirurgie eine große Bewegung gebracht, allerdings ist wie häufig bei Neuentwicklungen die Indikation und die Mobilisierung zur Lagerbildung übertrieben worden. Die primäre Osteoplastik mit autologem Rippenknochen ist ein zuverlässiges Verfahren. Bei 600 Transplantationen im Säuglingsalter ohne Todesfall lag die Quote der Heilungsstörungen mit Teilsequestrierungen unter 1%. Voraussetzungen dafür waren trotz der schwierigen örtlichen Bedingungen eine lückenlose Transplantatlagerbildung, die Verwendung von autologem Knochen und die Paßgenauigkeit der Transplantate.

Die Knochendefekte in Kieferspalten haben Pyramidenform. Deshalb sind drei Transplantatlagerwände erforderlich, nasal, vestibulär und oral. Das nasale Transplantatlager wird auf beiden Seiten aus Schleimhaut vom Septum und von der lateralen Nasenwand gebildet. Die vestibuläre Abdeckung erfolgt durch überschüssiges Lippengewebe, das bei sparsamer Verwendung auch noch für die orale Deckung ausreicht (Abb. 2–5). Die früher praktizierte Bildung der rückwärtigen Lagerwand aus Mukoperichondrium vom Nasenseptum haben wir wegen der Gefahr der Wachstumsstörungen der Nase im Zuge der Verbesserung der Operationstechnik aufgegeben. Es ist erstaunlich, daß beim Säugling dünne Schleimhautläppchen aus überschüssigem Lippengewebe genügen, um die Inkorporation und Strukturwandlung des transplantierten Knochens zu sichern.

Die Spätergebnisse der primären Osteoplastik bei Jugendlichen zeigten allerdings klar, daß der Knochen an der Kieferbasis verharrt. Er wächst nicht mit und führt auch

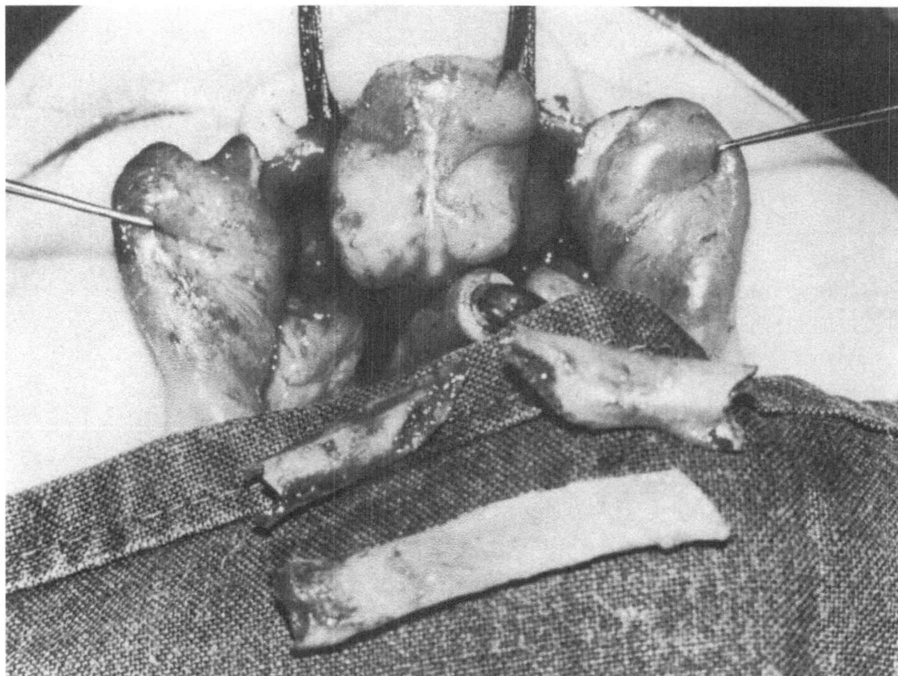

Abb. 3. Zustand nach der nasalen Transplantatlagerbildung über den hochgeklappten seitlichen Lippenstümpfen, autologer Rippenknochen vor der Implantation

nur in bescheidenem Umfange zu einer Auflockerung des spaltbenachbarten Zahnengstandes. Ob mit der späten primären Osteoplastik nach Durchbruch der Milchzähne bessere Ergebnisse zu erreichen sind, bleibt abzuwarten, weil darüber noch keine Langzeituntersuchungen vorliegen und in unserer Klinik dieses Verfahren nicht angewendet wurde.

Sekundäre Osteoplastik

Mit dem Durchbruch der bleibenden Zähne erreicht der Alveolarfortsatz seine definitive Höhe. Bei der Implantation von autologem Rippen- oder Beckenknochen in den Kieferspalt nach dem 12. Lebensjahr ist deshalb lediglich der Schwundanteil von 1/3 bis 1/4 im Zuge der Transformation zu berücksichtigen. Der Knochen muß deshalb im Überschuß implantiert werden. Die Lagerbildung erfolgt nach denselben Prinzipien wie bei der primären Osteoplastik unter den erschwerten Umständen einer meist stark verengten Kieferspalte und der narbigen Veränderung von chirurgisch bereits angegangenen Geweben. Die nasale Transplantatlagerschicht ist davon besonders betroffen, denn häufig ist es erforderlich, im Nasenboden von Patienten mit Lippen-Kiefer-Gaumen-Spalten Narbenfibrome zu entfernen. Wenn das Material des Nasenbodens nicht

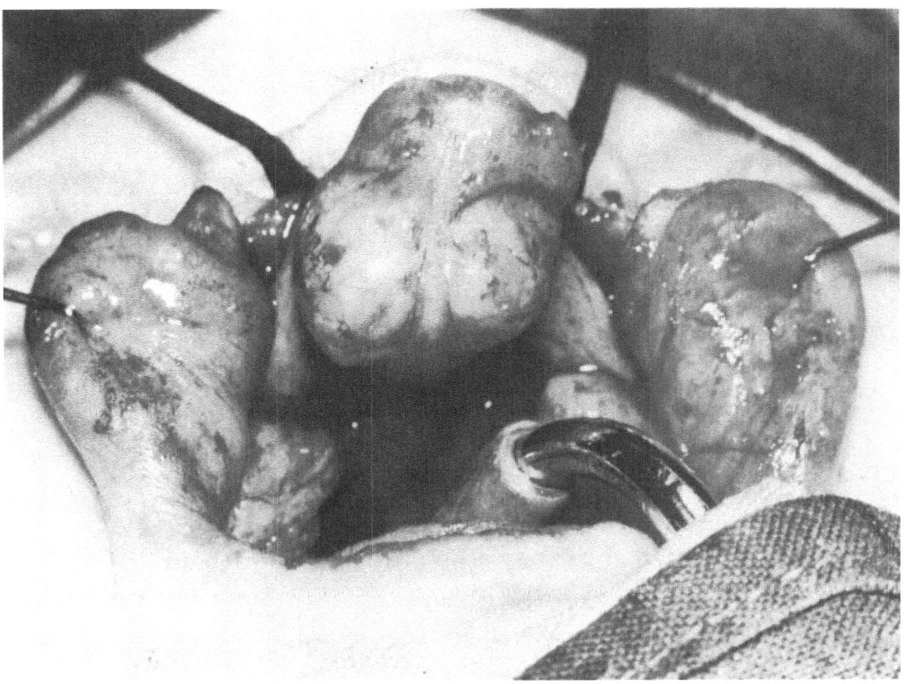

Abb. 4. Osteoplastische Stabilisierung des Zwischenkiefers durch 2 übereinander eingeklemmte aufgespaltene Rippenstücke auf jeder Seite

ausreicht, wird zusätzlich Gewebe aus der unteren Nasenmuschel für die nasale Schicht verwendet.

Zum Gaumen hin werden Alveolarstumpflappen mobilisiert und mit Matratzennähten gegeneinander aufgestellt. Der entblößte Kieferstumpfknochen und die dazwischen liegenden Transplantate werden mit vestibulärer Schleimhaut abgedeckt. Auch diese an über 500 Patienten durchgeführte Operationstechnik ist erfolgssicher, wenn eine sorgfältige Mundhygiene, gegebenenfalls Sondenernährung in den ersten 4–6 postoperativen Tagen beachtet wird.

Bei Korrekturoperationen bestehen häufig noch Restspalten im Hartgaumen. In diesen Fällen wird nach der Mobilisierung von Alveolarstumpflappen eine durchgehende Verbindung bis zur letzten Mund-Nasenfistel hergestellt und anschließend in Fortsetzung der Bildung des vorderen Nasenbodens auch der hintere Nasenboden durch Septum- und laterale Nasenschleimhaut gebildet. Zum Mund hin erfolgt die zuverlässige Lagerbildung mit Hilfe von weit umschnittenen Palatinallappen, die in der Mitte vereinigt werden. Das Transplantat zur Überbrückung der Hartgaumenspalte muß flach sein, damit die Gaumenwölbung erhalten bleibt.

Die Entscheidung zwischen Rippen- und Beckenknochen zur Transplantation richtet sich meistens danach, ob noch Knorpel für den Nasenaufbau gebraucht wird. In diesen Fällen wird Rippenknochen mit anhängendem Knorpel trotz der besseren osteogenetischen Potenz von Spongiosa des Beckenkammes bevorzugt, um dem Patienten die Entnahme von Hartgeweben an zwei verschiedenen Körperstellen zu ersparen.

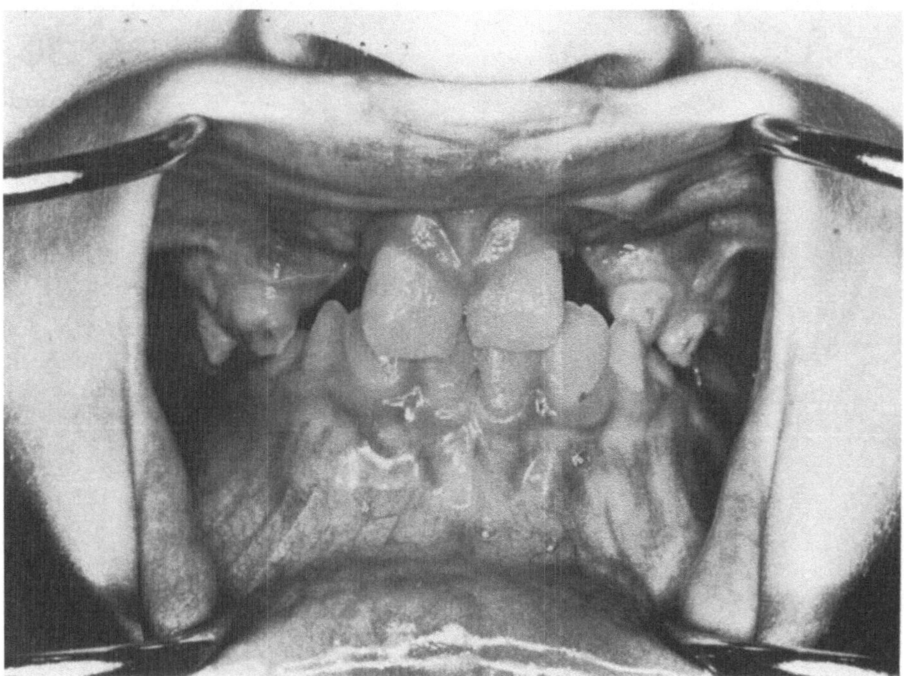

Abb. 5. Zustand 10 Jahre nach der einzeitig durchgeführten doppelseitigen Lippen-
plastik (Wellenschnittverfahren) und primären Osteoplastik; Fehlanlage der seitlichen
oberen Schneidezähne, physiologischer Überbiß der mittleren oberen Schneidezähne,
natürlicher Frontzahnbogen

Voraussetzung bei der sekundären Osteoplastik ist eine natürliche Form des Ober-
kieferbogens. Leider überwiegen bei Erwachsenen mehr oder weniger schwere Deformitäten des Oberkiefers als Folge von zu früher oder unzweckmäßiger Primäroperation
von Spalten. In diesen Fällen wurde früher der scheinbar zu weit vorn stehende Unterkiefer (Pseudoprogenie) zurückgesetzt mit der häufigen Folge einer unnatürlichen Ab-
flachung der Gesichtsoberfläche und der Kieferbögen.

Wir bevorzugen den Eingriff im Zentrum der Störung und bringen den Oberkiefer
als Ganzes oder in Teilen in die günstigste Stellung zum Unterkiefer und beseitigen
damit gleichzeitig die chirurgischen Spätfolgen, denn Reihenuntersuchungen in außer-
europäischen Ländern haben gezeigt, daß der Oberkiefer bei offengebliebenen Spalten
keine Wachstumshemmung aufweist.

Da der Oberkieferknochen lufthaltige Höhlen umschließt und im Gegensatz zum
Unterkiefer dünn ist, müssen osteotomierte Oberkieferteile in den meisten Fällen
knöchern stabilisiert werden. Diese sekundäre Osteoplastik erfolgt entweder bei weniger gravierenden Fällen direkt im Anschluß an die Osteotomie, bei schweren Dysgnathien hingegen ist eine Wiedereröffnung der Kiefer- Hartgaumenspalte erforderlich,
auch wenn dieser Entschluß schwer fällt. In diesen Fällen sind Osteotomie und sekundäre Osteoplastik zwei zeitlich voneinander getrennte Eingriffe in einem Abstand von
3–6 Monaten. Während dieser Zeit werden die Fragmente durch dental getragene
Schienenverbände gegebenenfalls craniofazialen Drahtverbindungen in der günstigsten

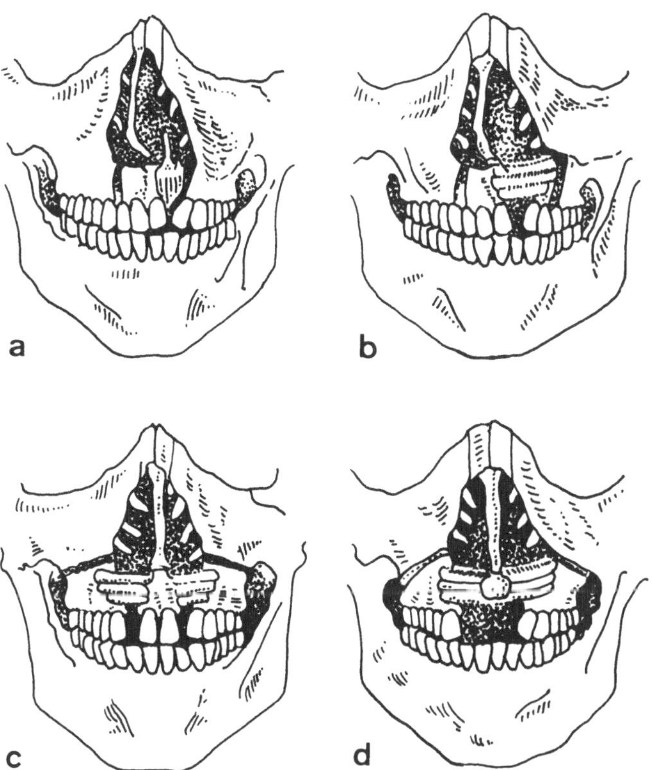

Abb. 6. Prinzipien der subperiostalen Oberkieferosteotomien und sekundären Osteoplastik bei Erwachsenen mit voroperierten Lippen-Kiefer-Gaumen-Spalten. Dentale Schienenverbände aus Übersichtsgründen weggelassen. **a** Zwischenkieferosteotomie zwischen kleinem Schneidezahn und Eckzahn der ungespaltenen Seite; **b** osteotomierter Zwischenkiefer auf die unteren Schneidezähne eingestellt, osteotomierter Eckzahn-Prämolaren-Knochenblock zur Okklusionsebene gekippt, Kieferspalte bis zum Nasenboden mit Rippenknochen aufgefüllt; **c** Deformation bei früherer doppelseitiger Skelettspalte: Zwischenkiefer und Seitenkiefer osteotomiert und auf die Unterkieferzähne eingestellt, beide Kieferspalten bis zu den Nasenböden mit Knochen aufgefüllt; **d** Zwischenkiefer-Hartgaumen-Nasenbodenersatz bei doppelseitiger Skelettspalte mit verlorengegangenem oder rudimentärem Zwischenkiefer nach unzweckmäßiger Rücklagerung im Kindesalter; Seitenkiefer osteotomiert und auf den Unterkiefer eingestellt

Position zum Unterkiefer gehalten (Abb. 6). Wegen der vorausgegangenen Osteotomien ist die Transplantatlagerbildung noch schwieriger als bei der sekundären Osteoplastik am stabil gebliebenen Oberkiefer.

Bei den schlimmsten und in unserer Klinik leider nicht seltenen Fällen von schweren Gesichtsverstümmelungen ist im Säuglingsalter nicht nur die Weichteildecke des Oberkiefers extrem mobilisiert und die Nase chirurgisch angegangen, sondern auch der Zwischenkiefer abgebrochen und zurückgedrückt worden. Er ist natürlich nicht in der erhofften Position geblieben, sondern in einen der Nasengänge abgeknickt oder atrophisch geworden. Auch diesen Patienten mit schwersten Deformitäten kann in heutiger Zeit geholfen werden, allerdings nicht unter 4–5 Operationen, von denen der Haupteingriff mit Lagerbildung und sekundärer Osteoplastik zwischen 6 und 8 Stunden in Anspruch nimmt. Viel menschliches Leid bei den betroffenen Familien und viel Zeit und Mühe in Zentren der Spaltchirurgie wäre zu vermeiden, wenn die Primärbehandlung nur dort erfolgen würde, wo auch Klarheit über die Spätfolgen bei zweckmäßigem und unzweckmäßigem Vorgehen besteht.

Zusammenfassung

Die primäre und sekundäre Osteoplastik bei Kiefer- und Hartgaumenspalten stellt hohe Anforderungen an eine subtile Operationstechnik. Da Nase und Mund zwei keimbeladene Körperöffnungen in unmittelbarer Nachbarschaft sind, kann eine komplikationslose Einheilung von Knorpel und Knochen nur bei einem lückenlosen Transplantatlager erwartet werden. Die Bildung der nasalen, oralen und vestibulären Wand muß manchmal unter Zuhilfenahme von Nachbargewebe erfolgen. Die Prognose der primären und sekundären Osteoplastik nach Erfahrungen bei über 1100 Patienten ist gut. Die moderne Spaltchirurgie ist in der Lage, auch schwerste Kiefer- und Gesichtsdeformitäten bis zur funktionellen und ästhetischen Unauffälligkeit zu korrigieren, allerdings manchmal nur unter erheblichen Aufwand von Zeit und Geduld.

Literatur auf Anforderung bei den Verfassern.

Transplantation von konserviertem körperfremden und von körpereigenem Knorpel in Nase und Mittelohr

P. Strauss und K. Schreiter

Der Vergleich des Einflusses der unterschiedlichen Lager Nase und Mittelohr bei der Implantation von devitalem körperfremden konservierten menschlichen Knorpel und bei der Transplantation von körpereigenem lebenden Gewebe soll weitergehende Informationen über das Schicksal des konservierten Bankknorpels geben.

Indikationen

Indikationen für die Implantation war an der Nase der Wiederaufbau ihres Stützgerüstes zur Wiederherstellung von Form und Funktion. Die Patienten hatten fast ausschließlich traumatische Sattelnasen, mehr als die Hälfte war ein- oder mehrfach voroperiert.

Bei den Ohr-Operationen lag fast ausschließlich ein Cholesteatom mit starker Infektion vor; wiederum waren mehr als 50% der Patienten ein- oder mehrfach voroperiert. Die Implantation wurde zum Wiederaufbau des Gehörganges bei bestehender Radikalhöhle oder großen knöchernen Gehörgangswanddefekten erforderlich.

Materialgewinnung

Seit 1972 verwenden wir an der Düsseldorfer HNO-Klinik zur Implantation in Nase und Mittelohr menschlichen Rippenknorpel von Leichen zwischen dem 20. und 50. Lebensjahr, die frei von Tumoren oder Infektionskrankheiten waren. Die Knorpel wurden von Weichteilen und Perichondrium befreit und in einer organischen Quecksilberlösung, dem Cialit, in einer Konzentration von 1:5 000, devitalisiert. Nach 4 Wochen bei anfangs wöchentlichem Cialit-Wechsel waren die Knorpel verwendungsfähig. Sie wurden bei 4 °C im Kühlschrank aufbewahrt; der Wechsel des Konservierungsmittel erfolgte dann monatlich. Regelmäßig wurden bakteriologische Kontrollen durchgeführt. Vor der Implantation erfolgte eine Spülung in physiologischer Kochsalzlösung über mehr als 12 Std. Bei längerer Konservierung verlor der Knorpel ein wenig seine Anfärbbarkeit; die Struktur im polarisierten Licht und die mechanische Stabilität blieben nach eigenen Untersuchungen über mehrere Jahre unverändert erhalten.

Zur Transplantation in die Nase gelangte körpereigener vitaler Rippenknorpel, im Bereich des Mittelohres körpereigene Corticalisspäne des Schläfenbeins und vitaler körpereigener Conchaknorpel.

Lagereigenschaften

Nase und Mittelohr unterscheiden sich als Lager in folgenden Punkten: Bei den traumatisch bedingten und häufig zusätzlich voroperierten Sattelnasen besteht ein nur mäßig vascularisiertes, zellarmes, reizfreies Bindegewebe ohne jedes Entzündungszeichen.

Die Mittelohren dagegen sind regelmäßig stark infiziert, das Stroma der Schleimhaut ist verdickt, stark vascularisiert und zellreich. Die Fibroblasten befinden sich in einem Reizzustand. Außerdem weist die Mittelohrschleimhaut eine hohe mensenchymale Potenz auf, so kann sie Knochen neu bilden, Beispiele sind die Otosklerose, die Tympanosklerose und die Revitalisierung konservierter Hörknöchelchen [4].

Im Bereich der Nase ist das Implantat einer mechanischen Belastung ausgesetzt, und zwar in der Columella einer starken punktförmigen Belastung, die über einen Hebel am Auflagepunkt, der Spina nasalis anterior wirksam wird, am Nasenrücken einer geringen breitflächigen Belastung. Masing und Mitarbeiter [1] haben eine „Ruhe-" von einer „Belastungszone" unterschieden. Zudem wirken nach dem Eingriff ständig Mikrotraumen auf die Nase ein, die die Columella stärker als den Nasenrücken treffen. Nach postoperativer Heilung ist die Nase in der Regel infektionsfrei. Im Bereich des Mittelohres fehlen mechanische Belastungen und Mikrotraumen, dafür treten postoperative Infektionen häufiger auf.

Komplikationsmöglichkeiten

Komplikationen können anfangs die Infektion mit eventueller Abstoßung des Transplantates sein, später Resorption, Verbiegung, daraus resultierende Formveränderungen und funktionelle Störungen. Bei späterer Infektion kann es zu einer Spätabstoßung kommen, die auch durch eine Atrophie der bedeckenden Haut entstehen kann.

Konservierter Knorpel

Bei der Sattelnasenkorrektur wurden überwiegend geteilte ausbalancierte Späne in Columella und Nasenrücken implantiert. Zugang war ein Transfixionsschnitt mit

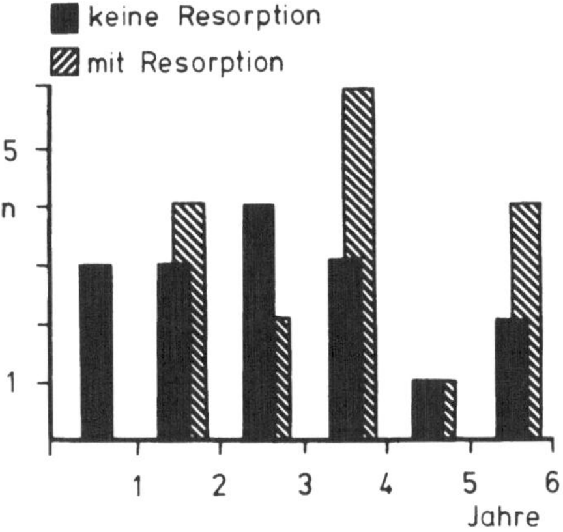

Abb. 1. Deutliche bis starke Resorption konservierter Knorpelspäne in der Nase

intercartilaginärer Verlängerung. Zusätzlich erfolgten Osteotomien und, wenn notwenig, eine Septumplastik. 33 Patienten konnte bis zu 6 Jahre nach der Operation nachuntersucht werden. Ab dem 1. Jahr nach der Implantation zeigte sich eine starke Zunahme der Patienten mit deutlichen Resorptionserscheinungen (Abb. 1), insgesamt wiesen mehr als die Hälfte der Patienten Resorptionszeichen auf. Die Columella war gegenüber dem Nasenrücken deutlich häufiger und stärker betroffen (Tabelle 1). Ein typischer Befund war die als „leer" tastbare Columella bei noch tastbar, jedoch deutlich verkleinertem, Nasenrückenspan. Resorptionen am Nasenrückenspan waren immer mit Resorptionen am Columellaspan verbunden. Eintritt und Ausmaß der Resorption sind deutlich abhängig von der präoperativen Nasenform: Je deformierter die Nase war, d.h. je mehr Spannung durch die Korrektur überwunden werden mußte, umso häufiger und stärker erfolgte die Resorption. Bei der Auswertung wurde die Nasenform mit einem eigenen Punktsystem bewertet. Die Zahl der Voroperationen hatte nur indirekt über die Nasenform Einfluß, das Lebensalter war ohne Einfluß. Ein Span mußte wegen einer postoperativen Infektion entfernt werden, dreimal konnten die Späne bei postoperativen Infektionen erhalten werden. Zwei der drei erhaltenen Späne wiesen später Resorptionszeichen auf. Verbiegungen haben wir an den ausbalancierten Spänen nicht beobachtet. Veränderungen der bedeckenden Haut traten nicht auf.

Zur Wiederherstellung eines normalgeformten Gehörganges können zwei Wege beschritten werden: Eine Radikalhöhle wird durch Ausfüllen obliteriert, oder die Gehörgangswand wird durch eine gebogene Platte wiederhergestellt und der abgetrennte

Tabelle 1. Verhalten von menschl. konservierten Rippenknorpelimplantaten in der Nase (n = 32)

	Columella	Nasenrücken
deutliche Resorption	11%	24%
starke bis totale Resorption	46%	14%
Resorption insgesamt	57%	38%

Tabelle 2. Verhalten von menschl. konservierten Knorpelimplantaten und körpereigenen Transplantaten im Mittelohr

		n	Gehörgang normal	Implantat-abstoßung	Rezidiv-perforation
Verödung	Autol. Knochen	63	63%	0%	4%
	Kons. Rippe	25	44%	0%	12%
Belüftung	Kons. Knorpel	45	82%	6%	11%
	Autol. Knorpel groß	30	96%	0%	4%
	klein	193	99%	0%	3%

Warzenfortsatz über die Pauke belüftet [5]. Bei der Verödung mit konservierten Knorpelstücken beobachteten wir keine Frühabstoßung. Mehr als die Hälfte der implantierten Knorpel zeigte eine deutliche Schrumpfung, es resultierten kleine glatte übersichtliche Radikalhöhlen. Die Rate der Trommelfellrezidivperforationen betrug 12%. Die Abtrennung des Gehörganges durch eine Knorpelplatte führte zu 6% Frühabstoßungen, über dreiviertel der Patienten wiesen einen normalen Gehörgang auf. Rezidivperforationen traten bei 11% auf (Tabelle 2).

Körpereigenes Material

Die nur geringe Zahl Patienten, bei denen körpereigene Rippenspäne in die Nase eingesetzt wurden und die zu einer Nachuntersuchung erschienen (6 Patienten), erlaubten keinen statistisch zu sichernden Vergleich. Teilresorptionen, an der Columella stärker als am Nasenrücken, wurden auch hier beobachtet.

Im Bereich des Ohres zeigten Patienten, bei denen körpereigenes Material verwendet wurde, deutlich weniger Komplikationen in Form von Rezidivperforationen (3–4%, Tabelle 2). Frühabstoßungen wurden gar nicht beobachtet, Rate und Ausmaß von Schrumpfungen der Transplantate waren deutlich geringer.

Histologische Befunde

Bei keinem der 5 konservierten Knorpel, die anläßlich einer Revisionsopertation aus der Nase entnommen wurden, konnten Zeichen von Vitalität beobachtet werden. Die Knorpel waren alle reizfrei von zellarmen Bindegewebe eingescheidet. Rundzellinfiltrate fanden sich nur im Bereich der Columella, wenn die Späne völlig resorbiert worden waren.

Am Ohr wurde der konservierte Knorpel (n = 7) häufig durch Bindegewebe ersetzt, zweimal fanden sich schmale Säume von vitalem Knorpel am Übergang zum einhüllenden Wirtsgewebe. Eine große konservierte Knorpelplatte war komplett durch eine neugebildete vitale Knochenplatte ersetzt.

Der körpereigene Knorpel war immer formstabil und vital (n = 28), bei einem Patienten mit akuter Infektion fand sich am Rand ein schmaler Bindegewebsersatz.

Diskussion

Die Resorptionsrate von konserviertem und frischem Knorpel in der Nase wird unterschiedlich beurteilt. Einer der Gründe kann der sein, daß bei uns trotz ausgedehnter Knorpelresorption alle Patienten bis auf zwei eine unbehinderte Nasenatmung aufwiesen und mit dem kosmetischen Resultat zufrieden waren. Erst eine, teilweise mehrfach wiederholte, persönliche Aufforderung konnte etwa die Hälfte der operierten Patienten bewegen, die Klinik zu einer Kontrolluntersuchung aufzusuchen. Das Ausmaß der Resorption wurde durch den Vergleich des palpatorischen Untersuchungsbefundes mit dem Operationsbericht beurteilt (,,nein-deutlich-stark bis völlig'').

Die unterschiedliche Häufigkeit und das unterschiedliche Ausmaß der Resorption in Columella und Nasenrücken weisen auf die Bedeutung der mechanischen Belastung hin. Jedoch kann zu späten Resorptionen auf immunologischer Basis nach unseren Untersuchungen noch keine endgültige Stellung genommen werden. Sie müssen nach den Untersuchungen von Westhues [6] für möglich gehalten werden. Wir verwenden nach den Ergebnissen dieser Untersuchung bei der Korrektur von Sattelnasen nur noch körpereigene Rippenspäne in der Hoffnung, daß ein vitaler Knorpelspan auf Belastungen nicht mit einer so ausgeprägten Resorption reagiert. Der Nachteil des zusätzlichen Eingriffes zur Spanentnahme wird in Kauf genommen.

Das Ohr weist in einer Beziehung günstigere Voraussetzungen für die Implantation konservierten Knorpels auf: Mechanische Belastungen fehlen. Die starke Vaskularisation, die fibroblastische Aktivität und die mesenchymale Potenz der Mittelohrschleimhaut lassen jedoch protrahierte immunologische Reaktionen vermuten. Die postoperative Schrumpfung der Höhlenverödung mit konserviertem Knorpel gibt einen Hinweis in dieser Richtung. Für die Implantation von konservierten Hörknöchelchen sind solche immunologische Reaktionen bereits im Tierexperiment bewiesen [3] und bei Patienten wahrscheinlich gemacht worden [4].

Zwar verhält sich konservierter Knorpel im Ohr günstiger als in der Nase, da er teilweise durch eine derbe Bindegewebsnarbe ersetzt wird, die die Funktion des Knorpels übernimmt. Der Ersatz kann auch knorpelig und knöchern sein. Jedoch kann auf dem Wege ins Mittelohr einfach genügend körpereigenes Material gewonnen werden (Conchaknorpel, autologe Corticalisspäne), so daß im Vergleich zur Nase kein eigener Eingriff nötig ist. Die Materialentnahme wird fast immer in örtlicher Betäubung durchgeführt. Sie verlängert die Operationsdauer nur um wenige Minuten. Infektionen des Ohrmuschelknorpels nach Entnahme haben wir noch nie beobachtet. Bei Verwendung körperfremden Materials ist die Komplikation einer Rezidivperforation des Trommelfells deutlich höher, sodaß wir jetzt auch am Ohr fast nur noch körpereigenes Gewebe verwenden.

Zusammenfassung

Bei 57% der in die Nase implantierten konservierten menschlichen Knorpelspäne kommt es zu deutlicher bis völliger Resorption. 94% der Patienten haben dennoch eine ausreichende bis gute Nasenfunktion und sind mit der Nasenform zufrieden. Der Vergleich der Implantatbelastung zwischen Columella und Nasenrücken zeigt als überwiegende Ursache der Resorption mechanische Faktoren. Die Möglichkeit einer immunologischen Spätreaktion ist nicht ausgeschlossen.

Der Vergleich zum Mittelohr mit fehlender mechanischer Belastung und dennoch deutlicher Volumenabnahme des Knorpels gibt verstärkt Hinweise auf eine immunologische Reaktion, insbesondere da im Mittelohr die Vaskularisation stärker ist und im Rahmen der mesenchymalen Potenz der Mittelohrschleimhaut eine starke Fibroblastaktivität besteht. Nur im Mittelohr wird konservierter Knorpel durch Bindegewebe, vitalen Knorpel oder vitalen Knochen ersetzt.

Literatur

1. Eitschberger E, Gammert C, Masing H, Pesch H-J (1978) Zur Histomorphologie und Resorption langzeit implantierter Merthiolatkonservierter Knorpelspäne in der Rhinoplastik. Z Laryngol Rhinol 57:440–444
2. Hellmich S (1972) Präoperative Risikobilanz bei Spanimplantationen der Nase. HNO 20:218–220
3. Kastenbauer ER (1972) Tierexperimentelle Untersuchungen über das Verhalten verschiedener Transplantate im Mittelohr. Immunologische Fragen bei der Tympanoplastik mit Allotransplantaten. Arch Otorhinolaryngol 202:646–649
4. Strauss P (1977) Erfahrungen mit körpereigenem und konservierten körperfremden Ambossen bei der Mittelohrchirurgie. Z Laryngol Rhinol 56:583–587
5. Strauss P (1978) Der Wiederaufbau der hinteren Gehörgangswand — Ergebnisse nach mehrjähriger Nachbeobachtung. HNO 26:229–232
6. Westhues M (1970) Die antigene Wirkung des Knorpels 1. Z Laryngol Rhinol 49:750–761

Gefahren und Fehlerquellen bei der Verblockung der Kahnbeinpseudarthrose an der Hand unter besonderer Berücksichtigung des Transplantatlagers

A.K. Martini und G. Schumacher

Größeren Statistiken zufolge kommt es bei etwa 4% der Kahnbeinfrakturen, vorwiegend im mittleren und an der Grenze zum proximalen Drittel, trotz konsequenter Ruhigstellung zur Pseudarthrosenbildung [1]. Ursachen hierfür sind in folgenden Punkten zu suchen:

   1. Auswirkung von Druck- bzw. Scherkräften [2],

   2. Verteilungsmuster der Gefässe im Os naviculare [4],

   3. Abnahme der Spongiosabälkchen und Verdünnung der Corticalis von peripher nach zentral [2].

Die Pseudarthrose ist in diesem Bereich nahezu immer vom avitalen Typ. Für die Heilung einer reaktionsunfähigen Pseudarthrose ist außer der Fragmentstabilisierung eine biologische Anregung der Osteogenese mit Hilfe einer autologen Plastik erforderlich [6]. Der Vorzug ist hier der Cortico-Spongiosaplastik zu geben. Sie ist in der Lage eine ausreichende Stabilisierung der Pseudarthrose herbeizuführen und stimuliert die Vascularisierung der Fragmente und führt so schneller zum Um- und Einbau.

Wir überblicken zur Zeit 61 operativ behandelte Kahnbeinpseudarthrosen. Hiervon wurden 55 mit gutem Ergebnis operiert. Aus diesem Krankengut haben wir Fälle ausgesucht, die einer kritischen Betrachtung bedürfen. Durch die Beleuchtung der Fehlerquellen, die meist auf technische Unzulänglichkeiten zurückzuführen sind, soll die bereits schon gute Heilungsquote von 90% noch weiter erhöht werden.

Der volare Zugang, wie von Russe [3] angegeben, ist wahrscheinlich allen anderen Zugangswegen überlegen. Er bietet nicht nur eine gute Übersicht, insbesondere im proximalen Bereich des Kahnbeines, sondern er schont die knorpelige Gelenkfläche, vor allem aber die wichtigsten ernährenden Gefäße, die von dorsal her hauptsächlich im mittleren und zum geringeren Teil im distalen Kahnbeindrittel eindringen. Bei 2 unserer Patienten, bei denen die Spongiosaplastik von einem Schnitt über der Tabatière durchgeführt wurde, blieb die knöcherne Heilung aus.

Das Aushöhlen der Kahnbeinfragmente gelingt ausnahmslos nach Fensterung der Corticalis in einem Bereich von ca. 10 zu 8 mm bei überstrecktem Handgelenk. Hilfreich sind bajonettförmige Hohlmeißel und scharfe Löffel. Die nekrotisch und sklerotisch veränderte Spongiosa wird total entfernt, da sie kaum regenerationsfähig ist und eine Barriere des endostalen Wachstums darstellt. Ein gut durchblutetes Implantatlager ist für den Einbau des Transplantates von ausschlaggebender Bedeutung. Üblicherweise wird eine Höhle von etwa 20 zu 10 mm vorbereitet. Der aus dem Beckenkamm entnommene und vorbereitete cortico-spongiöse Span wird tischlerartig in das ausgehöhlte Spanbett eingesetzt. Der Raum zwischen den Höhlenwänden und dem Knochenspan

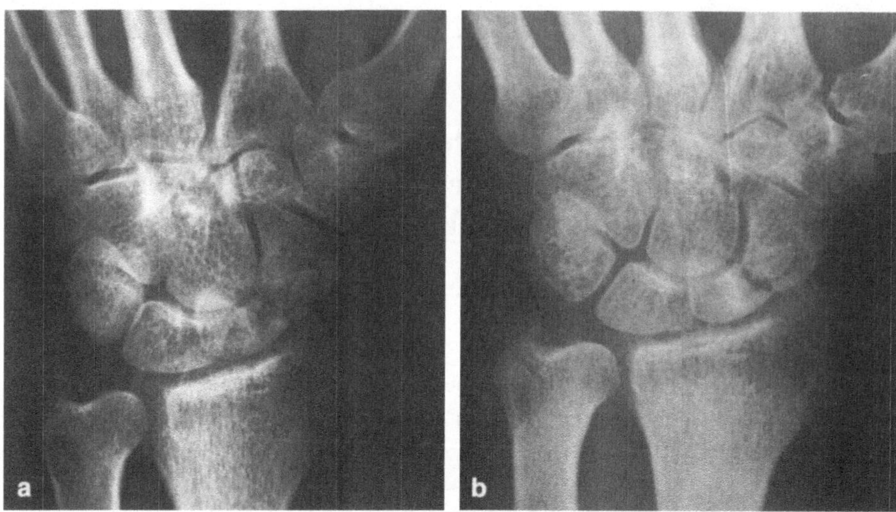

Abb. 1. a 3 Monate postoperativ. Der cortico-spongiöse Span ist zu klein; das proximale Fragment ist nicht ausreichend ausgehöhlt, b Keine Konsolidierung. Abbau des Spananteiles

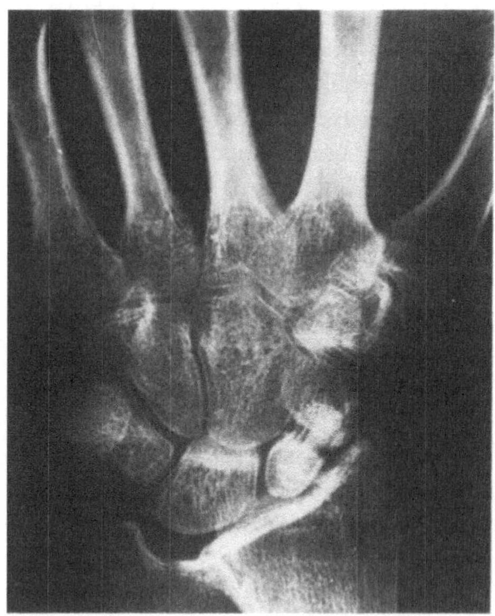

Abb. 2. 24 Wochen postoperativ. Der Span bildet eine Sperre. Das Transplantat und das proximale Fragment zeigen eine deutliche Sklerosierung

wird mit Spongiosachips ausgefüllt, damit eine gute Adaptation des Transplantates an das Lager gewährleistet ist. Die sich in den Wundhöhlen zwangsläufig ausbildenden Haematome und Serome stellen ein Hindernis für eine rasche und breitflächige Gefäßeinsprossung dar [5]. Der Knochenspan soll dem vorbereiteten Spanbett entsprechend paßgerecht geformt werden. Ein zu dünner und kurzer Span kann frakturieren und gewährleistet nicht die erforderliche Stabilität (Abb. 1). Ein zu langer Span führt zur

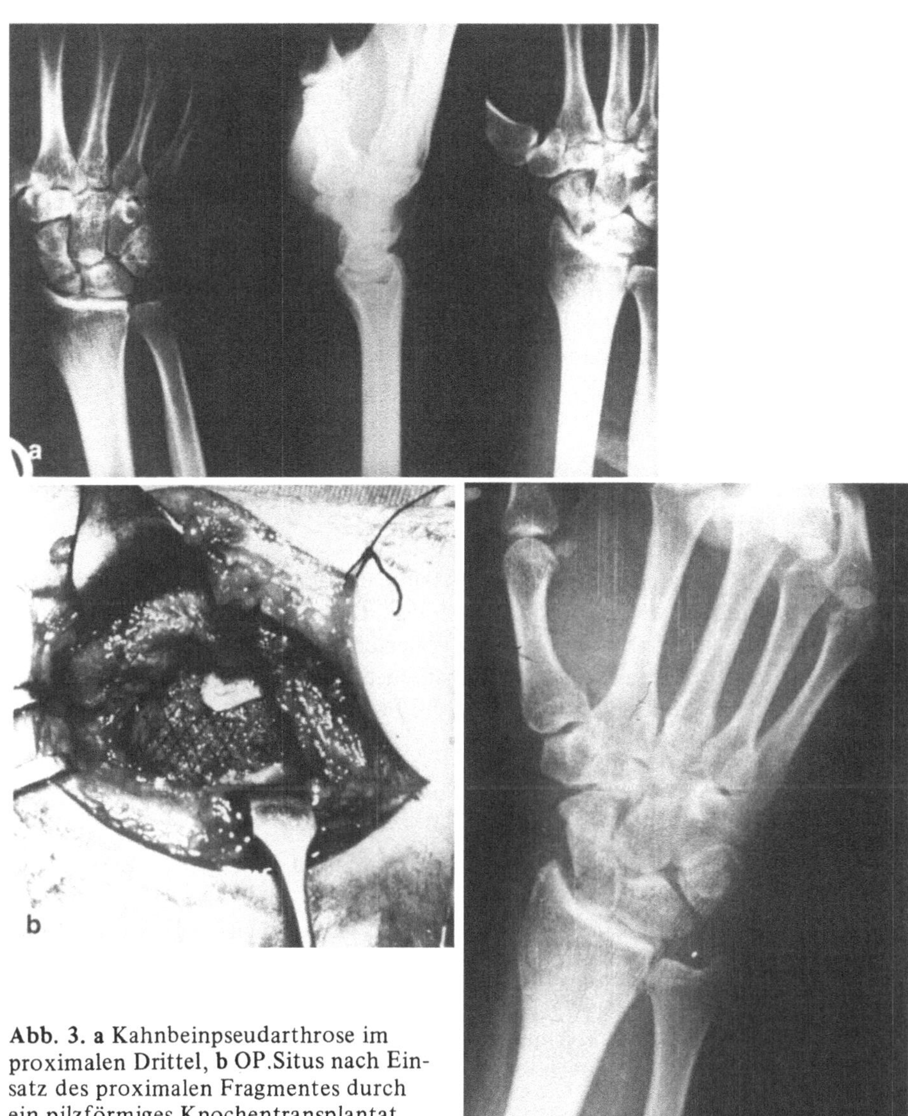

Abb. 3. a Kahnbeinpseudarthrose im proximalen Drittel, **b** OP.Situs nach Einsatz des proximalen Fragmentes durch ein pilzförmiges Knochentransplantat, **c** Endergebnis 14 Wochen postoperativ

Distraktion der Pseudarthrosenstücke und ermöglicht das Einwuchern von Bindegewebe, welches die angiogene Knochenneubildung blockiert (Abb. 2). Den aus dem Kahnbein abgemeisselten Corticalisdeckel wieder aufzusetzen ist nicht nur nicht erforderlich, sondern auch meist nachteilig, da der Deckel sich öfter ablöst und im Gelenkspalt als freier Körper mit all den damit verbundenen Nachteilen nachweisbar bleibt.

Problematisch sind die Pseudarthrosen im körpernahen Drittel des Kahnbeines. Solange jedoch der kleine proximale Teil vital ist, führt die Verblockung mit dem cortico-spongiösen Span zu einem guten Ergebnis. Das kleine Fragment wird hier nicht gefenstert sondern nur ausgehöhlt und wie eine Schale über den Knochenspan aufgesetzt. Das Transplantat wird vornehmlich im distalen Fragment befestigt. Ist das kleine Fragment aber nekrotisch, muß es entfernt werden. Ein Versuch der Spongiosaplastik ist in solchen Fällen von vornherein zum Scheitern verurteilt. Der entstandene Raum könnte mit verschieden autologen und heterologen Materialien ausgefüllt werden. Wir verwenden wie Russe in solchen Fällen ein Knochentransplantat, entnommen aus der Spina iliaca anterior superior, welches pilzförmig gestaltet und im distalen Fragment eingebolzt wird (Abb. 3).

Die Verblockung der Kahnbeinpseudarthrose mit cortico-spongiösem Span nach Matti-Russe ist eine wertvolle Behandlungsmethode; sie führt bei exakter Durchführung und Beachtung der Grundprinzipien fast immer zum gewünschten Erfolg.

Zusammenfassung

Die Ursachen für die Entstehung einer Kahnbeinspeudarthrose und die Prinzipien der operativen Behandlung werden zunächst diskutiert. Desweiteren werden Fehlerquellen besonders bei der Vorbereitung des Spanbettes detailliert angesprochen.

Wichtig ist die totale Resektion der sklerotischen Zone, die Adaptation des Transplantates und die mechanische Stabilisierung der Fragmente.

Literatur

1. Andreesen R (1965) Entstehung, Begutachtung und Behandlung der Kahnbeinpseudarthrosen. Arch Klin Chir 309:56–59
2. Carstensen E, Kelchel F, Schlüter O (1962) Ursachen der Kahnbeinpseudarthrose. Bruns Beitr Klin Chir 204:115–124
3. Russe O (1977) Operationstechnik bei der Scaphoidpseudarthrose. Aktuelle Probleme in Chirurgie und Orthopädie, Bd 6 Huber, Bern Stuttgart Wien
4. Taleisnik J, Kelly PJ (1966) The extraosseous and intraosseous blood supply of the scaphoid bone. J Bone Jt Surg 48A:1125–1137
5. Vittali HP (1965) Die biologischen Grundlagen der Knochentransplantation. Z Orthop 99:146–166
6. Weber BG, Čech O (1973) Pseudarthrosen. Huber, Bern Stuttgart Wien

Tierexperimentelle Untersuchungen zur Unterkieferersatzplastik in Abhängigkeit von Verplattungssystem und Beschaffenheit des Transplantatlagers

G. Habel, B.A. Rahn, S.M. Perren und E. Krüger

Das Ziel der osteoplastischen Unterkieferrekonstruktion ist die rasche Wiederherstellung von Funktion und Form. Die frühe, ungestörte Transplantatinkorporation in ausgedehnten Defekten, wie sie sich nach traumatogenen, tumorösen, cystischen oder osteomyelitischen Prozessen ergeben können, gelingt am besten mit dem autologen Beckenspan [1, 2, 4, 5]. Die Forderungen nach einem optimalen, ersatzstarken Transplantatlager lassen sich hinsichtlich Vascularität und erreichbarer Stabilität in der Kieferregion nur mit Einschränkungen erfüllen. Das Transplantatlager interessierte uns speziell bezüglich seiner Bedeutung für die Spaneinheilung nach Anwendung verschiedener funktionsstabiler Osteosyntheseverfahren. Die Experimente wurden an einer Gruppe von 39 Schweizer Bergschafen durchgeführt, die in Bezug auf Rasse, Alter, Gewicht und Geschlecht homogen waren. Die Tiere lebten in Freiland- und Stallhaltung. Die Fütterung bestand aus Stroh, Mais- und Luzernewürfel. Als Implantate

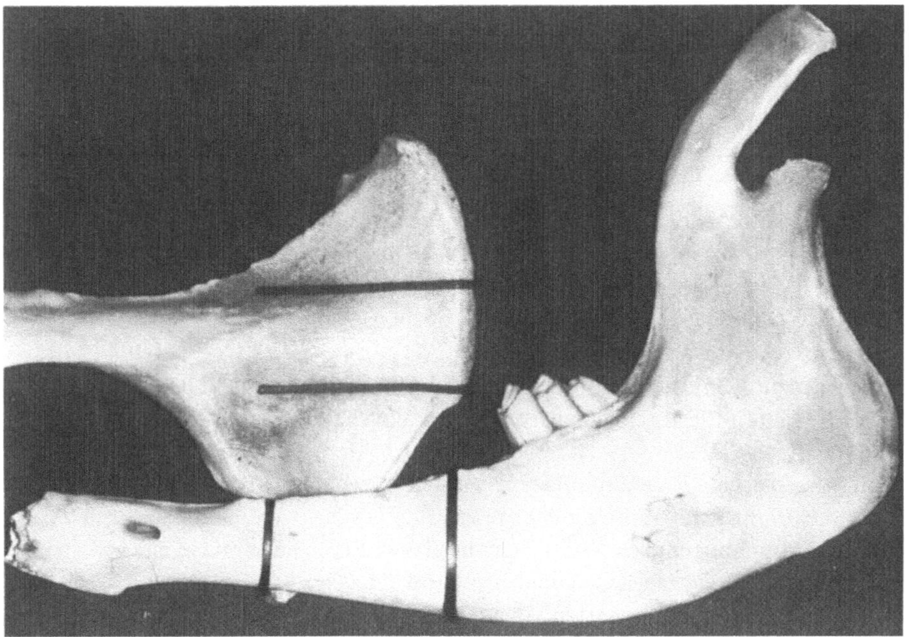

Abb. 1. Geplante Segmentresektion und Ersatzplastik durch Beckenspan

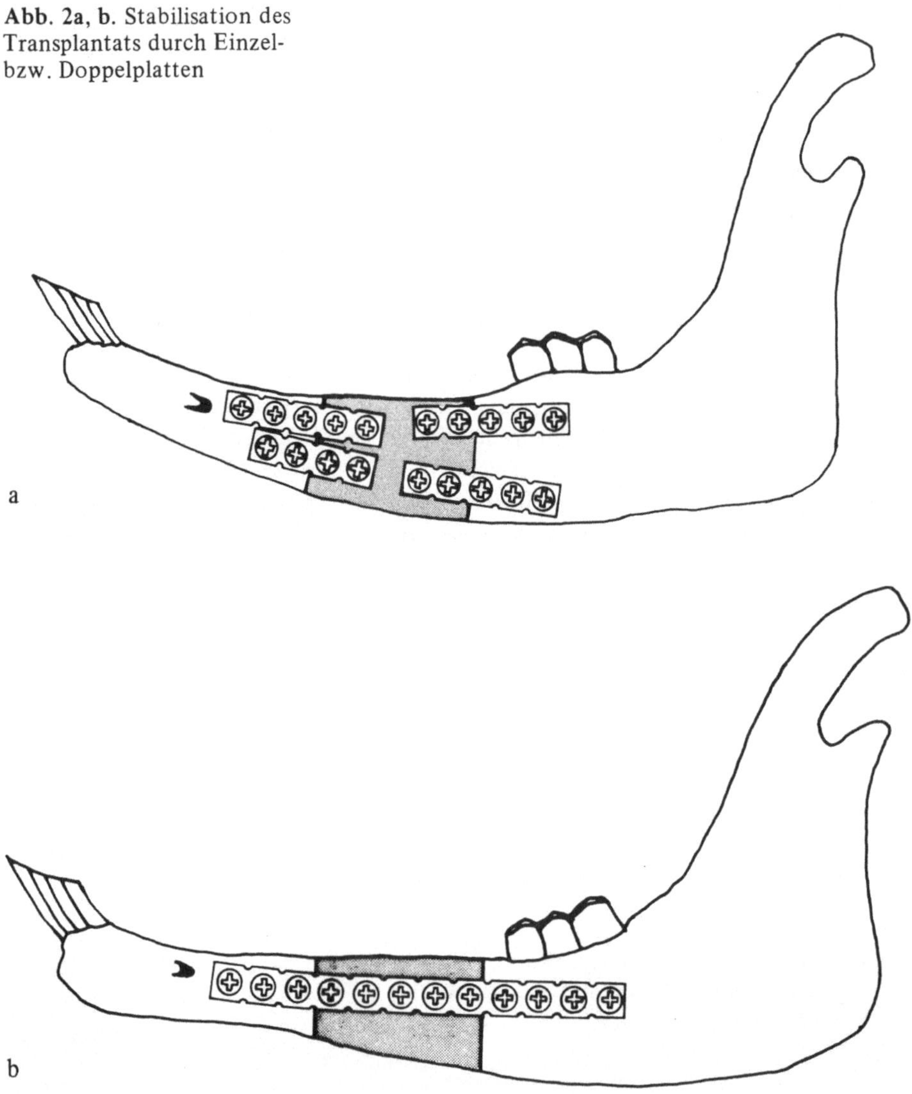

Abb. 2a, b. Stabilisation des Transplantats durch Einzel- bzw. Doppelplatten

dienten gerade, schmale Rekonstruktionsplatten mit 4, 5 und 12 Löchern (AO 245) sowie 2,7-mm-Corticalisschrauben mit Kugelkopf und Innensechskant von 10 bis 22 mm Länge (AO 202).

Im vorgesehenen Resektionsbereich wurden die Zähne auf transbukkalem Wege operativ entfernt. Drei Monate später resezierten wir ein 4 cm langes Unterkiefersegment im linken horizontalen Ast, 2,5 cm distal vom Foramen mentale und ersetzten es durch einen gleich langen Beckenknochen (Abb. 1). Zur Fixation dienten selbstspannende AO-Rekonstruktionsplatten. Diese überbrückten in einer Serie nur die beiden Osteotomiespalte; in einer anderen Serie überspannten sie das ganze Transplantat (Abb. 2a, b).

Auf postoperative Saugdrainage, Antibiotika und temporäre intermaxilläre Ruhigstellung wurde verzichtet.

Die Beobachtungen erstreckten sich in verschiedenen Serien auf 6, 12, 24 und 52 Wochen. Während dieser Zeit wurde der klinische und radiologische Verlauf überwacht und polychrome Sequenzmarkierungen mit den Fluorochromen Xylenolorange, Calceingrün und Tetracyclin durchgeführt [3]. Präterminal erfolgte die Darstellung der Durchblutungsverhältnisse mit Disulphinblau und der Gefäßzeichnung mit Micropaque. Zur histologischen Aufarbeitung des vorbereiteten Transplantatlagers gelangten an Stelle der Kieferstumpfenden Querschnitte der benachbarten Resektatregion. Die Knochenaktivität nach Einheilung des Transplantates studierten wir an Querschnitten aus den Kieferstümpfen und an Längsschnitten aus der Kontaktzone von Transplantat und Kiefer. Die fluorescenzmikroskopische Auswertung erfolgte an unentkalkten in Methylmetacrylat eingebetteten, 60 μm dicken Schliffpräparaten unter Blaulichtanregung.

Postoperativ zeigten sich keine Störungen bei der Nahrungsaufnahme, noch auffällige Gewichtsveränderungen. Das Transplantat war in 16 Fällen reizlos eingeheilt. In komplizierten Fällen fand sich ein reaktionsloses Transplantat infolge von Instabilität (14), Infektion (6) und Schleimhautdehiscenz (3). Eine höhere Anzahl von Komplikationen ließ sich unter beiden Operationsmodellen nach Doppelverplattung feststellen.

Instabile Verhältnisse kündigten sich durch gehäufte und frühzeitige Schraubenlockerungen an. Das Transplantat wurde in der Regel verworfen, wenn die Operation bei primär bestehender Schleimhautfistel durchgeführt wurde oder sekundär in der frühen Einheilungsphase eine Schleimhautdehiscenz aufgetreten war. Bei Infektheilungen konnten wir nicht selten eine klinisch stabile Defektüberbrückung durch Callusgewebe beobachten.

Transplantatlager z.Z. der Resektion

Drei Monate nach operativer Zahnentfernung war es in der Regel zu einem vollständigen Durchbau der Alveolen mit Geflechtknochen und Ausbildung einer intakten Schleimhautdecke gekommen. Der durch modellierende Osteotomie teilweise eingeebnete Alveolarknochen wurde nicht wieder aufgebaut. In Zonen vorausgegangener Periostatablösung fanden sich subperiostale Knochenauflagerungen. Das Knochenlager bestand mesial vorwiegend aus einem dicken Kompaktarohr, das den weitlumigen Mandibularkanal umschloß. Distal dagegen zeichnete sich der Kieferquerschnitt durch seine zweifache Ausdehnung, überwiegend spongiösen, intensiv blau anfärbbaren Knochenanteil und eine alveolär breit offene, schmalere Kompaktazone aus (Abb. 3).

Das Weichteillager bestand im alveolären Bereich (15—25% des Umfanges) aus einer derben, ca. 2 mm starken, fest auf der knöchernen Unterlage haftenden, nur schwach blau anfärbbaren Narbenschleimhaut. Darüber hinaus fanden sich in weiteren Bereichen des Weichteilmantels durch die Voroperation bedingte fibrös-narbige Veränderungen. In einigen Fällen waren Perforationen in der Kammschleimhaut nachweisbar.

104

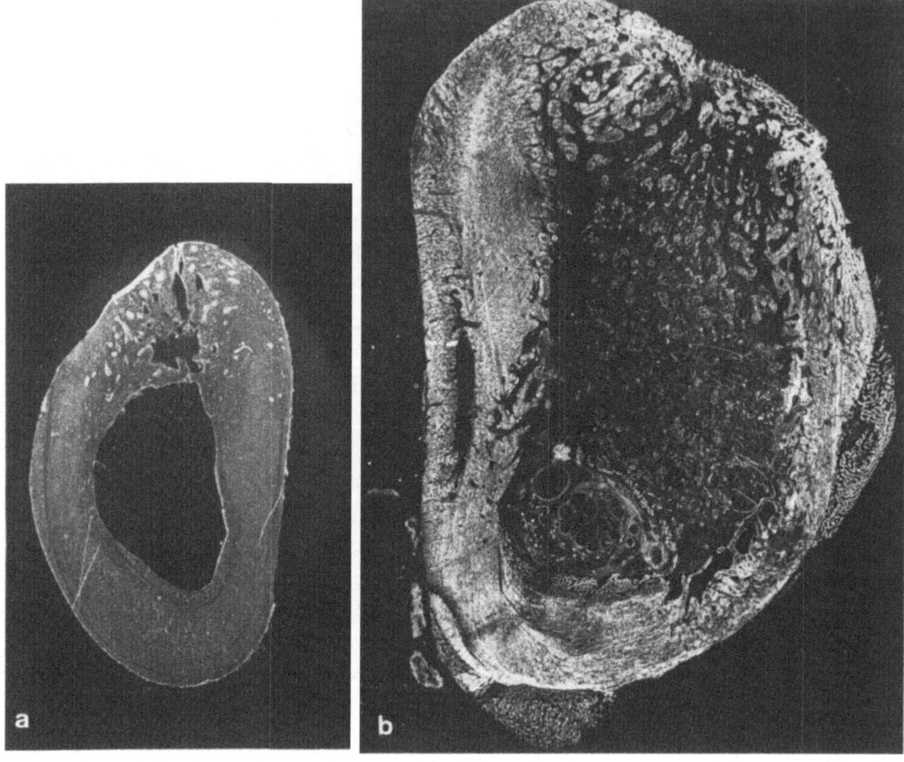

Abb. 3a, b. Transplantatlager. Kieferquerschnitt a mesial, b distal (1:15)

Transplantatlager z.Zt. der Explantation

Bei erfolgreicher Transplantation traten in unmittelbarer Nachbarschaft der Osteotomiestelle intensive Knochenumbauprozesse auf, die sich noch deutlich bis zu einer Entfernung von 0,5—1 cm nachweisen ließen. Diese zeigten sich einerseits in der Entstehung von Resorptionslakunen und -kanälen, besonders auffällig an den Stumpfenden und im Kompaktabereich, zum anderen in konzentrischer Auffüllung der Kanäle mit neuen Knochenlamellen. Der Höhepunkt dieser Knochenaktivitäten fiel in die Zeit 6—12 Wochen nach der Osteotomie. Gegenüber dem mesialen Spanlager fanden sich im Bereich des distalen Kieferstumpfes deutlich intensivere Knochenveränderungen sowohl in den schmalen kompakten als auch besonders in den hier vorhandenen spongiösen Knochenbezirken (Abb. 4).

Die durch Fluorescenzmikroskopie nachgewiesenen Knochenaktivitäten fanden sich übereinstimmend in Arealen, die sich durch Disulphinblau intensiv anfärben ließen.

Das Weichteillager in der Transplantatregion zeichnete sich in allen Schichten durch eine homogene, intensive Disulphinblaufärbung aus. In der Umgebung des Knochenspans kam eine annähernd spindelförmige, netzartig verdichtete Gefäßzeichnung zur

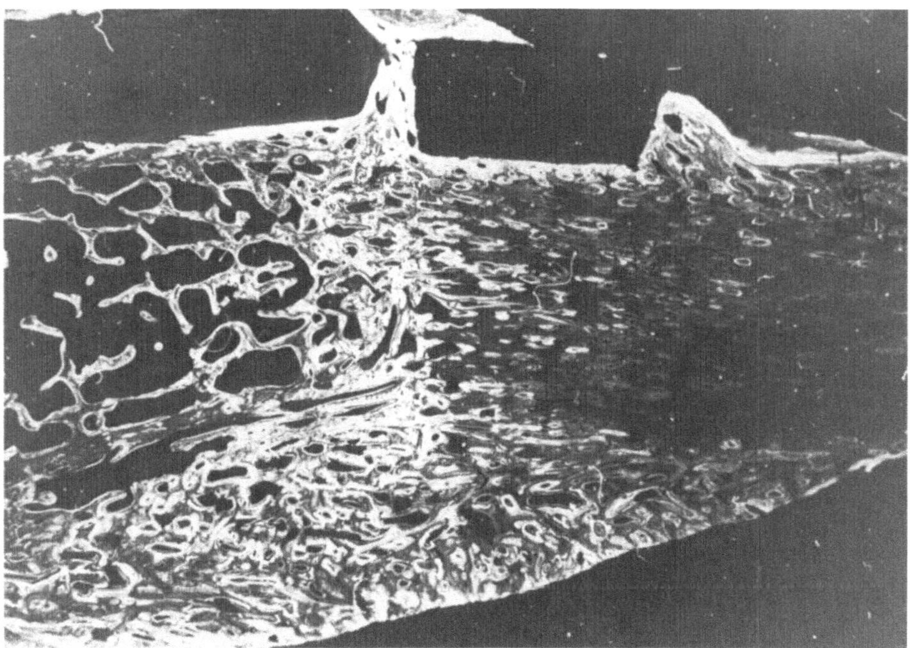

Abb. 4. Längsschnitt durch Transplantat (links) und Kieferstumpf (rechts). Intensive Knochenaktivitäten (weiß) im Nahbereich der Anlagerungszone (1:6)

Darstellung. Beim Auslösen des Spanes aus seinem Weichteillager ließen sich vermehrt in den Knochen einstrahlende Gefäßbindegewebszüge präparieren.

Diskussion

Bei ausgedehnten Kontinuitätsdefekten des Unterkiefers wird heute der funktionsstabil fixierte autologe Beckenspan zum osteoplastischen Ersatz bevorzugt. Der Erfolg der Transplantation hängt dabei im wesentlichen von lokalen Faktoren ab, wie sie sich durch die Vascularität des Spanlagers und Stabilität der Fixation repräsentieren.

Einer raschen Revascularisation und damit Inkorporation eines ausgedehnten Transplantates sind, wie wir mit der Disulphinblaumethode zeigen konnten, Grenzen gesetzt: Die Kieferstümpfe bestehen im wesentlichen aus wenig vascularisiertem kompaktem Knochen. Fluorescenzmikroskopisch fanden wir eine durch die Verletzung des Knochens provozierte Reaktivierung. Dabei scheint initial resorptiven gegenüber produktiven Prozessen eine größere Bedeutung zuzukommen als bei Transplantatregionen anderenorts. Eine Erklärung hierfür sehen wir in der besonderen Beschaffenheit des Weichteillagers, das keinen vollschichtigen Gewebemantel darstellt, sondern einseitig von einer dünnen Narbenschleimhaut gebildet wird. Das Transplantatbett befindet sich in einer voroperierten Region. Mit der Kontinuitätsresektion ist eine Durchtrennung der Mandibulargefäße verbunden. Daraus folgert ein vasculär insuffizientes, bradytrophes, d.h. ersatzschwaches Kieferlager. Eine Verbesserung dieser ungünstigen vasculären Verhältnisse ist bekanntlich schon aus Mangel an ortsständigem Weichteilgewebe selten möglich. Einen hohen Stellenwert haben Maßnahmen, die eine störungsfreie Revascularisation ermöglichen. Die Verhütung von Infekten, Schleimhautdehiscenz und Instabilität erscheint daher vordringlich.

Zur Stabilisation ausgedehnter Knochentransplantate stehen grundsätzlich zwei biomechanisch verschiedene Verplattungsmöglichkeiten zur Verfügung, die eine Transplantatheilung unter normaler Kaubelastung oder unter „stress protection" zulassen. Heilungsunterschiede dieser beiden Operationsmodelle ließen sich im standardisierten Tierexperiment feststellen. Dabei zeigte sich eine signifikant höhere Komplikationsrate nach Doppelverplattung; als deren häufigste Ursache wurden frühauftretende, gehäufte Schraubenlockerungen besonders im Bereich des corticospongiösen Transplantats erkannt. Von beiden Methoden scheint demnach die Stabilisierung mit einer durchgehenden Platte das sicherere Verfahren zu sein.

Zusammenfassung

Die Bedeutung des Transplantatlagers für die Spaneinheilung wurde nach Anwendung verschiedener funktionsstabiler Osteosyntheseverfahren tierexperimentell untersucht. Das ersatzschwache Weichteil- und Knochenlager erwies sich besonders anfällig für Komplikationen, wie z.B. Schleimhautdehiscenz, Infektion und Instabilität. Die signifikant größere Komplikationsrate nach Doppelverplattung läßt eine bevorzugte Anwendung des durchgehenden Einplattensystems geraten erscheinen.

Literatur

1. Höltje WJ (1976) Tierexperimentelle Untersuchungen über die unterschiedliche Einheilung von autologen Rippentransplantaten in Abhängigkeit von ihrer Größe. Fortschr Kiefer Gesichtschir 21:45
2. Partsch K (1922) Über die Erfolge der Wiederherstellung des Kieferbogens durch Autoplastik. Zentralbl Chir 49:223
3. Rahn BA (1976) Die polychrome Sequenzmarkierung. Intravitale Zeitmarkierung zur tierexperimentellen Analyse der Knochen- und Dentinbildung. Habilitationsschrift, Davos 1976
4. Reuther JF (1977) Druckplattenosteosynthese und freie Knochentransplantation zur UK-Rekonstruktion. Experimentelle und klinische Untersuchungen. Habilitationsschrift, Mainz 1977
5. Spießl B (1976) Grundsätzliches zur Knochentransplantation. Fortschr Kiefer Gesichtschir 20:14

Die Nase als Transplantatlager für Composite-Grafts

C. Walter und A. Krüger

Charakteristik und Schönheit des Gesichts werden in nicht zu übersehender Weise von der Form der Nase geprägt. So nimmt es nicht Wunder, daß dieser Teil des menschlichen Antlitzes als sein prominentester Teil häufig Traumen ausgesetzt ist. Zu diesem sind nicht nur Unfälle zu zählen, sondern auch Eingriffe, die der Beseitigung von Krankheitsfolgen oder der Korrektur äußerer Verbildungen dienen.

Neben diesen Geschehnissen kann es nicht ausbleiben, daß auch andere Ursachen zu Verbildungen oder teilweisen Zerstörungen der Nase führen, die der plastisch-chirurgisch tätige Chirurg wieder ausgleichen soll. Auf diese Weise gewinnt die Nase als Transplantatlager Bedeutung.

Wir sollten hierbei drei Unterscheidungen treffen:

1. der äußere Nasenbereich, der entweder nur die Weichteilstruktur betrifft und weitergehende Deformitäten, welche das Gerüst oder einen Teil desselben einschließen,

2. den Nasenbereich und

3. die endonasalen Luftwege.

Der äußere Nasenbereich

Da die freie Transplantation von Haut und mehr noch die von Haut und Knorpel (aus der Ohrmuschel, Abb. 1) Einheilungsprobleme mit sich bringen, sollte man bei der Planung eines solchen Vorgehens sorgfältig abwägen, ob der Bereich der Nase, für den die Transplantation vorgesehen ist, auch dafür geeignet ist. Composite Grafts verlangen ein gut durchblutetes Bett, da sie in den ersten 24–48 Std. auf die Plasmazirkulation und die Inosculation der kleinen Gefäße zum Überleben angewiesen sind.

Stark vernarbte oder vorbestrahlte Zonen sind sicherlich nicht dafür zu verwenden und sollten auf andere Weise versorgt werden. Ich rate hier zu vorsichtiger Excision der Narben und die Behandlung des Wundbettes mit granulationsfördernden Mitteln, wie z.B. Perubalsam oder der von Andina vorgeschlagenen modifizierten Tanninlösung. Temporäre Abdeckung des deformierten Bezirkes mit Spalthaut wird auch Monate später die Möglichkeit der Hautabschleifung und des Overgraften mit zusammengesetzten Transplantaten eröffnen. Besonders bei Defekten im Nasenflügelbereich sollte die Haut des Wirtsgewebes sowie die des Transplantates schräg geschnitten werden,

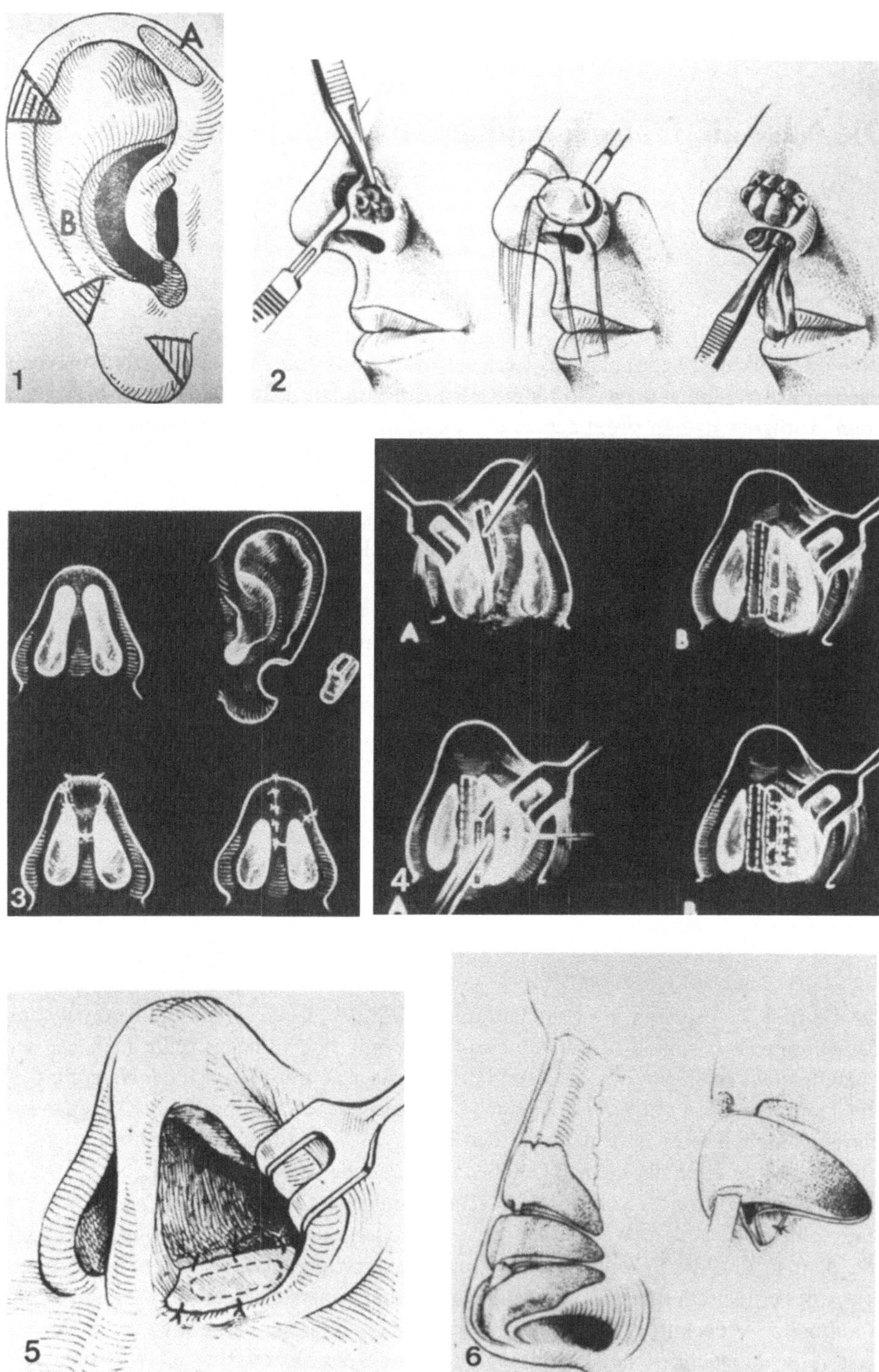

Abb. 1—6. Entnahme von Composite Grafts vom Ohr und Transplantationsmöglichkeiten zur Nase [2]

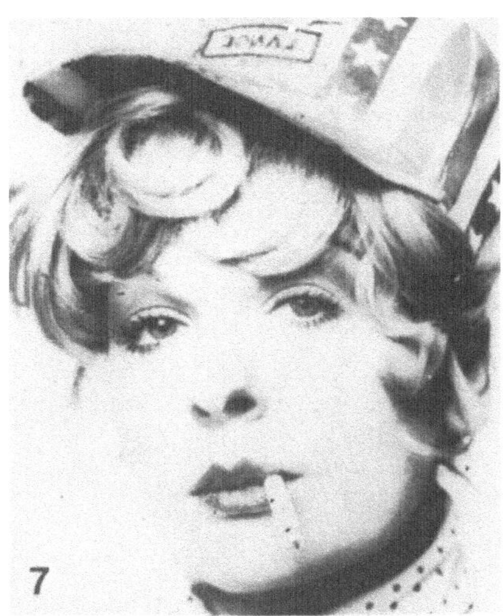

Abb. 7. Patientin mit etwas breiter
Nasenspitze

um die gefäßführende Auflagefläche für die Verbindung zum Haut-Knorpel-Transplantat weitestmöglich zu verbreitern (Abb. 2 u. 3).

Der gestielten Plastik wird man gerade in vorbestrahlten Partien der Nase, bei der die Strahlenfolgen zur Hyalinisierung des Gewebes mit Schädigung (oder Obliteration) der Arteriolen geführt haben, besonderes Augenmerk für die Defektdeckung zuwenden.

Der Nasenstegbereich

Die Columella als Transplantatlager läßt sich auf zwei Weisen verwenden.

Einmal ist es der Transfixionsschnitt, der es erlaubt, Teile des crus inferior als Transplantat dazwischen zu setzen und damit eine retrahierte Columella zu normalisieren. Für die Verlängerung der Columella dagegen sollte man horizontal incidieren und den durch das Auseinanderziehen der Wundränder entstandenen Zwischenraum durch ein Composite Graft aus dem postauriculären Gebiet versorgen.

Wir mußten erkennen, daß zusammengesetzte Transplantate, die unter Druck stehen, Schwierigkeiten bei der Einheilung aufweisen. Deshalb haben wir in letzter Zeit ein solches Transplantat durch einen zentral eingesetzten Knorpelstreifen von der Druckbelastung befreit. Der überstehende Knorpel wird cranial und caudal zwischen die Crura media eingesetzt. Dadurch läßt sich das Haut-Knorpeltransplantat unter leichter Spannung, die erwünscht ist, einnähen (Abb. 4).

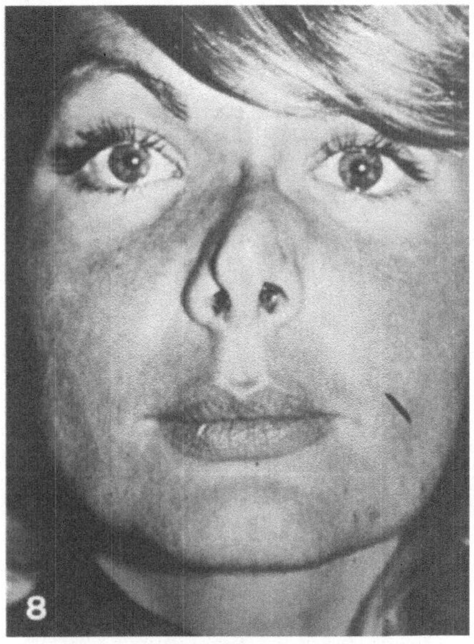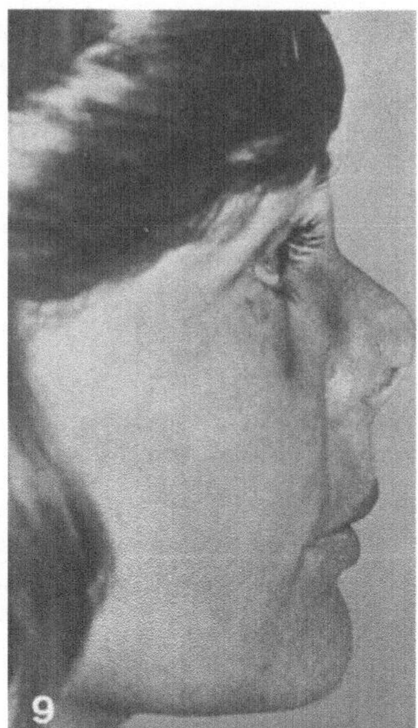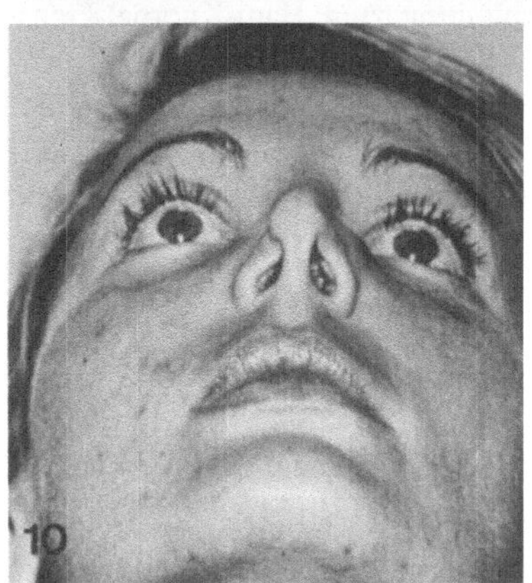

Abb. 8—10. Zerstörte Nase nach mehreren extern durchgeführten Nasenoperationen

Die endonasalen Luftwege

Endonasale Strikturen sind immer schwer zu beseitigen, zumal die Schrumpfungsneigung des Gewebes in einer Körperhöhle groß ist.

Seit der endonasalen Verwendung von Composite Grafts, auf die Schmid, Meyer, S. Walter und wir hingewiesen haben, lassen sich aber mit Aussicht auf Erfolg Korrekturoperationen ausführen.

Wir excidieren endonasale Narben und dünnen das Narbengewebe aus, wobei die zurückbleibenden Hautteile zur Columella oder zur Seite geschlagen werden. Ein Conchahautknorpeltransplantat mit Perichondrium wird dann in den entstandenen Defekt eingesetzt. Dieser kann auf dem Nasenboden oder im Dombereich liegen

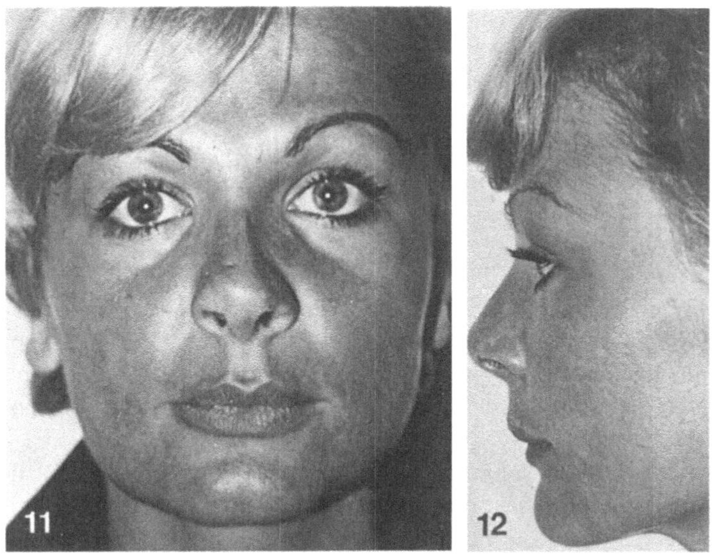

Abb. 11 und 12. Postoperatives Bild nach Wiederherstellung unter Verwendung von Composite Grafts aus der Ohrmuschel

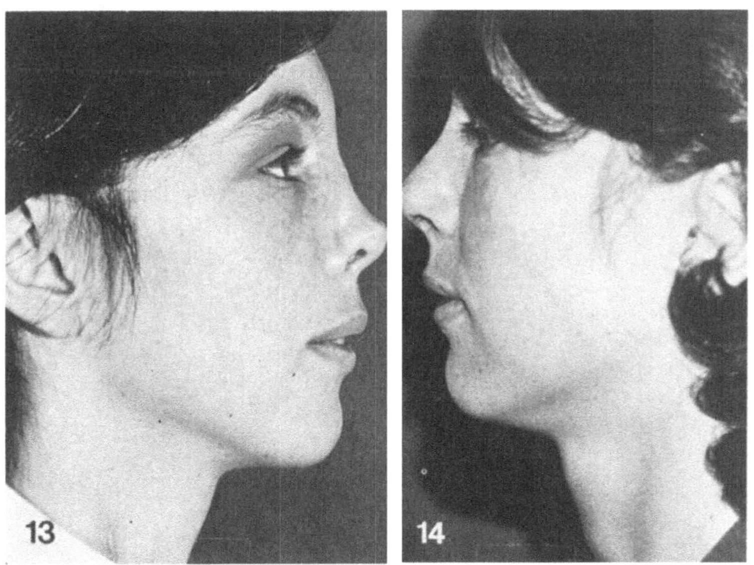

Abb. 13. Sattel-Kurznase nach andernorts ausgeführter Operation und postoperativem Infekt

Abb. 14. Nach Wiederherstellung unter Verwendung von Composite Grafts

(Abb. 5). Die trotz ausgedehnter Narben immer noch gut durchblutete Haut erlaubt es dem Operateur, gerade in und an der Nase Dinge zu tun und Transplantationen zu wagen, die an anderen Körperstellen als Leichtsinn zu bezeichnen wären.

Zur Verlängerung der Nase wird die Nasenhaut weit bis in die Umgebung unterminiert, damit sie weitmöglichst gezogen werden kann. Dann wird an der cranialen Septumkante eine Knorpelelexcision vorgenommen, damit der deepithelisierte Mittelbereich des Hautknorpeltransplantates dort eingepaßt werden und sich nicht mehr verschieben kann (Abb. 6).

Die subcutanen Bereiche der Nase sind so gut mit Blut versorgt, daß von dieser Seite her keine Schwierigkeiten zu erwarten sind. Die Hautanteile des Transplantates werden sorgfältig mit denen des Wirtsgewebes durch monophile 6 x 0 Nylonnähte verbunden. Eine endonasale Tamponade für 5 Tage ist erforderlich und dann empfiehlt sich eine Salbennachbehandlung mit vorsichtigem stündlichem Tamponieren für weitere 3 Wochen.

Bei den Abb. 7–14 handelt es sich um prä- und postoperative Aufnahmen von Patienten, die nach Primäroperationen sekundär nach dem im Text beschriebenen Verfahren versorgt wurden.

Literatur

1. Andina F (1970) Die freien Hauttransplantationen. Springer, Berlin Heidelberg New York
2. Walter C (1972) Survey of the use of composite grafts. Otolaryngol Clin North Am 5:571–602

Gestielte Fettlappen als Transplantatlager zur Rekonstruktion knöcherner Strukturen des Mittelgesichts

H. Koch

Im Gegensatz zum Unterkiefer werden ausgedehnte Substanzverluste des Oberkiefers sehr selten rekonstruktiv ausgeglichen, obwohl die Indikation dazu aus funktionellen, ästhetischen und psychologischen Gründen die gleiche ist. Die anatomischen Besonderheiten der Knochen- und Weichteilstrukturen des Oberkiefers und seiner angrenzenden Regionen lassen sich nur schwer nachmodellieren, so daß Kompromißlösungen mit Weichteilrekonstruktionen, Defektprothesen und Epithesen allgemein bevorzugt werden.

Im folgenden wird gezeigt, daß auch Fälle mit großen Defekten im Oberkiefer, Jochbein- und Periorbitabereich ausschließlich unter Verwendung autologer Materialien zu rehabilitieren sind.

Das operative Vorgehen wird beispielhaft an einem Patienten demonstriert, der wegen eines schnell wachsenden ossifizierenden Myxofibroms (Abb. 1a und b) den gesamten linken Oberkiefer mit Jochbein, Flügelfortsatz und Orbitaboden sowie mit den angrenzenden Weichteilen einbüßte. Defektprothese und Bulbusstütze mußten schon bald postoperativ entfernt werden. Narbenkontrakturen hatten zu hartnäckigen Dekubitalulzera geführt. So entwickelte sich eine schwere Deformierung des Mittelgesichts mit Bulbustiefstand von 7,5 mm, Enophthalmus, Schlußunfähigkeit der Lider und Diplopie (Abb. 2a und b). Obwegeser [1] hat ähnliche Fälle demonstriert.

Nach einem rezidivfreien Intervall von einem Jahr wurde zunächst der Gaumendefekt mit Rotationslappen doppelschichtig verschlossen. Danach mußte zunächst

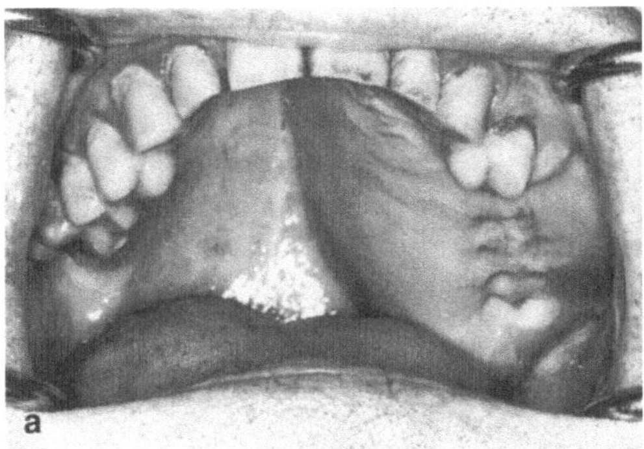
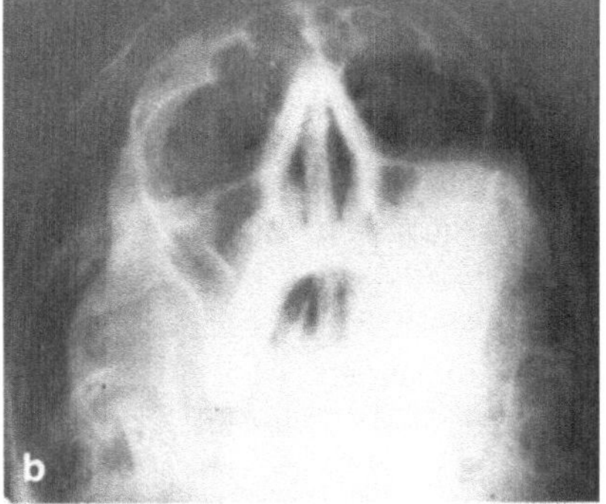

Abb. 1. a Pat. S., K. 43 J.: Tumorausdehnung intraoral am 23. 7. 1974, b das Röntgenbild zeigt die Tumorausdehnung im Oberkiefer und Jochbeinmassiv

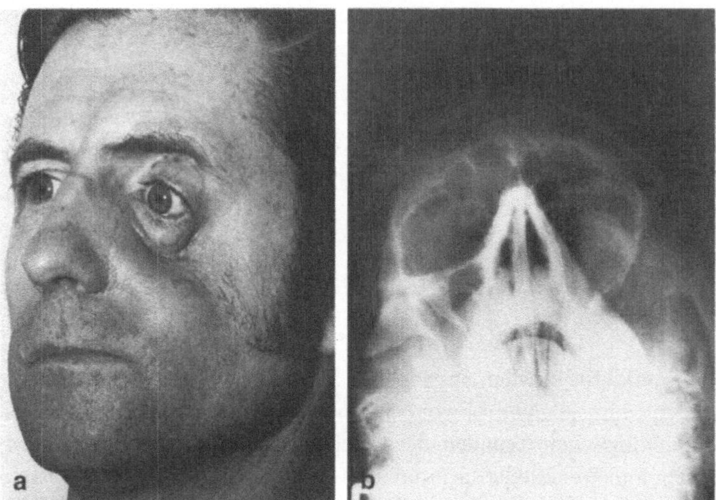

Abb. 2. a Zustand nach Hemimaxillektomie mit schwerer Deformierung, Bulbustiefstand und Enophthalmus, **b** röntgenologisches Ausmaß der Resektion

ein geeignetes Lager für die Aufnahme von Knochentransplantaten zur Wiederherstellung des Orbitabodens, der Mittelgesichtskonturen und des Alveolarfortsatzäquivalents geschaffen werden. Denn nach Ablösung der stark narbig geschrumpften Wangenhaut entstand unter dieser Weichteildecke ein Hohlraum, der medial von der Apertura piriformis, caudal von der fibrösen Gaumenplatte, cranial von der Tenonschen Kapsel und distal vom Spatium retromaxillare begrenzt war. Zur Auffüllung derartiger Defekte sind voluminöse Fernlappen nötig [1, 3, 4, 5], die nach Möglichkeit unter Benutzung bereits bestehender Narben geschält eingelagert werden (Abb. 3). Lentrodt hat 1969 [2] experimentell gezeigt, daß gestieltes Fettgewebe wegen seiner guten Vascularisation praktisch keiner Schrumpfung unterworfen ist. Es empfiehlt sich dennoch, mit Überschüssen zu arbeiten. In unserem Fall konnte bereits allein dadurch der Bulbusstand egalisiert werden.

Für den Transport und die Fixation des einheilenden Lappens benutzten wir einen modifizierten Kopfgibs, der dem Schultergelenk die erforderliche Bewegungsfreiheit läßt. So kann der Lappen 8 bis 10 Wochen gestielt bleiben, um eine spätere Fettgewebsschrumpfung des geschält einheilenden Lappenteils zu minimieren.

Nach Abtrennung und vollständiger Einheilung empfiehlt sich aus dem gleichen Grunde, eine Konsolidierungsphase von einem viertel Jahr bis zur Knochentransplantation abzuwarten. Dann wird die Wangenhaut in der alten Narbe aufgetrennt, das Transplantatlager nach Erfordernis modelliert, die jeweilige Anlagerungsstelle des Gesichtsschädelskeletts dargestellt und autologer Rippenknochen in folgender Reihenfolge transplantiert (Abb. 4):

1. der obere Transversalbogen von der Apertura piriformis zum Restkörper des Jochbeins bzw. Jochbogens als infraorbitaler Stabilisator;

2. der untere Transversalbogen aus mehreren gebündelten aufgesplitteten Rippteilen vom proximalen Alveolarfortsatzstumpf wenn möglich zum Prozessus pterygoideus als Alveolarfortsatzäquivalent zur späteren Aufnahme der Prothese;

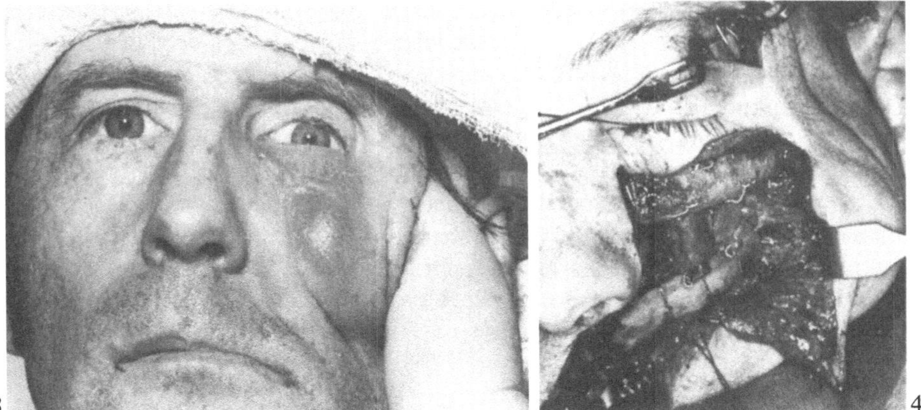

Abb. 3. Auffüllung des ausgedehnten Weichteildefekts mit einem gestielten Fettge-
webstransplantat; Anhebung des Bulbus
Abb. 4. Operationssitus bei osteoplastischer Rekonstruktion

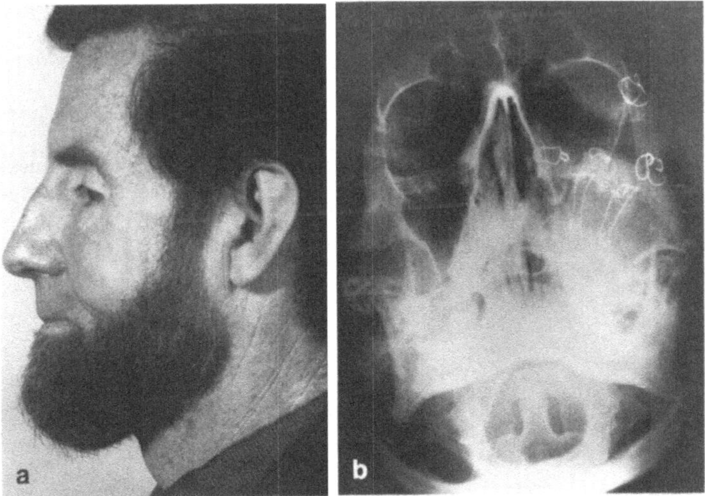

Abb. 5. a Zustand 20 Monate nach Rekonstruktion, **b** entsprechendes Röntgenbild

3. senkrechter Stützbogen vom Processus cygomatico frontalis zum oberen Transversalbogen zur Rekonstruktion der lateralen Orbitabegrenzung;

4. mehrere senkrechte Stabilisatoren zwischen den oberen und unteren Transversal-
bögen als faciale Weichteilstütze und

5. Unterfangung des Bulbus mit geplitteten Rippen vom oberen Transversalbogen
bis in die Tiefe des Orbitatrichters.

Komplizierende Risiken für die primäre Einheilung des Knochens werden dadurch
wesentlich verringert, daß Mund- und Nasenhöhle zum Transplantatlager geschlossen
bleiben und der Knochen von Weichteilen dicht eingescheidet wird.

Nach frühestens einem halben Jahr schließen sich die Vestibulumplastik und prothetische Versorgung sowie etwa notwendige Feinkorrekturen der Bulbusstellung an, die in diesem Falle aus beruflichen Gründen noch ausstehen. Zwanzig Monate nach der Rekonstruktion ist das Knochengerüst klinisch stabil, das Fettgewebe ist nicht geschrumpft. Röntgenologisch zeigen die Knochentransplantate keine Resorptionserscheinung (Abb. 5a und b).

Nach den bisherigen Erfahrungen ist gestielt verpflanztes Fettgewebe als Transplantatlager ortsständigen Geweben vergleichbar. Es ermöglicht auch große Rekonstruktionen im Oberkiefer- und Mittelgesichtsbereich. Gute funktionelle und ästhetische Ergebnisse rechtfertigen den großen Aufwand und die Ausweitung der Indikationsstellung vor allem bei jüngeren Patienten.

Literatur

1. Edgerton MT, Devito RV (1961) Reconstruction of palatal defects resulting from treatment of carcinoma of palate, antrum or gingiva. Am J Plast Reconstr Surg 28:306
2. Lendrodt J (1969) Die gestielte Fettgewebstransplantation. Hanser-Verlag, München
3. Obwegeser H (1973) Late reconstruction of large maxillary defects after tumorresection. J Maxillofac Surg 1:19
4. Schmid E (1956) Zur Wiederherstellung des Mittelgesichts nach Entwicklungsstörungen und Defekten des knöchernen Unterbaues. In: Fortschr Kiefer- u Gesichtschir Bd II, Thieme, Stuttgart p 240
5. Schuchardt K (1944) Rundstiellappen in der Wiederherstellungschirurgie des Gesichts-Kieferbereichs. Thieme, Leipzig

II. Die Bedeutung des Lagers für Sehnen-, Nerven- und Hauttransplantationen

Die Bedeutung des Lagers für Sehnentransplantationen

M. Trauner

Wenn man über die Bedeutung des Lagers für Sehnentransplantationen sprechen soll, ist das gleichbedeutend mit der Frage: Ist es möglich, unter Erhaltung der Vitalität eines Sehnentransplantates die Wiederherstellung seiner Gleitfähigkeit zu erreichen:

Eine Sehnennahtstelle heilt immer auf dieselbe Weise: Granulationsgewebe mit Gefäßen und Fibroblasten wächst von der Sehnenscheide oder dem umgebenden Gewebe ein und wird im weiteren Verlauf zu Narbengewebe umgewandelt [1, 20]. Dies bedeutet in jedem Fall die Ausbildung von mehr oder minder ausgedehnten Verwachsungen. Wir können nur versuchen, diesen von der Natur vorgegebenen Heilungsprozeß durch unsere chirurgischen und krankengymnastischen Maßnahmen günstig zu beeinflussen. Von der Sehne oder dem Sehnentransplantat gehen keine wesentlichen Reparationsvorgänge aus [1]. Es kommt darauf an, daß möglichst lockeres, wenig vascularisiertes Narbengewebe entsteht, welches der Gleitbewegung der Sehnen keinen zu starken bzw. unüberwindlichen Widerstand entgegensetzt [1].

Solange die Sehnennaht in lockerem verschieblichen Bindegewebe zu liegen kommt, werden entstehende Verwachsungen sich von selbst lockern, oder durch geeignete Nachbehandlungsmaßnahmen dehnen lassen. Auch ermöglicht die Verschiebung der Sehne gegenüber dem umgebenden lockeren Gewebe eine bessere Gleitfähigkeit derselben.

Im Bereich geringer Gleitamplitude der Sehnen wie z.B. an deren Ansatzstellen am Knochen haben Verwachsungen selbstverständlich keine Bedeutung.

Die kritische Region der Hand ist, wie Sie alle wissen, der enge osteofibröse Kanal an der Beugeseite des Daumengrundgelenkes und an der Beugeseite der Langfinger von der Hohlhandbeugefalte bis zum Ansatz der oberflächlichen Beugesehen am Fingermittelglied. In diesem Bereich verlaufen beide Beugesehnen in einem engen Kanal wie Kolben in einem Zylinder und haben noch dazu ungleich große Gleitamplituden. Zusätzlich ist die Blutversorgung der tiefen Beugesehne an dieser Stelle besonders empfindlich.

Im Gegensatz zur normalen Blutversorgung der Sehnen über eine mesenteriumähnliche Bindegewebsduplikatur und gleichmäßig über den ganzen Sehnenquerschnitt verteilten Arteriolen und Venolen erfolgt hier die Blutversorgung über die Vincula breves und longes durch die oberflächliche Beugesehne hindurch, und im volaren Anteil der tiefen Beugesehne fehlen die axial verlaufenden Gefäße [1].

Entweder durch Zurückschnellen der durchtrennten proximalen Sehnenstümpfe nach dem Trauma oder durch Resektion der oberflächlichen Beugesehne, durch die hindurch ja die Gefäße zur tiefen Beugesehne ziehen, wird dieselbe in der kritischen Zone ihrer Ernährung beraubt.

Auch begleitende Gelenksverletzungen, Knochenbrüche und Nervenverletzungen sind an dieser Stelle häufig und komplizieren die Situation.

Sterling Bunnell [2] beeinflußt durch seine eigenen, wie er sagte, unberechenbaren Ergebnisse nach Primärnaht in dieser Region und durch die in der Regel erfolglosen Versuche der Chirurgen seiner Zeit, und ich möchte hinzufügen auch teilweise noch in unserer Zeit, die zu exzessiven Verwachsungen führten, hat für diese Zone den berühmten Begriff des *Niemandslandes* geprägt und die freie Sehnentransplantation als ein chirurgisches Prinzip etabliert.

Durch Verlagerung der distalen Sehnennaht an die Ansatzstelle der tiefen Beugesehen am Fingerendglied, einer Stelle geringer Gleitamplitude, und der proximalen Anastomose in die Hohlhand oder den Unterarm in lockeres Gewebe, konnten die Ergebnisse in günstigen Fällen durch ihn und seine Schüler Boyes [8, 9] und Pulvertaft [18] und viele andere wesentlich verbessert werden.

Die Voraussetzungen hierzu sind in Tabelle 1 zusammengefaßt.

Tabelle 1. Einteilung nach Hunter [13] modifiziert nach Boyes [8]

Grad I	Intakte Weichteile, passiv freie Gelenksbeweglichkeit, geringe Narbenbildung.
Grad II	Kleinere Weichteilkontrakturen, tiefe Hautnarben.
Grad III	Passiv eingeschränkte Gelenksbeweglichkeit, durch Übungsbehandlung behoben.
Grad IV	Nervenverletzung mit trophischen Störungen, ausgedehnte Narben des Sehnengleitlagers. Durch Übungsbehandlung nicht voll behebbare Gelenkseinsteifungen.
Grad V	Multiple Weichteilverletzungen und Gelenkseinsteifungen mehrerer Finger, Kombinationen von Verletzungen eines Fingers ohne Einteilungsmöglichkeit in Gruppe II, III und IV, Durchtrennung beider volarer Fingernerven.

In den übrigen Fällen brachte die alleinige Sehnentransplantation auch in den besten Händen keine Fortschritte, da die Sehnentransplantate in dem meist ausgedehnten Narbengewebe wieder festwuchsen und durch die eingeschränkte Gelenksbeweglichkeit nicht genügend mobilisiert werden konnten. Bei Durchtrennung eines oder mehrerer volarer Fingernerven und trophischen Störungen fehlte die genügende Kontrolle durch den Tastsinn.

Bereits 1910 wurde von Biesalski [7] versucht, durch Verpflanzung eines Celluloidröhrchens als Platzhalter die Bildung eines sehnenscheidenartigen Kanales zu erzeugen. Diese Versuche wurden von L. Mayer [14] unter Verwendung verschiedenster Materialien und von Milgram [16] durch Einpflanzen von Stahlimplantaten ohne Erfolg fortgesetzt.

Die Implantate waren entweder zu gewebsfeindlich oder zu starr.

Erst der erstmals von Carroll [11] und später besonders von Hunter [12] und in der Folge von vielen anderen Autoren [3, 4, 5, 6, 12, 17, 19, 21] beschrittene Weg der Vorpflanzung eines Silikon-Kautschuk-Stabes in seinen verschiedensten Modifika-

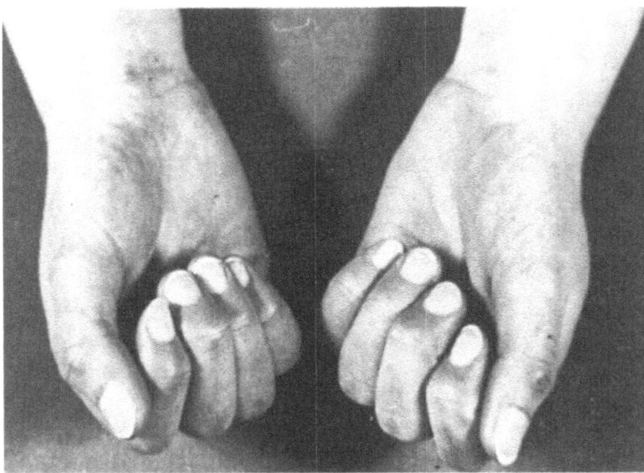

Abb. 1. Funktionsaufnahmen nach zweizeitiger Beugesehnenersatzplastik

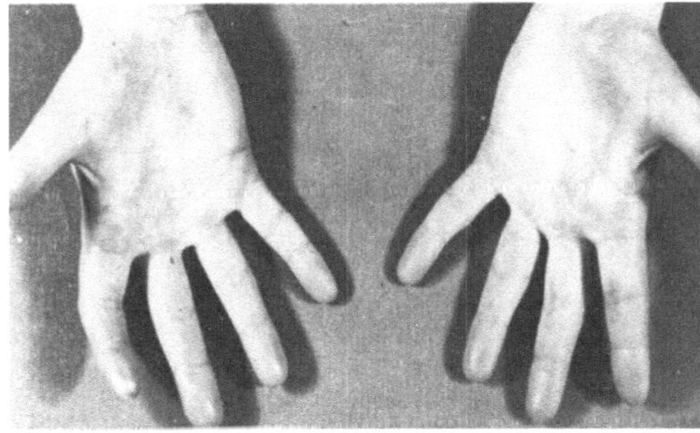

Abb. 2. Rechter Zeigefinger — akzeptables Ergebnis

tionen brachte einen wesentlichen Fortschritt in diesen sonst hoffnungslosen Fällen. Hierdurch wird ein mit umgewandelten Fibroblasten ausgekleideter sehnenscheidenähnlicher Kanal erzeugt, der eine zu schnelle Vascularisierung und somit Blockierung des Transplantates verhindert.

Bei der unter dem Namen zweizeitige Beugesehnenersatzplastik mit Vorpflanzung eines Silikon-Platzhalters allgemein ausgeführten Operation handelt es sich um eine ausgesprochene Rettungs-Operation, und die Indikationen hierfür sind die vor allem unter Grad IV der Einteilung nach Hunter [13] angegebenen Kriterien: Begleitverletzungen eines Fingernerven mit trophischen Störungen, ausgedehnte Narben des Sehnengleitlagers und durch Übungsbehandlung nicht voll behebbare Gelenkseinsteifungen. Weiter die Voraussetzungen nach Grad V: Multiple Weichteilverletzung und Gelenkseinsteifungen mehrerer Finger, Kombinationen von Verletzungen eines Fingers ohne Einteilungsmöglichkeit in Gruppe II, III und IV und Durchtrennung beider beugeseitiger Fingernerven.

Bei letzter Situation sollte man jedoch nur beim Daumen und beim Betroffensein mehrerer Finger eine Ersatzplastik anstreben.

Vielfache Versuche mit konservierten Homotransplantaten erbrachten keine Erfolge. Im Unterschied zum Knorpel, insbesondere wenn er als Füllmaterial verwendet wird, muß das Sehnentransplantat den biologischen und mechanischen Erfordernissen standhalten, und dies kann nur ein vitales autologes Transplantat.

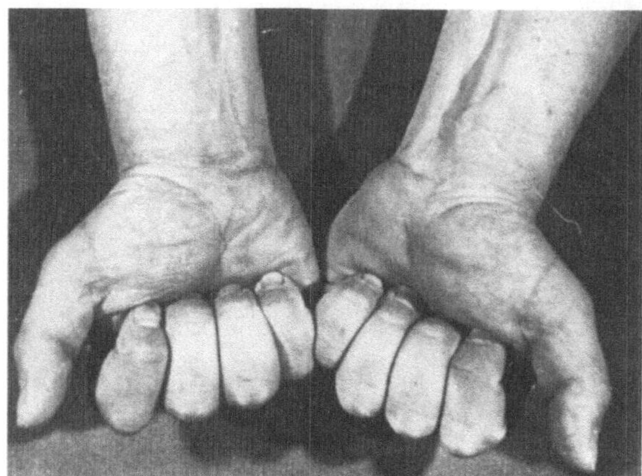

Abb. 3. Funktionsaufnahmen nach zweizeitiger Beugesehnenersatzplastik

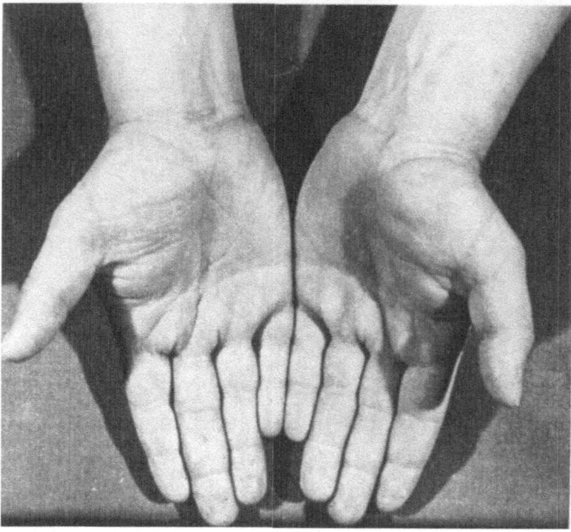

Abb. 4. Rechter Zeigefinger – sehr gutes Ergebnis

Bei einer zweizeitigen Beugesehnenersatzplastik sollten folgende Gesichtspunkte berücksichtigt werden. In der ersten Operation sollen alle Sehnenreste und Narbengewebe sowie die Sehnenscheide unter Erhaltung der drei Ringbänder excidiert werden. Zerstörte Ringbänder müssen in dieser Sitzung wiederhergestellt werden. Desgleichen müssen durchtrennte Fingernerven unter dem Operationsmikroskop genäht oder Defekte durch Kabeltransplantate ersetzt werden. Selbstverständlich müssen Frakturen konsolidiert und Gelenke so weit als möglich passiv mobilisiert sein.

Als Zugangsweg verwenden wir die Zig-Zag-Incision nach Bruner [10]. Ob man einen kurzen bis zur Hohlhand, oder einen langen bis zum Handgelenk reichenden Silikon-Platzhalter einlegt, hängt von der Operationssituation ab. Im allgemeinen wird ein langer Platzhalter bevorzugt. Er soll nur distal am Sehnenstumpf der Profundussehne befestigt werden und proximal frei enden. Man soll immer den Platzhalter mit dem größtmöglichen Durchmesser verwenden, muß sich aber von der freien Gleitfähigkeit desselben überzeugen.

Bei der zweiten nach 8 bis 10 Wochen durchgeführten Operation wird der Platzhalter durch ein freies Transplantat aus der Sehne des M. palmaris longus oder plantaris longus ersetzt. Es ist allgemein anerkannt, die Sehne ohne Paratenon zu verpflanzen. Wir bevorzugen für die distale Anastomose die Ausziehdrahtnaht nach Bunnell [2] und für die proximale Anastomose die Durchflechtungsnaht nach Pulvertaft [17].

Sehr kritisch ist die genaue Einstellung der Transplantatlänge. Sie muß immer in Ruhelage der Finger eingestellt und ein leichtes Nachgeben der Nahtstellen einkalkuliert werden.

Die zu transplantierende Sehne darf außer an den später zu resezierenden Enden kein einziges Mal mit einem scharfen Instrument berührt werden oder Kontakt mit der Haut haben. Weitere operationstechnische Voraussetzungen, wie atraumatisches Operieren im blutleeren Feld und sorgfältigste Blutstillung mit dem bipolaren Koagulator sind selbstverständliche und für den Erfolg unabdingbare Voraussetzungen. Nach 3wöchiger Ruhigstellung ist eine vorsichtige, langsam ansteigende Mobilisation mit aktiven Bewegungsübungen durch eine erfahrene Krankengymnastin für einen Erfolg ebenso wichtig.

Über experimentielle und klinische Untersuchungen des Transplantationslagers, über die Ultrastruktur neu gebildeter Sehenscheiden und die spezielle Technik sowie Ergebnisse der zweizeitigen Beugesehnenersatzplastik werden meine Nachredner noch referieren.

Zusammenfassung

Die Wiederherstellung der Gleitfähigkeit unter Erhaltung der Vitalität eines Sehnentransplantates ist wegen des von der Natur vorgegebenen Heilungsprozesses mit unvermeidbaren Verwachsungen ein schwieriges und trotz großer Fortschritte noch bei weitem nicht gelöstes Problem. Durch Verlagerung der Sehnennahtstellen außerhalb der gefährdeten Zonen und durch Vorpflanzung von Silikon-Platzhaltern mit vorübergehender Ausbildung einer Pseudosehnenscheide bei ausgedehnten Narbenstrecken sowie durch subtilste chirurgische Technik und sorgfältige Nachbehandlung sind wir trotzdem in der Mehrzahl der Fälle in der Lage, ein funktionell akzeptables Ergebnis, auch in schwierigen Fällen, zu erreichen (Abb. 1 und 2). Nahezu perfekte Ergebnisse sind jedoch selten (Abb. 3 und 4).

Literatur

Zusammenfassende Darstellungen

1. American Academy of Orthopaedic Surgens (1975) Symposium on tendon surgery in the hand. Philadelphia, Pennsylvania March 1974 C V Mosby, St. Louis
2. Bunnel St (1944) Surgery of the hand. J.B. Lippincott, Philadelphia

3. Flynn JE (1975) Hand Surgery. 2nd edn Williams and Wilkins, Baltimore
4. Schink W (1960) Handchirurgischer Ratgeber. Springer, Berlin Heidelberg New York
5. Wachsmuth W, Wilhelm A (1972) Die Operationen an der Hand. In: Kirschner M (Hrsg) Allgemeine und spezielle chirurgische Operationslehre. Springer, Berlin Heidelberg New York

Einzeldarstellungen

6. Bäuerle E, Reil P (1976) Ergebnisse und Erfahrungen nach 100 Baugesehnen-Transplantationen unter Verwendung des Silikonstabes. Unfallheilkd 79:513–521
7. Biesalsky K (1910) Über Sehnenscheidenauswechselung. Dtsch Med Wochenschr 36:1615–1618
8. Boyes JH (1953) Evolution of results of digital flexor tendon grafts. Am J Surg 89:116–1119
9. Boyes JA, Stark H (1971) Flexor tendon grafts in the fingers and thumb. A study of factors influencing results in 1000 cases. J Bone Jt Surg 53A:1332–1342
10. Bruner JM (1967) The zig-zag volar digital incission for flexor tendon surgery. Plast Reconstr Surg 40:571–574
11. Carroll RE, Bassett AL (1963) Formation of tendon sheath by silicon-road implants. Proceedings American Society for Surgery of the Hand. J Bone Jt Surg 45A:884–885
12. Geldmacher J (1969) Zweizeitige freie Beugesehnen-Transplantation. Handchirurgie 1:109–120
13. Hunter JM, Salisbury RE (1971) Flexor tendon reconstruction in severely damaged hands. J Bone Jt Surg 53A:829–859
14. Mayer L (1966) The physiological method of tendon transplantation. Surg Gynecol Obstet 22:181–197
15. Mayer L, Ranschoff N (1936) Reconstruction of the digital tendon sheath. A contribution to the physiological method of repair of damaged finger tendons. J Bone Jt Surg 18:607–616
16. Milgram JE (1960) Transplantation of tendons through preformed gliding channels. Bull Hosp Jt Dis 21:250–295
17. Pannike A, Veikelmann D, Konold P, Otten G (1973) Zur Technik und Histologie des zweizeitigen Beugesehnenersatzes im (Niemandsland) Acta Traumatologica 3:121–124
18. Pulvertaft G (1956) Tendon grafts for flexor tendon injuries in the fingers and thumb. J Bone Jt Surg 38B:175–194
19. Talke M, Noack W, Gaudin BP (1977) Plastische Eingriffe bei Verletzungen der Beugesehnen. Orthop Praxis 13:112–114
20. Verdan CE (1972) Half a century of flexor tendon surgery. J Bone Jt Surg 54A: 472–491
21. Zellner PR, Lazaridis Ch (1977) Ergebnisse der Beugesehnenrekonstruktion. Plast Chir 1:26–36

Transplantatlager für autologen und homologen Beugesehnenersatz; tierexperimentelle und klinische Untersuchungen

M. Talke

Sowohl Hunter als auch Carroll gaben 1963 das Silastikkabel als temporäres Implantat zur Schaffung eines Beugesehnengleitkanals an [1, 3]. Hunter standardisierte das Verfahren 1967. Pannike publizierte die Methode und Ergebnisse 1971 im deutschsprachigen Raum [6].

Nachdem Bunnell über 30 Jahre lang die Beugesehnennaht im Niemandsland — dem Ringbandbereich — für den Chirurgen als tabu erklärt hatte, wurde mit der Einlage des Silastikkabels ein hervorragendes Transplantatlager für eine spätere Beugesehnentransplantation vorbereitet.

Für dieses Beugesehnengleitlager sind 3 Punkte wichtig:

1. Die Schaffung,
2. die Beschaffenheit und
3. das Verhalten des Transplantatlagers.

Zu 1.

Der zweizeitige Beugesehnenersatz — die Silastikkabelmethode — hat den Vorteil, daß hierbei Ringbänder rekonstruiert werden können und anschließend geübt werden kann, ohne die Poulies zu belasten. Narbiges Gewebe kann intraoperativ untertunnelt werden, Nervennähte können während der ersten Sitzung durchgeführt werden, und

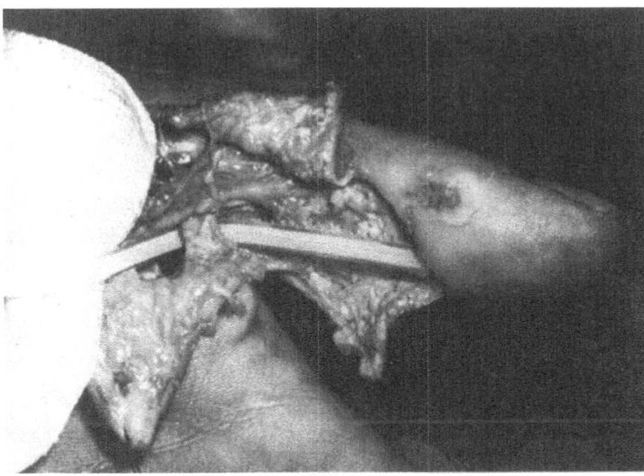

Abb. 1. „Aktives Silastikkabel" nach Nicolle. Das dacrongewebeverstärkte Kabel wird distal unter dem Sehnenstumpf und proximal am Muskelsehnenübergang befestigt

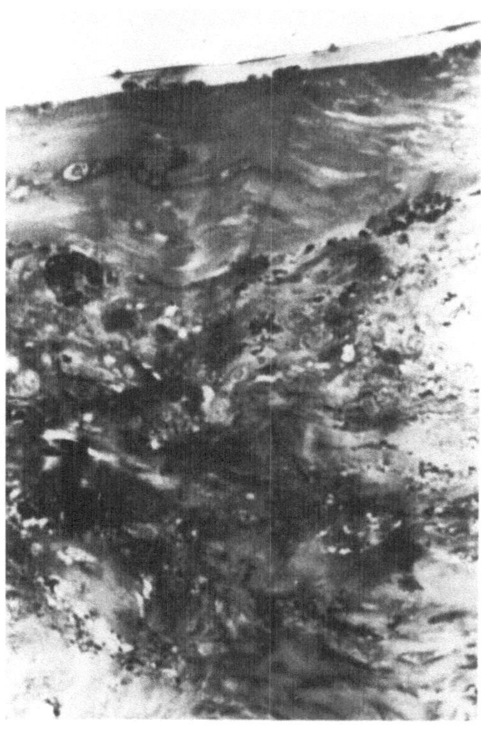

Abb. 2. 3 Wochen nach Implantation eines Silastikkabels findet sich lumennah kein kontinuierlicher Zellbesatz. Die innere Gleitschicht besteht aus kollagenen Fasern, in die typische bipolare Fibroblasten eingelagert sind (Giemsa, 40×)

es muß postoperativ nach der Kabelimplantation nicht auf die Gefahr der Sehnenverklebung Rücksicht genommen werden. Bislang wurden runde Silastikkabel lediglich distal befestigt als passiver „spacer". Heute können die im Material festeren, besser vernähbaren, querschnitteliptischen und röntgenkontrastgebenden Kabel benutzt werden. Nicolle [5] verwendet einen dacrongewebeverstärkten Platzhalter, der proximal am Muskelsehnenübergang und distal unter dem Sehnenstumpf fixiert wird. Hierdurch ist eine aktive Fingerbeugung möglich, und die Atrophie während der Kabelphase wird vermindert. Das Nicolle-Kabel wurde im Oskar-Helene-Heim zweimal bisher implantiert (Abb. 1).

Zu 2.

Im Tierversuch wurden an jeweils 10 Hühnern die Gleitlager der Beugesehnen nach Entfernung der Profundussehne der Mittelkralle und Ersetzen der Sehne durch aktive und passive Silastikkabel untersucht. Es sollte hierbei das Gleitlager abhängig von der Dauer der Implantation des Kabels verglichen werden. Es findet sich nach 3 Wochen lumennah kein kontinuierlicher Zellbesatz (Abb. 2). Die innere Gleitschicht besteht aus kollagenen Fasern, in die typische bipolare Fibroblasten eingelagert sind. Nach 3 Monaten zeigt sich an dem lumenangrenzenden Abschnitt teilweise ein mehrschichtiger Zellbelag, der bereits große Ähnlichkeit mit der Gleitschicht der natürlichen Sehnenscheide aufweist. Er wird umgeben von einer Schicht kollagenem Bindegewebe

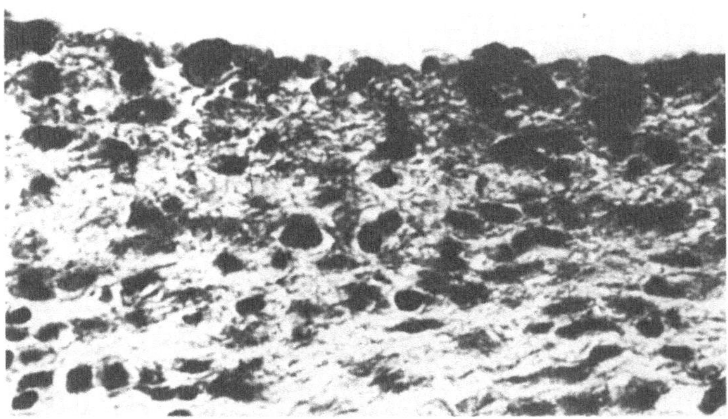

Abb. 3. 3 Monate nach Silastikkabelimplantation zeigt sich an dem lumenangrenzenden Abschnitt teilweise ein mehrschichtiger Zellbelag, der bereits große Ähnlichkeit mit der Gleitschicht der natürlichen Sehnenscheide aufweist. Er wird umgeben von einer Schicht kollagenem Bindegewebe (H-E-Färbung, 100×)

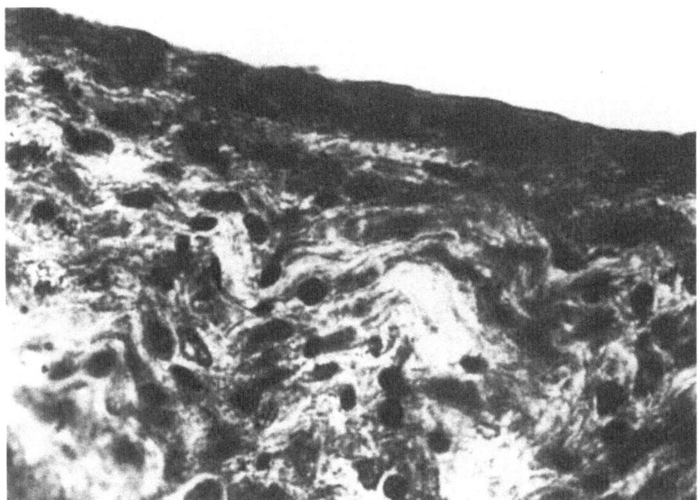

Abb. 4. 8 Monate nach der Silastikkabelimplantation hat der Kollagenmantel weiter an Dicke zugenommen. Die Zelldichte ist ebenfalls vermehrt. Vereinzelt entsteht der Eindruck einer epitheloiden Zellformation (H-E-Färbung, 100×)

(Abb. 3). Acht Monate nach der Silastikkabelimplantation hat der Kollagenmantel weiter an Dicke zugenommen. Die Zelldichte ist ebenfalls vermehrt. Vereinzelt entsteht der Eindruck einer epitheloiden Zellformation (Abb. 4). Hiernach könnte eine Beugesehnentransplantation 3–4 Monate nach der Kabeleinlage durchgeführt werden, da zu dieser Zeit die Beschaffenheit der künstlichen Sehnenscheide im histologischen Bild der physiologischen Sehnenscheide ähnelt.

Die Versuchsanordnung sollte gleichzeitig Auskunft geben, ob ein passiver oder ein aktiver „spacer" bessere Voraussetzungen erbringt. Nach 3 Wochen zeigte sich noch kein Unterschied zwischen Pseudosehnenscheide des aktiven und passiven Kabels.

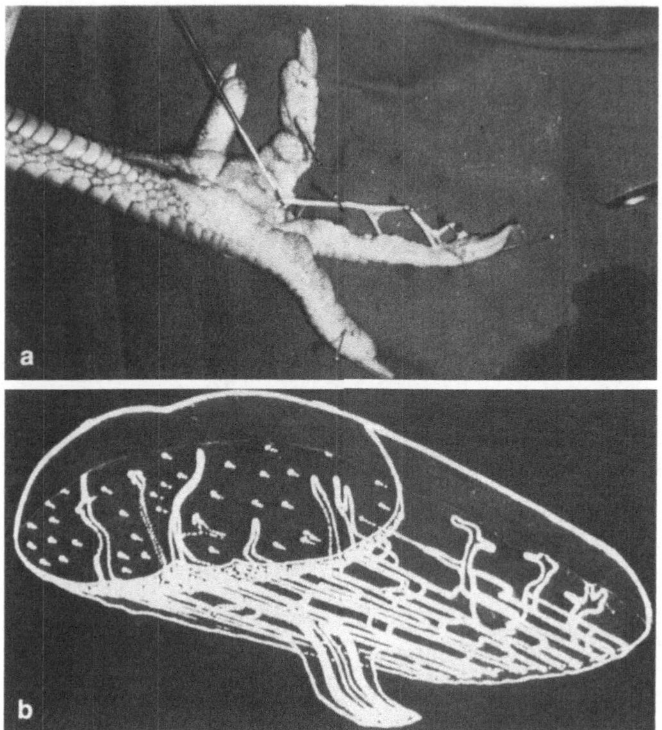

Abb. 5. a Es läßt sich an der Mittelkralle des Huhns zeigen, daß die Profundus- und Superficialis-Beugesehnen identisch im Vergleich zum Menschen durch mehrere Vincula, u.a. Vinculum breve und longum, versorgt wird, **b** Schematisch wird deutlich wie durch das einstrahlende Vinculum Longitudinalgefäße ermöglicht werden. Außerdem wird die schlechte Gefäßversorgung des palmaren Sehnenanteils im Querschnitt deutlich

Nach 3 und 8 Monaten waren in allen Fällen die proximalen Nähte ausgerissen, da die distal verfestigten Fäden mit dem Nagelwachstum aus dem Endglied herausgewachsen waren, damit entsprachen die Kabel nur noch passiven Platzhaltern. Sowohl das Ausreißen der aktiven „spacer" bzw. des künstlichen Sehnenersatzes als auch die überschießende Kollagenproduktion im Bereich der Neosehnenscheide veranlaßte Hunter 1966, die Versuche über den künstlichen Sehnenersatz vorübergehend einzustellen.

Zu 3.

Das Verhalten des Lagers nach der zweizeitig erfolgten Sehnentransplantation wird sehr unterschiedlich beurteilt. Sicher ist, daß eine physiologische Durchblutung des autologen oder homologen Sehnentransplantates nicht erreicht werden kann, da zwischen Pseudo- und Neosehnenscheide und Sehne die ursprünglich vorhandenen Vincula nicht gebildet werden können. Damit sind die wesentlichen Voraussetzungen für Longitudinalgefäße im Transplantat nicht vorhanden (Abb. 5a und b). Für eine

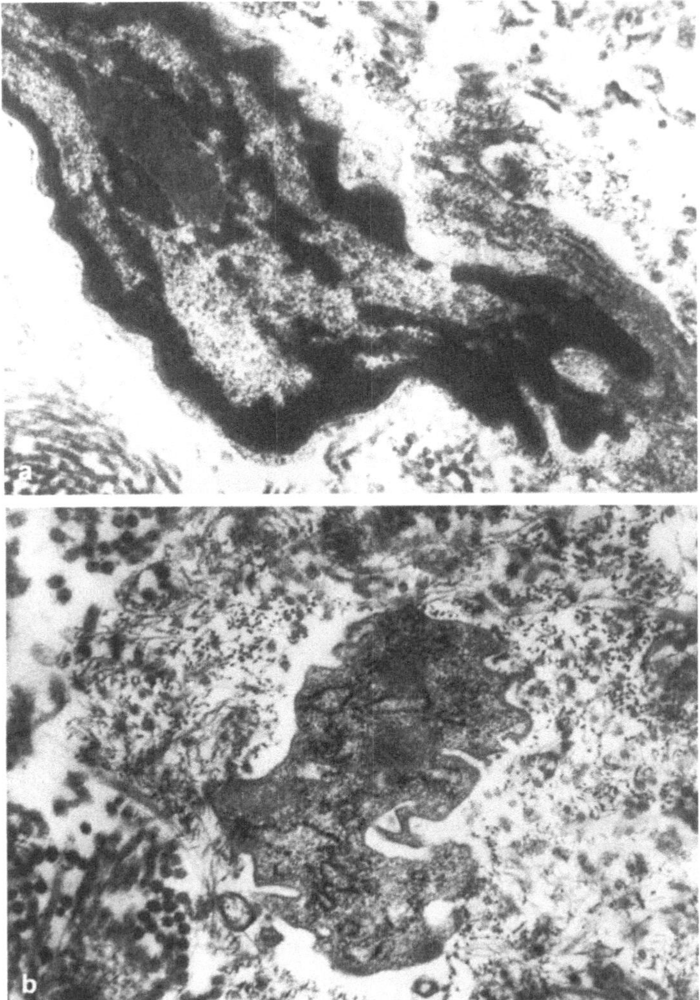

Abb. 6. a ½ Jahr nach Implantation einer homologen Cialit-Beugesehne konnten als Zeichen der Vitalität bzw. des Einbaus und Umbaus folgender Befund erhoben werden. Dargestellt ist ein Fibroblast mit vereinzelten Profilen von rauhem endoplasmatischen Reticulum. Kollagene Fibrillen liegen im Iterstitium und sind quergetroffen (1:44 000), **b** Fortsatz eines aktiven Fibroblasten. Im Intersitium sind kollagene Filamente und Fibrillen zu erkennen (1:48 000)

– wie im Paratenonbereich typische Versorgung durch Transversalgefäße – Sehnenvascularisierung ist zwischen den Ringbändern wenig Raum. Nur das oberflächliche Sehnengewebe kann nach der zweizeitigen Beugesehnentransplantation von der Umgebungsflüssigkeit, d.h. der Synovia, ernährt werden. Es müssen zentrale nicht versorgte Gebiete im Transplantat auftreten, die ihrerseits das Einsprossen von Transversalgefäßen provozieren, die die Ursache für Adhäsionen darstellen und die glatte Oberfläche der künstlichen Sehnenscheide wieder aufrauhen. Dies gilt sowohl für

128

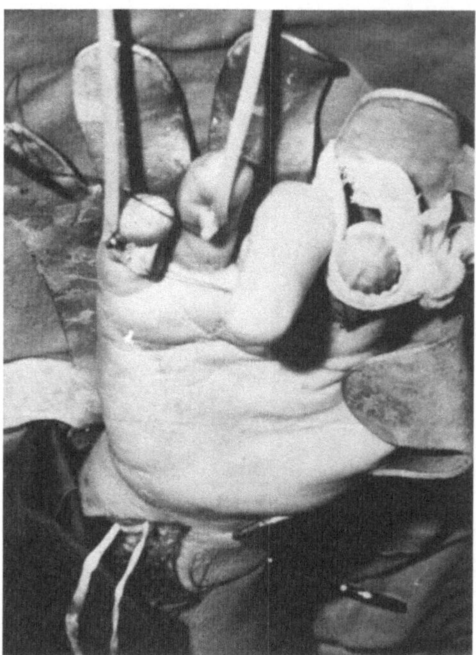

Abb. 7. Nach Amputation und Replantation der ulnaren Mittelhand wurde als Sekundäreingriff für die Beugesehnen der Finger IV und V je ein Silastikkabel eingelegt. Nach 3 Monaten wurden hier homologe Cialit-Sehnen transplantiert

autologe als auch für homologe Sehnentransplantate. Es zeigte sich an unseren Hühnern ebenso wie es Leistikov [4] an Kaninchen fand, daß die Vascularisierung der in Cialit konservierten homologen Sehnen vom Transplantatlager her um etwa 2 Wochen gegenüber den autologen Sehnen verzögert war. Seiffert fand sogar eine verminderte entzündliche Reaktion des Transplantatlagers auf die „homologen Cialit-Sehnen" im Vergleich zu den autologen Sehnen [7].

Für den klinischen Bereich kann meistens nur aus der Funktion auf das Verhalten des Sehnentransplantatlagers geschlossen werden. Es fanden sich 1977 bei der Bewertung von Beugesehnentransplantaten nach Pulvertaft in 67% der Fälle nach einzeitiger und in 59% nach zweizeitiger Beugesehnenplastik ein gutes Ergebnis [8]. Dies muß jedoch damit erklärt werden, daß anfangs die problematischen Fälle für die Silastikkabel-Methode reserviert wurden, während später Beugesehnentransplantationen nur zweizeitig durchgeführt wurden.

Gronert [2] fand, daß von 52 Patienten nach zweizeitigem autologem Beugesehnentransplantat in 35% der Fälle eine Tendolyse durchgeführt werden mußte, während nach der einzeitigen Beugesehnentransplantation die Tendolysequote bei 41% lag.

Histologisch bzw. elektronenoptisch wird am klinischen Beispiel deutlich, daß die Vascularisierung der transplantierten Sehne gefolgt von der Fibroblasteneinsprossung über das Transplantatlager an der homologen Sehne ebenso wie an der autolog transplantierten Sehne stattfindet (Abb. 6a und b). Die Indikation zur homologen Beugesehnentransplantation wird vereinzelt seit 4 Jahren gestellt und war nach Replantation in 2 Fällen indiziert, als für eine Hand mehrere Sehnen notwendig wurden (Abb. 7) [9].

Literatur

1. Bassett CAL, Carroll RE (1963) Formation of tendon sheat by silicon-rod implants. J Bone Jt Surg 45 A:884–885
2. Gronert HJ, Weigert M, Klems H, Strutz TH (1975) Hat die zweizeitige Beugesehnenplastik ihre Berechtigung? Zentralbl Chir 100:1252–1262
3. Hunter J (1965) Artificial tendons. Early development and application. Am J Surg 109:325–338
4. Leistikov PA (1975) Healing of tendon autografts and preserved tendon allografts in induced tendon sheats. Dissertation Rodopi, N.U., Amsterdam (1975)
5. Nicolle FV (1969) A silastic tendon prostheses as an adjunct to flexor tendon grafting. Br J Plast Surg 22:224
6. Pannike A, List M (1971) Erfahrungen und Wiederherstellungsresultate bei einzeitigem und zweizeitigem Beugesehnenersatz. Monatsschr Unfallheilkd 74:211–223
7. Seiffert KE (1965) Zur Anwendung der in Cialit konservierten Sehnen in der Handchirurgie. Langenbecks Arch Chir 309/1:46–47
8. Talke M, Noack W, Gaudin BP (1977) Plastische Eingriffe bei Verletzungen der Beugesehnen. Orthop Praxis XIII/2:112–114
9. Talke M (1979) Conduite à tenir vis à vis les tendons flèchisseurs lors de la rèimplantation des doigts. Ann Chir G.F.M., Paris

Zur Ultrastruktur neugebildeter Sehnenscheiden

E. Vaubel, M. Bues und H. Pickartz

Nicht das Überleben eines Transplantates, sondern die Wiederherstellung eines funktionstüchtigen Gleitlagers ist das Hauptproblem der Sehnenchirurgie. Zwar hat die inzwischen routinemäßig geübte primäre Versorgung von verletzten Beugesehnen auch im Niemandsland (Verdan, Kleinert) die funktionellen Endergebnisse verbessern können, die Resultate der in vielen Fällen aber unerläßlichen Sehnentransplantation sind nach wie vor nicht befriedigend. Versuche eines definitiven Sehenersatzes mit alloplastischem Material scheiterten an dem Problem einer zugfesten Verankerung.

Lange Zeit hielt man die durch das Einsprossen von Gefäßen in die Sehnen bedingte Adhäsionen für eine Grundvoraussetzung für die Primärheilung: „Ohne Verwachsungen keine Heilung – mit Verwachsungen kein Gleiten" (Groner, 1975) war die bittere Konsequenz dieser Vorstellung. Inzwischen aber scheint festzustehen, daß eine neugebildete Synovialmembran auch ein „schwimmendes" verbindungsloses Transplantat temporär ernähren kann (Potenza, 1962, Chaplin, 1973, Matthews, 1976, Anderl, 1977). Damit rückte in der Handchirurgie neben der Perfektionierung der Transplantationstechnik von Sehnen die Wiederherstellung der Sehnenscheide in den Vordergrund. Erfahrungsgemäß aber ist es außerordentlich schwierig – speziell bei schweren Verletzungen – dieses zarte Gewebe intraoperativ zu erhalten oder zu rekonstruieren. Andererseits haben die Erfahrungen der therapeutisch vorgenommenen Synovektomie gezeigt, daß sich Synovialgewebe neu zu bilden vermag.

So lag die Idee nahe, die proliferative Potenz des Bindegewebes auszunutzen und bei vorgesehener Sehnentransplantation durch Implantation eines temporären Platzhalters die Neubildung einer Sehnenscheide zu induzieren.

Aufgrund der Arbeit von Biesalski (1910) führten Mayer und Ransohoff (1936) dieses Konzept in der Handchirurgie ein. Sie benutzten Celluidin-Röhren, allerdings mit wenig Erfolg. Caroll und Bassett (1963) benutzten erstmalig Silastik-Stäbe. Bei Verwendung dieses Kunststoffpolymers erhöht sich die Gleitfähigkeit des späteren Transplantates in seinem Lager um das Zehnfache (Geldmacher, 1969). Dieses Material bietet folgende Vorteile:

Gute Gewebsverträglichkeit ohne Abstoßungsreaktion,

keine Destruktion des Knochens bei Kontakt,

keine Ermüdungserscheinungen des Materials bei Biegung,

keine Schädigung von Knorpel und Bindegewebe aufgrund seiner elastischen Konsistenz.

Die Implantation von Silastik-Stäben vor der definitiven Sehnentransplantation ist heute ein nahezu standardisiertes Operationsverfahren (Buck-Gramckow, 1967, Geldmacher, 1969, v.d. Meulen, 1971, Hunter, 1971, Wilhelm, 1975).

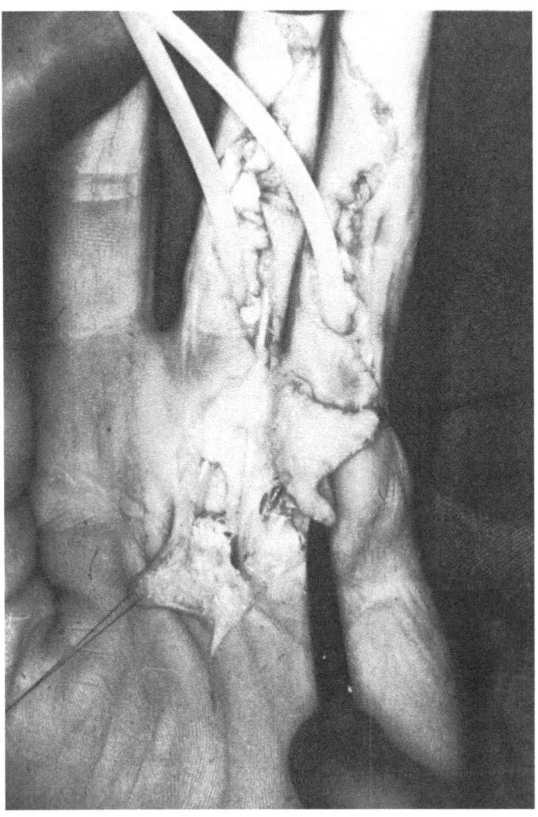

Abb. 1. Implantation von Silastik-Stäben 13 Jahre nach Verletzung der oberflächlichen und tiefen Beugesehnen des 3. und 4. Fingers (Zustand nach Entfernung des V. Strahles)

Im folgenden soll nun zur Frage Stellung genommen werden, welche Veränderungen vollziehen sich in der Bindegewebsumgebung eines implantierten Silastik-Stabes und entspricht dieses neugebildete Röhrensystem in seiner Funktion einer Sehnenscheide.

Strukturell entsprechen sich Ganglien und Sehnenscheiden. Beide weisen an der Innenwand eine Schicht synovialer Deckzellen auf. An Ganglien konnte Pickartz (1979) zeigen, daß das pluripotente Mesenchym bei geeignetem formativen Reiz zur Bildung synovialer Strukturen befähigt ist. Bereits 1933 hatte Vaubel Synovialzellen in Gewebekulturen untersucht und auf ihre mesenchymale Abstammung hingewiesen.

Charakteristisch für die Synovialmembran sind 2 Zelltypen: Die A-Zellen erfüllen Phagozytose-Funktionen und sind makrophagen ähnlich; ihr Zytoplasma enthält zahlreiche primäre und sekundäre Lysosomen. Die B-Zellen sezernieren die Synovialflüssigkeit. Ihr hervorstechendes zytoplasmatisches Material ist ein ausgedehntes endoplasmatisches Retikulum. Die Oberfläche aller Zellen zeigt die für synoviale Deckzellen charakteristischen, dichtstehenden, schlanken Pseudopodien. Die Subsynovialis enthält

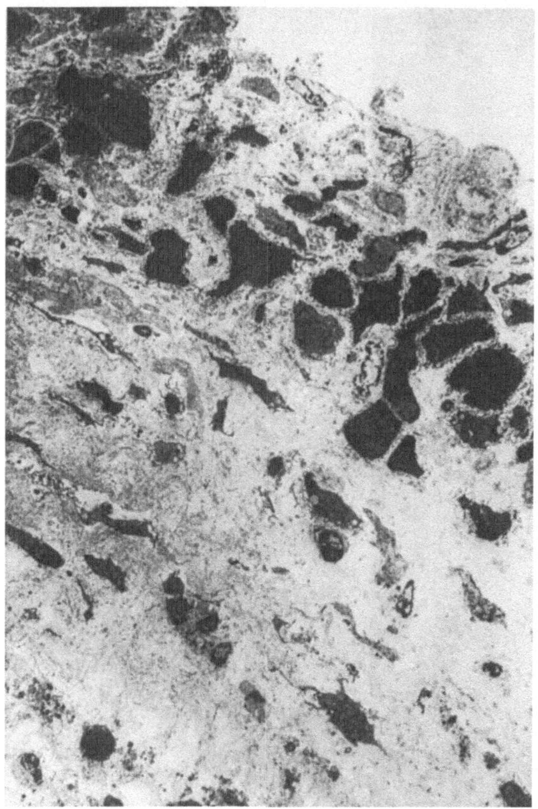

Abb. 2. Neugebildete Sehnenscheide nach Silastik-Stab-Implantation. Mehrschichtige Lage synovialer Deckzellen. Subsynovialis aus lockerem zellreichen Bindegewebe. Differenzierung der subsynovialen Zellen zu Deckzellen (Ultradünnschnitt, Vergrößerung 700fach)

ein lockeres Netz kollagener Fibrillen mit zytoplasma-reichen Zellen histeozytärer oder fibroplastärer Differenzierung.

Licht- und elektronenmikroskopisch wurden Gewebsproben aus dem Lager von Silastik-Stäben nach 12wöchiger Liegezeit untersucht. Ausgewählt wurden nur Fälle, bei denen eine völlige Zerstörung des Beugeapparates vorlag, so daß keine Synovialzellen intraoperativ in das Implantat-Lager verschleppt werden konnten (z.B. 13 Jahre nach Durchtrennung der oberflächlichen und tiefen Beugesehne des 3. und 4. Fingers). Das chirurgische Vorgehen sei hier als bekannt vorausgesetzt.

Unmittelbar postoperativ begann eine intensive physikalische Therapie. Die Sehnentransplantation wurde erst dann durchgeführt, wenn sich passiv ein Fingerkuppen-Hohlhand-Abstand von weniger als 1 cm ergab. Mindestverweildauer der Silastik-Stäbe 12 Wochen.

Die Untersuchung der Gewebsproben ergab folgenden Befund: Das Lager des implantierten Silastik-Stabes entspricht zu diesem Zeitpunkt weitgehend der normalen Synovialis. Einer äußeren, straff-faserigen kapillararmen Schicht schließt sich lumen-

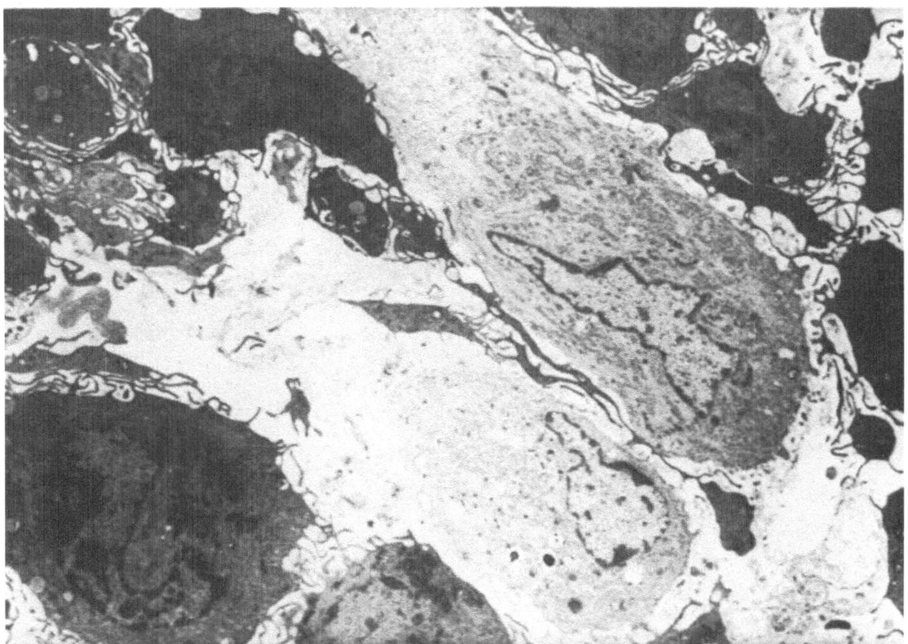

Abb. 3. Neugebildete Sehnenscheiden synovialer Deckzellen vom Typ A links unten, in der Mitte 2 Deckzellen vom Typ B. Zwischen den Deckzellen spärliche Reste von Kollagen (Ultradünnschnitt, Vergrößerung 2 400fach)

wärts eine lockere, gut kapillarisierte Schicht an, welche ihrerseits ohne scharfe Grenze in eine meist mehrschichtige Lage synovialer Deckzellen übergeht. Als Zeichen der starken Zellmauserung ist diese Zone bei den neugebildeten Sehnenscheiden mehrschichtig, während sie bei normalen Sehnenscheiden meist nur ein- bis zweischichtig ist. A- und B-Zellen entsprechen in ihrer Struktur den Befunden der normalen Synovialis (s. Abbildungen).

Der adäquate Reiz für die Bildung mehrkammriger Ganglien ist nach den Untersuchungen von Pickartz der erhöhte Innendruck dieser Strukturen durch zahlenmäßiges Überwiegen der sezernierenden B-Zellen bei gleichzeitiger Fibrolyse der Ganglienwand als Folge einer biologischen Fehlleistung auf einen Dauerreiz hin. Da diese Voraussetzungen bei Implantation von Silastik-Stäben nicht gegeben sind, fragt sich, welcher adäquate Reiz zur Ausbildung dieser nahezu normalen Synovialformation geführt hat. Die Implantation von polymerem Kunststoff (Silastik) wird auch aus anderen Indikationen in der Plastischen Chirurgie durchgeführt. Zum Vergleich wurden Gewebsproben aus dem Implantatlager von Silastik-Implantaten nach Mamma-Aufbauplastiken untersucht. Um durch guten Sitz der Prothese eine Idealform der Brust zu erreichen, werden die Patienten zunächst ruhig gestellt und jede übertriebene Bewegung vermieden. Die Untersuchung von Gewebsproben aus diesen Transplantatlagern ergab einen völlig anderen Befund. Es fand sich ein straffes, kollagenes, fast sehnenartiges Fasermaterial aus Fibroplasten mit gelegentlich nachweisbaren quergebänderten Fibrillen (Myofibroplasten Kapselschrumpfung!). Die rasterelektronenmikroskopischen Aufnahmen

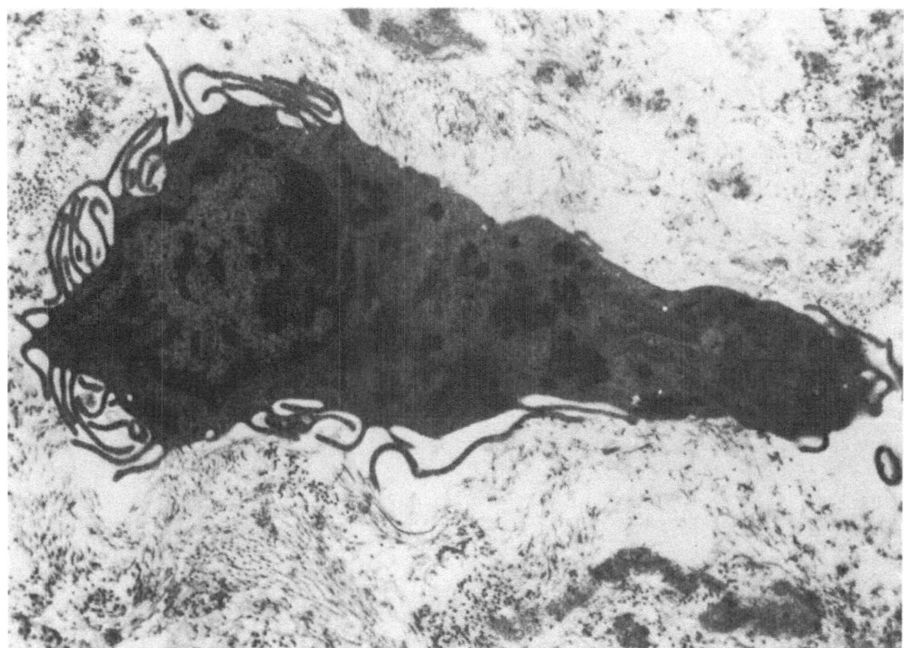

Abb. 4. Einzeldarstellung einer A-Zelle mit deutlich nachweisbaren Lysosomen und starker Pseudopodienbildung zur Vergrößerung der zellulären Oberfläche (Ultradünnschnitt, Vergrößerung 2 400fach)

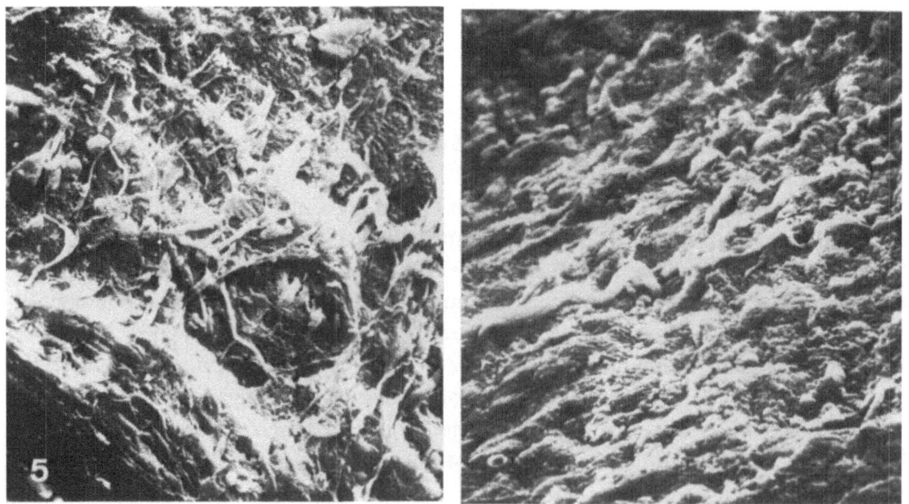

Abb. 5. a Rasterelektronenmikroskopische Darstellung der Innenauskleidung neugebildeter Sehnenscheiden mit typischer Zellformation, **b** Rasterelektronenmikroskopische Darstellung der Innenauskleidung einer Kapsel um eine Mamma-Prothese

der Oberflächen dieser Gewebsproben zeigen sehr deutlich den Unterschied zu der Struktur neugebildeter Sehnenscheiden.

Diese Befunde zeigen die erstaunliche Anpassungsfähigkeit des Mesenchyms. Ohne Zweifel ist der adäquate Reiz zur Bildung einer Synovialmembran um implantierte Silastik-Stäbe die dauernde Bewegung des Implantates durch ständige passive Bewegungsübung, während sich bei dem ruhig liegenden Mamma-Implantat eine zellarme, faserreiche Kapsel mit ausgeprägter Schrumpfungstendenz bildet. Die relative Häufigkeit der phagozytierenden A-Zellen im Vergleich zu den Strukturen des Ganglions läßt sich damit erklären, daß durch die mechanische Schädigung der Implantatscheide ständig Zellen zugrunde gehen, deren Trümmer zu phagozytieren sind.

Aus diesen Befunden läßt sich folgern, daß die zweizeitige Sehnentransplantation nur dann Aussicht auf Erfolg hat, wenn eine konsequente Übungsbehandlung über einen Zeitraum von mindestens 12 Wochen dem Ersteingriff folgt, und daß auch nach Transplantation bei zu lange dauernder Ruhigstellung mit einem Verlust der Synovialschicht durch Entdifferenzierung und einem bindegewebigen Umbau zu rechnen ist.

Literatur beim Verfasser.

Die Ausbildung eines Transplantatlagers zur freien Beugesehnentransplantation durch temporäre Silastikkabelimplantation

U. Hüsing und M. Weigert

Das Hauptproblem der konventionellen freien Beugesehnentransplantation stellen die ausgedehnten Verwachsungen mit dem Transplantatlager dar.

In den letzten 3 Jahren haben wir im Urbankrankenhaus, Berlin, 25 Beugesehnentransplantationen durchgeführt mit temporärer Implantation eines Silastikkabels zur Ausbildung eines geeigneten Sehnentransplantatlagers. Dieses Verfahren basiert auf der Methode von Hunter, die 1965 zuerst veröffentlicht wurde.

Durch das gleitende Silastikkabel aus besonders gewebeverträglichem Silikon-Kautschuk wird ein bindegewebiger, von Mesothel ausgekleideter Schlauch gebildet, der als neue Sehnenscheide die frei transplantierte Sehne aufnehmen soll, ohne daß größere Verwachsungen den Transplantationserfolg wieder zunichte machen.

Technik

Die Fingergelenke müssen frei beweglich sein. Wir excidieren die beiden Sehnenstümpfe und das Narbengewebe auf der Beugeseite der Finger und der Hohlhand und belassen dabei, soweit möglich, die Ligg. anularia. Ist eine Ringbandplastik erforderlich, kann sie leicht aus dem excidierten Sehnenmaterial durchgeführt werden. Für eine ausreichende Funktion genügen 2 Ringbänder. Von einem zweiten Hautschnitt am Unterarm aus proximal des Handgelenkes wird das Silastikkabel bis zum Fingerendglied gezogen. Am proximalen Ende wird ein 2–3 cm langes Stück Kabel Seit-zu-Seit angenäht, um genügend Platz zu schaffen für die spätere Anastomosenstelle. Das Silastikkabel wird proximal nur lose eingelegt, während es am Fingerendglied angenäht werden muß.

Nach einer Woche beginnen wir mit der Übungsbehandlung. Bei der zweiten Sitzung nach frühestens 12 Wochen wird von zwei kleinen Hautschnitten am Unterschenkel die Plantarissehne, entnommen, an das Silastikkabel angeheftet und in den Kanal eingezogen. Hierfür sind nur zwei Hautschnitte am Fingerendglied und am Unterarm erforderlich. Die Verankerung am Fingerendglied erfolgt wie üblich mit der Pull-out-wire-Technik, am Unterarm mit der Pulvertaft-Methode. Wir verwenden als Transplantat die Plantarissehne weil die Entnahme der Palmarissehne eine weitere Freilegung des Transplantationsgebietes bedeuten würde. Die Pulvertaft-Kopplung erfolgt in der Regel mit der freigewordenen Superficialissehne am Unterarm. Der Finger wird für 3 Wochen im Gips ruhiggestellt, anschließend beginnen wir mit aktiven Übungen aus der Gipsschale. Der Pull-out-wire wird nach 6 Wochen entfernt.

Bei der Entfernung des Silastikkabels während der zweiten Sitzung konnten wir beobachten, daß ein sehnenscheidenähnliches Gleitgewebe entstanden war, das ein Transplantatlager für die eingezogene Plantarissehne darstellte. Wenn es in über der Hälfte aller Fälle dennoch zu Verwachsungen des Transplantates kam, so liegt das einmal daran, daß sich die das Transplantat ernährenden Vinculae tendineae ausbilden müssen wie bei einer gesunden Sehne und daß hierbei überschießende fibroplastische Reaktionen eintreten können. Zum anderen traten diese Verwachsungen vor allem dann auf, wenn der Finger bereits bei Voroperationen eine überschießende Narbenbildungstendenz erkennen ließ. Es scheint also eine ungünstige konstitutionelle Disposition zu geben. Auch ist es wichtig, die zweite Operation nicht zu früh durchzuführen, bevor nicht die aktive Proliferationsphase abgeschlossen ist. Wir sind dazu übergegangen, die Transplantation der Plantarissehne frühestens 12 Wochen nach der Silastikkabelimplantation durchzuführen.

Ergebnisse

Bei 25 Fällen hatten wir 10mal ein primär gutes Ergebnis, d.h. nahezu vollständige Streckung und einen Fingerkuppen-Hohlhand-Abstand bei der Beugung von weniger als 2 cm. 7mal war das Ergebnis nach einer anschließenden Tendolyse gut, 8mal war das endgültige Resultat unbefriedigend. Hierbei muß allerdings berücksichtigt werden, daß die Vorbedingungen durch Voroperationen und narbige Verwachsungen ungünstig waren.

Besonders ungünstig wirkte es sich aus, wenn Wunddehiszenzen auftraten oder gar Superinfektionen und wenn vorher größere Kontrakturen im PIP-Gelenk vorlagen. Bei 4 Patienten wurde das Silastikkabel nicht toleriert, in 3 Fällen handelte es sich dabei um Eingriffe am 5. Finger.

Haben wir früher schon am Tage nach der Implantation des Silastikkabels mit Bewegungsübungen begonnen, sind wir heute wegen der Gefahr der Wunddehiszenz zurückhaltender geworden und warten eine Woche ab. Nach Abschluß der Wundheilung sind die Patienten gehalten, den operierten Finger mit Hilfe der anderen Finger mitzubewegen und können bis zum zweiten Eingriff ihrer Arbeit nachgehen.

Insgesamt haben wir also bei 25 Fällen 17mal ein gutes Endergebnis erzielen können, wobei die Vorbedingungen in der Regel ungünstig waren. Die Methode der Silastikkabelimplantation ermöglicht die Ausbildung eines geeigneten Transplantatlagers für die Beugesehnentransplantation und erweitert die therapeutischen Möglichkeiten in der Beugesehnenchirurgie, speziell bei ungünstigen Vorbedingungen.

Ergebnisse nach zweizeitiger Beugesehnentransplantation

P. Kunert, P. Kraas und K. Westermann

Um den Stellenwert der zweizeitigen Beugesehnentransplantation in der Chirurgie der Beugesehnen bestimmen zu können, ist die klinische Nachprüfung der funktionellen Ergebnisse erforderlich. In unseren Ambulanzakten stand: freie Funktion, ausreichende Funktion, schlechtes Ergebnis − offensichtlich persönliche Wertungen des Untersuchers.

Voraussetzung für die Korrelierbarkeit verschiedener Methoden ist ein einheitliches Bewertungsraster, das die unterschiedlichen Möglichkeiten des Zusammenspiels von Beugung und Streckung in einer Beziehung zur resultierenden Gesamtfunktion setzt. Die meisten der angegebenen Untersuchungsmethoden beziehen sich auf eine Teilauswahl der gegebenen Meßmöglichkeiten: Fingerkuppenhohlhandabstand, Gesamtbeugung, Streckdefekt, Streckdefizit und Bewegungsausmaß. 1975 wurde von Buck-Gramko [1] anhand von 223 Fingern mit Beugesehnenwiederherstellungen eine Untersuchungsmethode entwickelt, in die alle Meßmöglichkeiten eingehen.

Nach der Neutral-Null-Methode werden die einzelnen Gelenke und der FKH gemessen und in ein von uns entwickeltes Schema eingetragen (Abb. 1). In dem Schema

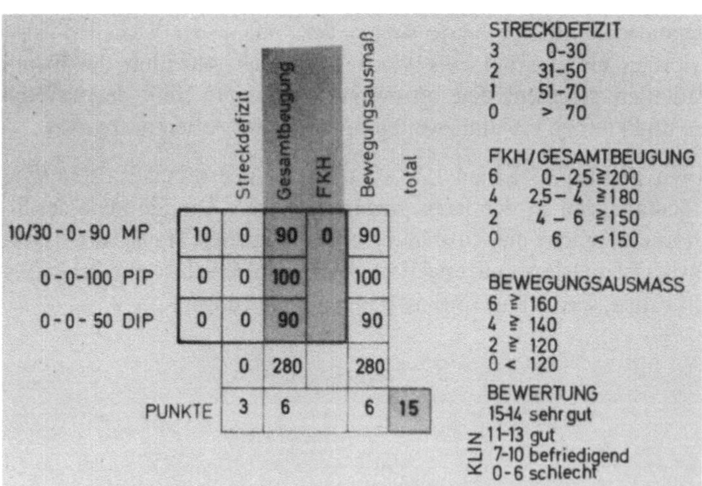

Abb. 1. Maßschema: Maße nach der Neutral-Null-Methode. Die zu messenden Daten sind schwarz eingerahmt. Graues Raster: hier kommt nur ein Wert, der schlechtere, zur Berechnung

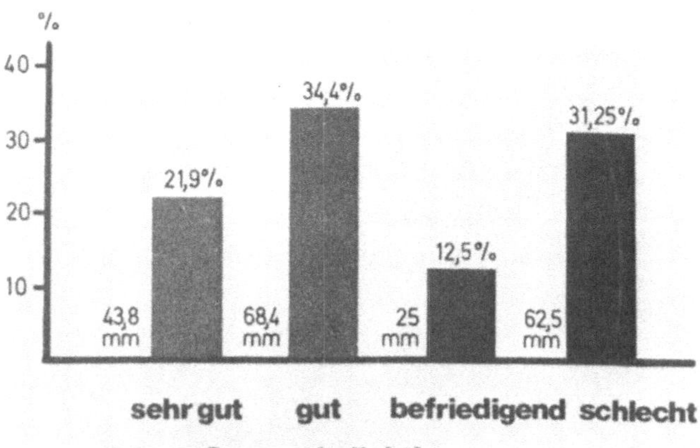

Abb. 2. Gesamtkollektiv Ergebnisse: blau = sehr gut = 14/15 Punkte; grün = gut = 11–13 Punkte; braun = befriedigend = 7–10 Punkte; rot = schlecht = 0–6 Punkte

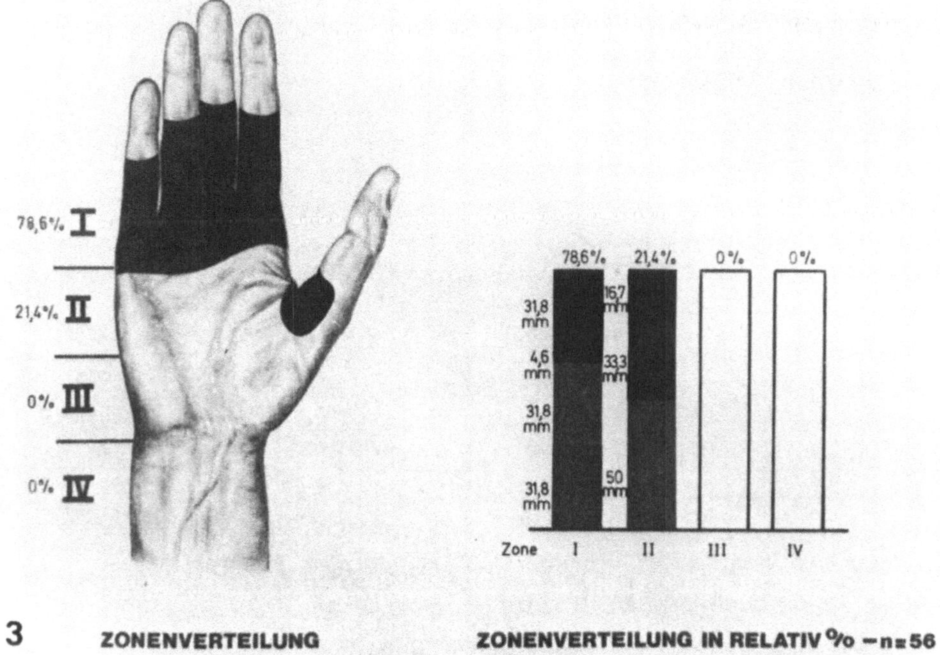

Abb. 3. Ergebnisse verletzungshöhenbezogen in Relativprozent; Zonen nach Schink

wird von links nach rechts das Bewegungsausmaß und von oben nach unten die Gesamtpunktezahl, die die Wertung ergibt, errechnet. Entsprechend der Skala nach Buck-Gramko [1]. Als Beispiel wurden die physiologischen Werte eingesetzt.

In den Jahren 1975 bis 1977 wurden in der Klinik für plastische Hand- und Wiederherstellungschirurgie der Medizinischen Hochschule Hannover 89 zweizeitige Beugesehnenwiederherstellungen durchgeführt. Im Folgenden sind die Ergebnisse von 64

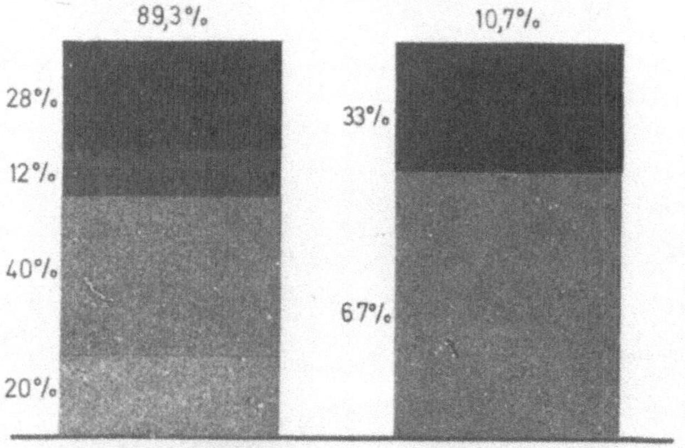

Abb. 4. Einfluß der Verletzungsart auf das Ergebnis in Relativprozent

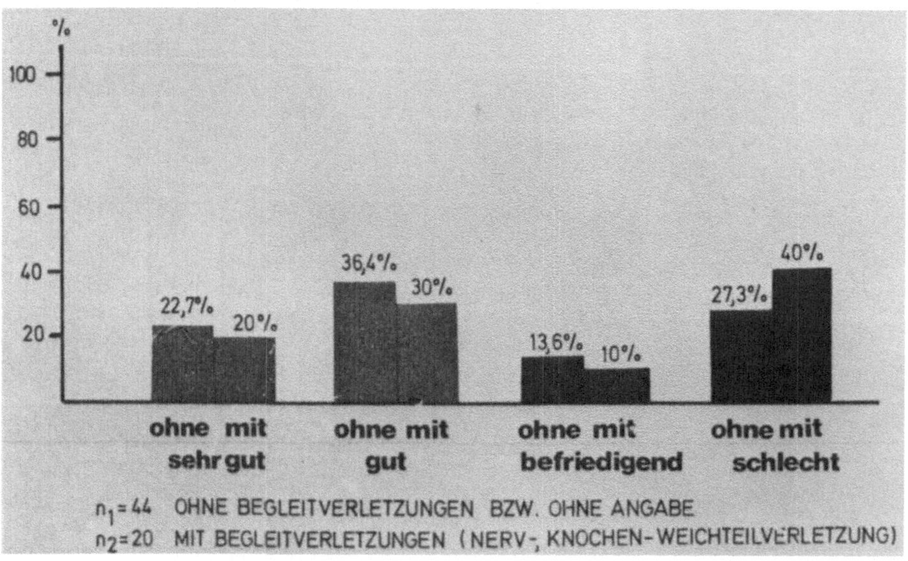

Abb. 5. Einfluß der Begleitverletzungen auf das Ergebnis in Relativprozent

Nachuntersuchungen wiedergegeben. Es handelt sich in allen Fällen um Verletzungen im Niemandsland oder in der Hohlhand. Die Ergebnisse am Daumen wurden ausgeklammert. Die Indikation zur zweizeitigen Beugesehnentransplantation wurde gestellt, wenn die sekundäre Naht nicht möglich war und zwar unabhängig von der Beschaffenheit des Gleitlagers. Die Transplantate wurden bis in die Hohlhand gelegt. Das Intervall betrug 3 Monate. Voraussetzung für die Indikation war die freie passive Beweglichkeit.

In 22% der Fälle wurde ein sehr gutes, in 34% ein gutes, in 12% ein befriedigendes und in 31% ein schlechtes Ergebnis erzielt (Abb. 2). In Abbildung 3 zeigen wir die Ergebnisse verletzungshöhenbezogen in Relativprozent (Abb. 3); Zonen nach Schink. Im Niemandsland etwas bessere Ergebnisse als in der Hohlhand, in der Zone III und IV wurde nicht zweizeitig operiert. Im Weiteren zeigen wir den Einfluß der Verletzungsart in Relativprozent, erwartungsgemäß bessere Ergebnisse bei Schnittverletzungen (Abb. 4). Analog dazu bessere Ergebnisse ohne als mit Begleitverletzungen (Abb. 5).

Die eingangs gestellte Frage nach dem Stellenwert der zweizeitigen Beugesehnentransplantation ist natürlich erst zu bestimmen, wenn mehr vergleichbare Untersuchungen nach der vorgestellten Untersuchungsmethode von Buck-Gramko [1] vorliegen. Setzt man die Zahl der negativen Ergebnisse, immerhin ein knappes Drittel der Fälle in Relation zur Behandlungszeit, die ja mindestens 4 Monate beträgt, nicht eingerechnet den Zeitraum vom Unfall bis zum Einlegen des Silastikstabes, dann empfiehlt sich nach unserer Meinung Zurückhaltung bei der Indikationsstellung. Keinesfalls darf der Eindruck entstehen, daß die zweizeitige Beugesehnentransplantation der Primärversorgung gleichwertig ist. Immer sollte, wenn möglich, auch sekundär eine End-zu-End-Naht angestrebt werden. Schließlich sollte auch die Beschaffenheit des Gleitlagers berücksichtigt werden. Wir beschränken die Methode auf Fälle starker Vernarbung des Gleitlagers mit passiv freier Gelenksbeweglichkeit bei an Wiederherstellung interessierten Patienten.

Literatur

1. Buck-Gramko D, Dietrich FE, Gögge S (1976) Bewertungskriterien bei Nachuntersuchungen von Beugesehnenwiederherstellungen. Handchirurgie 8/2:65–69
2. Martini A, Kunert P (1975) Spätergebnisse nach Beugesehnenverletzungen. Handchirurgie 7:143–147

Bedeutung des Lagers für Nerventransplantationen

J. Gilsbach und W. Seeger

Seit Einführung mikrochirurgischer Methoden bei peripheren Nervenverletzungen haben sich die Naht- und Transplantationstechnik erheblich gewandelt. Die perineurale Naht einzelner Faszikel oder Faszikelbündel setzt sich gegenüber der epineuralen zunehmend durch. Größere Nervendefekte werden nicht mehr nach Beugung benachbarter Gelenke unter Spannung durch eine End-zu-End-Naht behandelt. Statt dessen erfolgt jetzt üblicherweise die Überbrückung durch Faszikeltransplantate aus funktionell unbedeutenden sensiblen Hautnerven. Anlaß, die Indikation zur Transplantation bzw. Interposition immer weiter zu stellen, sind experimentelle Untersuchungen und klinische Beobachtungen, die beweisen, daß lediglich spannungsfrei durchgeführte Nähte mit oder ohne Interponat ein gutes Ergebnis erbringen. So nimmt zwangsläufig die Zahl der Transplantate zu. Entsprechend häufiger wird man sich fragen, ob nicht vom gewöhnlich freien Transplantat selbst Probleme zu erwarten sind und welchen Einfluß die Umgebung hat.

Einheilungsvorgang

Das Transplantat erfährt ebenso wie das distale Nervenende, nur langsamer, eine Wallersche Degeneration. Die letztlich bleibende, wichtige Struktur, die Hanke-Büngnerschen Bänder, als Leitgebilde für einsprossende Axone, bleiben jedoch relativ lange erhalten. Das Durchwachsen der Axone und die Wiederherstellung der Myelinscheiden entspricht den Vorgängen im distalen Nervenstumpf nach einer End-zu-End-Naht. Je nach Transplantatlänge wird nach Tagen, Wochen oder Monaten die distale Anastomosestelle überschritten. Die Gefahr, daß sich dort zwischenzeitlich behindernde Narben entwickelt haben, ist überraschenderweise gering einzuschätzen.

Für die Abräumvorgänge im Transplantat während der frühen Degenerationsphase wird eine ausreichende Energieversorgung durch Diffusion aus der Umgebung benötigt, da sonst zentrale Fibrosen und Nekrosen auftreten. Ein limitierender Faktor ist hier der *Querschnitt*. Während unterhalb von 2 mm keine Versorgungsstörungen bei intakter plasmatischer Zirkulation auftreten, gefährdet ein größerer zumindest den zentralen Transplantatanteil. Durch die Verwendung mehrerer nebeneinander liegender kleinkalibriger Nerven kann man dieses Problem bei großen zu überbrückenden Querschnitten umgehen. Von der Möglichkeit, gestielte, prädegenerierte oder freie Transplantate mit mikrovaskulärem Anschluß zu verwenden, wird man selten Gebrauch machen können.

Nachdem die Diffusion aus dem Lager das initiale Überleben des Transplantates gewährleistet hat, erfolgt die endgültige Versorgung durch aussprossende Gefäße der Nervenstümpfe und Umgebung. Nach 3–4 Tagen haben die Gefäße aus dem proximalen und distalen Nerv, nach etwa 6–8 Tagen aus dem Lager Anschluß gefunden, wobei die letzten im weiteren Verlauf überwiegen.

Die *Mobilisation* und evtl. notwendige *Neurolyse* der proximalen und distalen Nervenanteile führt kaum zu Durchblutungsstörungen, während bereits geringe Zugwirkungen über eine venöse Stase erhebliche, bis weit nach proximal und distal fortschreitende degenerative Erscheinungen hervorrufen.

Maßnahmen am Transplantatlager

Bereits in der vormikrochirurgischen Ära versuchte man, die Einheilungsvorgänge durch aktive Maßnahmen am Transplantatlager zu fördern: Vorgebildete Kanäle nach Einlage von Kunststoffröhrchen förderten allerdings ebensowenig die Einheilung wie das Durchziehen der Transplantate durch die Muskulatur.

Die Beobachtung, daß Narbenbildungen im Bereich der Nahtstellen den Erfolg einer Operation häufig in Frage stellten, war Anlaß, diese Schwachstellen mit verschiedenen Materialien zu umscheiden. Man nahm an, dadurch die Bindegewebseinsprossung von der Umgebung zu reduzieren und eine Leitschiene für die aussprossende Axone anzubieten. Neben zahlreichen biologischen Geweben, wie Gefäßen, Amnion, Haut, Fascie, Dura usw. wurden auch künstliche Hüllen experimentell und klinisch verwandt. Bisher hat aber keine der verwandten Methoden, insbesondere die Millipore-Membran, die Kollagen-Membran und das Silastic-Röhrchen eine Verbesserung der Ergebnisse gebracht. Nicht selten war sogar das Ergebnis erheblich schlechter als ohne Umscheidung.

Lagerauswahl

Nachdem kaum eine günstige Veränderung des Lagers aktiv erreicht werden kann, muß man versuchen, einerseits zusätzliche Schädigungsmöglichkeiten zu meiden und andererseits ein brauchbares natürliches Lager zu finden.

Zur Vermeidung spannungsbedingter Sekundärschäden sollte ein ausreichend langes, die Defektstrecke um 10–20% überragendes Transplantat genommen werden und an den Extremitäten beim Einpassen zumindest eine Funktionsstellung oder sogar Streckstellung der Gelenke, keinesfalls eine übermäßige Beugung zugrunde gelegt werden. Auch ein Transplantatverlauf über instabilen Frakturen und Pseudarthrosen beinhaltet die Gefahr einer Dehnungsschädigung. Um diese über kontrak-

144

ten Gelenken zu umgehen, ist es besser, die Mobilisation vor der Nerventransplantation durchzuführen.

Neben dieser mehr indirekten Beeinträchtigung durch Zugwirkung kann das Transplantat direkt auch durch verschiedenste pathologische Lager gefährdet werden. Infizierte und kontusionierte Regionen, verschmutzte und fremdkörperreiche Gebiete, ausgedehnte Narbenbildungen, strahlengeschädigte Areale, minderversorgte Extremitäten bei Arterienverschlüssen und benachbarte Frakturen mit Callusbildung sind ungeeignete Umgebungen für ein Transplantat. Darüber hinaus sind physiologische oder auch pathologische Engen oder Hypomochlien zu meiden, um nicht ein Engpaßsyndrom zu provozieren.

Größere Hämatome oder blutende, oft relativ kräftige epineurale und perineurale Gefäße sind weitere, nicht zu unterschätzende Faktoren, die das Therapieergebnis beeinträchtigen. Zumindest vor Beendigung der operativen Maßnahmen, vor allem nach Blutleere, muß eine exakte Blutstillung durchgeführt werden. Übermäßig zahlreiche und enge Nähte beim schichtweisen Wundschluß können ebenso wie die vorzeitige Mobilisierung auch bei perfekter Naht den Erfolg in Frage stellen.

Literatur

1. Daniel RK, Terzies JK (1977) Neural microsurgery. In: Daniel RK, Terzis JK (Hrsg) Reconstructive Microsurgery, Bd XXV: 491 Boston, Little Brown
2. Mummenthaler M, Schliack H (Hrsg) (1977) Läsion peripherer Nerven. Georg Thieme Verlag, Stuttgart
3. Samii M (1975) Modern aspects of peripheral and cranial nerve surgery. In: Krayenbühl H (Hrsg) Advances and Technical Standards in Neurosurgery, vol 2:33 Springer-Verlag Wien New York

Zur Technik der Nerventransplantation bei geschädigten Transplantatlagern

J. Liesegang

Bei interfasciculären autologen Nerventransplantationen wird das operative Vorgehen ganz entscheidend von den Folgen der die Nervenverletzung begleitenden Schäden bestimmt.

Die Spätversorgung von Nervenläsionen bei glatten Schnitt- und Stichverletzungen bereitet in der Regel keine Schwierigkeiten. Hier sind die Begleitschäden meist gering. Das Narbengewebe sollte aber zumindest im Bereich des Transplantatlagers soweit wie möglich excidiert werden. Doch selbst wenn es sich nicht vollständig entfernen läßt, ist die Ausdehnung der Narben meist nicht so groß, daß Bedenken für die Ernährung der überwiegend doch sehr kurzen Transplantate bestehen. Es ist jedoch auch hier sicherzustellen, daß die interfasciculären Nähte an beiden Nervenstümpfen in gesundes Gewebe und nicht in die Narben zu liegen kommen, und die Länge der Transplantate entsprechend zu bemessen.

Ist aber zugleich mit einer Nervenverletzung eine ausgedehnte Narbenbildung eingetreten, z.B. als Folge von Weichteilquetschungen, Hämatomen oder durch ischämische Fibrosierung von Muskulatur und Bindegewebe nach Gefäßverletzungen, so ist bei einer Verlegung von Nerventransplantaten in diesem Narbengewebe eine ausreichende Blutversorgung und Ernährung nicht sichergestellt. Es besteht die Gefahr, daß es in der Folge durch Mangelernährung zu einer narbigen Umwandlung der Transplantate kommt.

In diesen Fällen sollte es deshalb vermieden werden, die Transplantate durch das Narbengewebe zu führen. Hier kann man einmal die ausreichend mobilisierten Nervenenden mit den dazwischenliegenden Transplantaten in eine benachbarte, nicht geschädigte Muskelloge verlegen. Ist das nicht möglich, so ist eine Verlagerung der Transplantate zwischen die Muskulatur und das Subcutangewebe vorzunehmen.

Besonders häufig findet sich infolge der engen Nachbarschaft von Nerven und Knochen ein schlechtes Transplantatlager nach Verletzungen des N. radialis bei Humerusfrakturen. Hier, wie bei anderen Nervenläsionen mit knöchernen Begleitverletzungen, sollten die Transplantate nicht direkt auf den Knochen verlegt werden, wenn ihre Ernährung gewährleistet sein und die Gefahr einer Spätkompression durch Callusbildung vermieden werden soll. Läßt sich das Periost und die Muskulatur über dem Knochen nicht so adaptieren, daß hier ein narbenfreies Bett für die Transplantate gebildet werden kann, ist eine Verlagerung der Transplantate über die Muskulatur unter die Haut erforderlich. Das ist auch dann notwendig, wenn bei einer Druckosteosynthese die AO-Platte über dem Sulcus nervi radialis zu liegen kommt, um bei der späteren Metallentfernung keine Schädigung zu setzen. Auf die Möglichkeit, den

N. radialis mit den Transplantaten nach Abpräparieren der zum M. triceps führenden Äste auf die Beugeseite des Oberarmes zu verlegen, sei hier nur kurz hingewiesen.

Beim Anlegen eines Transplantatlagers spielt aber nicht nur die Sicherung der Ernährung der Nerventransplantate eine Rolle, es muß auch berücksichtigt werden, daß die Transplantate nach der Operation nicht unnötigen mechanischen Belastungen ausgesetzt werden. So dürfen die Transplantate nicht über Knochenvorsprünge verlaufen, die nicht ausreichend durch Weichteile vor äußeren Druckeinwirkungen geschützt sind; z.B. sollten bei einer Peroneusläsion im Bereich des Fibulaköpfchens die Transplantate nicht über den Fibulakopf sondern möglichst weit distal durch die Muskulatur auf die Vorderseite des Unterschenkels geführt werden.

Eine mechanische Spätschädigung von Transplantaten ist auch dort zu befürchten, wo sie immerwiederkehrenden Dehnungen ausgesetzt sind, was langfristig sogar zu einer Schädigung bereits regenerierter Axone führen kann. Im Gelenkbereich sollten deshalb die Transplantatlager möglichst nahe an der Gelenkachse verlaufen, und eine Transplantation über ein Hypermochlion, bei dem eine fortwährende Dehnung unvermeidbar ist, unbedingt vermieden werden. Als Beispiel seien hier Ulnarisverletzungen im Bereich des Sulcus nervi ulnaris angeführt, bei denen vor einer Transplantation der Nerv erst auf die Beugeseite des Gelenkes verlegt werden muß, wo dann das Transplantatlager frei von solchen mechanischen Belastungen ist.

Schließlich gehört zur Vermeidung von mechanischen Spätschäden auch, daß Frakturen ausreichend fixiert, Pseudarthrosen beseitigt und erforderliche Korrekturosteotomien vor einer Nerventransplantation durchgeführt werden, da durch später erfolgende Eingriffe eine Schädigung der Transplantate nicht auszuschließen ist.

Zur Bedeutung des Transplantatlagers bei der autogenen Nerventransplantation im HNO-Bereich

W. Draf

Die Indikation zur autogenen Nerventransplantation in der Chirurgie des Kopf- und Halsbereichs ist nach unfallbedingten und iatrogenen Schädigungen von Hirnnerven gegeben [2, 4, 6, 8, dort auch weitere Literatur]. Darüber hinaus ist die Interposition freier Nerventransplantate zur Rehabilitation von Hirnnervenfunktionen in den letzten Jahren auch ein fester Bestandteil in der Konzeption der Tumorchirurgie des Kopf- und Halsbereichs geworden [3, 8].

Während über die Rekonstruktion von Anteilen des N. trigeminus [9], des N. accessorius und N. hypoglossus [8, 10 im Druck] vereinzelte Mitteilungen vorliegen, ist die Rekonstruktion des N. facialis mit Hilfe freier autogener Nerventransplantate ein bedeutendes Arbeitsfeld von Chirurgen verschiedenster Fachgebiete.

Voraussetzung für den Erfolg einer autogenen Nerventransplantation ist, daß das Transplantat seine Vitalität nicht verliert, d.h. daß der Stoffwechsel der einzelnen Zellen durch ausreichende Ernährung gewährleistet wird. Durch experimentelle Untersuchungen konnten Samii [8] und sein Mitarbeiter Kempkens [5] experimentell nachweisen, daß die Regenerationsquote bei Benützung von frischen autogenen Nerventransplantaten, bei denen die Wallersche Degeneration Hand in Hand mit der Nervenregeneration stattfindet, nicht von der Regenerationsquote bei Anwendung prädegenerierter autogener Nerventransplantate, welche die Wallersche Degeneration mit Verlust von Achsenzylindern und Myelinscheiden bereits hinter sich haben, signifikant unterschieden ist.

In den ersten Tagen nach der Transplantation findet die Ernährung des Transplantats durch Diffusion aus dem Transplantatbett statt bis es zum Einsprossen von Gefäßen aus der Umgebung kommt. Daraus wird deutlich, daß sowohl

1. der Transplantatdurchmesser, als auch
2. das biologische Verhalten des Transplantatbetts

von wesentlicher Bedeutung für Erfolg oder Mißerfolg einer Nerventransplantation sind.

Der Verlauf der Hirnnerven III—XII ergibt die grundsätzliche *Dreiteilung des Transplantatbetts:*

Liquorraum
Schädelknochen
Weichteile.

Unterschiedlich ist die Länge des jeweiligen Verlaufsbereichs.

Das *Transplantatbett* bei der Versorgung des praktisch wichtigsten Hirnnerven im Kopf- und Halsbereich, des *N. facialis,* ist gemessen an der Ernährungsmöglichkeit aus

148

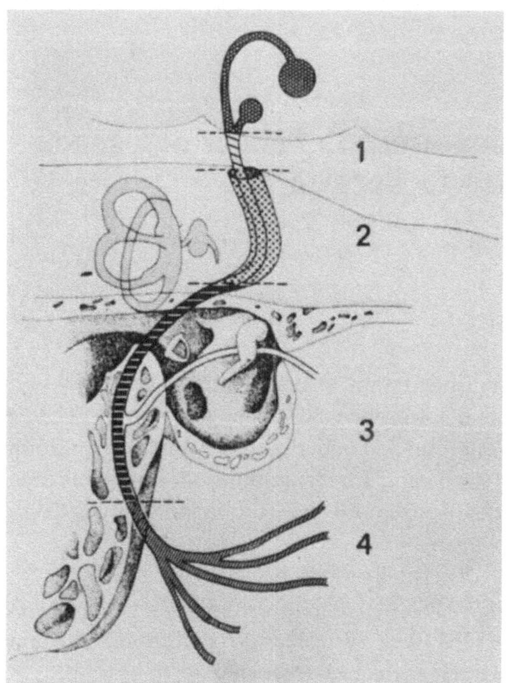

Abb. 1. Die verschiedenen Verlaufsabschnitte des N. facialis entsprechend dem Unterschied des Transplantatbetts. 1 Kleinhirnbrückenwinkelsegment, 2 innerer Gehörgang, 3 Fallopischer Kanal, 4 extratemporaler Bereich

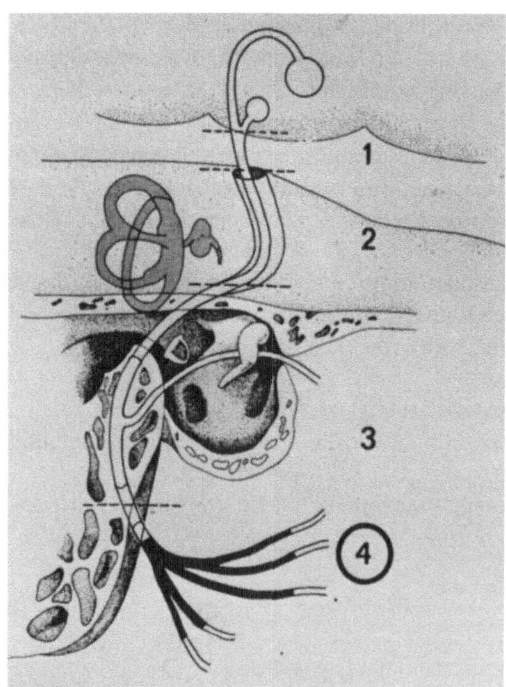

Abb. 2. Extratemporale freie Nerventransplantation (4). 1 Kleinhirnbrückenwinkelsegment, 2 innerer Gehörgang, 3 Fallopischer Kanal, 4 extratemporaler Bereich

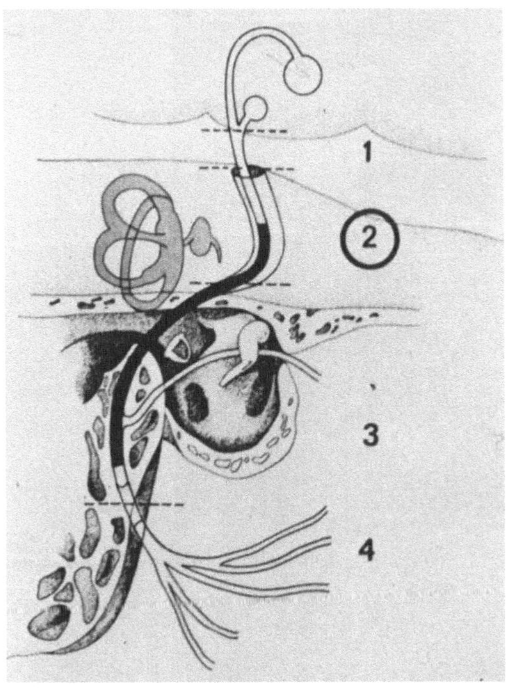

Abb. 3a. Nerventransplantation zwischen innerem Gehörgang und extratemporalem Facialisverlauf. 1 Kleinhirnbrückenwinkelsegment, 2 innerer Gehörgang, 3 Fallopischer Kanal, 4 extratemporaler Bereich

der Umgebung und der mechanischen Beanspruchung des Transplantats in *4 Abschnitte* einzuteilen (Abb. 1):

1. Das Kleinhirnbrückenwinkelsegment
2. Der Meatus acusticus internus
3. Der Fallopische Kanal
4. Der extratemporale Bereich

Da der Durchmesser des Nervus facialis 2,5–3 mm nicht überschreitet, liegt die Transplantatdicke innerhalb des von Campbell et al. (1956) bzw. von Seddon (1968) gesetzten Limits.

Muß ein Transplantat ausschließlich im *extratemporalen Weichteilverlaufsabschnitt* (Abb. 2) interponiert werden, wenden wir die von Millesi, Samii u.a. erarbeitete mikrochirurgische Technik an.

In manchen Fällen ist es erforderlich, die *zentrale Anastomose* in den *knöchernen,* *tympanalen* oder *mastoidalen* Verlaufsanteil zu legen, während die *distale Anastomose* im *extratemporalen Bereich* liegt. Zur Verbesserung der Ernährungssituation durch kleinste Gefäßkanälchen hat sich das Anfrischen des knöchernen Kanals mit dem Bohrer bewährt.

Liegt der *Nervendefekt ausschließlich innerhalb des Fallopischen Kanals,* ist die Situation zur Rekonstruktion technisch und was die Ernährung vom Transplantatbett her anbetrifft am günstigsten. Da das Transplantatbett unbeweglich ist, reicht die Fixierung des Interponats durch den körpereigenen Fibrinkleber aus. Zusätzliche Nähte sind unnötig.

Lange Transplantate vom inneren Gehörgang bis in die Peripherie sind erforderlich (Abb. 3a), wenn im Rahmen einer Tumoroperation eine Felsenbeinresektion und

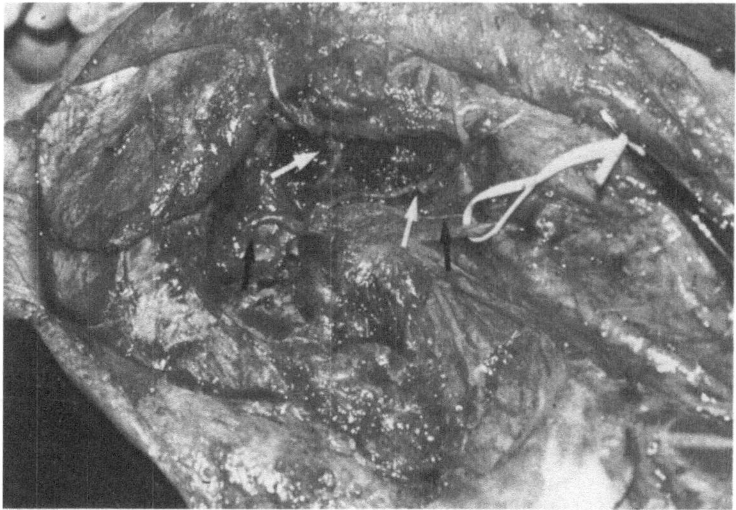

Abb. 3b. Facialistransplantation mit Plexus cervicalis nach Resektion eines Gehörgang-
carcinoms rechts (Die Pfeile zeigen das Transplantat)

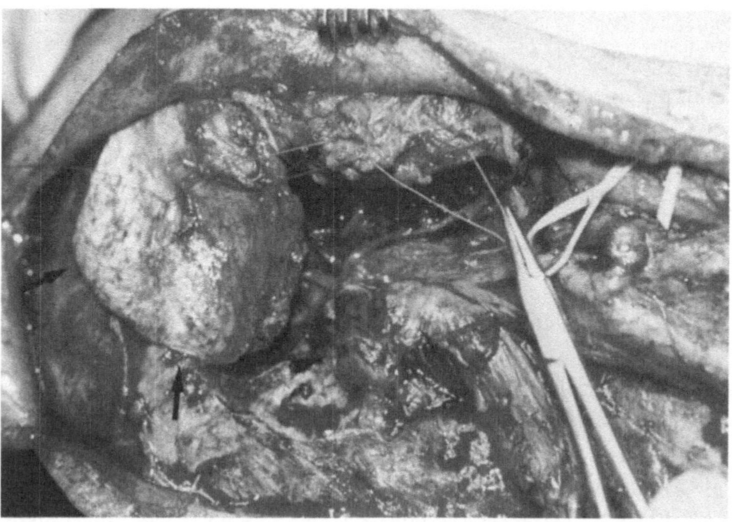

Abb. 3c. Der M. temporalis ist zum Auffüllen der Operationshöhle umschnitten

radikale Parotidektomie einschließlich Neckdissection mit der Resektion des N.
facialis kombiniert werden müssen (Abb. 3b).

Neben der Adaptation des Transplantats in das knöcherne wie auch das Weich-
teiltransplantatbett, hat es sich uns bewährt, zur Verbesserung der Ernährung und
zur Auffüllung der Operationshöhle einen gestielten Muskellappen, entweder vom
M. temporalis oder vom M. sternocleidomastoideus [2] auf das Transplantat aufzu-
legen (Abb. 3c).

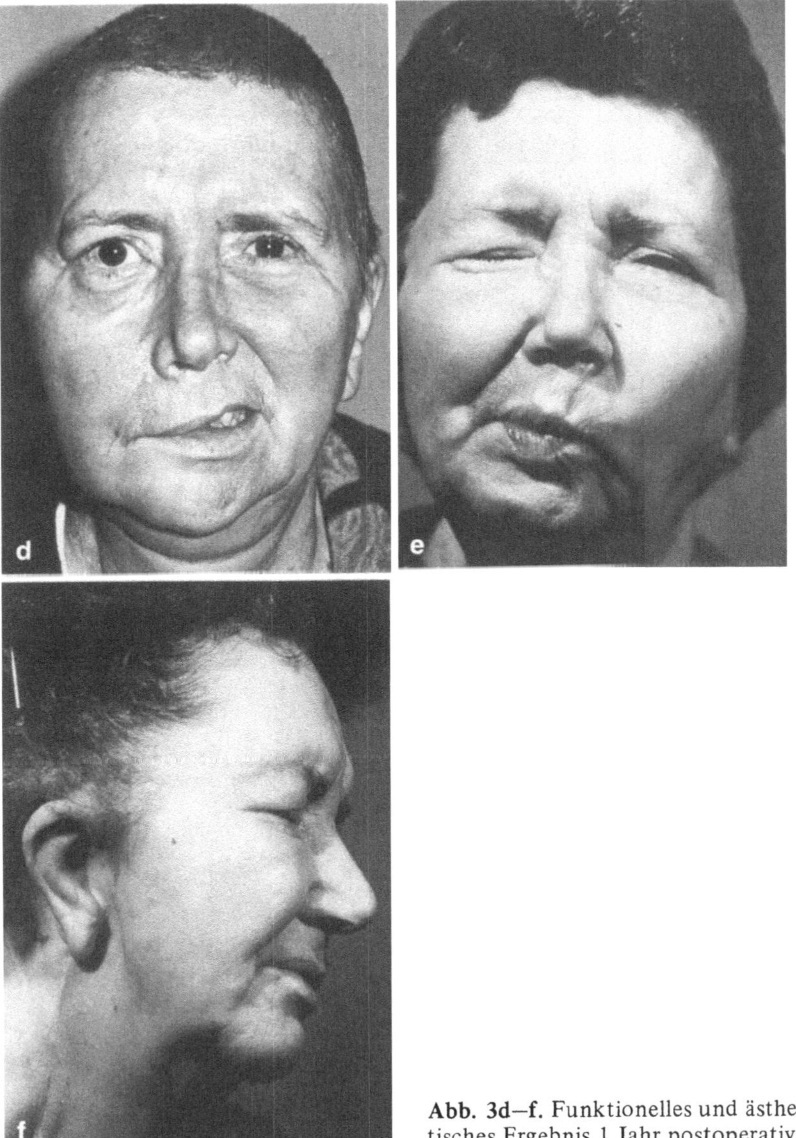

Abb. 3d–f. Funktionelles und ästhetisches Ergebnis 1 Jahr postoperativ

Das ästhetische und funktionelle Ergebnis 1 Jahr nach der Facialisrekonstruktion rechts vom inneren Gehörgang bis in die Peripherie nach Exstirpation des Gehörgangkarzinoms ist aus Abbildung 3d–f ersichtlich.

Eine besondere Situation hinsichtlich des Transplantatbetts ergibt sich, wenn der N. facialis z.B. nach Entfernung eines ausgedehnten Akustikusneurinoms im Kleinhirnbrückenwinkel und inneren Gehörgang defekt ist (Abb. 4a).

Für solche Fälle haben Samii (1979), Wigand und wir seit 1975 ein spezielles Verfahren ausgearbeitet. Der Neurochirurg anastomosiert den Nervus facialis am Hirnstamm mit einem freien N. suralis-Transplantat (Abb. 4b).

152

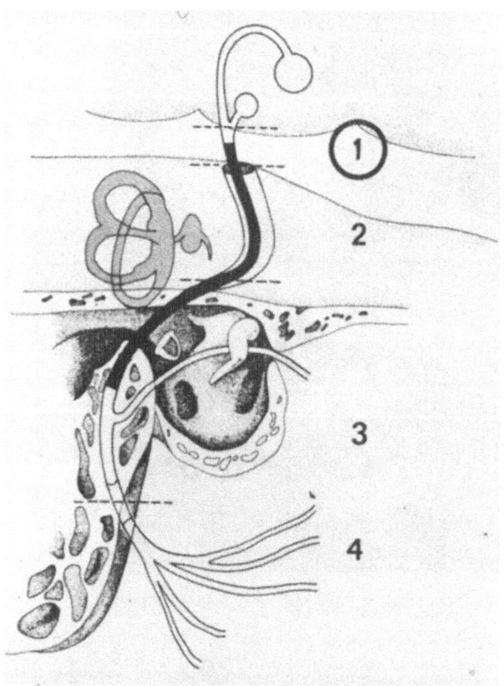

Abb. 4a. Intrakranielle-intra-
temporale Anastomose.
1 Kleinhirnbrückenwinkelsegment, 2 innerer Gehörgang,
3 Fallopischer Kanal, 4 extratemporaler Bereich

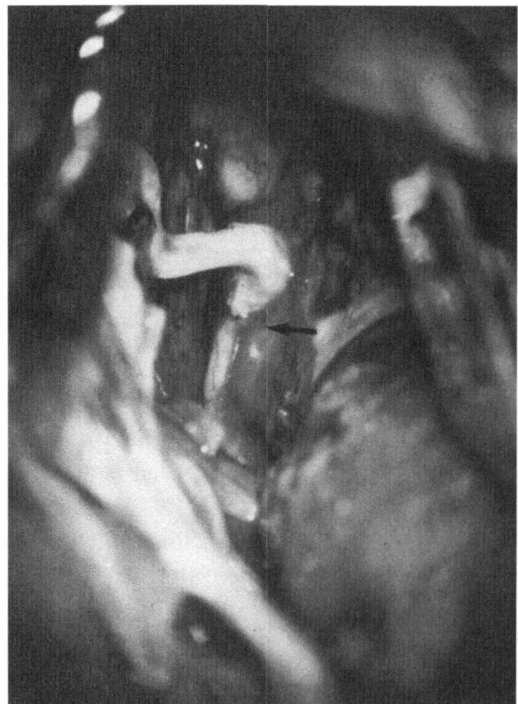

Abb. 4b. Anastomose zwischen
freiem Nerventransplantat und
Facialisstumpf am Hirnstamm
links

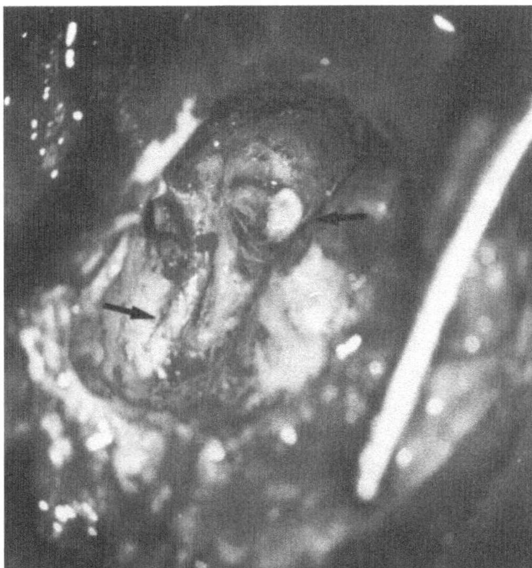

Abb. 4c. Zustand nach Freilegung des N. facialis im Mastoid. Der distale Transplantationsstumpf ist in den inneren Gehörgang eingelegt und ins Mastoid durchgezogen

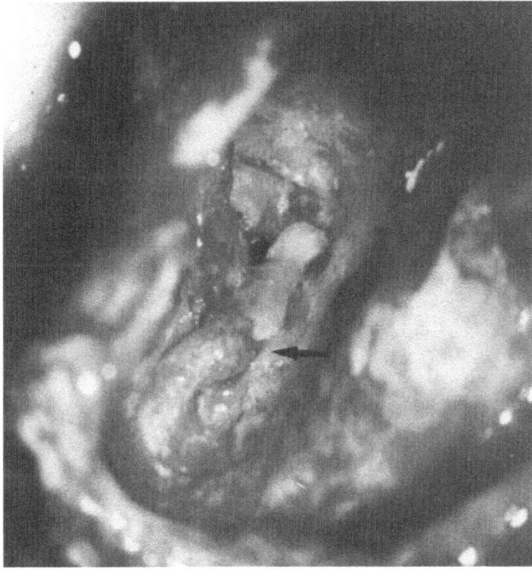

Abb. 4d. Distale Anastomose im mastoidalen Anteil des Fallopischen Kanals fertiggestellt

Die Nahtstelle soll wegen der *rhythmischen Bewegungen* des *Transplantatbetts Liquorraum* dadurch stabilisiert werden, daß sie dem Hirnstamm aufgelegt wird. Das distale Transplantatende wird in den inneren Gehörgang oder auch retrolabyrinthär durch die Pyramidenhinterfläche in das Felsenbein plaziert.

Der Otochirurg kann dann in gleicher Sitzung transmastoidal das Transplantatende fassen und die distale Anastomose im knöchernen Bett des mastoidalen Facialiskanals anlegen (Abb. 4c und d).

Die Ernährung des Transplantats im Kleinhirnbrückenwinkel ist offensichtlich durch den zirkulierenden Liquor und die Auflage auf den Hirnstamm ausreichend.

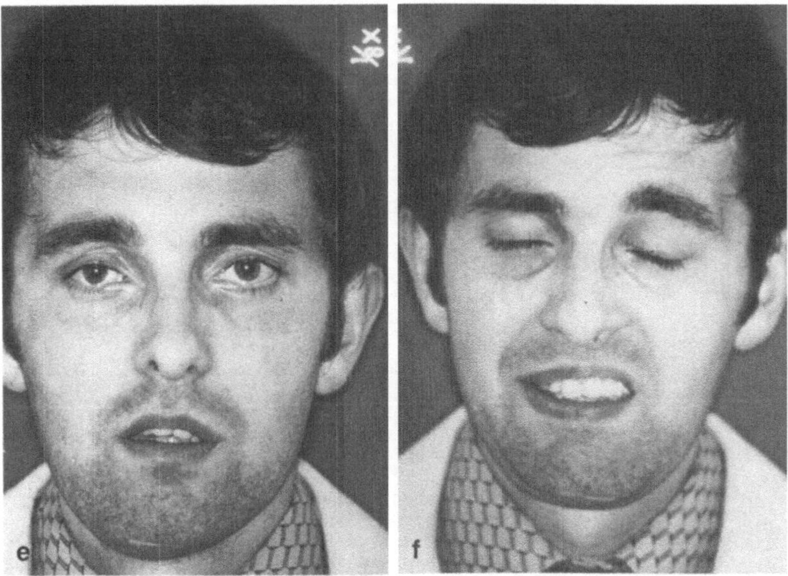

Abb. 4e—f. Funktionelles Ergebnis der intrakraniellen-intratemporalen Anastomose eineinhalb Jahre nach der Operation

Tabelle 1. Autogene Nerventransplantation an Hirnnerven

Transplantat	Transplantatbett
Frisch	Gesund
Prädegeneriert	Liquorraum
Dicke (max. 2—5 mm)	Knochen
	Periost, Dura
	Spongiosa
	Callus
	Weichteile
	Muskel
	Fett
	Bindegewebe
	Pathologisch verändert
	Narben
	Infektion
	Vorbestrahlung
	Nachbestrahlung

Abbildungen 4e und 4f zeigen das funktionelle Ergebnis eineinhalb Jahre nach einer solchen *intrakraniellen-intratemporalen Anastomose*. Neben den natürlichen von der Anatomie her gegebenen Voraussetzungen können *pathologische Veränderungen des Transplantatbetts der Hirnnerven* wie Narbenbildungen, Infektion, Vor- und Nachbestrahlung die Situation für eine Transplantation verschlechtern (Tabelle 1). Beim Vorliegen von Narben empfiehlt es sich, diese in möglichst ausgedehntem Umfang zu resezieren, um das Transplantat in einem besser durchbluteten Bereich, wie z.B. Muskulatur oder Schleimhaut einlegen zu können. Darüber hinaus hat die Erfahrung in der Behandlung der Otitis media chronica und auch nach latero-basalen Frakturen gezeigt, daß die autogene Nerventransplantation durchaus in einer Sitzung mit der Beseitigung von entzündlichen Veränderungen vorgenommen werden kann. In vorbestrahltem Gebiet sind die Chancen für das Gelingen einer Nerventransplantation sicherlich am ungünstigsten. Wir haben diesbezüglich keine eigenen Erfahrungen. Nach Ansicht von Sunderland [14] ist Nervengewebe wahrscheinlich das gegenüber einer Bestrahlung resistenteste Gewebe überhaupt. Millesi [7] stellt einschränkend fest, daß zwar das Nervengewebe an sich außerordentlich resistent gegen radioaktive Strahlung ist, andererseits durch eine postoperative Bestrahlung die Bindegewebsproliferation des Transplantatbetts angeregt wird und so eine Nervenkompression mit Einschränkung der Nervenfunktion zustande kommen kann.

Für die autogene Nerventransplantation im Kopf- und Halsbereich, insbesondere für den Nervus facialis ist *zusammenfassend* zu beachten, daß die Voraussetzungen vom Transplantatbett her je nach Verlaufsabschnitt unterschiedlich sind.

Im Bereich des Fallopischen Kanals ist das Transplantatbett stabil, so daß sich Nähte im Anastomosenbereich erübrigen. Andererseits sollte dic Ernährungsbasis gegebenenfalls durch Anfrischen des Knochenkanals verbessert werden. Im Kleinhirnbrückenwinkel und im inneren Gehörgang ist das Transplantat rhytmischen Bewegungen ausgesetzt, so daß es ähnlich wie im extratemporalen Verlaufsanteil durch Naht und Adaptation auf benachbarte Strukturen gesichert werden muß. Die klinischen Erfahrungen haben gezeigt, daß die Nerventransplantation in den verschiedenen Abschnitten dcs Ncrvus facialis eine zufriedenstellende Nervenregeneration ermöglicht.

Literatur

1. Campbell JB, Basset CAL, Girardo JM, Seymor RJ, Rossi JP (1956) Application of monomolecular filter tubes in bridging gaps in peripheral nerves and for prevention of neuroma formation. A Preliminary report. J Neurosurg 13:635–637
2. Denecke HJ (1961) Zur präparatorischen und reparatorischen Chirurgie des N. facialis. Z Laryngol Rhinol 40:380
3. Draf W, Samii M (1977) Otorhinolaryngologisch-neurochirurgische Probleme an der Schädelbasis. Z Laryngol Rhinol 56:1007–1020
4. Fisch U (1970) Die totale Freilegung des Nervus facialis bei laterobasalen Schädelfrakturen. Arch Otorhinolaryngol 196:187
5. Kempkens KJ (1977) Vergleichende Untersuchungen zwischen frischen und prädegenerierten autologen Nerventransplantaten. Inauguraldissertation Med. Fachbereiche der Johannes-Gutenberg-Universität Mainz
6. Miehlke A (1973) Surgery of the facial nerve. Urban & Schwarzenberg, München Berlin Wien
7. Millesi H (1977) Factors influencing results in extratemporal facial nerve repair. Panel Discussion Nr. 5. In: Fisch U. Facial Nerve Surgery. Proceedings of the 3rd Int Symp on Facial Nerve Sur 9.–12. August 1976 p. Kugler Amstelveen, Netherlands; Aesculapius Birmingham, Alabama p 217

8. Samii M (1975) Modern aspects of peripheral and cranial nerve surgery. In: Advances and Technical Standards in Neurosurgery. Vol 2 Krayenbühl H (ed) Springer, Wien New York

9. Samii M (1972) Autologe Nerventransplantation im Trigeminusbereich. Med Mitt Melsungen 46:116, 189—194

10. Samii M (to be published) Nerves of the head and neck. In: Management of peripheral nerve problems. Saunders WB, Philadelphia, USA

11. Samii M (to be published) Fascicular peripheral nerve repair. In: Management of peripheral nerve problems. Saunders WB, Philadelphia, USA

12. Samii M (1979) Neurochirurgische Gesichtspunkte der Behandlung der Akustikus-neurinome mit besonderer Berücksichtigung des Nervus facialis. Laryngol Rhinol Otol (Stuttg) 58:97—106

13. Seddon HJ (1968) Fortschritte in der Behandlung von Nervenverletzungen. Triangel 8:252—258

14. Sunderland S (1977) Factors influencing results in extratemporal facial nerve repair. Panel Discussion No. 5 S 217. In: Fisch U. Facial nerve surgery. Kugler Aesculapius Amstelveen, Netherlands - Birmingham, Alabama USA

Bedeutung des Lagers für Spalthauttransplantationen

K.-A. Brandt

Ein transplantationsfähiges Lager muß für eine erfolgreiche Hautverpflanzung erstens die Fähigkeit besitzen, dem Transplantat als Nährboden zu dienen und zweitens darf es keine wesentliche Infektion aufweisen. Danach lassen sich zunächst 2 große Wundbereiche unterscheiden, nämlich die aseptischen Defektwunden und die mehr oder weniger infizierten, meist granulierenden Wundflächen. Da sich uns jedoch je nach Entstehung, Tiefe und Größe des Hautweichteildefektes ein zum Teil unterschiedliches operatives Vorgehen bewährt hat, bin ich zu einer Aufteilung in sechs verschiedene Transplantatlager (TPL) gekommen:

1. TPL in der aseptischen plastischen Chirurgie
2. TPL bei frischen Defektverletzungen
3. TPL bei der Primärversorgung kleiner, drittgradiger Verbrennungen
4. TPL bei infizierten und chronischen Defektwunden
5. TPL bei freiliegenden Knochen
6. TPL bei großflächigen, drittgradigen Verbrennungen

Die besten Voraussetzungen finden sich im Rahmen der sekundären, *aseptischen Wiederherstellungschirurgie*, wie beispielsweise Narbenkorrekturen. Die Wundverhältnisse sind aseptisch und der Wundgrund nach vollständiger Excesion der oft bis zu 1 cm dicken, hypertrophen Narben gesund und gut durchblutet, so daß für die überwiegend zur Defektdeckung verwandte dicke Spalthaut keine Einheilungsschwierigkeiten bestehen. Trotzdem sind weitere Details zu berücksichtigen, um ein möglichst optimales Wundbett zu bekommen. So soll die Excesion mit größter Sorgfalt genau an der Grenze zwischen Narbe und unversehrtem Subcutangewebe erfolgen, damit dieses noch mit einer dünnen, spinnennetzartigen Bindegewebsschicht bedeckt ist. Man vermeidet dadurch das pilzartige Hervorquellen des je nach Lokalisation reichlich vorhandenen subcutanen Fettgewebes und erhält einen für das Transplantat günstigen und glatten Wundgrund. Über Strecksehnen reicht deren lockeres und gut durchblutetes Hüll- und Gleitgewebe für die Ernährung des Transplantates absolut aus, wie es auch von Kreuzfingerlappenplastiken her bekannt ist. Nach Möglichkeit wird in Blutleere oder Blutsperre excidiert, um alle intakten Strukturen sicher zu schonen, beispielsweise das Venengeflecht bei Handrückenkorrekturen, nicht nur wegen des venösen Rückflusses, sondern weil dieses auch der Hand später wieder ein weitgehend natürliches Aussehen verleiht. Die in den Defekt eingenähte Spalthaut kann eventuell zur sicheren Hämatom- oder Seromvermeidung mit kleinen Stichinzisionen versehen werden. Dies darf jedoch nicht zur Vernachlässigung einer oft viel

Geduld erfordernden, exakten Blutstillung führen, besonders dann nicht, wenn, wie bei Korrekturen am Hals, kaum ein gewisser Ausgleich durch einen Kompressionsverband geschaffen werden kann.

Ähnliche Transplantatlager findet man bei *frischen Defektverletzungen*, wenn diese einen glatten Wundgrund entstehen ließen, ohne daß Sehnen, Knochen oder Gelenke entblößt wurden. Auch diese Wundverhältnisse können als nahezu aseptisch bezeichnet werden, und die sofortige Deckung mit Spalthaut, die wir wegen der noch stärkeren Sekretionsphase bei diesen traumatischen Verletzungen fast immer sticheln, führt im allgemeinen zu guten Ergebnissen. Läßt sich jedoch trotz intensiver Bemühung eine nicht befriedigende Blutstillung bei sonst gutem Transplantatgrund erreichen, so kann mit dicken Meshgraft-Transplantaten eine Sekretverhaltung nahezu sicher vermieden werden und bei der kleinen Vergrößerung im Verhältnis 1:1,5, auch eine funktions- und belastungsfähige Körperoberfläche wieder hergestellt werden. Diese Transplantate sollten jedoch aus kosmetischen Gründen im Gesicht und an den Händen keine Anwendung finden. Anders ist das Transplantatlager zu beurteilen, wenn es neben dem Hautdefekt auch zur Verletzung der darunterliegenden Weichteilstrukturen gekommen ist, für ein Stiellappentransplantat aber trotzdem keine absolute Indikation vorliegt. Der zerklüftete Wundgrund mit meist nicht exakt zu stillender Blutung, erheblicher Wundsekretion, stärkerer Verschmutzungsgrad und die nicht sichere Beurteilung von vitalem und avitalem Gewebe verbieten hier die sofortige Spalthautdeckung. Nach Entfernung allen nekrotischen Gewebes, Glättung des Wundgrundes durch Excesion und Adaptationsnähte, Blutstillung und Einlegen von Redon-Drainagen in die Tiefe der entblößten Muskulatur, hat sich uns in diesen Fällen die Interimsdeckung mit einem synthetischen Hautersatz, der als Epigard im Handel ist, bewährt. Dieser wird exakt entsprechend dem Defekt ausgeschnitten und in Abständen von 2−4 Tagen gewechselt, bis durch Ausbildung eines zarten Granulationsgewebes ein transplantationsfähiger, glatter Wundgrund vorliegt. Dies ist dann der Fall, wenn das Epigard einen heftpflasterähnlichen Kontakt mit dem Lager besitzt.

Zu vergleichen mit den Defektverletzungen sind die frischen, umschriebenen, *drittgradigen Verbrennungen*, wenn sie primär, d.h. am ersten oder zweiten Tag, excidiert werden, denn bis zu diesem Zeitpunkt können die Wundverhältnisse ebenfalls noch als steril angesehen werden. Außerdem ist das Ödem und damit die Sekretion nach Nekrosenabtragung um so geringer, je früher die Nekrektomie erfolgt. Die vollständige Entfernung alles drittgradig verbrannten Gewebes ergibt sich aus dem makroskopischen Aussehen und einer frischen Blutung des gesamten Wundgrundes nach Öffnen der Blutsperre. Nach sorgfältiger Blutstillung läßt sich auch bei diesen Verletzungen ein gutes Weichteillager erreichen, das eine recht sichere Transplantateinheilung gewährleistet. Liegt allerdings das subcutane Fettgewebe nach Nekrosenabtragung in größerer Ausdehnung frei, so halten wir eine frühsekundäre Transplantation für vorteilhafter, da das frische Unterhautfettgewebe nach unserer Erfahrung einen ungeeigneten Nährboden für eine sofortige Hauttransplantation darstellt, erstens wegen seiner schlechten Durchblutung und der damit verbundenen Infektionsanfälligkeit bei verbliebenen kleinen Restnekrosen, zweitens wegen seiner Degenerationsfreudigkeit mit Fetteinschmelzungen auch im Bereich von Koagulationsarealen die vielfach wegen der oft schwierigen Blutstillung der zurückgeschlüpften kleinen Gefäße größer als erwünscht ausfallen und drittens wegen der unebenen Oberflächenstruktur.

Es ist daher ratsam, zunächst die Bildung eines Granulationsrasens abzuwarten, um so ein glattes, gut durchblutetes und unproblematisches Transplantatlager zu erhalten.

Komplizierter sind die Wundverhältnisse bei den *infizierten und chronischen Defekten*. Alle diese Transplantatlager sind gekennzeichnet durch das Vorhandensein von Restnekrosen oder Granulationsgewebe, dessen Ernährungsbereitschaft für das Transplantat zwar außerordentlich groß ist, da es aus zahlreichen, senkrecht emporstrebenden, feinsten Gefäßen besteht, das aber in bakteriologischer Hinsicht wesentlich ungünstiger ist. Es wird daher prinzipiell vor Beginn jeder Behandlung eine Abstrichuntersuchung veranlaßt, um die Art der Keimbesiedlung festzustellen, während die Quantität des Befalles aus der vorhandenen Wundsekretion abzulesen ist. Bei täglichen Verbandswechseln dürfen weder an den Wunden noch an den Kompressen schmierige, eitrige Beläge haften. Erst ein spärliches, mehr oder weniger dünnflüssiges, blutigseröses Sekret und ein frischer, hellroter Wundgrund weisen auf eine Transplantationsfähigkeit hin. Das Skalpell bzw. der scharfe Löffel haben sich uns als schnellstes, sicherstes und somit als bestes Nekrolysemittel erwiesen. Danach bildet sich unter der entsprechenden Verbandsanordnung schnell ein frisches, gut zu transplantierendes Granulationsgewebe aus. Überläßt man solche Wunden dann jedoch der Sekundärheilung und hofft auf einen spontanen Wundverschluß, so entsteht statt dessen in vielen Fällen ein glasiges, bereits bei kleinstem Kontakt blutendes, hypertrophes Granulationsgewebe. Abgesehen von der Unmöglichkeit, nun zu transplantieren, muß man sich vor Augen halten, daß sich dieses Granulationsgewebe später in sklerotisches Narbengewebe umwandelt, dessen Schrumpfung um so erheblicher ist, je dicker die Granulationsschicht war, wodurch es in vermehrtem Maße zur Verziehung von Weichteilen und Kontrakturen der Gelenke kommt. Solches schwammige Überschußgewebe muß daher zunächst mit dem scharfen Löffel abgetragen werden, bis eine derbere, meist etwas glasige Granulationsschicht zu Tage kommt, die dem kratzenden Instrument einen gewissen Widerstand bietet und teilweise auch an einem schabenden Geräusch erkennbar wird. Die entstehende Blutung kann erheblich sein, läßt sich im allgemeinen jedoch sicher erreichen. Wie bei allen Defekten in der septischen Wiederherstellungschirurgie wird man dünne, anspruchslosere Spalthaut verwenden, die sich wegen ihrer geringen Anteile an elastischen Fasern auf der Unterlage ähnlich einem naßen Papier glatt ausbreiten läßt, ohne daß sich ihre Ränder einrollen. Eine Fixierung mit Nähten ist daher auch nur ausnahmsweise notwendig und sollte schon deshalb vermieden werden, weil es aus den Stichkanälen zu unnötigen und schlecht zu stillenden Blutungen in dem hyperämischen Gewebe kommen kann. Die Stichkanäle bei den nie aseptischen Wundverhältnissen können sich leicht infizieren und so zu kleineren Eiteransammlungen führen, während sonst die minimale Restinfektion unter dem Transplantat sozusagen erstickt wird.

Bei zusätzlicher Minderdurchblutung führen länger bestehende Wunden zu chronischen, atrophischen Defekten, wie sie von den Ulcera crurum her bekannt sind. Durch Salben und Puder gelingt es hier in den seltensten Fällen, transplantationsfähige Lager zu schaffen. Wir excidieren das ganze Ulcus einschließlich der randständigen, meist nicht belastungsfähigen Narbenbildungen. Nicht immer gelangt man hier allerdings auf einen absolut narbenfreien Wundgrund. Die freigelegten tieferen Narbenschichten sind jedoch wesentlich besser durchblutet und führen im allgemeinen recht bald zur Bildung eines transplantationsreifen Granulationsgewebes.

Freiliegende, periostentblößte Knochen wird man üblicherweise versuchen, durch Stiellappentransplantate zu decken. Nicht selten sieht man sich jedoch Situationen gegenüber, bei denen dies nicht möglich ist, wie beispielsweise bei zirkulären, drittgradigen Unterschenkelverbrennungen mit freiliegender Schienbeinvorderkante. Der entblößte Knochen bleibt zunächst so lange mehr oder weniger unberücksichtigt, bis auch die umgebenden Weichteile transplantiert werden können. Erst dann, vor der eigentlichen Transplantation, wird die avitale Corticalis so weit abgeschlagen, bis eine diffuse punktförmige Blutung auftritt und damit auch dieses ossäre Transplantatlager der Spalthaut einen ausreichenden Nährboden bietet. Durch die sofortige Spalthauttransplantation wird die freiliegende, gesunde Corticalis vor Austrocknung und neuerlicher Nekrose geschützt. Ähnlich ist unser Vorgehen auch bei tiefgreifenden Ulcera mit zum Teil avitaler Schienbeinvorderkante.

Aus dem Gesamtkomplex der operativen Behandlung *großflächiger, drittgradiger Brandverletzungen* möchte ich hier lediglich die noch nicht erwähnten Gesichtspunkte hinsichtlich des Transplantatlagers hervorheben. So muß häufig infolge der Tiefe der Verbrennung auch das gesamte subcutane Fettgewebe bis auf die Muskelfascie mitentfernt werden. Obwohl diese einen weit besseren Wundgrund darstellt als Fettgewebe, wird man jedoch meistens zu einer erst sekundären Transplantation bei diesen großen Defekten gezwungen sein, weil einerseits oft gar nicht genügend intakte Haut vorhanden ist, andererseits eine gleichzeitige großflächige Hautentnahme mit dem entsprechenden Blutverlust und Verlängerung der Operationszeit für den Patienten ein zu großes Risiko darstellen würde. Zur vorübergehenden Wundabdeckung dieser frischen Wundgebiete hat sich homologe Fremdhaut als außerordentlich vorteilhaft erwiesen. Dadurch wird das nach der Nekrosenabtragung freiliegende, meist gesunde Gewebe vor erneuter Infektion geschützt, man vermeidet Eiweiß und Elektrolytverluste, kann die Fremdhaut gegebenenfalls einige Wochen belassen, es entwickelt sich unter ihr ein zartes Granulationsgewebe, und man hat gleichzeitig einen nicht zu unterschätzenden prognostischen Vorteil, denn dort, wo die Fremdhaut gut haftet, heilt auch anschließend die autologe Spalthaut mit Sicherheit komplikationslos ein. Dies ist besonders dann eine besondere Hilfe, wenn, wie beispielsweise bei drittgradigen Gesichtsverbrennungen, das kosmetische Ergebnis eine ganz besondere Rolle spielt. Die vorübergehende Abdeckung des Transplantatlagers mit lyophylisierten Heterotransplantaten hat sich bei uns nicht bewährt, da sich diese zu schnell auflösten. Die Größe der Wundflächen stellt vielfach die Indikation zur Verwendung von Meshgraft-Transplantaten dar, meist in der Vergrößerung 1:3, wobei der Nekrosenabtragung bis auf die Fascie das verbliebene präfasciale Gleitgewebe sowie kleinere Fettgewebsinseln auch bei dieser Transplantationstechnik im allgemeinen wieder eine gute Verschieblichkeit der verpflanzten Haut garantieren.

Der Schaffung eines geeigneten Transplantatlagers als Grundvoraussetzung für die Wiederherstellung einer abwehrfähigen Körperoberfläche kommt nicht nur eine funktionelle und ästhetische, sondern in vielen Fällen auch eine vitale Bedeutung zu. Dies wird auch leider heute noch durch die oft mehrwöchige, unqualifizierte Behandlung Schwerbrandverletzter demonstriert.

Die Bedeutung des Lagers für Vollhauttransplantation

E. Schmid

Im chirurgischen Lehrbuch von Krause und Heymann [2] heißt es am Schluß des Abschnittes: Die Transplantation nach Reverdin [4] und Thiersch: „Immerhin ist mit diesem Verfahren lediglich eine epithelisierte Narbe zu erzielen, und da alle Narben die Eigenschaft besitzen zu schrumpfen, so ist damit auch die Grenze dieses Verfahrens vorgezeichnet. Namentlich im Gesicht würden stark schrumpfende Gewebe einen kosmetischen Mißerfolg bedeuten und entstellende Verzerrungen nach sich ziehen." An anderer Stelle berichten die Autoren: „Wunden, die mit Kutislappen bedeckt sind, schrumpfen im Gegensatz zu den mit Epidermis gedeckten nicht mehr. Auch bleibt der aus allen Hautschichten zusammengesetzte Lappen elastisch und auf der Unterlage verschieblich und ist deshalb widerstandsfähiger.

Während ein Transplantat nach Thiersch relativ geringe Ansprüche an das Lager stellt, stellt das Vollhauttransplantant hohe Ansprüche. Mit dem Spalthauttransplantat sollten die Nachteile des ersteren und die Schwierigkeiten des letzteren umgangen werden. Doch obwohl in Einzelfällen — vor allem bei Spalthauttransplantationen am Stamm und an den Extremitäten — zufriedenstellende Ergebnisse erzielt werden können, gehört unsere Sympathie und unser Engagement seit über 30 Jahren der freien Vollhautverpflanzung. Lexer [3] vermerkte: „Der freie Kutislappen gibt bei gutem Wundboden und schonend ausgeführter Operation nach meiner Erfahrung in mindestens 75 von 100 Fällen gute Erfolge". Zu einem gleichen Urteil kam Killner 1947 [1]: „Wenn das Lager gut ist, sollte heute ein erfahrener Operateur keinen Mißerfolg mehr buchen".

Was ist nun unter gutem Wundboden bzw. -lager zu verstehen? Ich möchte zunächst den Altmeister und Pionier auf dem Gebiet der freien Hauttransplantation, F. Krause zitieren. Er stellte fest: „Um ungestielte Hautlappen sicher zur Anheilung zu bringen ist strengste Asepsis, trockenes Operieren und die Stillung jeder Blutung notwendig. Es muß die von allen Granulationen und narbigen Stellen im Grunde und am Rande sorgfältig befreite und angefrischte Wunde mit Tupfergaze solange komprimiert werden, bis sich beim Abhebung der Kompressen keine noch so kleinen Blutlachen bilden." Unterbindungen sollen, wenn irgend möglich, vollkommen vermieden werden. Auch soll kein Kochsalz verwendet und die Lappen sollten nicht angefeuchtet werden. Diese Forderungen sind auch heute noch zu beachten, um erfolgreich zu transplantieren.

Nach sorgfältiger Blutstillung erübrigt sich auch das vielfach empfohlene Sticheln der übertragenen Lappen, um Blutansammlungen ablassen zu können. Die Heilung beschreibt Krause wie folgt: „Die Lappen sehen nach 4 Tagen blaß oder infolge von

Durchtränkung mit Blutfarbstoff bläulich bis bläulich-rot aus. Später ließen sich stets schmutziggraue Epidermisschichten ablösen. Kleine oberflächliche Schichten werden zuweilen nekrotisch und auch vereinzelte Stellen in ganzer Dicke. Er beobachtete auch das Entstehen fleckig-brauner Pigmentierungen durch Blutpigment. Nach sorgfältiger Blutstillung und nach Anlegen einer guten Kompression beobachteten wir Flecken und Pigmentierung recht selten.

Krause vermerkt, daß schon vor ihm Jacenko empfohlen habe, das Fett zu entfernen. Er meinte jedoch, wenn trotzdem beim Abtragen mit der Schere kleine Fettanteile am subkutanen Gewebe haften bleiben, so könne man diese unbedenklich mit verpflanzen — eine Beobachtung, die wir aufgrund langer Erfahrung bestätigen können.

Beim Bereiten des Transplantatlagers muß sorgfältig darauf geachtet werden, daß keine Epithelreste, z.B. von Hautdrüsen und Haarbälgen, im Lager verbleiben, da es sonst zu Cystenbildungen kommen kann, die das kosmetische Ergebnis sehr beeinträchtigen. Das Lager muß auch, soweit möglich, von allem Narbengewebe gesäubert werden. Zurückgelassene dickere Narbenlagen oder gar Narbenstränge verschlechtern nicht nur die Einheilungschancen wegen der ungünstigeren Blutversorgung, sondern sie beeinträchtigen auch das Ergebnis in Aussehen und Funktion.

Ein Präparieren mit der Lupe kann zweckdienlich sein. Sofern dabei nur kleintraubige Fettlagen freigelegt werden, kann die Transplantation trotzdem gewagt werden, besonders wenn das Transplantat mit der vom Fett befreiten Dermis nicht zu dick ist. Wenn jedoch großtraubige Fettschichten freipräpariert werden, so lassen wir die Wunden unter Verwendung von feuchten Verbänden granulieren. Wir verwenden dann eine Lösung von Kochsalz-Bohrwasser und einen Zusatz von *Bepanthen*. *Gentamycin* setzen wir bei Pyoceaneusbefall ein. Für die Transplantationsvorbereitung und die Granulationsförderung hat sich die *Iruxol*-Salbe[1] bewährt. 2 bis 3 Tage vor der Verpflanzung beginnen wir mit *Epigard*-Verbänden, bei Kindern, der Schmerzhaftigkeit wegen, aber erst in der Nacht vor der Operation. Im allgemeinen kann nach 14—16 Tagen transplantiert werden. Der bakterienbesiedelte Granulationsrasen, häufig Staphylococcen aureos aufweisend, wird mit dem Messerrücken oder einem geeigneten Instrument abgetragen. Sodann wird eine sorgfältige Blutstillung vorgenommen. Das nach einem Modell entsprechend der exakten Defektformung entnommene Transplantat wird dann eingenäht und mit einem Druckverband versehen. Es ist üblich, einen solchen Verband 8—10 Tage zu belassen. Die Extremitäten müssen natürlich ruhiggestellt und hochgelagert werden.

Die Mehrzahl der Chirurgen verwenden für die Verbände Material, das mit Spannnähten gegen das Transplantat gepreßt wird. Ein solcher Verband erlaubt nicht, das Transplantat zu kontrollieren. Die Spannnähte haben auch eine Spannwirkung auf den Wundsaum, was einer guten Narbenbildung nicht zuträglich ist. Die Stärke der Druckspannung kann ungleich sein und ist auch nicht leicht zu kontrollieren (Abb. 1).

Ich ziehe im allgemeinen Druckverbände mit Spanngummi vor (s. Abb. 1c). Die Coban-Binde, obwohl ebenfalls elastisch, sollte, wenn überhaupt, nur von erfahrenen und versierten Chirurgen gebraucht werden. Der Druck soll zwischen 30 und höchstens 40 mm Quecksilber betragen.

---

[1] Zyma Blaes.

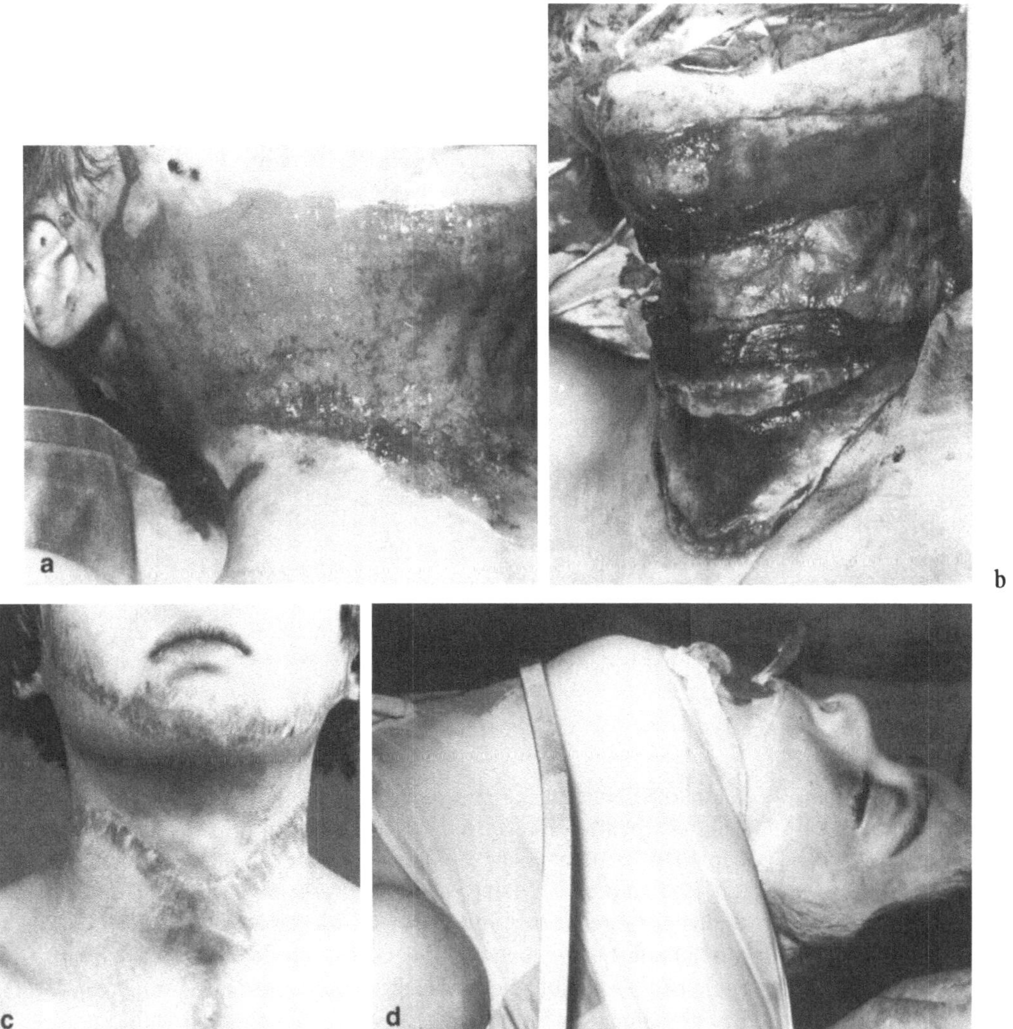

Abb. 1. a Ausgedehnte frische Verbrennungsverletzung am Hals in Granulation, **b** Operationsvorbereitend wurde die Wundfläche zwischen Thorax und Kinn nahezu auf das Doppelte vergrößert, **c** Ergebnis nach Abhebung der oberflächlichen Granulationsschicht, Einengung des unteren Wundabschnitts durch Hautverschiebeplastik sowie Aufheilen eines großen Vollhauttransplantates, **d** Druckverband mit Spanngummi am Hals

Früher bestrahlte Hautareale können — entgegen einer verbreiteten Meinung — von Ausnahmen abgesehen in gleicher Weise durch Vollhauttransplantation behandelt werden. Allerdings verlaufen die Heilungsprozesse hier langsamer, was berücksichtigt werden muß. Es kann vorkommen, daß man den Granulationsrasen zweimal abtragen muß (Abb. 2).

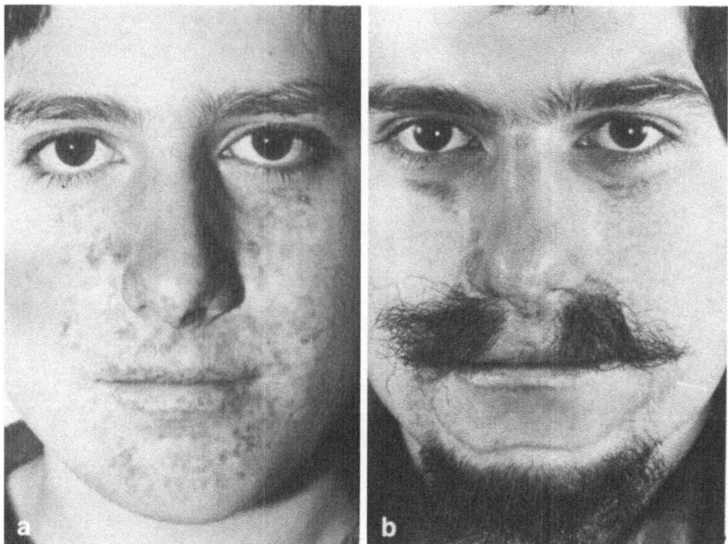

Abb. 2. a Verbrennungsschaden nach Röntgenbestrahlung im Bereich des Mundes und des angrenzenden Hautbezirks, **b** Ergebnis nach Wangenrotation sowie freier Verpflanzung von behaarter Haut aus der Unterkinngegend auf die Oberlippe und Übertragung von Vollhaut von der Brust zur Unterlippe

Flächenhafte Keloidnarbenfelder, insbesondere nach Verbrennungen, werden abgetragen und ein möglichst narbenfreies Lager präpariert, das dann primär oder gegebenenfalls sekundär bepflanzt werden kann. In diesen Fällen empfiehlt es sich, die Druckverbände längere Zeit zu belassen. Bei Neigung zur Narbenhypertrophie oder zur Keloidbildung verwenden wir *Emdecassol* und über Nacht legen wir Sermakafolie auf.

Freie Vollhauttransplantate heilen auch auf der Galea und dem Periost an. Wenn jedoch der Knochen freiliegt, so sollte die Corticalis zuvor abgetragen werden. Auf die Spongiosa der Diploe kann man unter Umständen direkt transplantieren. Im allgemeinen empfiehlt es sich jedoch, zu warten bis sich ein Granulationsrasen entwickelt hat. Es kann dann sein, daß man 4 Wochen, bei älteren Menschen sogar bis zu 8 Wochen zuwarten muß, ehe transplantiert werden kann. Mehrmaliges Anfrischen der Wunde kann zweckmäßig sein.

Wunden, Narbenfelder und Naevusbezirke, auch großer Ausdehnung, werden von uns in Sektoren aufgeteilt. Es werden Schablonen angefertigt, damit die für die Wiederherstellung erforderlichen Hautareale so ausgewählt werden können, daß einerseits eine in Struktur und Farbe kosmetisch vorteilhafte Defektversorgung möglich wird, andererseits die Hautentnahme so gering wie möglich gehalten werden kann und die Entnahmenarben möglichst unauffällig plaziert werden können. Es können in einer Sitzung durchaus zwei oder drei große Hautlappen transplantiert werden, sofern der Operateur in der Lage ist, einen ausbalancierten Druckverband anzulegen, so daß weder eine Druckschädigung durch zu starke Druckspannung eintritt, noch durch zu geringen Druck die Einheilungschancen erheblich vermindert werden.

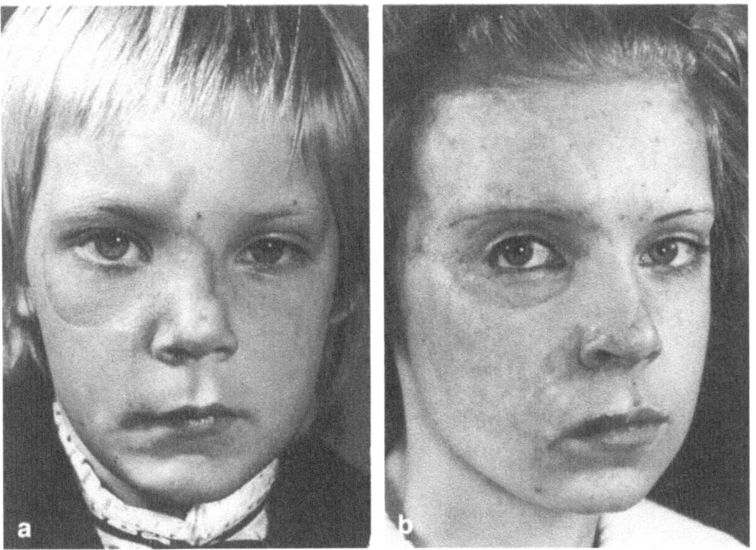

Abb. 3. a Patientin nach Teilresektion eines Naevus flammeus im Bereich von Nase, Wange, Stirn und Wangenrotation, **b** Nach den Hauttransplantationen

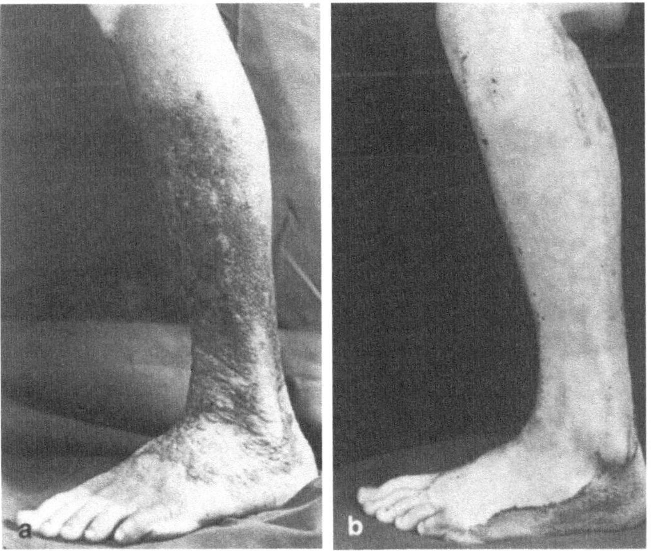

Abb. 4a, b. Ein zirkulärer Naevus des Unterschenkels und Fußes vor und nach den Vollhauttransplantationen

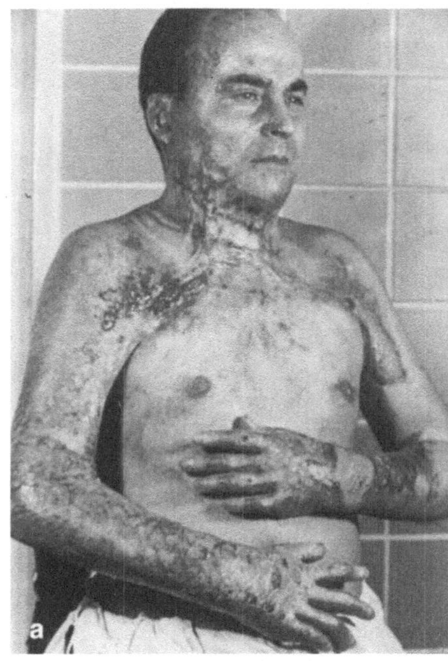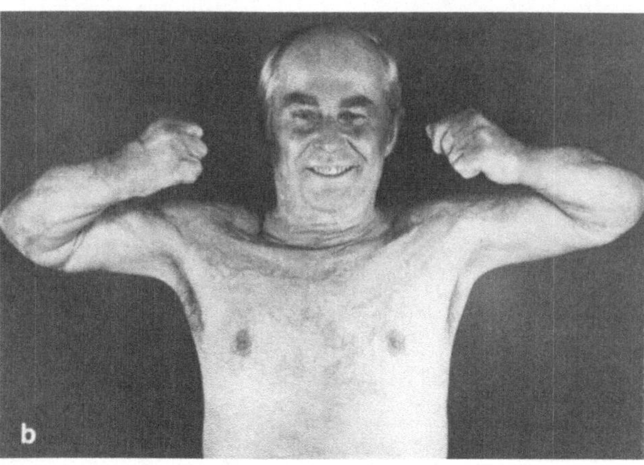

Abb. 5a, b. Verbrennungsverletzung im Bereich von Hals, rechtem Arm und im Bereich der Hände vor und nach der Behandlung

Als Beispiele sollen ein operierter Naevus flammeus, ein behaarter Naevus am Fuß und Unterschenkel sowie die Wiederherstellung nach einer schweren Verbrennungsverletzung gezeigt werden, um zu demonstrieren, welche Hautbezirke entfernt werden und welche funktionellen und kosmetischen Ergebnisse dabei erzielt werden können (Abb. 3, 4 und 5).

Literatur

1. Killner TP (1947) Skin fefects: their repair by flaps and free skin grafts. Int Chir 7:5
2. Krause Heymann (1914) Lehrbuch der chirurgischen Operationen. Urban & Schwarzenberg, Berlin, S 110−116
3. Lexer R (1931) Die gesamte Wiederherstellungschirurgie. Barth, Leipzig, S 238
4. Reverdin AL (1869) Greffe epidermique. Bull Mem Soc Chir Paris 10:493
5. Thiersch (1874, 1886) Über die feineren anatomischen Veränderungen der Haut auf Granulationen. Dtsch Ges Chir 2:73 (1874) Zentralbl Chir 24:17−18 (1886) ›

Die Bedeutung des Transplantatlagers für die Reinnervation freier Spalthaut- und Vollhauttransplantate

D. Riediger und N. Schwenzer

Bei der klinischen und experimentellen Überprüfung der Reinnervation freier Spalthaut- und Vollhauttransplantate im Mund-, Gesichts- und Halsbereich sind wir auch der Frage nachgegangen inwieweit die Beschaffenheit des Transplantatlagers den Prozeß der Reinnervation beeinflußt. Hierzu bedienten wir uns spezifischer Aesthesiometer, die von Hutchinson (1948) [1] und Ponten (1960) [2] angegeben und von uns modifiziert waren. In einer mehrjährigen klinischen Testreihe untersuchten wir 42 in die Mundhöhle verpflanzte Spalthauttransplantate sowie 13 Vollhaut- und 49 Spalthauttransplantate der Gesichts-, Kopf- und Halsregion in vierwöchigen Abständen auf die wiederkehrenden Modalitäten: Schmerz, Berührung, Wärmeempfinden und Kälteempfinden.

In Ergänzung hierzu wurden am Göttinger Miniaturschwein tierexperimentelle Untersuchungen durchgeführt. An 12 dicken Spalthauttransplantaten konnte der Verlauf der Reinnervation histologisch verfolgt werden. Bei den in 7tägigen Abständen entnommenen Gewebeproben versuchten wir die einsprossenden Nervenfasern mittels Bodianfärbung sowie Silberimprägnation nach Bielschowsky und Gros darzustellen. Wir kamen zu folgenden *Ergebnissen:*

1. Sowohl die intraoralen Spalthaut- als auch die extraoralen Spalthaut- und Vollhauttransplantate werden reinnerviert, wobei die sensiblen Qualitäten in einer bestimmten chronologischen Reihenfolge wiederkehren: Zuerst die Schmerzempfindung, dann die Berührungsempfindung und zuletzt die Temperaturempfindung.

2. Die Fähigkeit, Schmerzreize wahrzunehmen, beginnt zwischen der 12. und 13. postoperativen Woche — dies gilt sowohl für Spalthaut- als auch für Vollhauttransplantate, wenn gleich dann die Vollhauttransplantate rascher reinnerviert werden als die Spalthauttransplantate.

3. Ein wesentlicher Unterschied zwischen intra- und extraoralen Spalthauttransplantaten hinsichtlich der wiederkehrenden Sensibilität zeigte sich nicht.

4. Die Reinnervation verläuft nicht streng konzentrisch vom Rande zum Transplantatzentrum. Vielmehr ist ein gleichmäßiges Auftreten von zentral nach marginal gelegenen positiven Empfindungsbezirken zu beobachten.

5. Die Beschaffenheit des Transplantatbettes ist von außerordentlicher Bedeutung für den Reinnervationsprozeß, denn dort wo dieses durch therapeutische Maßnahmen wie Röntgenbestrahlung oder aber durch starke Narbenbildung nach thermischer oder chemischer Schädigung verändert war, war die Reinnervation stark verzögert, ja sogar völlig fehlend. Dieses Ergebnis erhielten wir auch dort, wo das Transplantat, aus welcher Indikation auch immer, direkt auf den Knochen (ohne Periost) zu liegen kam.

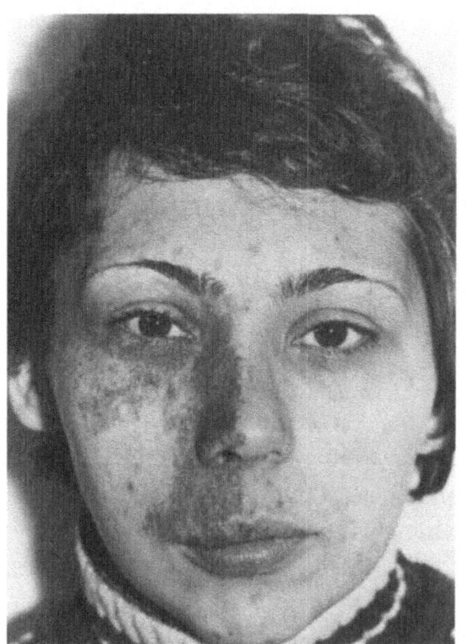

Abb. 1. 27jährige Patientin mit Naevus flammeus der rechten Gesichtshälfte

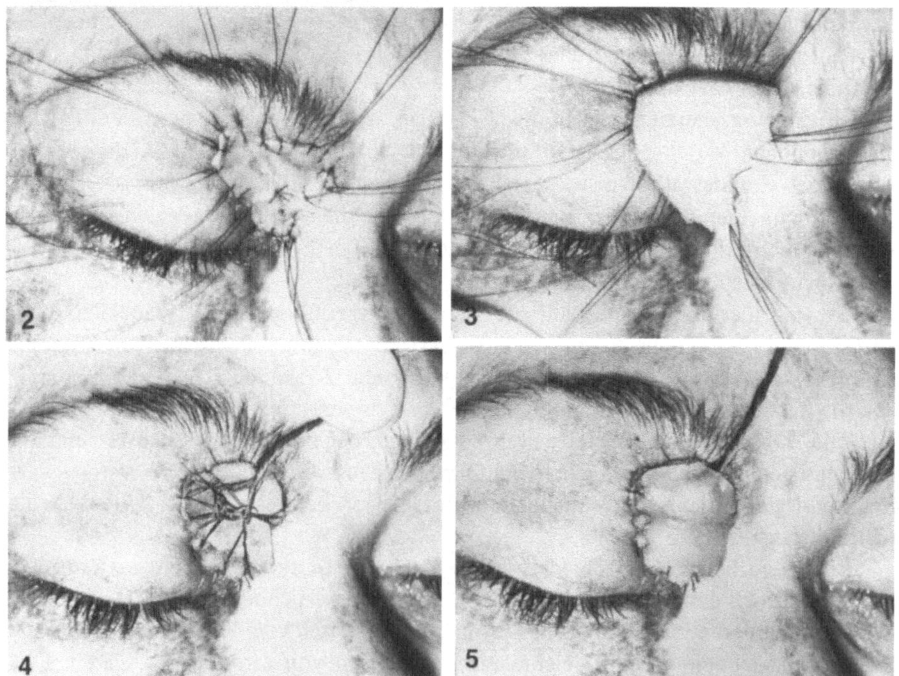

Abb. 2. Spalthauttransplantat vom Oberschenkel im Transplantatbett fixiert. Die Klebefolie wird auf dem Transplantat belassen

Abb. 3. Eine Schaumgummischicht wird zwischen Transplantat und Bleiplatte gebracht

Abb. 4. Schaumgummi sowie die exakt angepaßte Bleiplatte sind nach der Überknüpfungstechnik auf dem Transplantat fixiert

Abb. 5. Zur Stabilisierung und Fixierung wird eine Schicht Kaltpolymerisat über die geknoteten Fäden gebracht

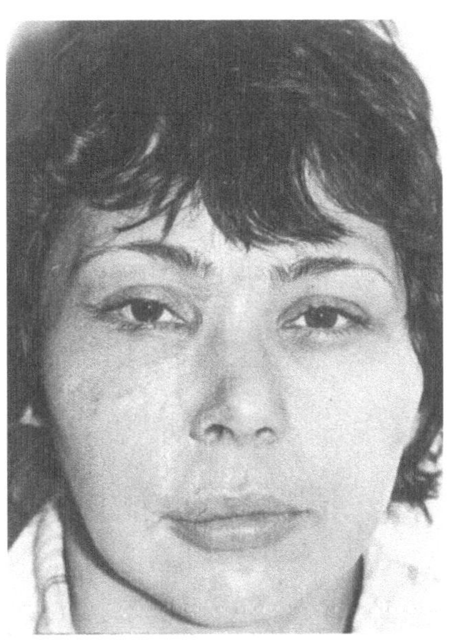

Abb. 6. Ergebnis 1 Jahr postoperativ. Das Spalthauttransplantat weist sowohl positive Schmerz-, Berührungs- als auch Temperaturempfindung auf

Im Tierexperiment zeigte sich, daß bereits zwischen der 2. und 3. postoperativen Woche sowohl von marginal als auch von subdermal vitale Nervenfasern in das Transplantatbett eindrangen. Dort allerdings, wo sich durch geringen Adaptationsdruck zwischen Transplantat und Transplantatlager ein Serom oder Hämatom und damit ein Narbenfeld ausgebildet hatte, wurden die einwachsenden Nervenfasern in ihrer Ausbreitung deutlich gehemmt. Es kam sogar zu einer Änderung der nervalen Wachstumsrichtung.

Diskussion

Die Ergebnisse unserer Untersuchungen lassen eindeutig erkennen, daß ein „gesundes Transplantatbett", das zuvor weder ionisierenden Strahlen ausgesetzt war, noch Narbengewebe aufweist, auch für die Reinnervation die günstigsten Voraussetzungen bietet. Ein weiterer wichtiger Faktor sind die exakte Blutstillung und ein steriles Transplantatbett da alle Faktoren die zur Ausbildung von Narbengewebe zwischen Transplantat und Transplantatlager beitragen, die Reinnervation behindern. Die wichtigste Voraussetzung ist ein inniger Kontakt zwischen Transplantat und Lager, der nur durch eine exakte Verbandtechnik gewährleistet sein kann.

Im Kiefer-Gesichtsbereich hat sich zur Fixation freier Hauttransplantate vor allem der von Schwenzer modifizierte Überknüpfverband (s. Abb. 1—6) nach Schuchardt bewährt, d.h. Einbringen einer Schaumgummischicht zwischen Transplantat und Bleiplatte [3]. Dadurch konnten wir bei 140 Spalthauttransplantaten und 32 Vollhauttransplantaten eine optimale Einheilungsquote von 98% und gleichzeitig die Voraussetzung für eine ungestörte Reinnervation erreichen.

Literatur

1. Hutchinson I, Tough IS, Wyburn GM (1948) Comparison of the cutaneous sensory pattern of different regions of the body. Br J Plast Surg 1:131
2. Ponten B (1960) Grafted Skin. Acta Chir Scand (Suppl):257
3. Riediger D, Schwenzer N (1978) Tierexperimentelle und klinische Untersuchungen zur Frage der Reinnervation freier Hauttransplantate der Kiefer- und Gesichtschirurgie. In: Schuchardt K (Hrsg) Fortschritte der Kiefer- und Gesichtschirurgie. Bd XXIII, S 11. Thieme, Stuttgart

Das Lager bei infizierten Weichteildefekten für Spalthauttransplantate mit der Mesh-Graft-Technik

G. Feldkamp, K.-H. Müller und W. Prescher

Hauttransplantationen im Bereich infizierter Weichteildefekte treffen auf Lager gestörter Durchblutung und damit Heilungsfähigkeit. Der Vortrag beschränkt sich weitgehend auf Weichteildefekte über osteomyelitischen Prozessen

Konditionen des Lagers

Das Erscheinungsbild des infizierten Lagers ist durch die Bradytrophie der Gewebe, die Aktivität des Infektes, die Gestaltung der Oberfläche und Ausmaß und Güte der Granulationen geprägt.

Bradytrophie des Lagers

Der Wundgrund wird oft von freiliegenden Knochen und Sehnen gebildet. Chronische Entzündungsreaktionen führen zu fibrösem, derben, minderdurchbluteten Gewebe,

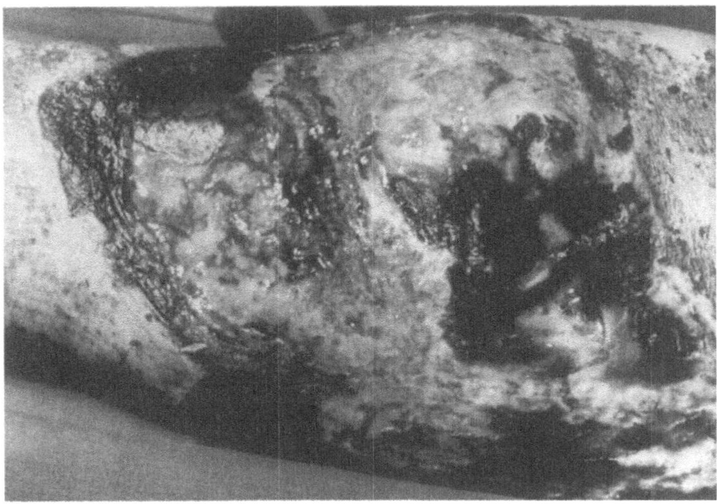

Abb. 1. Unbehandelter nekrotischer Weichteildefekt nach schwerer Weichteilquetschung am Oberschenkel

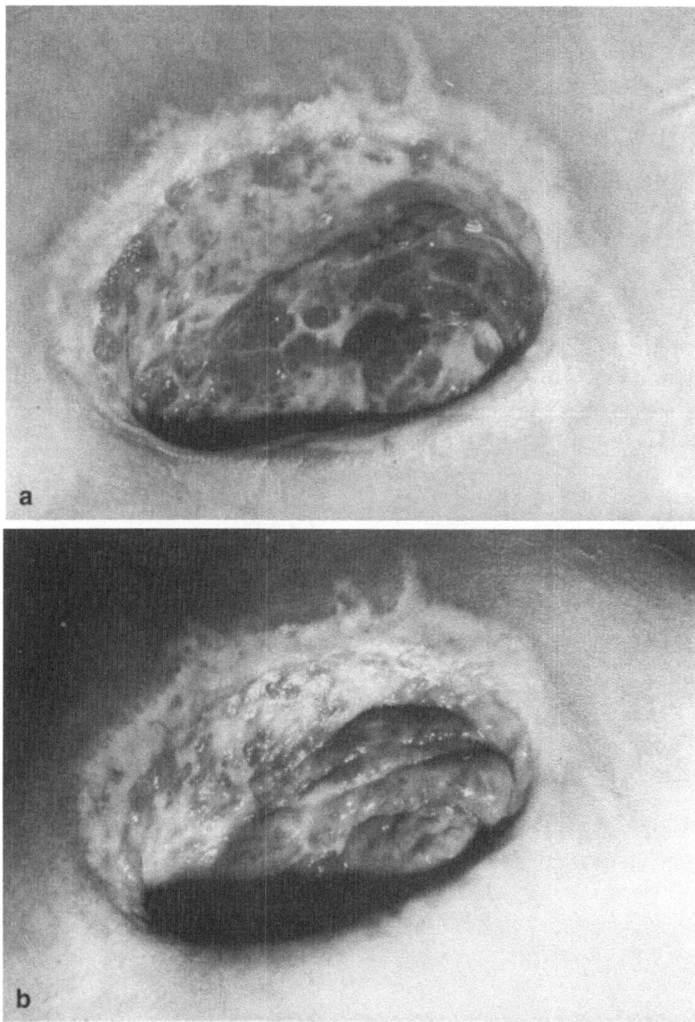

Abb. 2a, b. Schmierig, sulzig, ödematöse Granulationen die mit hypertoner Lösung behandelt werden **a** vorher, **b** nachher, jetzt mit überschießenden chirurgisch zu glättenden Granulationen

dessen Schrumpfungsneigung schließlich in einer fast avasculären reaktionslosen Narbenplatte endet. Der durch zunehmende Minderdurchblutung versiegende Sekretstrom führt zur Austrocknung und Nekrose (Abb. 1).

Infektion des Lagers

Das Erscheinungsbild im infizierten Milieu ist trotz zahlreicher Erregertypen im wesentlichen gleichförmig und unspezifisch. Der Symptomenkreis Hämatom−Infektion−

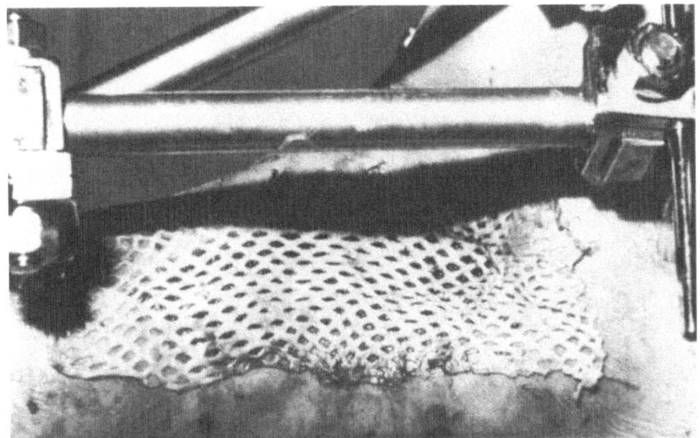

Abb. 3. Frisches Mesh-graft-Transplantat auf osteomyelitischer Mulde

Ödem–venöse Stase endet unbehandelt in fortschreitender Ischämie und damit Nekrose. Es bestehen vorwiegend quantitative Unterschiede in Menge des Wundsekretes und Art der Granulationen während der reparativen Phase. Deshalb sind auch die vorbereitenden Maßnahmen einheitlich. Zwei Erreger sprengen dieses uniforme Verhalten:

1. Der Pseudomonas, indem er die Einheilquote von Transplantaten durch Therapieresistenz und Sekretmenge einschränkt.

2. Der Streptococcus haemolyticus, dessen Fibrinolysin die Anheftung von Transplantaten verhindert. Sein Nachweis auf dem Lager ist eine Kontraindikation zur Transplantation.

Oberfläche des Lagers

Die immer uneben gestaltete Oberfläche osteomyelitischer Höhlen oder Mulden erfordert ein Transplantat von hoher Modellierfähigkeit. Nur inniger Kontakt zwischen Transplantat und Lager ermöglicht ein Einheilen.

Granulationen

Je nach lokaler Bewältigung des Infektes sind Granulationen von sehr unterschiedlichem Aussehen zu beobachten. Als optimal gelten Granulationen, die rot, rein, flächig, eutroph und normoton sind und bei leichter Berührung bluten. Dagegen bedürfen die blassen, schmutzigen, sulzigen, hypertrophischen und ödematösen Granulationen einer mechanischen und medikamentösen Behandlung (Abb. 2a und b). Die Minderwertigkeit des Lagers verlangt ein anspruchsloses Transplantat. Das zu Mesh-graft verarbeitete dünne Spalthauttransplantat überzeugt durch einfache Modellierbarkeit, optimalen Sekretabfluß ohne Abhebung vom Wundgrund, direkte Heilung und rasche Epithelisierung durch hohe Capillardichte auch auch mindervascularisiertem Lager (Abb. 3).

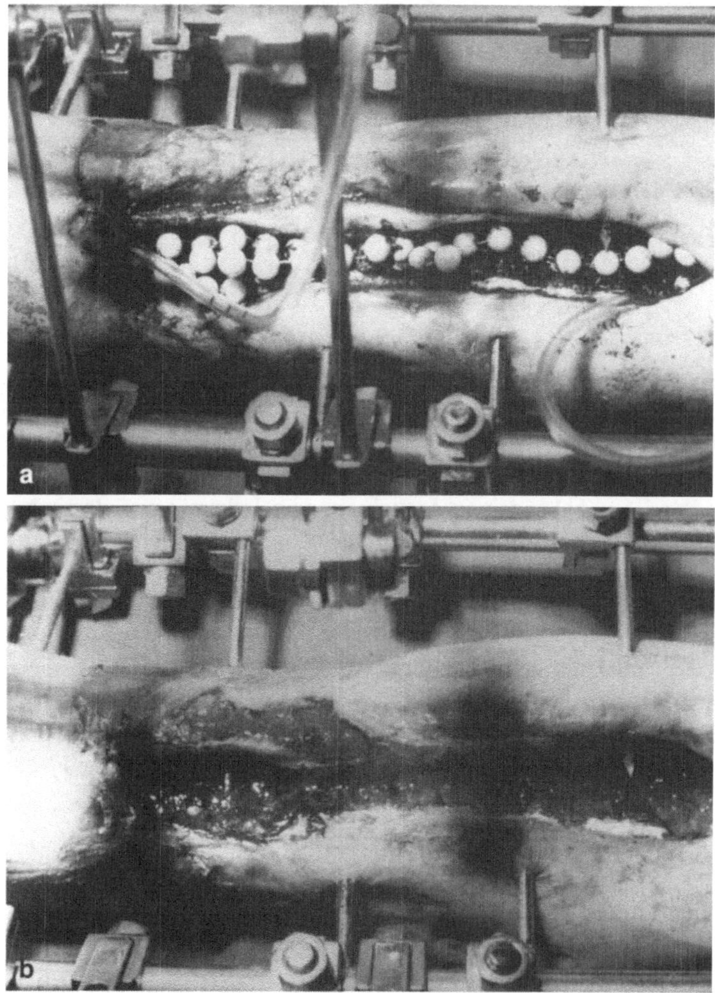

Abb. 4a, b. Säuberung durch Infektbeseitigung mit Gentamycin-PMMA-Ketten, **a** während, **b** nach 14tägiger Behandlung

Vorbereitung des Lagers

Grundlage erfolgreicher Wundbehandlung ist ein gründliches operatives Débridement. Fibröses Narbengewebe, Nekrosen und schlechte Granulationen müssen entfernt werden. Verunreinigtes, mechanisch nicht zu säuberndes Gewebe wird mit reinigenden Substanzen wie hypertonen Lösungen von Kochsalz oder Zucker, Dextranomer oder mikroporösem Kunststoff behandelt. Sie fördern einen Flüssigkeitsstrom aus der Wundtiefe an die Oberfläche. Hierher gehören auch die enzymatischen Salben.

Bei stark infizierten, eitrigen Wunden eignen sich unterstützend antiseptische Mittel wie PVP-Jod, Dakinsche-Lösung oder Nitrofurazon-Salbe.

Lokale, nicht resorbierbare Antibiotika sind umstritten und nur in Ausnahmefällen indiziert. Gentamycin-PMMA-Ketten wirken infektbeseitigend und granulationsfördernd zugleich, indem nach initialem Débridement die mit Gentamycin gesättigten Koagel bindegewebig organisiert werden (Abb. 4a und b). Nach 14tägiger Anwendung entstehen in einem hohen Prozentsatz transplantationsfähige Granulationen. Als granulationsförderndes Mittel hat sich vor allem der in Ringerlösung getränkte, feuchte Verband bewährt.

Die Transplantation

Auf das so vorbereitete Lager wird nach nochmaligem zarten Anfrischen der Granulationen das Mesh-graft-Transplantat sorgfältig modellierend aufgelegt. Eine milde, flächige Kompression verhindert für 48 Std. ein Verschieben. Die weitere Behandlung erfolgt offen. Die Einheilungsrate betrug bei 245 Transplantationen unterschiedlicher Größe bei uns 85% bei kosmetisch meist befriedigenden Ergebnissen.

Literatur

1. Andina F (1970) Die freien Hauttransplantationen. Springer, Berlin Heidelberg New York
2. Feldkamp G (1977) Die Therapie der Verbrennungen und der Verbrennungwunden. Aktuel Dermatol 3:1
3. Müller KH, Prescher W (1978) Deckung infizierter Weichteildefekte mit zu Mesh-graft verarbeiteter Spalthaut. Unfallheilkunde 81:513
4. Müller KH, Rehn J (1978) On prophylaxis, early recognition and early treatment of infected osteosyntheses. Arch Orthop Unfallchir 92:127
5. Rehn J (1973) Hautdefektversorgung im Bereich der Extremitäten und am Stamm. Langenbecks Arch Chir 334:609
6. Zoltan J (1972) Transplantationslehre. In: Gohrbrandt E, Gabke J, Berndorfer A (Hrsg) Handbuch der Plastischen Chirurgie. Bd 1, 2. Teil. de Gruyter, Berlin New York

Weichteildeckung bei schweren Handverletzungen

H. Towfigh

Die Haut ist bei allen schweren Handverletzungen beteiligt und zwar durch Wunden, Substanzverlust, Quetschungen, Ablederungen, Verbrennungen oder subcutanes Decollement bei geschlossenen Verletzungen. Die funktionelle Wiederherstellung ist ganz wesentlich abhängig von der ungestörten primären Wundheilung und von der narbenfreien Hautdeckung der Sehnen, Knochen und Gelenke. Der primäre Wundverschluß, eine der wichtigsten Forderungen der Erstversorgung von Verletzung ist gerade im Bereich der Hand von besonderer Bedeutung.

Besonders zu beachten sind an der Hand die Prinzipien der primären Wundversorgung: Gründliche Säuberung und Desinfektion, sparsame Wundglättung, Entfernung nicht durchbluteter Hautanteile und spannungsfreier Hautverschluß mit freiem atraumatischen Nahtmaterial.

Distal gestielte Hautlappen werden infolge ungenügendem venösen Abfluß in der Regel nekrotisch und müssen geopfert werden. Nur unter Beachtung dieser Kriterien kann eine verheerende Schädigung und folgende Gebrauchsunfähigkeit vermieden werden.

Eine Ausnahme ist gelegentlich bei Vollhautablederung im Kindesalter möglich.

Beispiel ein 8jähriges Mädchen mit Ringverletzung des 4. Fingers, wobei es auf der Streckseite zu einer Abscherung der Haut und Bildung eines distal gestielten Lappens sowie zur Verletzung der Strecksehnen gekommen war. Die Sehne wurde wiederhergestellt. Der Hautlappen wurde unter Schonung des subdermalen Plexus entfettet und spannungsfrei adaptierend wieder angenäht. Die Wundheilung erfolgte komplikationslos und primär. Nach krankengymnastischen Übungen war das Endergebnis sehr gut.

Wenn ein spannungsfreier Hautverschluß nicht mehr möglich ist, muß die primäre Hautdeckung durch freies Hauttransplantat oder gestielte Hautlappenplastik erfolgen. Die Auswahl der Hautplastik zur Deckung eines Defektes richtet sich nach der Beschaffenheit des Untergrundes, nach der späteren funktionellen Beanspruchung und nach der Notwendigkeit etwaiger späterer Wiederherstellungsoperationen. Beispiel: Hautdefekt infolge 3gradiger Teerverbrennungen beider Hände, wobei primäre Excision der Nekrosen durchgeführt wurden und in gleicher Sitzung Spalthautlappenplastiken angeschlossen wurden. Primäre Heilung der Wunden nach entsprechenden krankengymnastischen Übungen. Gute Funktion der Hand.

Bei Kindern ist meist der Ersatz durch Vollhaut anzustreben, da Spalthauttransplantate an der Haut dem Wachstum nicht genügend folgen. Das Beispiel einer Treibriemenverletzung bei einem 3jährigen Kind mit Hautdefekten an der Beugeseite und

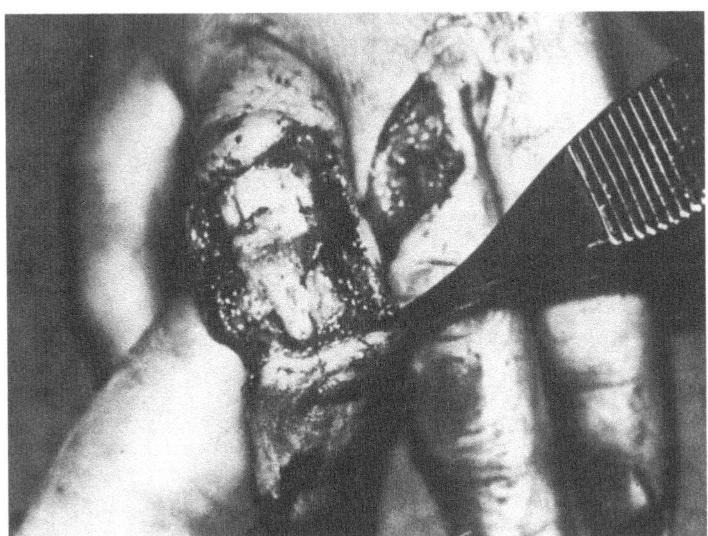

Abb. 1

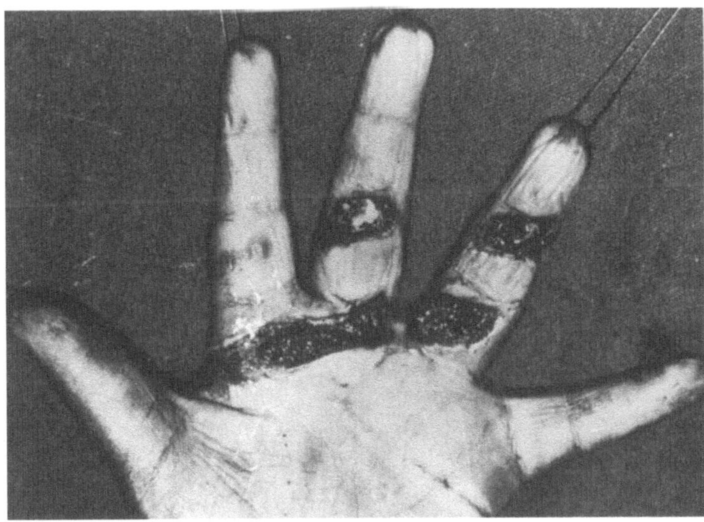

Abb. 2

Streckensehnen- und Mittelgelenksverletzungen an der Streckseite des Ringfingers (Abb. 1 und 2). Die Hautdefekte an der Streckseite des Ringfingers wurden beugeseitig durch am 3. Finger entnommenen Cross-Fingerlappen vorgenommen. Die Deckung des Defektes an der Streck- und Beugeseite wurde durch Vollhauttransplantate vorgenommen. Die Wunden heilten primär. Bei einer Kontrolluntersuchung 1 Jahr später zeigte das Vollhauttransplantat an der Beugeseite des 3. Fingers normale Hautkonturen. Die Funktion war zum gleichen Zeitpunkt voll wiederhergestellt (Abb. 3, 4).

Bei glatter Amputation von Fingerkuppen mit freiliegendem Knochen ist die Deckung mit voll sensibler Haut durch primäre V-Y-Verschiebelappenplastik nach Leali am besten geeignet. Die Hautdefekte an der Beugeseite werden am besten durch Cross-Fingerlappen, an der Streckseite durch Fahnenlappenplastik gedeckt.

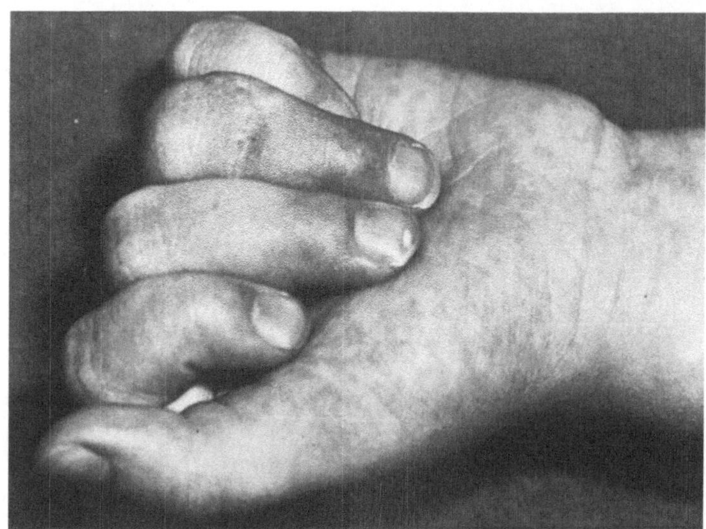

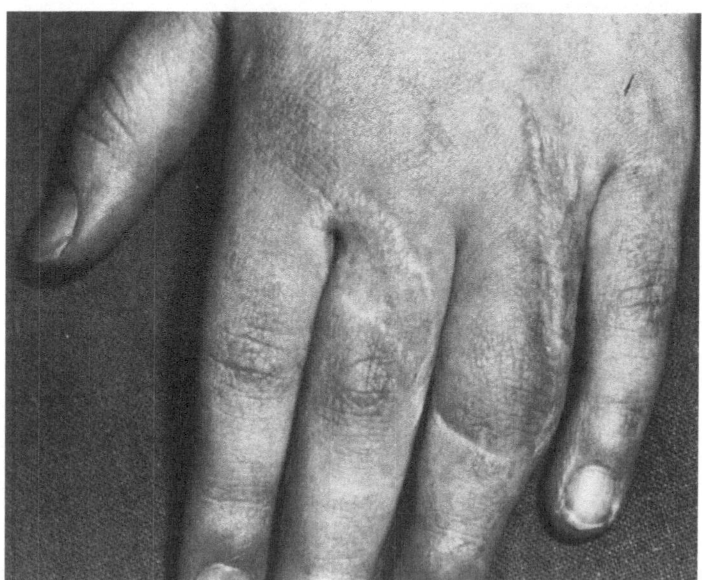

Eine offene Endgelenksverletzung des Zeigefingers bei einer jungen Frau wurde durch Fahnenlappenplastik vom Mittelfinger gedeckt. Es wurde ein gutes kosmetisches Resultat des eingeheilten Vollhautlappens am Zeigefinger und der Spalthaut am Mittelfinger erreicht. Die Funktion war nach 10 Wochen vollständig wiederhergestellt.

Bei ausgedehnten Hautdefekten oder Teilamputationen ist dagegen die Defektdeckung vorzugsweise durch einen Leistenlappen nach McGregor und Jackson (1972) zu empfehlen, der einen eigenen Gefäßstiel durch die Arteria circumflexa ilium superficialis besitzt, gegenüber anderen Arterienlappen wie Delto-Pectoral-Lappen und den

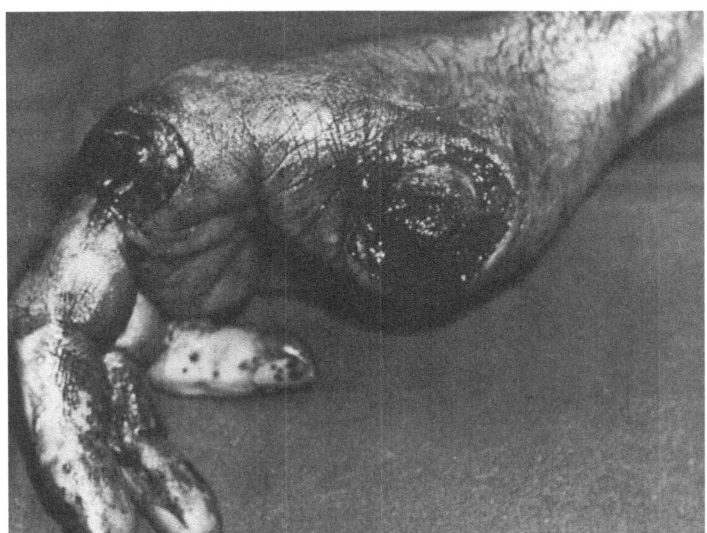

Abb. 5

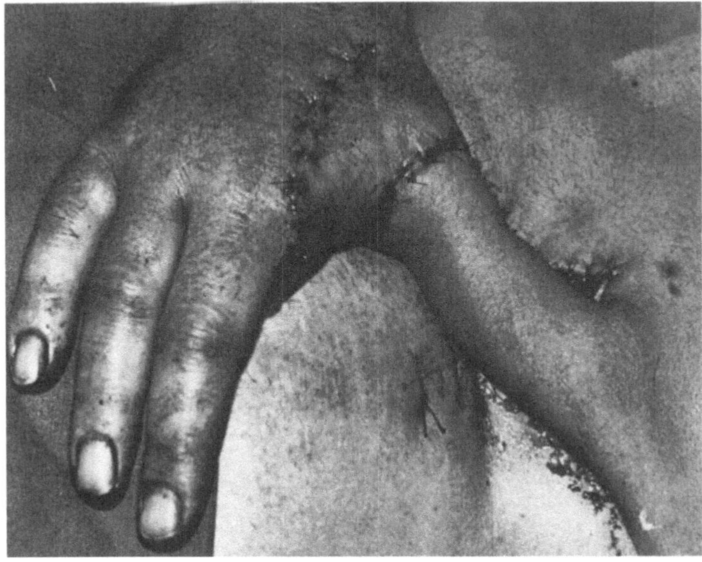

Abb. 6

hypogastrischen Lappen bessere Bewegungsmöglichkeiten der Finger und Armgelenke gestattet und ein kosmetisch besseres Resultat der Hautentnahmestelle ergibt. Die Indikationen sind die Deckung tiefer und ausgedehnter Defekte an der Hand und am Unterarm sowohl bei der Erstversorgung als auch der Wiederherstellungschirurgie. Bei einer 34jährigen Patientin, die 36 Stunden nach dem Unfall zu uns gebracht wurde, wobei die Hand durch die Seilwinde eines Motorboots traumatisch teilamputiert bzw. die Langfinger die Nekrose anheim gefallen waren, wurde eine Amputation aller Langfinger vorgenommen. Die Stumpfdeckung erfolgte mit einem Leisten-

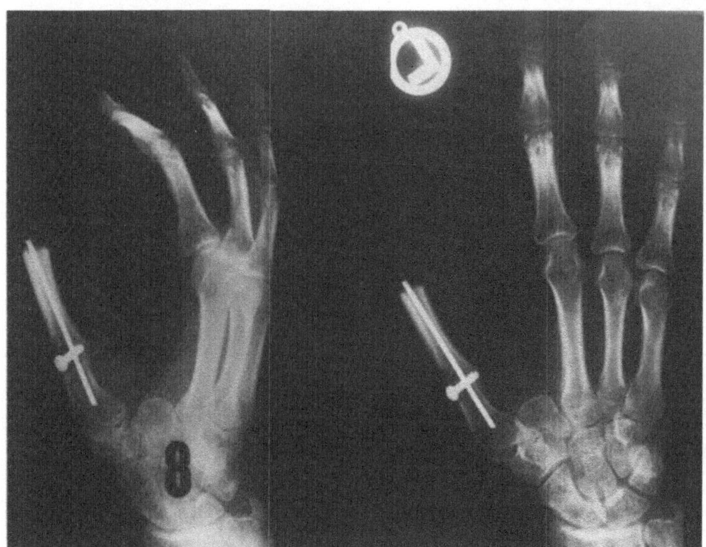

Abb. 7

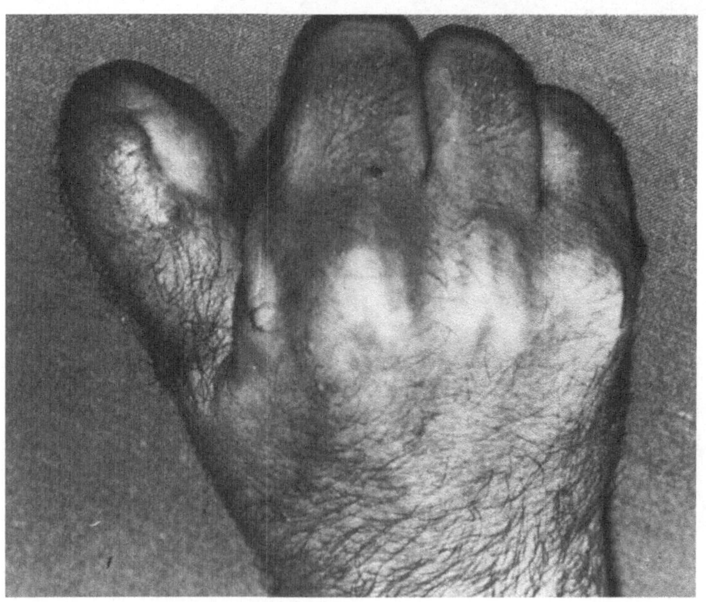

Abb. 8

lappen, wobei die Entnahmestelle primär verschlossen wurde. Nach 3 Wochen erfolgte die glatte Einheilung. Der nach 4 Wochen durchtrennte und eingenähte Lappen gestattete den sekundären Aufbau des Metacarpus als Gegengriff für den Daumen.

Bei einem 30jährigen Patienten, der durch ein Fleischerbeil sich eine traumatische Daumen- und Zeigefingeramputation zugezogen hatte (Abb. 5), wurde eine primäre Stumpfdeckung durch Bauchhautlappen vorgenommen (Abb. 6). Nach Einheilen des Lappens wurde der Daumenaufbau unter Verwendung des 2. Mittelhandknochens

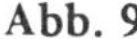
Abb. 9

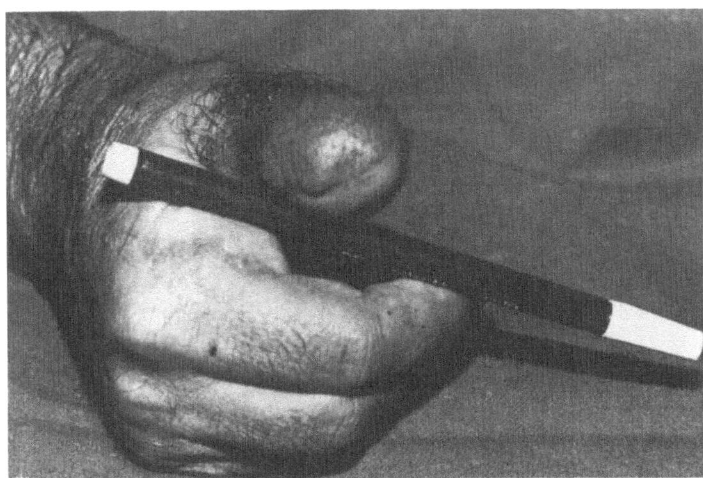

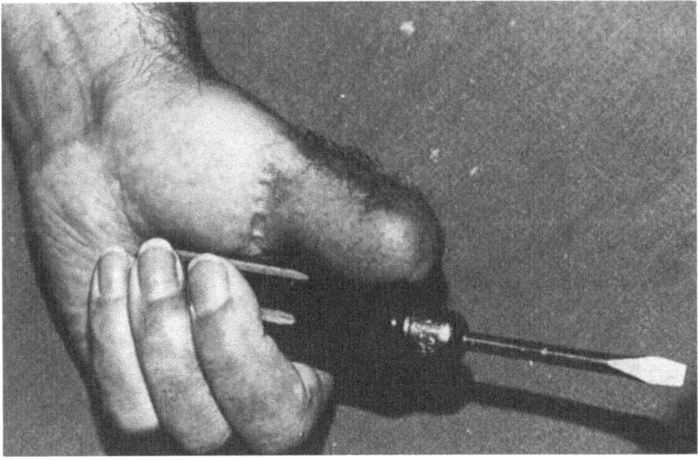

Abb. 10

(Abb. 7) und Resensibilisierung der Daumenkuppe durch Insellappen mit Gefäß- und Nervenstiel vom Ringfinger vorgenommen (Abb. 8). Volle Wiederherstellung der Greiffunktion war nach 10 Monaten erreicht (Abb. 9 und 10).

Die Primäramputation muß in allen Fällen erwogen werden wenn nach traumatischer Teilamputation mit ungenügendem, gepolstertem, kälteempfindlichem Fingerstumpf zu rechnen ist oder die Beugesehnenansätze verloren gegangen sind.

Literatur

McGregor JA, Jackson JT (1972) The groins flap. Br J Plast Surg 25:3–16

Deckung von Defekten im Gesichts-Halsbereich mit Mehrfachlappen

H. Weerda und G. Münker

Reicht ein einzelner Lappen zur Deckung eines Defektes nicht aus oder bleibt ein sekundärer Defekt bestehen, so können zur primären Rekonstruktion „Mehrfachlappen" [1] eingesetzt werden. Hierfür hat sich der *„bi-lobed flap"* bewährt [2, 3]. Es lassen sich eine Reihe von Mehrfachlappen konstruieren, die nach dem gleichen Prinzip mit folgenden Kriterien aufgebaut sind (Abb. 1):

1. Die Einzellappen sind in der Regel kleiner als die von ihnen zu deckenden Defekte (Abb. 1a).

2. Die Lappen werden *gleichzeitig* in die Defekte rotiert (Abb. 1b).

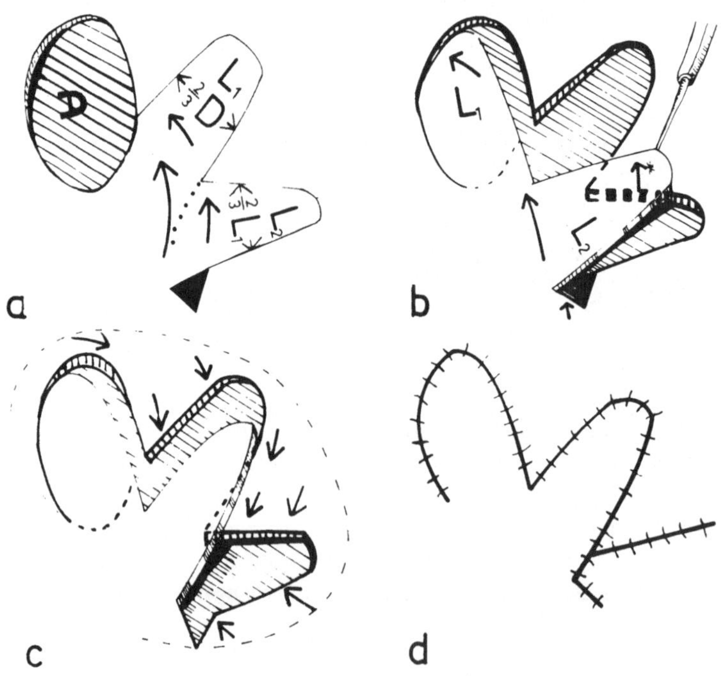

Abb. 1a–d. Schnittmuster eines „bi-lobed flap": **a** Die Lappen L_1 und L_2 sind jeweils kleiner als der primäre Defekt D bzw. der sekundäre Defekt nach Rotation von L_1, **b** Rotation der beiden Lappen, **c** Lappen in Position: Man sieht die Auflösung des großen Defektes in drei kleine, die dann durch Mobilisation (———) der Defektumgebung geschlossen werden, **d** Naht

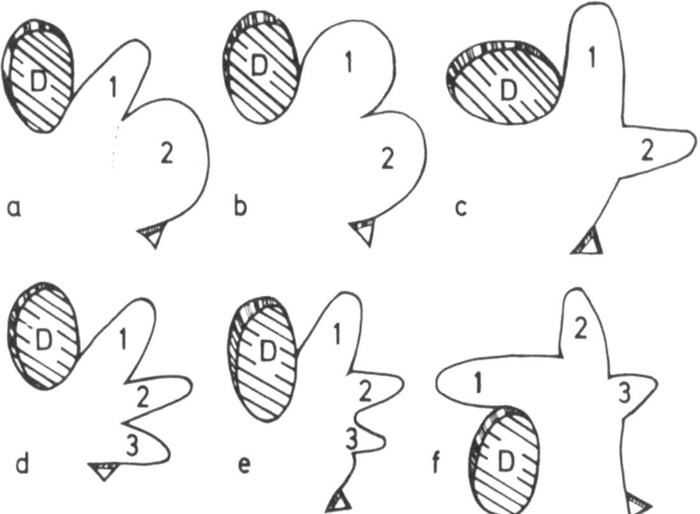

Abb. 2a–f. Konstruktionsmöglichkeiten nach dem Prinzip des „bi-lobed flap": **a** Transpositions-Rotationslappen, **b** Doppel-Rotationslappen, **c** Gestielter „bi-lobed flap", **d–f** verschiedene, dreigeteilte Lappen

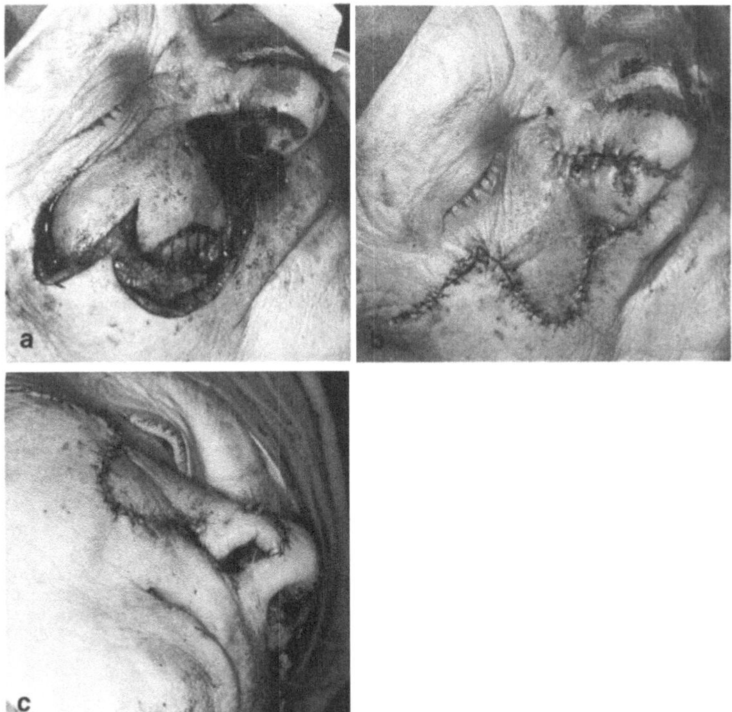

Abb. 3a–c. Rekonstruktion der Nasenflügel nach Basaliomexstirpation: **a** Linke Nase rekonstruiert, rechts „bi-lobed flap" zur Innen- (schraffiert) und Außendeckung. (Interposition von Conchaknorpel) **b, c** Zustand am Ende der Operation

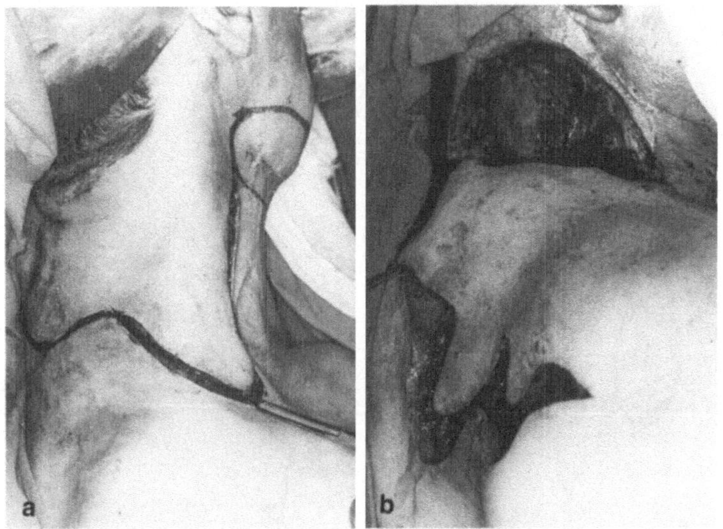

Abb. 4. a Zweigeteilte Nackenlappen zur Deckung eines Defektes im Bereich des Unterkiefers nach Entfernen eines adenoidcystischen Carcinoms **b** Dreigeteilter Schulter-Rückenlappen

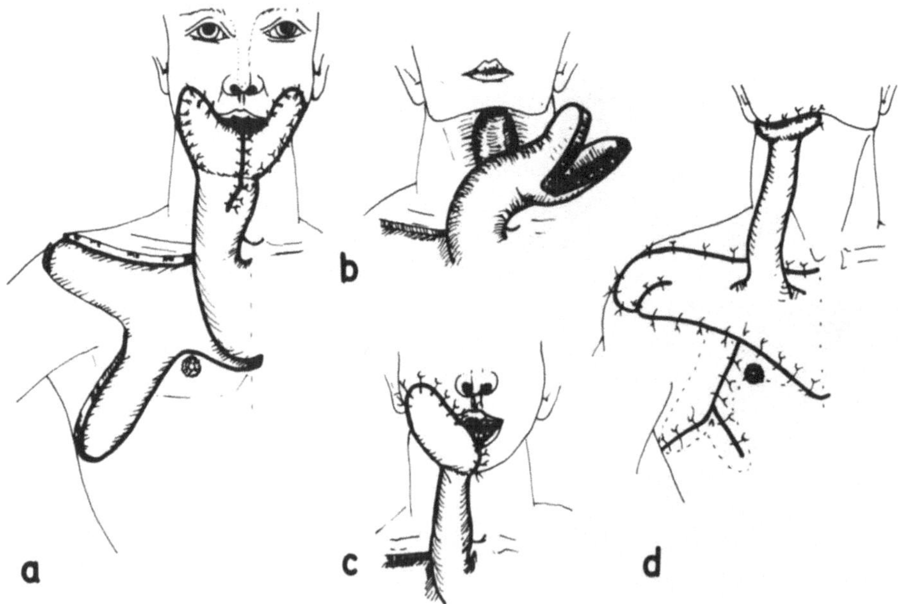

Abb. 5a–d. Möglichkeiten der Verwendung eines deltopectoralen Mehrfachlappens: **a** Rekonstruktion der Kinn-Wangen-Region (Visierlappen-Ersatz), **b** Innen-Außendeckung eines Hypopharynxdefektes, **c** Innen-Außendeckung im Lippen-Wangen-Bereich, **d** Deckung eines Osteoradionekrosedefektes und des sekundären Defektes der Brust mit einem Dreifachlappen

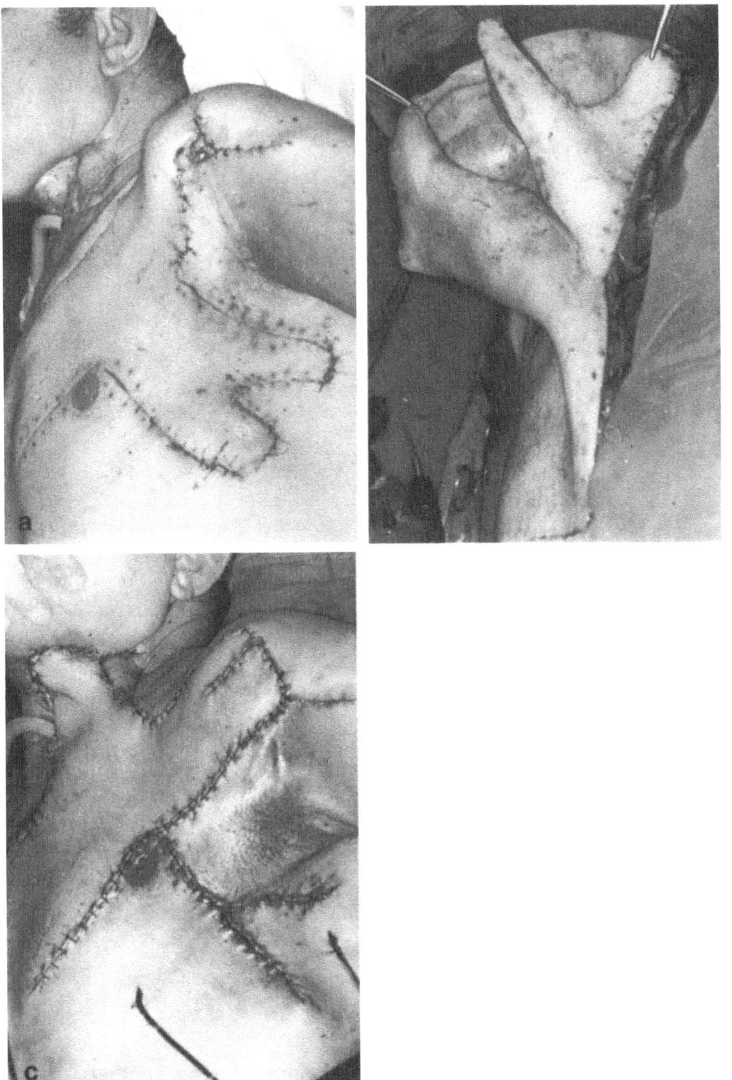

Abb. 6. **a** Vorbereitung eines Dreifachlappens zur Hypopharynxrekonstruktion, **b** Hochnehmen des Lappens: Demonstration der verwertbaren Lappenfläche für Rekonstruktionen im Gesichts-Halsbereich, **c** Verschluß von Hypopharynx- und Deltopectoraldefekt

3. Ein großer Defekt „D" wird in mehrere kleinere Einzeldefekte aufgelöst (Abb. 1c).

4. Durch starke Mobilisation der Defektumgebung können die kleineren Defekte primär verschlossen werden (Abb. 1c und d).

Eine Reihe solcher Lappenkonstruktionen zeigt die Abbildung 2, dabei sollten größere Lappen, Drei- und Mehrfachlappen vorgeschnitten werden [4].

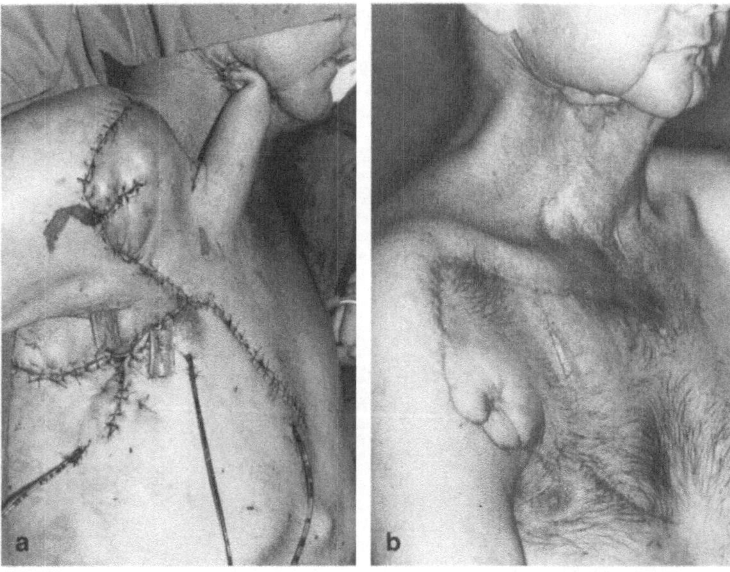

Abb. 7. a Verschluß des Defektes bei Radio-Osteonekrose, **b** 1 1/2 Jahre nach der Operation

Der kleinere „bi-lobed flap" eignet sich besonders zur Rekonstruktion im Bereich des Naseneinganges, des Nasenrückens und des Nasenflügels (Abb. 3a–c). Solche Lappenkonstruktionen eignen sich auch als große, regionale Schwenklappen von Hals und Rücken (Abb. 4a und b). Die Verwendung der kosmetisch und funktionell nicht immer befriedigende Spalthaut kann hier weitgehend vermieden werden.

Der Deltopectoral-Lappen kann zusätzlich noch ein, zwei oder mehr Lappen transportieren, die entweder zur Deckung des primären Defektes (Abb. 5a–c) oder zum Verschluß auch der sekundären Defekte herangezogen werden können (Abb. 5d, 6c, 7a). Die Gesamtfläche des Mehrfach-Brustlappens ist erheblich größer als die des reinen Deltopectorallappens, er kann bei entsprechend ausreichend großer Lappenwahl auch den Visierlappen ersetzen (Abb. 5a, 6b).

Die abschließenden Abbildungen zeigen die Vorbereitung und die Zwischenstadien solcher Deltopectorallappen zur primären Deckung eines durchgehenden Hypopharynxdefektes (Abb. 6a–c) und einer Osteoradionekrose des Unterkiefers (Abb. 7a und b).

Literatur

1. Conley J (1970) Concepts in head and neck surgery. Thieme, Stuttgart
2. Weerda H (1978) Das Prinzip des „bi-lobed flap" und seine Verwendung für die Konstruktion von Mehrfachlappen. Arch Otorhinolaryngol 220:133–139
3. Weerda H (1978) Die Defektdeckung mit Nahlappen nach Exstirpation von Tumoren in der Ohrregion. Laryngol Rhinol 57:93–98
4. Weerda H, Münker G (1978) Mehrfachlappen in der Chirurgie des Gesichtes und des Halses. HNO 26:272–277

Der gespaltene Stirnlappen als Möglichkeit der chirurgischen Rehabilitation ausgedehnter Oropharynxdefekte

K. Foet

Nach Blockausräumung von Zungen-, Mundboden- und Oropharynx-Carcinomen ist aus funktionellen Gründen immer die primäre Defektdeckung anzustreben. Bei Carcinomen, die im Tumorstadium T_2 mit einem Durchmesser von 2–4 cm zur operativen Behandlung kommen, wird man die Defektdeckung ohne größere Schwierigkeiten mit einem hinten gestielten Zungenlappen herbeiführen können. Bei Carcinomen im Tumorstadium T_3 und höher, mit einem Durchmesser größer als 4 cm, wird eine Sofortrekonstruktion des Defektes mit einem Zungenlappen meist nicht mehr möglich sein. Hier bietet sich in idealer Weise zur Primärrekonstruktion der horizontale Stirnlappen an, dessen Renaissance von McGregor [1] Anfang der 60er Jahre initiiert wurde.

Der große Vorzug des gleichseitig gestielten Stirnlappens liegt in der Größe des aus der Nachbarschaft des Resektionsgebietes einzuschwenkenden Deckmaterials sowie in seiner ausgezeichneten Vitalität. Mit der Arteria temporalis superficialis, der Endarterie der A. carotis externa, die zur Stirn die A. frontalis abgibt, verfügt dieser Lappen über ein definiertes arterielles Gefäß, so daß das sonst in der rekonstruktiven Chirurgie übliche Verhältnis der Lappenlänge zur Breite von 2:1 bei diesem Lappentyp nicht eingehalten zu werden braucht. Auf diese Weise kann der Lappen als totaler Stirnlappen die gesamte haarfreie Haut der Stirn umfassen und in Abhängigkeit vom individuellen Haaransatz bei Bedarf in einer Größe bis zu 120 cm^2 und mehr gebildet werden. Beim totalen Stirnlappen ist die Lappenbasis jedoch breiter zu wählen und der Schnitt etwa 2 cm hinter die Ohrmuschel zu führen, um Anastomosen zwischen der A. occipitalis und der A. auricularis posterior mit der A. temporalis zu erfassen.

Bei großen oropharyngealen Tumordefekten unter Einschluß der Zunge, des Mundbodens, des Pharynx und des gesamten weichen Gaumens ist die postoperative sprachliche Rehabilitation und die chirurgische Wiederherstellung des Schluckaktes bislang jedoch unbefriedigend. Patienten mit einem verbleibenden Resektionsdefekt des weichen Gaumens sind unfähig, sich ihrer Umwelt verständlich mitzuteilen, da durch den Resektionsdefekt des weichen Gaumens eine Veränderung der Resonanzverhältnisse und damit ein ausgeprägtes offenes Näseln resultiert.

Desweiteren ist die normale Speisebeförderung in der Mundhöhle, bei der beim Schluckakt die Speise vom Zungengrund gegen den weichen Gaumen gedrückt wird und auf diese Weise ihren natürlichen Weg über den Schlund in die Speiseröhre nimmt, nicht oder nur erschwert bei Retroflexion des Kopfes möglich. Oft gelangt ein Teil der Nahrung über den Nasenrachenraum in die Nase und damit nach außen.

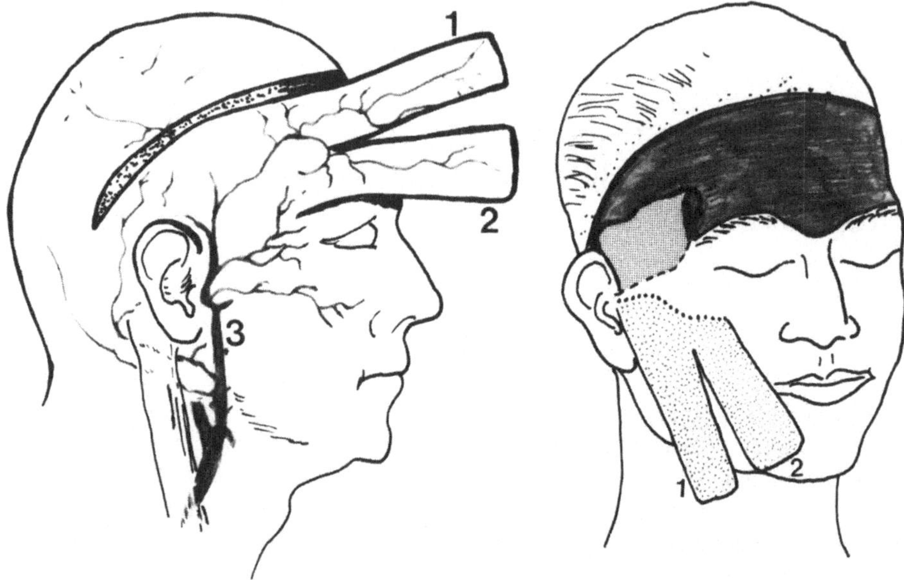

Abb. 1. (links) Gespaltener Stirnlappen (1 Neuer Gaumen, 2 Mundboden, 3 A. temporalis)
Abb. 2. (rechts) wie Abb. 1

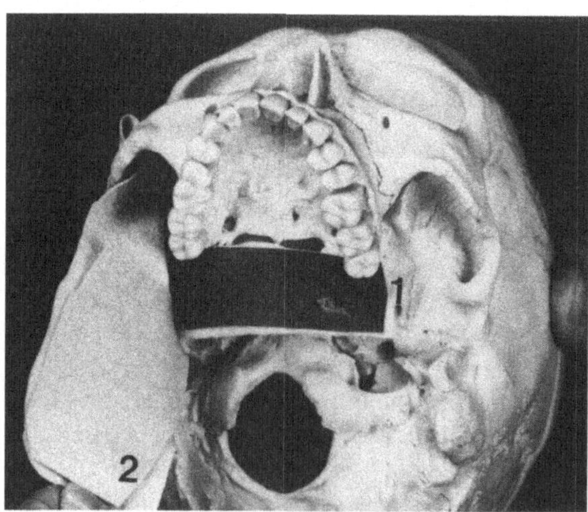

Abb. 3. Torsion der hinteren Lappenhälfte nach medial

Wir sehen daher in einer Spaltung des Stirnlappens an seinem distalen Ende (Abb. 1) die je nach Erfordernis der enoralen und oropharyngealen Wiederherstellung bis auf eine Länge von 8 cm ohne Gefährdung der Vitalität der beiden Lappenhälften durchgeführt werden kann, eine Möglichkeit der chirurgischen Rehabilitation ausgedehnter Oropharynxdefekte. Auf diese Weise kann eine Sofortrekonstruktion von Mundboden, Zungengrund, eines Teils des Pharynx *und* des Gaumens hergestellt werden.

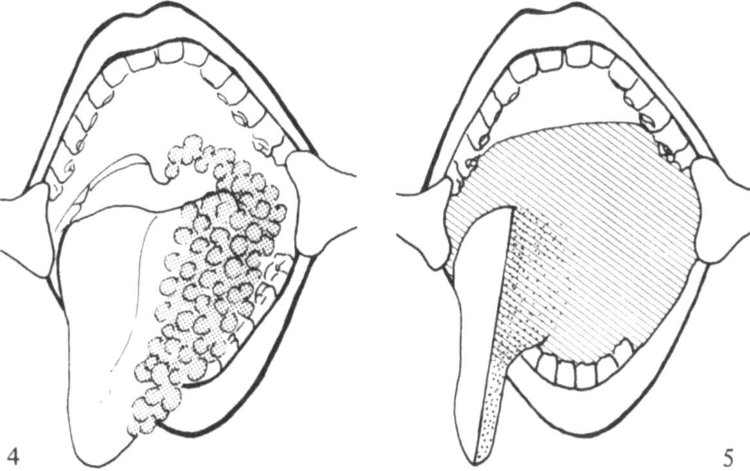

Abb. 4 und 5. Ausgedehntes Oropharynx-Carcinom mit Resektionsdefekt im Schema

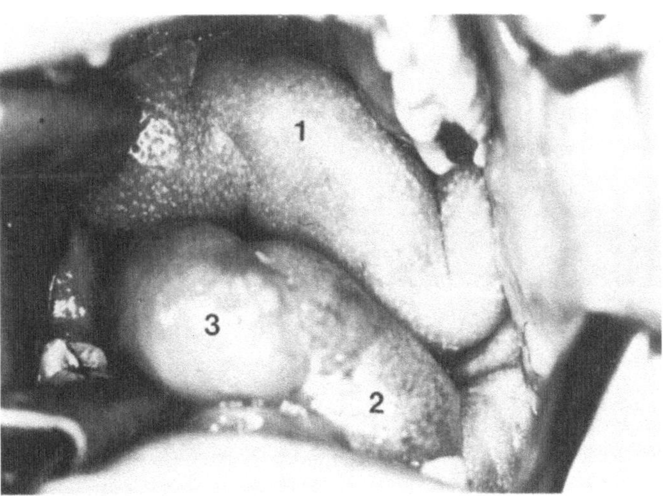

Abb. 6. Beide Lappenhälften nach Entfernung der Fäden (1 Gaumen, 2 Mundboden, Oropharynxwand, 3 Restzunge)

Beide Lappenhälften verfügen über eine gute eigene Durchblutung, so daß sie unabhängig sind von einer zusätzlichen Blutversorgung des Transplantatlagers, zumal der neue Gaumen lediglich an seine Breitseite mit dem Transplantatlager, der Schleimhaut der knöchernen Gaumenplatte, vernäht wird.

So ist auch bei einem vorbestrahlten Transplantatlager mit einer vollen Tumorherddosis nicht mit einer Einheilungsstörung des Stirnlappentransplantates zu rechnen.

Die praktische Durchführung soll an Hand von Schemata und eines Fallbeispiels demonstriert werden.

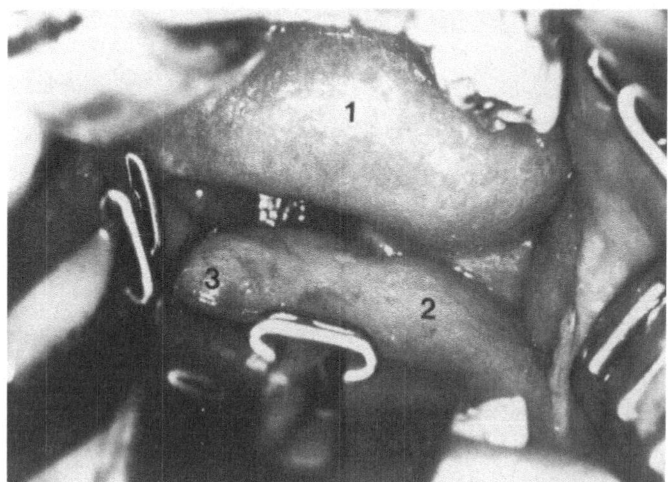

Abb. 7. Wie Abb. 6, 9 Monate nach Operation

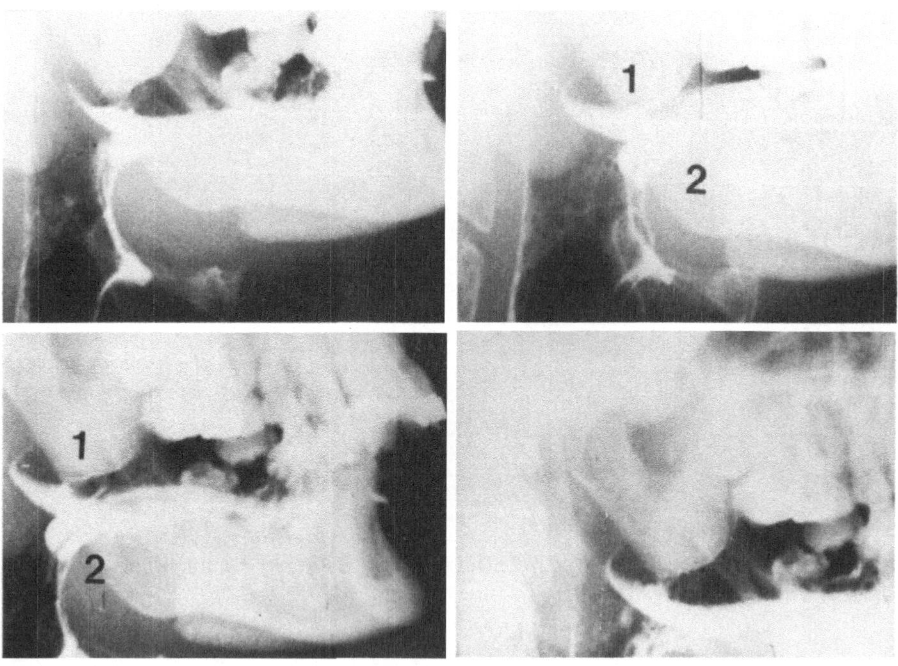

Abb. 8. Kontrastmittel beim Schluckakt (1 Gaumen, 2 Mundboden, Zungengrund)

Abbildung 1 zeigt schematisch den gespaltenen Stirnlappen, wobei die obere etwas schmalere Lappenhälfte zur Rekonstruktion des Gaumens, die untere breitere Lappenhälfte zur Wiederherstellung von Mundboden, Zungengrund und der Pharynxwand dient. Es empfiehlt sich, für die obere Lappenhälfte eine geringfügige Überbreite zu wählen, da in den ersten postoperativen Wochen eine mäßige Schrumpfung des neuen Gaumens eintritt.

Abbildung 2 demonstriert im Schema den Durchzug des gespaltenen Stirnlappens durch einen Wangentunnel medial vom Jochbogen in den Oropharynx. Die schmalere Lappenhälfte kommt dabei nach hinten zu liegen. Durch Torsion des hinteren Lappenanteils nach medial wird der neue Gaumen gebildet (Abb. 3), der vordere Lappenanteil kann dann zum Aufbau von Mundboden, Zungengrund und Pharynxwand benutzt werden. Es empfiehlt sich, die zum Nasenrachenraum gelegene Wundfläche des Gaumenlappens vor seiner Vernähung an der knöchernen Gaumenplatte mit Spalthaut zu epithelisieren.

Die Abbildungen 4 und 5 zeigen im Schema ein ausgedehntes Oropharynx-Carcinom mit Resektionsdefekt, wobei eine subtotale Glossektomie durchgeführt wurde.

Abbildung 6 zeigt den gespaltenen Stirnlappen in situ unmittelbar nach Entfernung der Fäden. Der Gaumen ist noch nicht geschrumpft.

Abbildung 7 demonstriert den gleichen Patienten 9 Monate nach Operation. Deutlich ist die Angleichung des Hautkolorits des neuen Gaumens an die umgebende Schleimhaut zu erkennen. Der Gaumenlappen ist leicht geschrumpft.

Zusammenfassung

Zusammenfassend kann festgestellt werden, daß die sprachliche Rehabilitation mit dieser Technik des gespaltenen Stirnlappens gut bis zufriedenstellend ist, der Schluckakt völlig ungestört, wie Abbildung 8 zeigt. Der zeitliche Mehraufwand ist zu vernachlässigen.

Literatur

1. McGregor JA (1963) The temporal flap in intra-oral cancer: Its use in repairing the post-excisional defect. Br J Plast Surg 16:318
2. Hoopes JE, Edgerton MT (1966) Immediate forehead flap repair in resection for oral pharyngeal cancer. Am J Surg 112:527

Versorgung großer Halsweichteil-Defekte mit einem freien Transplantat von der Leiste (groin flap) nach mikrovasculärer Anastomosierung

C. Naumann

Bei der Gewebeverpflanzung durch den klassischen Stiellappen wird die Blutversorgung zunächst durch die im Lappenstiel verlaufenden Gefäße gewährleistet, später übernehmen Kapillaren aus dem Lagerbett diese Aufgabe, so daß der Lappenstiel überflüssig geworden ist und abgetrennt werden kann. In der Regel ist also bei dieser Technik mit mehreren operativen Sitzungen zu rechnen. Demgegenüber bietet die freie Lappenverpflanzung die Möglichkeit einer Defektversorgung in nur einer Sitzung, die Lappendicke kann jedoch aus Ernährungsgründen immer nur sehr begrenzt sein [1]. Eine logische Verknüpfung beider Methoden stellt die freie Gewebetransplantation mit mikrovasculärer Anastomosierung dar. Der Lappenstiel wird auf sein erforderliches Minimum – die ernährenden Gefäße – reduziert. Damit ist eine ausreichende Versorgung eines hinreichend großen Gewebsvolumens gesichert, gleichzeitig besteht wie bei der freien Transplantation die Möglichkeit zur Defektversorgung in nur einer Sitzung. Ein weiterer Vorteil dieser Methode ist darin zu sehen, daß die Transplantate von kosmetisch weniger störenden Körperregionen entnommen werden können und gerade im Kopf-Hals-Bereich nicht zusätzlich weitere ästhetische Einheiten wie z.B. die Stirn zerstört werden müssen. Durch den sofortigen Gefäßanschluß und die damit verbundene Ernährung des Lappens ist der Anspruch an das Transplantatlager gering, so daß diese Lappen auch im vorbestrahlten Gebiet oder auf knöcherner Unterlage zur Anheilung gebracht werden können. Voraussetzung hierfür ist ein entsprechend großes Hautareal, das von einer definierten Arterie versorgt wird und einen ebensolchen venösen Abfluß besitzt [4]. Taylor und Daniel [8] unterscheiden die musculocutane von der direkten cutanen Hautversorgung. Zur mikrovasculären Anastomosierung eignen sich besonders direkt cutan versorgte Hautlappen aus folgenden drei Regionen:

    1. Der delto-pectorale Lappen (A. thoracica interna) [21],

    2. der axilläre Lappen (A. subscapularis) [8],

    3. der iliofemorale Lappen (groin flap) (A. circumflexa ilium superficialis) [3, 5].

Nach den Untersuchungen von Smith, McGregor u.a. [7] sowie von Reimann und Fritz [6] zeigt die A. circumflexa ilium superficialis einen sehr konstanten Verlauf hinsichtlich ihres Ursprungs aus der A. femoralis, ihres Durchtritts durch die Muskelfascie sowie ihrer Versorgung der Leistenregion.

    Diese Vorzüge sowie die Möglichkeit zum primären Wundverschluß nach Lappenentnahme an kosmetisch wenig störender Stelle (Abb. 3b) innerhalb der „Bikini-Zone" ließen uns den Leistenlappen bei einem schnellwachsenden Rezidiv eines Carcinoms im Mundbodenbereich nach vorausgegangener Keilexcision eines Carcinoms der Unterlip-

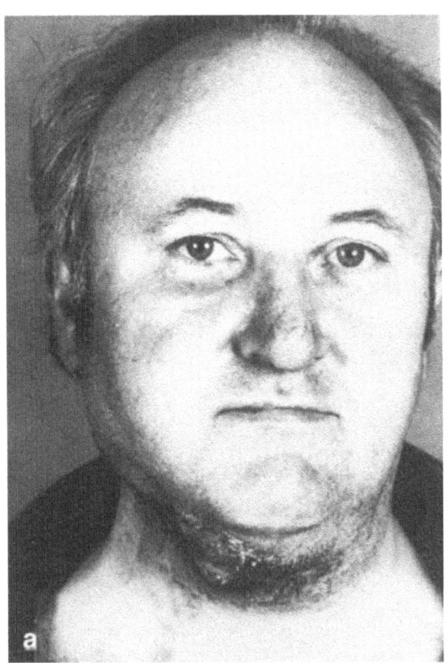
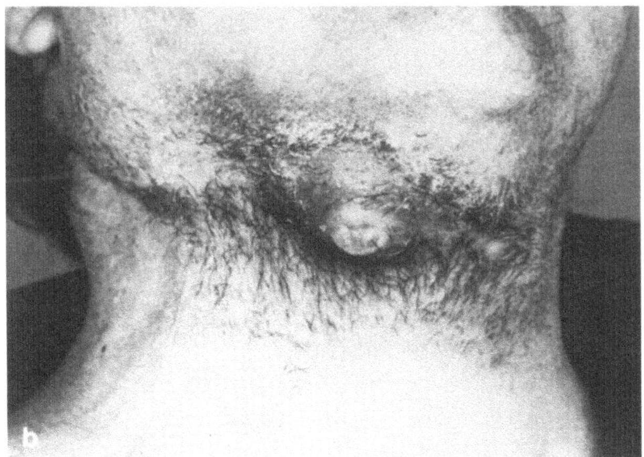

Abb. 1a, b. Carcinomrezidiv im Mundbodenbereich

pe anwenden (Abb. 1a und b). Die erforderliche Resektion des Tumors setzte einen ausgedehnten Haut- und Weichteildefekt (Abb. 2a und b), der mit einem handtellergroßen freien Haut-, Fett- und Bindegewebstransplantat aus der Leistengegend (Abb. 3a) gedeckt wurde. Die Gefäße des Transplantats wurden in mikrovasculärer Technik an die Arteria und Vena facialis der Gegenseite angeschlossen. Die durchgängige Gefäßanastomose und die arterielle Versorgung des freien Lappentransplantats von der linken A. facialis ließen sich im Carotisangiogramm darstellen (Abb. 4). Die Einheilung verlief ohne Probleme, eine Bestrahlung mit 7 500 RHD brachte keine sichtbare Veränderung der Hautoberfläche, deren Farbe sich der des Halses immer mehr anglich.

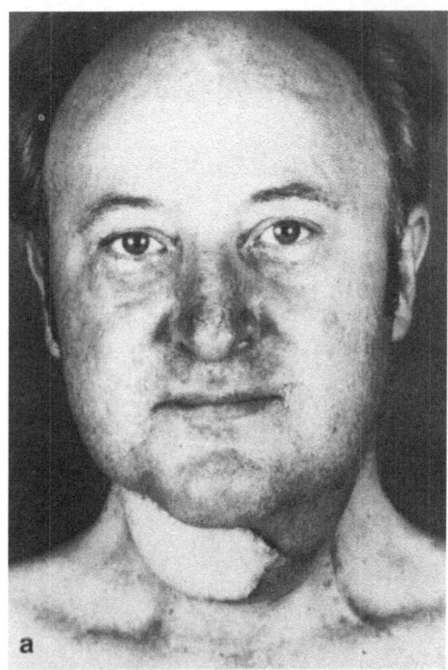

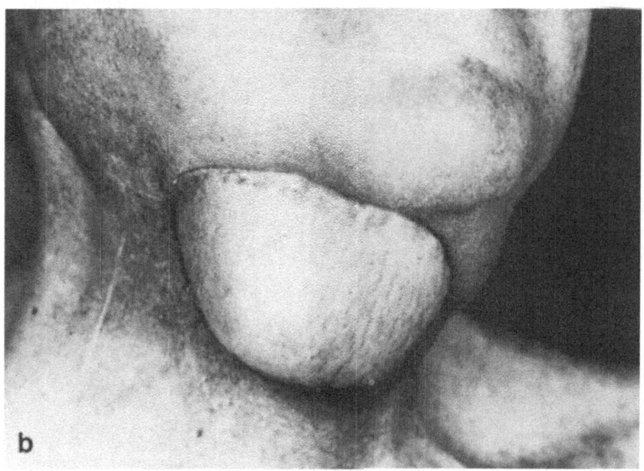

Abb. 2a, b. Defektdeckung mit freiem Haut-Fett-Transplantat nach mikrovasculärem Anschluß an die A. facialis links

Abb. 3a, b. Lappenentnahme aus der Leistenregion und primärer Wundverschluß

Abb. 4. Carotisangiogramm, Anastomose zwischen A. facialis und A. circumflexa ilium superficialis (Pfeil)

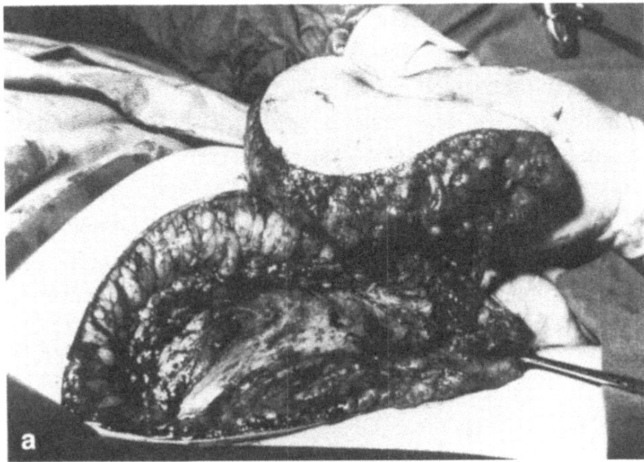

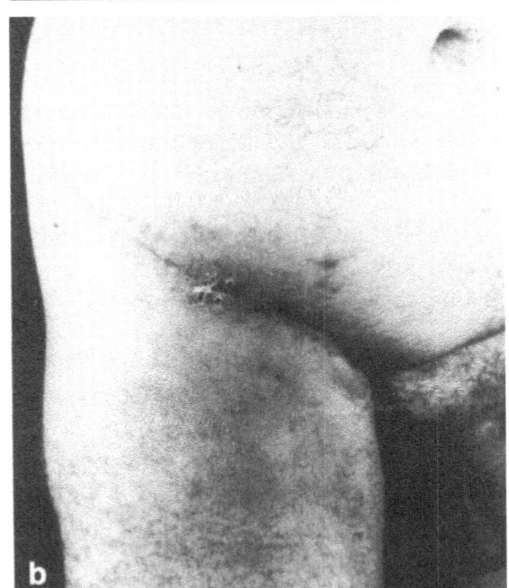

Abb. 3a, b

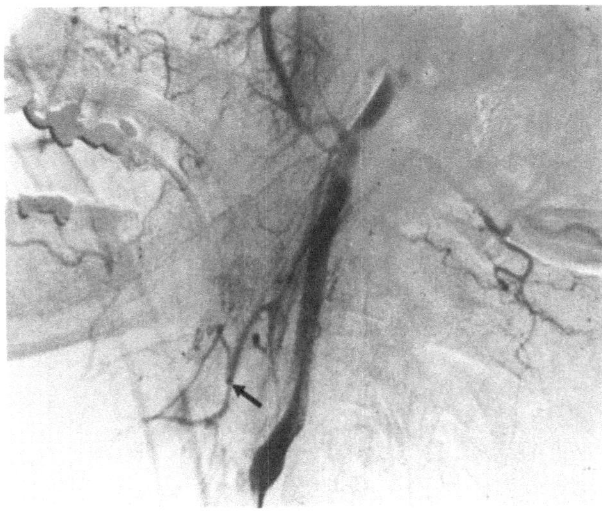

Abb. 4

Dem Nachteil einer aufwendigen Operationstechnik mit entsprechend langer Operationsdauer stehen bei der Verwendung des freien Leistenlappentransplantats folgende Vorzüge entgegen: In einer operativen Sitzung läßt sich unabhängig von der Beschaffenheit des Transplantatlagers ein ausreichend großes Gewebsmaterial zur Anheilung bringen, das aus einer Region stammt, deren primärer Wundverschluß kosmetisch nicht als störend angesehen werden kann.

Mit der Beherrschung einer neuen Technik ergeben sich neue Indikationsstellungen. Beim Verschluß von Defekten im Kopf-Hals-Bereich sollten freie Haut-Fettlappen mit Gefäßanschluß neben den bewährten regionalen Lappenplastiken bei der präoperativen Planung mit in die Überlegung einbezogen werden.

Literatur

1. Clodius L, Schneider K, Glinz W, Smahel J (1972) Das Überleben von Hautlappen in Abhängigkeit von ihrer Dicke und von der Qualität des Lappenbettes, kontrolliert durch Vitalfärbung, pH-Messungen und klinischen Aspekt. Helv Chir Acta 39:419−423
2. Daniel RK, Cunningham DM, Taylor GL (1975) The deltopectoral flap. An anatomical and hemodynamic approach. Plast Reconstr Surg 55:276
3. Harii K, Ohmori K, Torii S, Murakami F, Kasai Y, Sekiguchi J, Ohmori S (1975) Free groin skin flaps. Br J Plast Surg 28:225−237
4. Manchot C (1889) Die Hautarterien des menschlichen Körpers. FCW Vogel Verlag, Leipzig
5. McGregor JA, Jackson IT (1972) The groin flap. Br J Plast Surg 25:3−16
6. Reimann R, Fritz G (1975) Der Leistenlappen − anatomische Untersuchungen zum axialen Gefäßverlauf. Handchirurgie 7:109−116
7. Smith PJ, Foley B, McGregor JA, Jackson JT (1972) The anatomical basis of the groin flap. Plast Reconstr Surg 49:41−47
8. Taylor GI, Daniel RK (1975) The anatomy of several free flap donor sites. Plast Reconstr Surg 56:243

Die freie Hauttransplantation mit mikrovasculärem Anschluß bei chronisch rezidivierendem Fersenulcus

B. Gaudin, H. Zilch und V. Winter

Wegen der starken mechanischen Beanspruchung sind Defekte an der Ferse und der Fußsohle mit einem fettgepolsterten Hautlappen zu decken, dessen Vitalität und damit funktionsgerechtem Einheilen von einer breiten Gewebsbrücke vom Spendebezirk abhängig ist.

Das Abtrennen z.B. eines „cross flap" vom Spendebezirk darf erst nach ausreichendem, die Vitalität erhaltenden Aussprossen kleinster Gefäße aus dem Empfängerbereich erfolgen. Somit besteht eine direkte Abhängigkeit vom Transplantatlager.

Bei dem Leistenlappentransplantat mit mikrovasculärem Anschluß kommt dieser Wechselbeziehung eine untergeordnete Rolle zu. Die Vorteile dieser Operationstechnik sind in Tabelle 1 aufgeführt. Der unter 1. dargestellte Vorteil „keiner speziellen Forde-

Tabelle 1. Vorteile des Lappentransplantates (mit mikrovasculärem Anschluß)

1. Kein spezielles Transplantatlager
2. Sofortversorgung des Spendebezirkes
3. Vermeidung belastender Gliedmaßenstellungen
4. Verkürzung des Krankenhausaufenthaltes
5. Frühzeitige Mobilisierung

rung an das Transplantatlager" bedarf einer ausführlichen Erläuterung. Eine grundsätzliche Forderung nach entzündungsfreiem Wundgrund und randständigem Gewebe ist wie bei allen derartigen operativen Interventionen zu stellen. Wesentlich jedoch ist, daß nach vollzogenen mikrovasculären Anastomosen sofort ein vitaler Lappen vorliegt. Er ist zu keinem Augenblick auf die Ernährung durch die Umgebung angewiesen. Randständiges, narbiges, schwieliges Gewebe, wie es beim chronischen Fersenulcus wegen der rezidivierenden Entzündungen und häufigen plastischchirurgischen Maßnahmen vorliegt, sowie mangelhaft durchbluteter, stark sklerosierter Knochen bedeuten somit keine Gefährdung der Vitalität des Transplantats.

Trotzdem ist eine Anfrischung des Wundgrundes und das Schaffen gut durchbluteter Wundränder anzustreben, um eine möglichst schnelle Einheilung zu erreichen. Die vollständige Excision des narbigen Gewebes ist keine unbedingte Forderung, bietet sich jedoch wegen der gut zu variierenden Größe des Leistenlappens an.

In diesem Zusammenhang sei gleich auf weitere Vorteile dieser Operationsmethode gegenüber den bisherigen Versorgungsmöglichkeiten, wie z.B. „cross flap", eingegan-

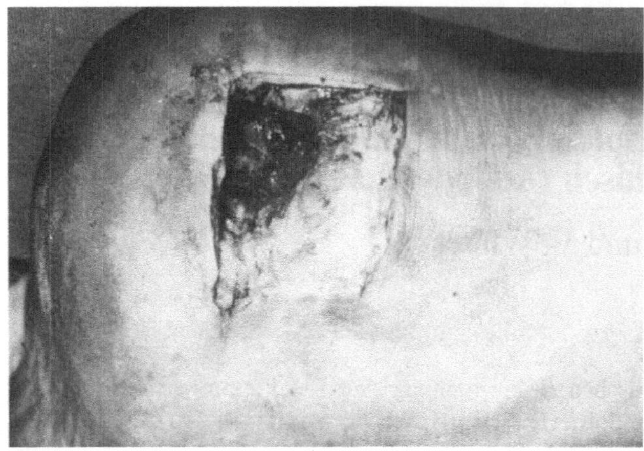

Abb. 1. Chron. rezidivierendes Fersen-Ulcus — Blick in Fistelgang und osteomyelitische Höhle

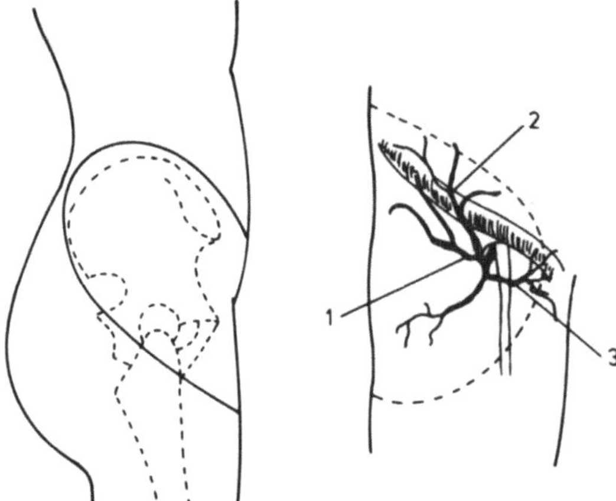

Abb. 2. Leistenlappen mit Gefäßversorgung. *1* A. circumflexa ilium superficialis, *2* A. epigastrica inferior superficialis, *3* A. pudenta externa

gen. Auf eine spezielle Lagerung sowie Immobilisierung des Patienten kann verzichtet werden. Der Krankenhausaufenthalt wird durch das Vermeiden eines Zweiteingriffes verkürzt.

Die Nachteile des Leistenlappentransplantates mit microvasculärem Anschluß sind die lange Operationsdauer von 6–8 Std. Weiterhin ist diese Methode nur bei einwandfreiem Beherrschen der microvasculären Nahttechnik zu empfehlen.

An der Orthopädischen Universitätsklinik im Oskar-Helene-Heim haben wir bisher 3 freie Lappentransplantate mit mikrovasculärem Anschluß durchgeführt. Zwei mit gutem Erfolg, bei einem Patienten kam es zu einer Teilnekrose des Transplantates. Die wesentlichen präoperativen Voraussetzungen für den Erfolg einer solchen Operation sind das Beherrschen der Mikrogefäßanastomose und die exakten Kenntnisse des Gefäßverlaufs, sowohl des Spende- als auch Empfängerbezirkes. Der Lappen muß ca. 1/4 größer geplant werden als der zu deckende Defekt [1, 2].

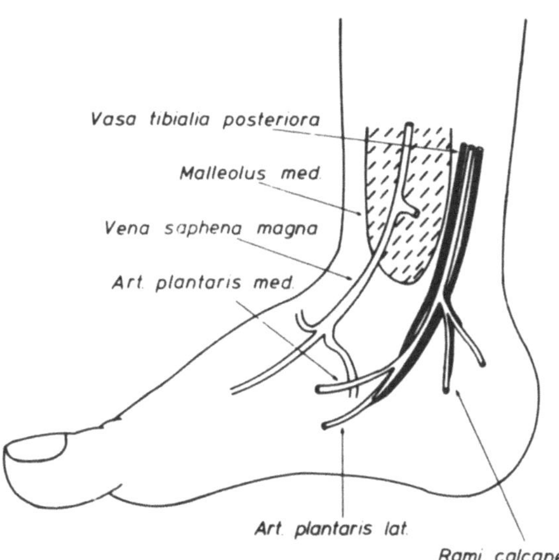

Abb. 3. Schematische Darstellung der anastomosierten Gefäße im Empfängerbereich

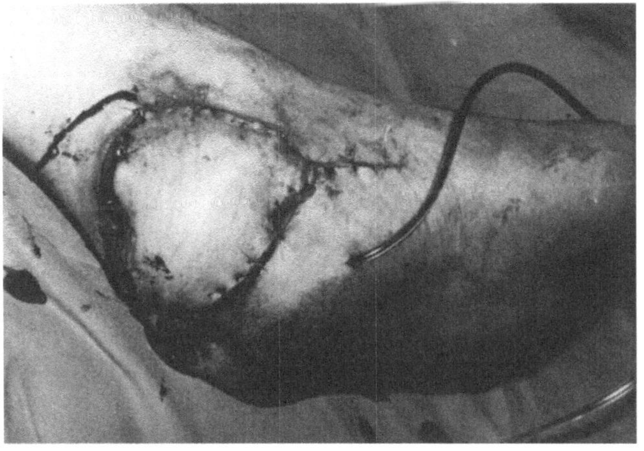

Abb. 4. Postop. sofort vitaler fettgepolsterter Hautlappen

Im Folgenden soll anhand einer Fallstudie die Operationstechnik und der klinische Verlauf dargestellt werden. Bei einem 54jährigen Patienten bestand ein chronisch rezidivierendes Fersenulcus mit Osteomyelitis des Calcaneus (Abb. 1). Zur Deckung des Defektes wählten wir den Leistenlappen mit mikrovasculärem Anschluß (Abb. 2). Es operierten 2 Teams. Im Leistenbereich wurde die A. circumflexa ilium superficialis und die Begleitvenen präparatorisch dargestellt. Nach Kennzeichnung der Gefäßstümpfe wurde ein Lappen nach vorher genau bestimmter Größe entnommen.

Gleichzeitig erfolgte nach Aufsuchen der A. tibialis posterior die Präparation der Rami calcanei (Abb. 3). Sie sind relativ weitlumig und für eine mikrovasculäre Anastomose gut geeignet. Nach der Anastomose der A. circumflexa ilium superficialis und des Ramus calcanei der A. tibialis posterior resultierte sofort eine gute Durchblutung,

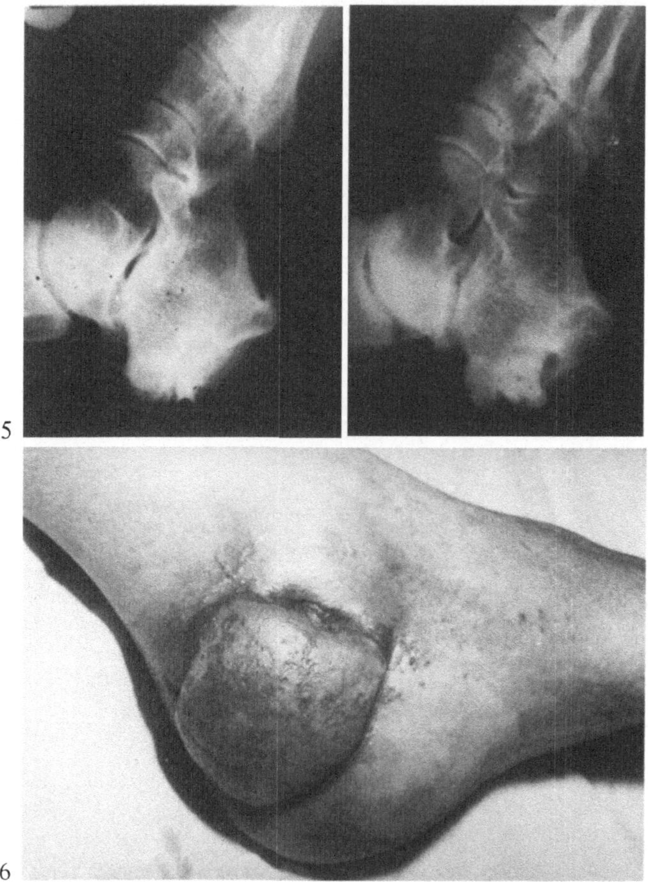

Abb. 5 und 6. 1 Jahr postop. – keine Anzeichen für erneute Osteomyelitis – Hautlappen ist der mechanischen Beanspruchung gewachsen

so daß die wesentlich herausleitenden Venen ohne Schwierigkeit identifiziert werden konnten. Die herausführenden Venen wurden mit den Ästen der V. saphena anastomosiert, womit ein vitaler Unterhautlappen, wie er für diese Region funktionell erforderlich ist, zur Deckung des Defektes geschaffen werden konnte (Abb. 4). Zusätzlich erfolgte die Auffüllung des durch die Osteomyelitis hervorgerufenen Calcaneus-Defektes nach sorgfältiger Ausräumung aller nekrotischen Knochenanteile mit Beckenkammspongiosa. Abb. 5 und 6 zeigen das Ergebnis nach Ablauf von ca. 1 Jahr.

Anhand dieses Falles und des klinischen Verlaufs konnte gezeigt werden, daß nach Beherrschen der Infektion keine spezielle Forderung an das Transplantatlager gestellt wird. Es muß natürlich nach den allgemeinen Regeln der plastischen Chirurgie wie spannungsfreie Naht, sorgfältige Blutstillung vorgegangen werden. Das freie Lappentransplantat mit mikrovasculärem Anschluß erweist sich als ideale Deckungsmöglichkeit bei mangelhaft durchblutetem Transplantatlager. Das Fehlen jeglicher Sensibilität soll in Zukunft durch die Wahl eines Lappentransplantates mit mikroneurovasculärem Anschluß, wie z.B. der Dorsalis-pedis-Lappen, aufgehoben werden [3].

Literatur

1. Daniel RK, Taylor I (1973) Distant transfer of an island flap by microvascular anatomosis. Plast Reconstr Surg 52:111–117
2. O'Brien BM (1977) Free flap transfers with microvascular anastomosis. Br J Plast Surg 27:220–230
3. Ohmori K, Harii K (1976) Free dorsalis pedis sensory flap to the hand with micro-neurovascular anastomosis. Plast Reconstr Surg 5:546–554

Die Bedeutung des Implantatlagers bei der aseptischen Osteosynthese

H. Weiß, C.D. Wilde und K.P. Schmit-Neuerburg

Die posttraumatische Unterbrechung der Gefäßversorgung im Implantatlager, der nach Frakturstabilisierung einsetzende posttraumatische Knochenumbau sowie der Weichteilanschluß im Implantatlager sind Faktoren, welche bei der aseptischen Osteosynthese die Bedeutung des Implantatlagers kennzeichnen. Günstige Durchblutungsverhältnisse und Stabilität der Osteosynthese sind wesentliche Voraussetzungen einer ungestörten Knochenheilung.

Die posttraumatische Unterbrechung der Gefäßversorgung im Implantatlager (Abb. 1)

Bei tierexperimentellen Untersuchungen von Wilde und Stürmer [3] an der Schafstibia wurden Osteosyntheseplatten zunächst dem intakten Knochen epi- und subperiostal aufgeschraubt, in einer weiteren Versuchsserie erfolgte die Stabilisierung des osteotomierten Knochens bei subperiostaler Plattenlage. Bei epiperiostaler Plattenlage am intakten Knochen und erhaltenem Periostmantel läßt sich makroskopisch 3 Wochen postoperativ beim Abheben der Metallplatte ein feines Gefäßnetz im Plattenlager nachweisen. Im Mikroangiogramm zeigt sich, daß die Ernährung der plattentragenden Corticalis sowohl von endostalen als auch periostalen Gefäßen aufrecht erhalten wird. Dagegen ist bei subperiostaler Plattenlage lediglich an den Randleisten des Implantatlagers eine einsprossende Gefäßzeichnung zu erkennen. Im Mikroangiogramm ist die plattentragende Corticalis unmittelbar unter der Platte gefäßlos, während die inneren 2/3 durch ein endostales Gefäßsystem versorgt sind.

Durch Osteotomie des Knochens mit Durchtrennung der zentralen Markarterie im Osteotomiespalt und Stabilisierung durch subperiostale Plattenlage wird die Situation einer dislozierten Fraktur nachgeahmt. In Übereinstimmungen mit den Untersuchun-

Abb. 1a—c. Osteotomie an der Schafstibia und Osteosynthese mit subperiostal gelegener Platte. Mikroradiographie 3 Wochen postop. **a** Querschnitt proximal der Osteotomie im Plattenlager. Gefäßversorgung ausschließlich durch ein medulläres Gefäßnetz. Das äußere Drittel der plattentragenden Corticalis ist avasculär, **b** Querschnitt distal der Osteotomie. Die gesamte plattentragende Corticalis ist avasculär, **c** Längsschnitt: Medulläres Gefäßnetz proximal der Osteotomie, fehlendes Gefäßnetz distal. Avascularität der Corticalis des Plattenlagers distal der Osteotomie

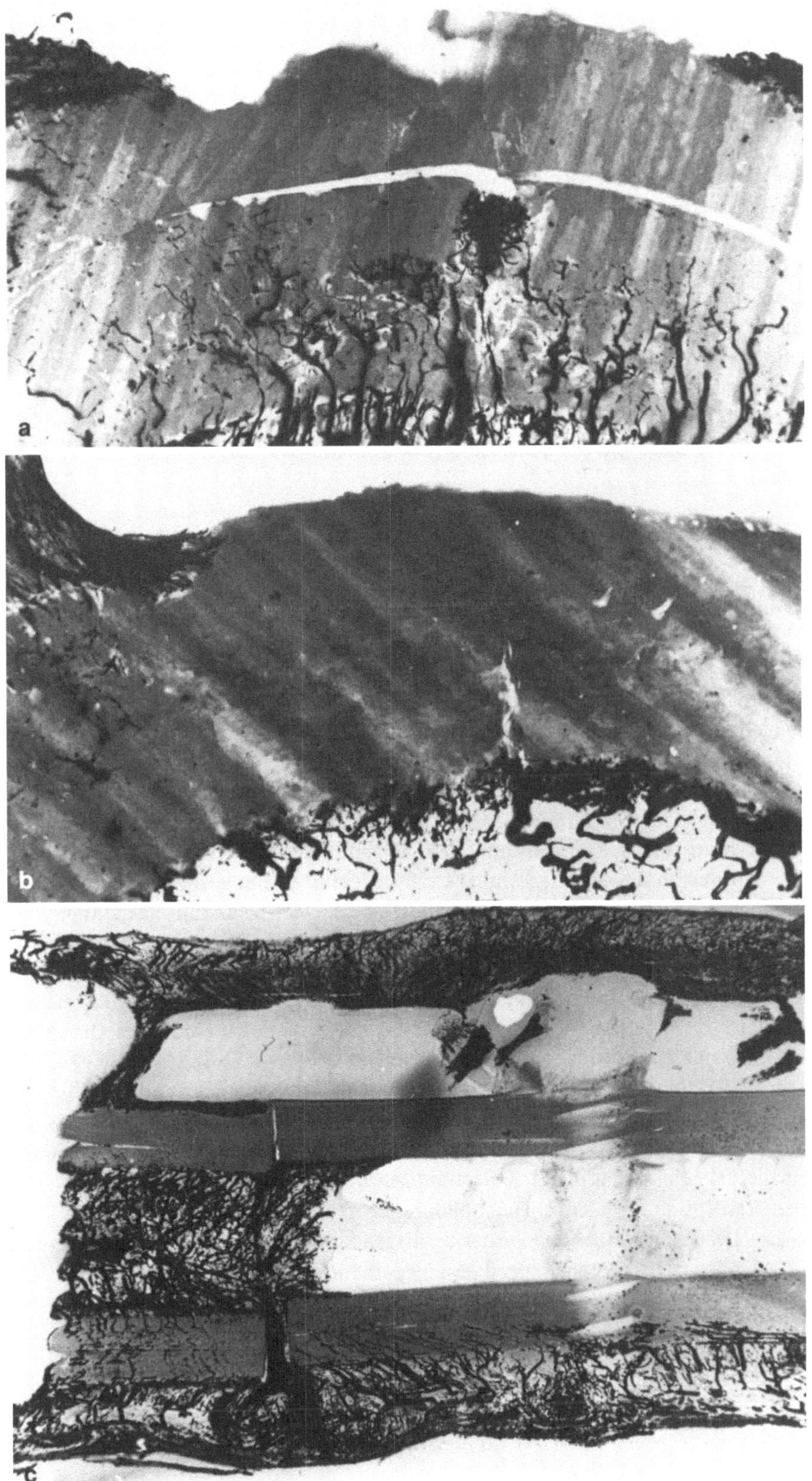

Abb. 1a–c

204

gen von Schweiberer [2] erfolgte nach Stabilisierung der Osteotomie die Revascularisierung der distalen Markraumarterie innerhalb von 10 bis 14 Tagen durch ein überbrückendes Kapillarnetz in Höhe der Osteotomie. Trotz Wiederherstellung des medullären Gefäßanschlusses ist nach 3 Wochen jedoch nur im proximalen Fragment ein die Corticalis ernährendes medulläres Gefäßnetz nachweisbar, während distal der Osteotomie die gesamte plattentragende Corticalis zu diesem Zeitpunkt noch avasculär ist. Die dem Plattenlager gegenüberliegende Corticalis ist proximal in ganzer Breite ernährt, während distal der Osteotomie nur ein periostaler Gefäßanschluß nachgewiesen werden kann. Die Ergebnisse dieser tierexperimentellen Untersuchungen ergeben folgendes Bild: Am intakten Knochen und epiperiostaler Plattenlage ist die Vascularität des Implantatlagers erhalten. Am intakten Knochen bei subperiostaler Plattenlage ist eine verminderte Vascularität im Plattenlager festzustellen. Bei Osteotomie und subperiostaler Plattenlage ist die Ernährung des Plattenlagers vor allem im distalen Fragment gestört.

Der posttraumatische Knochenumbau im Implantatlager

Die initiale Ernährungsstörung des Knochens in Frakturhöhe ist auslösende Ursache für den nunmehr einsetzenden Haversschen Knochenumbau der gesamten frakturnahen sowie plattentragenden Corticalis des Implantatlagers. Der Haverssche Umbau verläuft in 3 aufeinander folgenden Phasen: Latenzphase, Resorptionsphase und Phase der Knochenneubildung oder Formation. Unter Latenzphase versteht man den Zeitraum zwischen dem Eintritt des Traumas und dem ersten Erscheinen von Resorptionskanälen, die den Beginn des Knochenumbaus signalisieren. Während der Latenzphase, die im Tierexperiment ca. 2 bis 3 Wochen anhält, bleibt die Corticalis zunächst stumm. Das histologische Bild zeigt während dieser Phase regelrechte Lamellenstruktur ohne Zeichen eines Knochenumbaus. Der Beginn des Knochenumbaus wird erkenntlich durch das Auftreten von Umbaueinheiten, an deren Spitze große Osteoblasten die Knochensubstanz resorbieren, während gleichzeitig ein zentrales ernährendes Gefäß einwächst. Die Wand des Resorptionskanales ist tapetenartig von Osteoblasten ausgekleidet. Von hier erfolgt die apositionelle Knochenneubildung, die Resorptionshöhle wird im Laufe von Monaten allmählich aufgefüllt. Nach neueren Untersuchungen von Schenk [1] überwiegt während der Resorptionsphase die Osteoklastenaktivität bei weitem die Osteoblastenaktivität. Berechnungen haben ergeben, daß das Verhältnis zwischen Resorption und Knochenneubildung in den ersten Wochen der Resorptionsphase ca. 1000:1 beträgt. Die bisher vorliegende Humanhistologie zeigt, daß bei einer Tibiafraktur 12 Wochen nach Osteosynthese die Resorptionshöhlen der Corticalis nur zu etwa 30 bis 50 % mit neugebildetem Knochen aufgefüllt sind. Der Corticalisumbau im Plattenlager nimmt auch unter optimalen Bedingungen ca. 10 bis 12 Monate in Anspruch. Es kommt als Folge des Knochenumbaus zu einer Reduktion des absoluten Knochenvolumens mit Ausbildung einer vorübergehenden Osteoporose im Implantatlager. Dies führt zu einer Schwächung des Implantatlagers während dieser Phase.

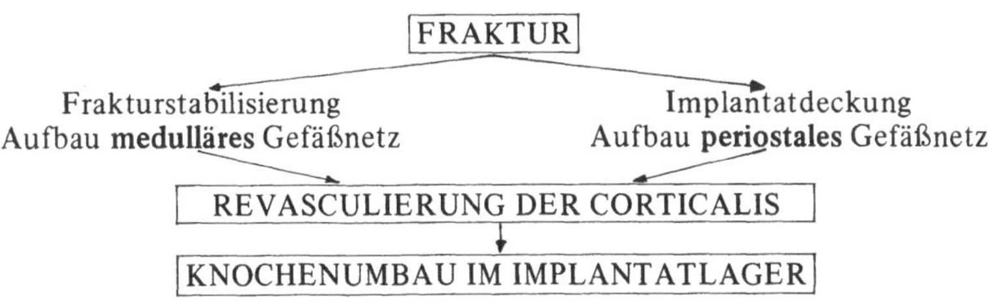

Abb. 2

Die histologischen Untersuchungen des Implantatlagers ergeben (Abb. 2): Beim Eintritt einer Fraktur kommt es durch Verletzung des periostalen und endostalen Gefäßsystems vorübergehend zur Ernährungsstörung der Corticalis im Implantatlager. Frakturstabilisierung begünstigt den Aufbau des medullären Gefäßnetzes: Deckung des Implantatlagers mit vitalen Weichteilen ist Voraussetzung für den Aufbau des periostalen Gefäßanschlusses im Implantatlager. Stabilisierung und Implantatdeckung führen zur Revascularisierung des Plattenlagers, der Knochenumbau kann zeitgerecht beginnen. Ist die Revascularisierung dagegen gestört, so resultiert ein fehlender oder verzögerter Knochenumbau mit anhaltender Osteoporose und Schwächung des Implantatlagers. Entscheidende Bedeutung gewinnt der Stabilitätsverlust im Implantatlager allerdings erst dann, wenn die Knochenheilung der nicht plattentragenden Corticalis ebenfalls gestört ist.

Weichteilanschluß im Implantatlager

Das Ausmaß der jeweiligen Schädigung des endostalen oder periostalen Gefäßsystems im Implantatlager ist abhängig von Frakturform und begleitendem Weichteilschaden. Die Traumatisierung des medullären Gefäßsystems steht im Vordergrund bei geschlossenen Mehrfragmentbrüchen ohne Weichteilschaden. Auch nach erfolgter Stabilisierung eines Trümmerbruches ist der Aufbau des medullären Gefäßsystems verzögert, so daß zunächst der arterielle und venöse Gefäßanschluß von Periost und angrenzenden Weichteilen übernommen wird. Bei günstiger Weichteilsituation ist vor allem bei Mehrfragmentbrüchen oder Trümmerzonen eine zusätzliche autologe Spongiosaplastik angezeigt, da mit einem raschen Gefäßanschluß und knöchernem Durchbau der transplantierten Spongiosa unter diesen Voraussetzungen zu rechnen ist.

Im Gegensatz zu den geschlossenen Frakturen steht bei offenen Frakturen und einfacher Bruchform die vorwiegend periostale Gefäßschädigung im Vordergrund, während bei Mehrfragmentbrüchen mit Weichteilschäden durch Zerstörung des medullären und periostalen Gefäßsystems besonders ungünstige Ausgangsbedingungen für die Revascularisierung des Implantatlagers gegeben sind. Vorrangiges Ziel ist deshalb bei allen Frakturen mit Weichteilschaden die Deckung des Implantatlagers mit vitalen Weichteilen. Die Grundsätze der Weichteilbehandlung bei offenen Frakturen haben hierbei uneingeschränkt Geltung: Ausgedehntes Wund- und Weichteildébridement mit

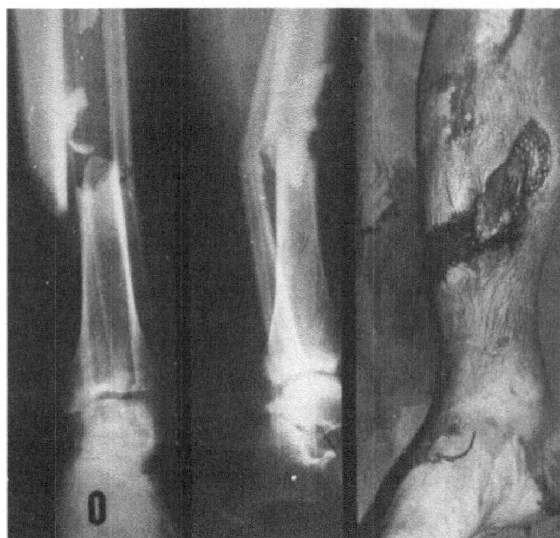

Abb. 3. B.H., 19 J. 3.gradig offener Unterschenkelquerbruch. Dorsale Plattenlage bei ausgedehnter Weichteilverletzung medial. Schnittführung unter Einbezug der Wunde. Offenlassen der Wunde über der Wadenmuskulatur, secundäre Spalthautdeckung. Ungestörte Knochen- und Weichteilheilung

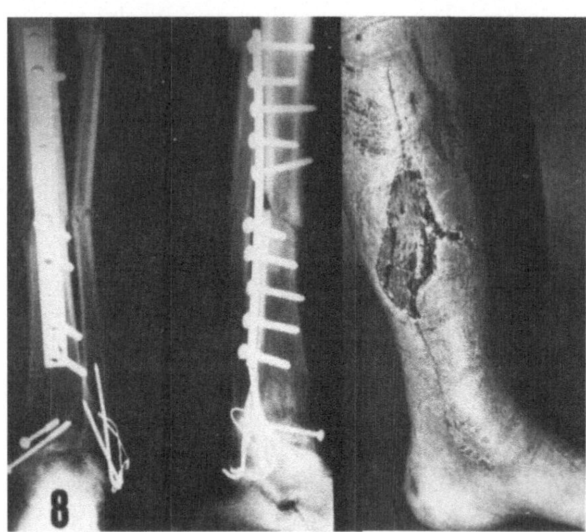

radikaler Entfernung aller primär nekrotischen Gewebsanteile, geeignete Schnittführungen meist unter Abweichung von den Standardincisionen, spannungsloser Wundverschluß oder Offenlassen der Wunde über durchbluteten Weichteilen mit Sekundärnaht oder Spalthautdeckung.

Beispiel 1: (Abb. 3)

B.H., 19 J. 3.gradig offene Querfraktur des Unterschenkels nach Motorradunfall. Primäre Plattenosteosynthese. Ein günstiges Implantatlager mit Aussicht auf raschen

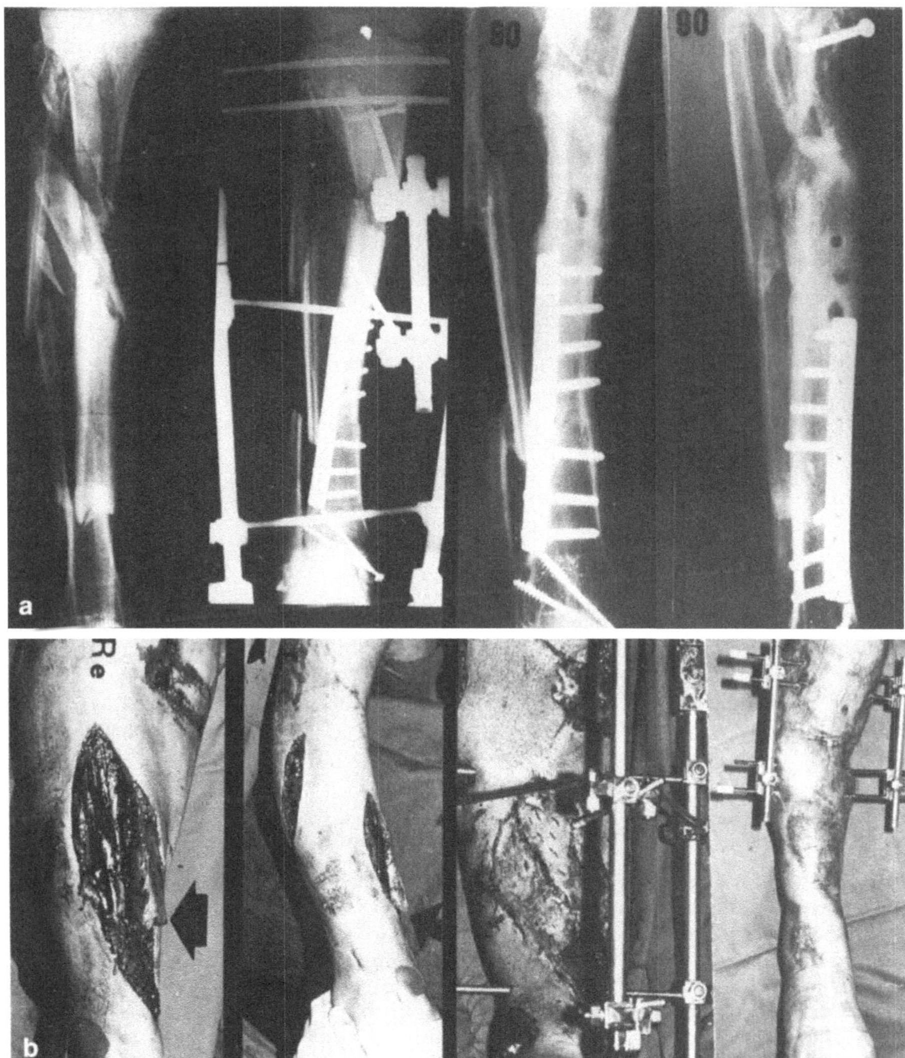

Abb. 4a, b. W.W., 42 J. 3.gradig offener Unterschenkeltrümmerbruch nach Stoßstangenverletzung. **a** Komplette Zertrümmerung des Unterschenkels mit großem
mittleren Stückfragment. Kombinierte Stabilisierung durch Fixateur externe und
Plattenosteosynthese des mittleren und distalen Hauptfragmentes. Knöchern ver-
heilte Frakturen 90 Wochen nach Unfall. Enfernung der Platte frühestens 2 Jahre
nach Unfall. **b** Verletzungsbild mit ausgedehnten Weichteilwunden und Hautkon-
tusionen, freiliegender Knochen. Breites Offenlassen der Haut über erhaltener Muskulatur, secundäre Spalthautdeckung. Infektfreier Verlauf. Reduzierung der zunächst
aufwendigen Montage nach 6 Monaten

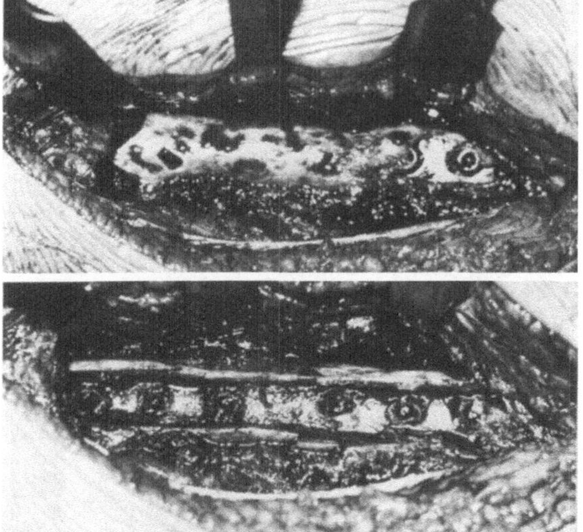

Abb. 5. Knöcherne Randleisten des Implantatlagers sollen bei Metallentfernung nicht abgetragen werden, da sie wesentlich zur Stabilität des Knochens beitragen

Weichteilanschluß läßt sich bei der vorgegebenen Weichteilsituation nur bei dorsomedialer Plattenlage erreichen. Entsprechende Schnittführung unter Einbezug der Wunde. Spannungsloser Wundverschluß, wobei die Wunde teilweise über gut durchbluteter Wadenmuskulatur offenbelassen wird. Sekundäre Spalthautdeckung, ungestörte Abheilung der Weichteilverletzung und normal fortschreitende Knochenheilung.

Beispiel 2: (Abb. 4)

W.W., 42 J. Stoßstangenverletzung beider Unterschenkel. Rechts 3.gradig offener Unterschenkeltrümmerbruch mit schwerster Zerstörung des medullären und periostalen Gefäßsystems. Stabilisierung durch Fixateur extern. Zusätzlich Fixation des mittleren und distalen Hauptfragmentes durch Plattenosteosynthese. Nur ein breites Offenlassen der Haut über durchbluteten Weichteilen nach ausgiebigem Wunddébridement führte zur infektfreien Abheilung der Weichteile und zum Gefäßanschluß im Implantatlager. Die knöcherne Ausheilung erfolgte ohne zusätzliche operative Maßnahmen. Bei Entfernung der Platte 2 Jahre nach der Osteosynthese teilweise nekrotische Corticalisbezirke im Implantatlager als Ausdruck eines extrem verzögerten Knochenumbaus infolge der schweren Knochen- und Weichteilschädigung.

Bei Frakturen mit ausgedehntem Weichteiltrauma muß als Folge einer erschwerten Revascularisierung des Knochens mit einem verzögerten Ablauf des Knochenumbaus im Implantatlager gerechnet werden. Folge davon ist eine im Vergleich zur Osteosynthese bei geschlossenen Frakturen länger anhaltende Osteoporose des Implantatlagers. Diese Überlegungen müssen bei der Wahl des Zeitpunktes der Implantatentfernung Berücksichtigung finden, da das Risiko einer Refraktur vom Ausmaß der Osteoporose des Implantatlagers zum Zeitpunkt der Metallentfernung abhängig ist. In der Regel wird die Implantatentfernung am erwachsenen Röhrenknochen nach 1½ – 2 Jahren empfohlen. Dies gilt unseres Erachtens aber nur für Osteosynthesen bei günstigen Ausgangsbedingungen, also bei geschlossenen Frakturen ohne Weichteilschaden. Bei offenen Frakturen ist die Implantatentfernung am Röhrenknochen frühestens nach 2 – 2½ Jahren zu erwägen. Entsprechend sollte am kindlichen Röhrenknochen die Implantatentfernung nach Osteosynthesen offener Frakturen frühestens nach 1 Jahr erfolgen. Sind bei Implantatentfernung knöcherne Randleisten vorhanden, so sollten diese nicht entfernt werden, da sie wesentlich zur Stabilität des Knochens beitragen (Abb. 5).

Ein intakter Periostmantel im vorgesehenen Plattenlager wirkt sich günstig auf die Vascularität der plattentragenden Corticalis aus. Wir streben deshalb bei allen Osteosynthesen die epiperiostale Plattenlage an. Der posttraumatische Knochenumbau ist neben anderen biomechanischen Faktoren als eine der Ursachen für die Osteoporose des Plattenlagers anzusehen. Bei offenen Frakturen mit verzögerter Recascularisierung des Knochens ist mit einer länger anhaltenden Osteoporose des Implantatlagers zu rechnen. Dies muß zur Vermeidung von Refrakturen bei der Wahl des Zeitpunktes der Implantatentfernung entsprechend berücksichtigt werden.

Literatur

1. Schenck, RK (1978) Die Histologie der primären Knochenheilung im Lichte neuer Konzeptionen über den Knochenumbau. Unfallheilkunde 81:219–227
2. Schweiberer L, Van de Berg AP, Dambe LT (1970) Das Verhalten der intraossären Gefäße nach Osteosynthese der frakturierten Tibia des Hundes. Therapiewoche 20:1330
3. Wilde CD, Stürmer KM, Weiß H (1977) Veränderungen der Knochenstruktur durch Plattenosteosynthese bei Versuchstieren im Wachstumsalter. Langenbecks Arch Suppl Chir Forum:85–89

Implantatlager bei der Osteosynthese im infizierten Gewebe

R. Kleining

Das infizierte Gewebe stellt unbestritten ein ersatzunfähiges oder ersatzschwaches Lager für Knochentransplantationen dar. Das im Regelfall längere Zeit bestehende Infektgeschehen verursacht ausgedehnte Weichteilnarben mit verminderter Vascularisation. Fragmentenden werden avital, kleinere einzelne Fragmente finden infolge instabiler Lagerverhältnisse keinen Gefäßanschluß. Die Abdeckelung der Markräume schneidet das Lager von den Markgefäßen ab. In einem derartigen Lager ist die regenerative Potenz erloschen. Metallische Fremdkörper werden als zusätzlicher Störfaktor betrachtet. Dieser Sachverhalt war für viele Autoren Veranlassung, Osteosyntheseformen zu entwickeln, die den infizierten Bereich aussparen.

Die Bedeutung einer stabilen Osteosynthese gerade im septischen Milieu trat immer mehr in den Vordergrund. Die mechanische Ruhe im infizierten Defektbereich wurde als der wesentliche Faktor für die knöcherne Konsolidierung und die Beherrschung des Infektgeschehens angesehen. Bei dem Bemühen, geeignete, d.h. stabilere Osteosyntheseformen zu entwickeln, wurde die Wertigkeit des Lagers nicht entsprechend berücksichtigt. Sklerosierte und nicht vascularisierte Knochenfragmente wurden häufig belassen, da sie über eine knöcherne Abstützung im Defektbereich zur Erhöhung der Stabilität beitragen mußten. Nicht der metallische Fremdkörper, sondern devitales Gewebe ist jedoch der Nährboden, der verantwortlich ist für das Fortschreiten der Infektion. Aus der nicht beherrschbaren Infektion resultiert dann eine Instabilität, die das Infektgeschehen unterhält. Nach unseren klinischen Erfahrungen kann bei ausreichender mechanischer Ruhe im infizierten Defektbereich auch bei liegendem Metall das Infektgeschehen beherrscht werden.

Aus der Betrachtung der Reparationsvorgänge bei einem frischen Knochendefekt lassen sich alle Sanierungsschritte für das ersatzunfähige Lager ableiten. Am Rande des Defektes stehen in den Fragmentenden osteogenetische Zellen zur Verfügung: periostal, endostal, in den Haverschen Kanälen und im Knochenmark. Gleichzeitig stammen aus dem umgebenden Weichteilgewebe funktionell noch undifferenzierte Mesenchymzellen, die mit den osteogenetischen Zellen in den Defekt eindringen und unter optimalen Bedingungen, d.h. mechanischer Ruhe und ausreichender Gefäßversorgung, zu Osteoblasten ausdifferenzieren. Instabilität führt zur Ausdifferenzierung u.a. von Chondroblasten, die jedoch zu Osteoblasten redifferenziert werden können, wenn sich die funktionellen Bedingungen entsprechend ändern. Für die Sanierung des ersatzunfähigen Lagers müssen demnach vier wesentliche operative Maßnahmen gefordert werden.

1. Das Weichteilnarbengewebe muß radikal entfernt werden (Débridement). Der den Defekt umgebende Weichteilmantel muß gut vascularisiert sein.

2. Avitales und sklerosiertes Knochengewebe muß ebenfalls radikal reseziert und abgedeckelte Markhöhlen eröffnet werden.

3. Knöcherne Defekte müssen mit osteogenetischer oder osteoinduktiver Knochensubstanz aufgefüllt werden.

4. Der infizierte Defektbereich muß durch geeignete Osteosyntheseverfahren über einen ausreichend langen Zeitraum stabilisiert werden.

Die ersten beiden operativen Schritte stellen für den Chirurgen keine großen Probleme dar. Die häufig unzureichende Sequestrotomie geschieht aus Angst vor der Schwierigkeit der anschließenden Stabilisierung.

Die Stabilisierung ist einmal abhängig von der Art des Osteosyntheseverfahrens, von der Dimensionierung des Osteosynthesematerials und von der Lokalisation des Implantats, zum anderen von der Aufbereitung des Lagers, d.h. von der biomechanischen Wertigkeit des defektüberbrückenden Transplantats.

Unbestritten sollte nach dem derzeitigen Wissensstand nur autologes Knochenmaterial transplantiert werden. Knochentransplantate vom Matti-Bröckel bis zum Lexer-Prügel wurden in der Vergangenheit klinisch verwandt. Wegen der wesentlich höheren osteogenetischen Potenz spongiösen Knochenmaterials gegenüber der Compacta wurde die Spongiosaplastik nach Matti als Transplantationsmethode der Wahl angesehen. Auf die stabilisierende Wirkung des Lexer-Prügels konnte mit der Verbesserung der Osteosyntheseformen verzichtet werden.

Für das septische Lager gilt heute, daß die Transplantation corticaler Knochenanteile unbedingt vermieden werden muß, da der corticale Knochen einen potentiellen Sequester darstellt, der nach Sequestrierung die Infektion unterhält und somit das Lager weiter schwächt.

Nach unsereren klinischen Erfahrungen hat diese Aussage jedoch nur Gültigkeit, wenn keine ausreichende Stabilität erzielt werden kann. Die üblichen Osteosyntheseverfahren können diese Stabilität nicht erzielen, wenn der große knöcherne Defekt mit ausschließlich spongiösem Knochenmaterial überbrückt wird. Gerade für das infizierte Defektlager muß das autologe Transplantat zwei wesentliche Eigenschaften aufweisen:

1. Hohe osteogenetische bzw. osteoinduktive Potenz und

2. ausreichende biomechanische Wertigkeit, d.h. mögliche mechanische Belastbarkeit.

Die Matti-Plastik sowie das Transplantat in Form cortico-spongiöser Chips besitzen die erste Eigenschaft in hohem Maße, eine ausreichende Stützfunktion übernehmen sie aber nicht. Die Compacta dagegen kann zur ausreichenden Stabilisierung beitragen, besitzt jedoch eine wesentlich geringere osteogenetische Potenz. Der corticospongiöse Span im festen Verbund ist osteogenetisch potent, bietet wegen der großen Oberfläche der Spongiosastruktur die Voraussetzung für eine rasche Vascularisierung und Substitution und kann mittels der Corticalisanteile zwischen die Fragmentenden axial eingepreßt und somit mechanisch beansprucht werden, wodurch der strukturelle Einbau beschleunigt wird.

Unsere langjährigen klinischen Erfahrungen mit der Transplantation corticospongiösen Knochens im septischen Milieu bestätigen diese Aussage. Eine Sequestrierung der corticalen Anteile des Transplantats wurde bisher nicht beobachtet. Untersuchungen biomechanischer Art haben gezeigt, daß je nach Lokalisation des Implantats im Lager die erzielte Stabilität sehr unterschiedlich ist. Die herkömmliche Osteosynthese fordert eine Implantatlage auf der Zugspannungsseite, um die Beanspruchung des Implantats günstig gestalten und die Dimonsionierung verringern zu können. Die errechneten Verschiebungen der Fragmente im Defektbereich waren relativ groß. Erwartungsgemäß war die Unruhe bei Verwendung spongiösen Knochenmaterials zur Defektüberbrückung größer als nach Defektüberbrückung mit einem kompakten Span. Eine wesentlich höhere Stabilität ließ sich durch eine Implantatlage 90° zur Biegungsebene, d.h. 90° versetzt zur Zugspannungsseite, erzielen. Die errechnete Druckbeanspruchung des Transplantats ergab Werte, die mit Sicherheit unterhalb der bekannten Bruchfestigkeitsgrenze für Spongiosa liegt. Sollte die Klinik diese Ergebnisse bestätigen, müßte unseres Erachtens diese veränderte Implantatlokalisation zur verbesserten Ruhigstellung des Lagers gefordert werden.

Zusammenfassung

Die Fragmentfixation bei einem infizierten Defektlager durch extern liegendes Osteosynthesematerial unter Aussparung des infizierten Gewebes von metallischen Fremdkörpern ist nach wie vor ein gültiges Stabilisierungsverfahren. Jede Stabilisierungsform muß eine ausreichend lange mechanische Ruhe im Lager garantieren. Dies gilt insbesondere für das infizierte Lager, da ohne diese Voraussetzung das Infektgeschehen nicht beherrscht werden kann. Von ebenso großer Bedeutung ist die radikale Sanierung des infizierten Lagers, die über eine rasche Vascularisierung die erloschene regenerative Potenz wieder herstellen soll. Der Stabilitätsverlust nach radikaler Sequestrotomie muß durch Verwendung eines geeigneten Kochentransplantats ausgeglichen werden. Nach unseren biomechanischen Untersuchungsergebnissen und klinischen Erfahrungen ist das Transplantat der Wahl der cortico-spongiöse Beckenkammspan. Die radikale Sanierung ist insbesondere dann besonders wichtig, wenn das Lager gleichzeitig ein Implantatlager darstellt, d.h. wenn die mechanische Ruhe durch intern liegendes Osteosynthesematerial erzielt werden soll. Der metallische Fremdkörper hat nach Wiederherstellung optimaler biologischer und mechanischer Bedingungen nicht die Bedeutung eines Störfaktors, die man ihm bisher angelastet hat. Eine gezielte antibiotische Behandlung kann im Rahmen der Sanierung des infizierten Lagers nur als flankierende Maßnahme betrachtet werden.

Gewebebelastung in der Umgebung metallischer Implantate mit legierungsspezifischen Metallspuren nach Osteosynthesen. (Eine Untersuchung mit Hilfe der Neutronenaktivierungsanalyse)

J. Zilkens, R. Michel und J. Ohnsorge

In der heutigen Orthopädie und Unfallchirurgie sind metallische Kraftträger unentbehrlich. Der in der Herstellung von Marknägeln, Platten, Schrauben oder auch in Herstellung künstlicher Gelenke verwendete V4A-Stahl unterliegt trotz weitgehender chemischer Inaktivität einer *Korrosion*, die in der Umgebung der Implantate zuweilen eine histologisch nachweisbare Entzündung hervorruft, die als Metallose bezeichnet wird. Jedoch auch *ohne* die feingeweblich nachweisbare Metallose gehen kleinste Spuren des Metallimplantates ins Wirtsgewebe über und können dort den Spurenelementhaushalt beeinflussen. Somit ist Metallose nicht nur der Versuch des Wirtsgewebes mit einer Abwehrreaktion — Entzündung — auf die Implantatreizwirkung zu antworten, sondern sie spielt sich auch als morphologisch nicht sichtbare Belastung des Wirtsorganismus mit Metallionen ab.

Bei 10 Patienten, die zuvor mit einer Umstellungsosteotomie des proximalen Oberschenkels behandelt worden waren, entnahmen wir 11 Proben aus dem Kontaktgewebe, das den V4A-Implantaten unmittelbar anlag sowie 8 Proben aus der gleichseitigen Fascia Lata über dem Implantat. Die Implantate waren zum Zeitpunkt der Entfernung zwischen 6 Monaten und 5½ Jahren im Körper der Patienten. Bei keinem der Patienten war eine klinisch-makroskopisch sichtbare Metallose feststellbar. Die Kontaktgewebeschichten hatten eine Dicke von 1–2 mm, die Fascienproben waren 4–8 cm – je nach Muskelstärke – von der Platte entfernt.

Nach Verpackung der bis 0,5 g schweren Gewebsproben in kontaminationsfreie Suprasilampullen und nach Trocknung wurden die Ampullen abgeschmolzen und zusammen mit Suprasilleerproben im Reaktor Merlin der KFA Jülich 36 Std. lang mit Neutronen bestrahlt. Anschließende gammaspektrometrische Messungen mit einem Germanium-Lithium-Detektor und Bestimmung folgender Elemente: Chrom, Eisen, Kobalt, Nickel, Zink, Selen, Rubidium, Molybdän und Cäsium.

In der Abbildung 1 sind die Ergebnisse für Kobalt dargestellt: Kobalt ist nach der Spezifikation des Herstellers kein Legierungsbestandteil. Dennoch läßt ein Vergleich der gefundenen Kobaltkonzentrationen mit den dargestellten Literaturnormalwerten erkennen, daß in einigen Fällen Kobaltanreicherungen vorliegen. Blettenberg beobachtete auch diese Kobaltanreicherung in der Umgebung von V4A-Implantaten und erklärte sie mit einem veränderten Stoffwechsel in der Umgebung der Implantate. Wir fanden aber bei einer Analyse der Implantate Verunreinigungen mit Kobalt von bis zu 0,2%, so daß diese Kobaltanreicherung der Gewebe allein durch die Gegenwart des Implantates erklärt werden kann.

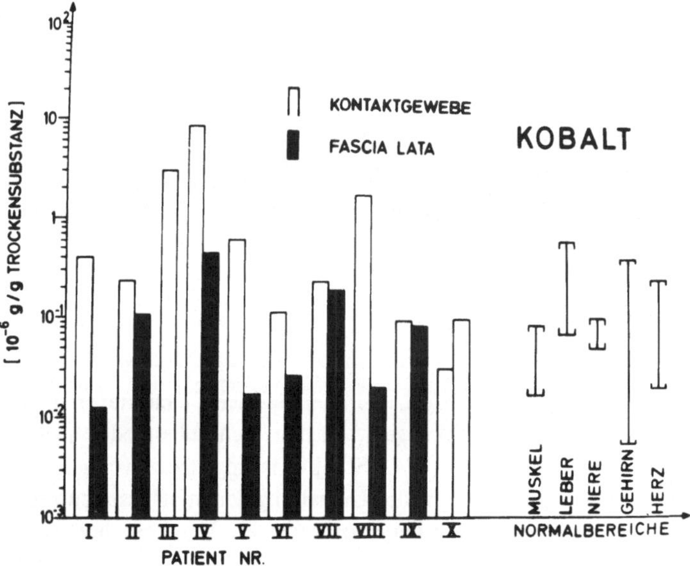

Abb. 1

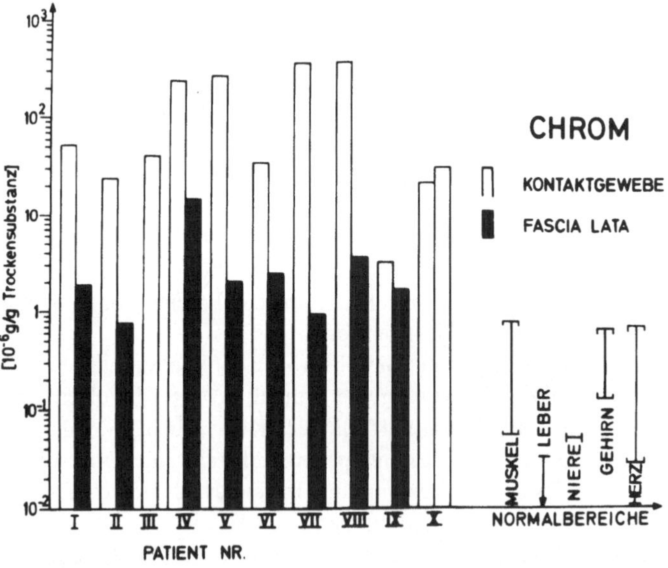

Abb. 2

In Abbildung 2 zeigt das Histogramm die Analyseergebnisse für Chrom, das zu 17% im Allenthesenstahl enthalten ist. Der minimale Anreicherungsfaktor zwischen Kontakt- und Fasziengewebe beträgt zwar nur etwa 2 beim Patienten Nr. IX, erreicht aber in einigen Fällen Werte von 130–380 (Patient Nr. V und VII). Vergleicht man diese Werte mit den Angaben für menschliches Normalgewebe, so sind die in der Literatur entnommenen Normalwertbereiche niedriger, als der niedrigste im Fasziengewebe ge-

10⁴
10³
10²
10
1
10⁻¹
[10⁻⁶ g/g TROCKENSUBSTANZ]
NICKEL
KONTAKTGEWEBE
FASCIA LATA
MUSKEL
LEBER
NIERE
GEHIRN
HERZ
I II III IV V VI VII VIII IX X
NORMALBEREICHE
PATIENT NR.

Abb. 3

10⁶
10⁵
10⁴
10³
10²
10
1
10⁻¹
10⁻²
NICKEL [10⁻⁶ g/g TROCKENSUBSTANZ]
KONTAKTGEWEBE (KG)
KG: G.BLETTENBERG 1975
MUSKELFASZIE (MF)
MF: G.BLETTENBERG 1975
ALLENTHESEN STAHL
BEREICH DER NORMAL-
KONZENTRATIONEN
BESTE GERADE (NUR ● UND ■)
log(Ni) = (1.09 ± 0.13)·log(Cr)+(0.55 ± 0.19)
10⁻² 10⁻¹ 1 10 10² 10³ 10⁴ 10⁵ 10⁶
CHROM [10⁻⁶ g/g TROCKENSUBSTANZ]

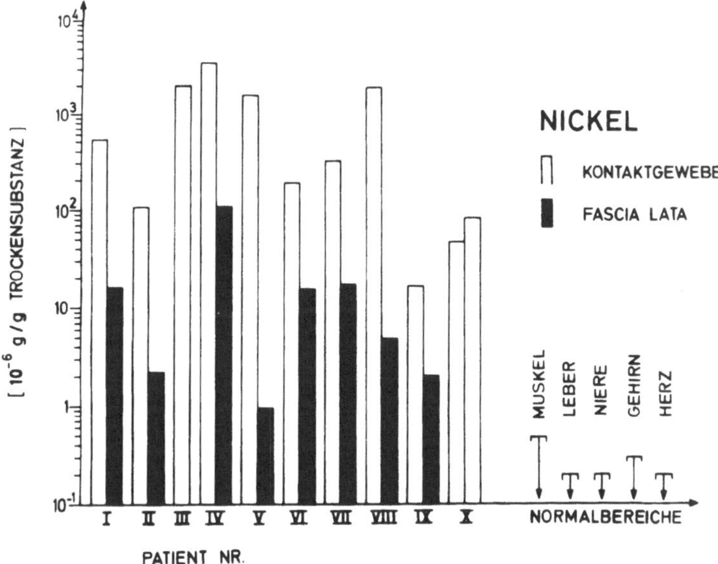

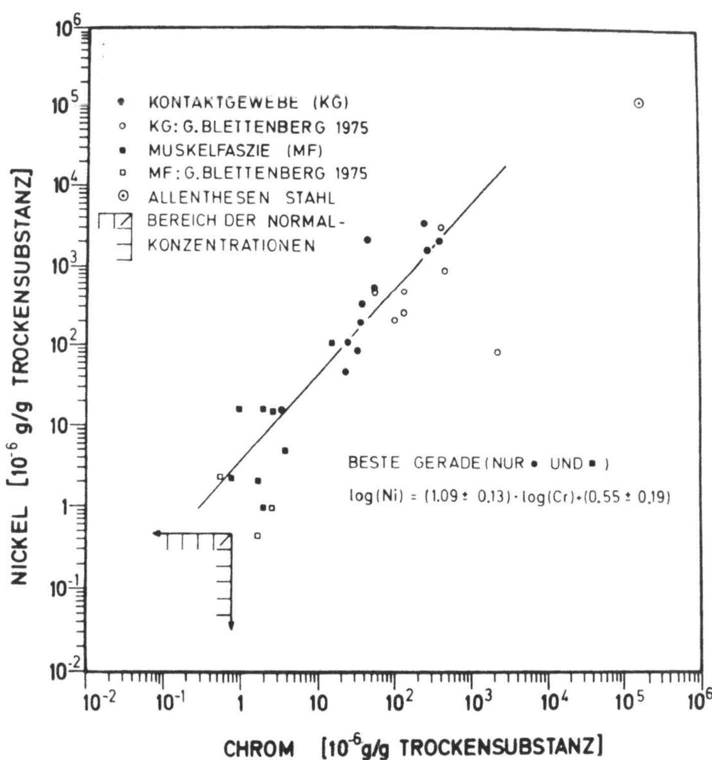

Abb. 4

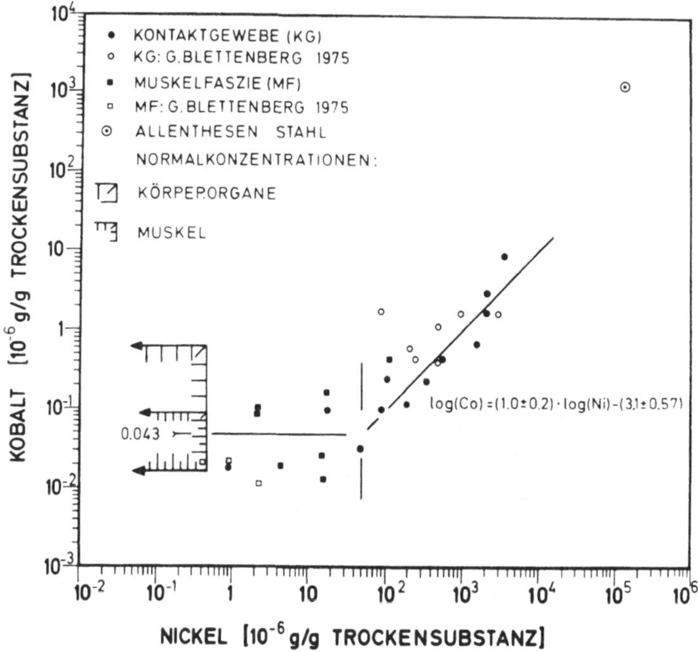

Abb. 5

messene Chromgehalt. Die höchsten Chromgehalte im Kontaktgewebe liegen sogar 480 mal so hoch. Für Chrom zeichnet sich also eine Belastung des Fasziengewebes durch das Implantat ab.

In Abbildung 3 wird diese Fernwirkung des Implantats bei der Betrachtung der Nickelkonzentration noch deutlicher: das Histogramm zeigt, daß die Anreicherung im Kontaktgewebe wesentlich höher ist als im Fasziengewebe. Die minimale Anreicherung zwischen Kontakt- und Fasziengewebe liegt bei einem Faktor 8 (Patient IX). Die Maximalgehalte liegen um den Faktor 30–230mal höher als die höchsten für Normalgewebe angegebenen Werte. Die Anreicherung im Kontaktgewebe gegenüber dem Normalgewebe reicht bis zu einem Faktor 1750. Hier ist eine Belastung der relativ weit entfernte Fascia lata-Proben mit Nickel und Chrom feststellbar.

In Abbildung 4 sind die Nickelgehalte der Proben gegen die Chromgehalte doppellogarithmisch aufgetragen. Hier beobachtet man eine ausgeprägte Korrelation der beiden Elemente, die weit über dem Bereich der Normalkonzentration liegen. Dieser Zusammenhang wird durch die rechnerisch ermittelte beste Gerade ausgedrückt. Im Kontakt- wie auch im Fasciengewebe ist das Verhältnis von Nickel zu Chrom praktisch konstant (Nickel zu Chrom ca. 5:1). Beachtenswert ist, daß dieser Wert vom Nickel zu Chrom-Verhältnis im Allenthesenstahl (Nickel:Chrom ca. 0,72:1) deutlich abweicht. Auch für die Elemente Molybdän und Chrom läßt sich eine Korrelation feststellen, die wie hier bei Nickel und Chrom durch einen linearen Zusammenhang beschrieben wird.

Abbildung 5 zeigt, daß die Korrelation der Spurenelemente Kobalt und Nickel komplizierter ist: Man erkennt, daß die Konzentrationen nicht mehr einer einfachen

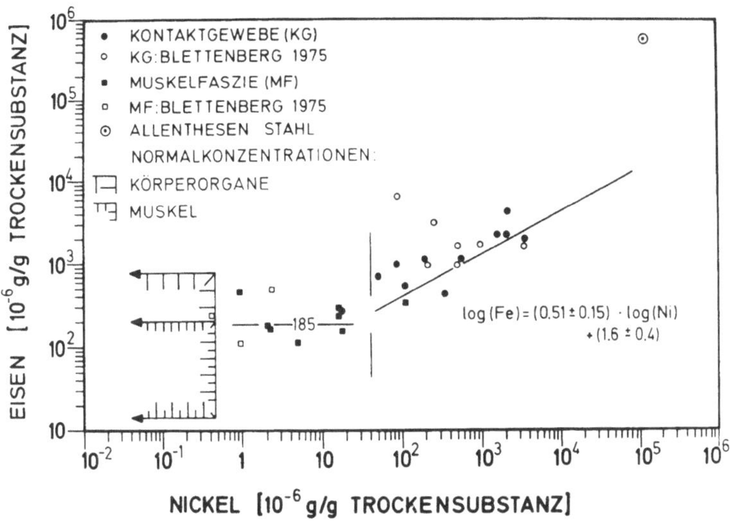

Abb. 6

linearen Korrelation gehorchen: während für hohe Nickelgehalte auch hohe Kobalt-konzentrationen beobachtet werden, schwenken bei niedrigeren Nickelgehalten (< als 50 ppm) die Kobaltkonzentrationen in einen nahezu konstanten Bereich ein, der dem normalen Gehalt des Gewebes entspricht.

Auch die Abbildung 6 zeigt in der Korrelation der Elemente Eisen und Nickel, daß beim Eisen ein Einbiegen seiner Konzentrationen in einen normalen Bereich für niedrige Nickelgehalte (< als 50 ppm) beobachtet wurde. Dieses unterschiedliche Verhalten von Eisen gegenüber Kobalt, Chrom, Nickel und Molybdän ist sicherlich durch die ausgeprägte biologische Wirksamkeit des Eisens zu erklären, das durch biologische Regulationsmechanismen im Körper gesteuert wird.

Zusammenfassung

1. Metallose spielt sich auch dort ab, wo sie morphologisch an der Grenzfläche Implantat/Implantatbett oder weiter vom Implantat entfernt nicht nachweisbar ist.

2. Mit geeigneten physikalischen oder physikalisch-chemischen Nachweismethoden kann eine Anreicherung des Kontaktgewebes mit Metallspuren bei metallischen Kraftträgern bis zu einem Faktor von 1750 gegenüber dem Normalgewebe — wie wir dies nachgewiesen haben — gezeigt werden.

Wechselwirkungen zwischen der Passivschicht der Metallimplantatoberfläche und dem Implantatlager

J. Ohnsorge, F. Löer und J. Zilkens

Unter dem Begriff der *Metallose* werden alle lokalen Gewebsschäden und Gewebsreaktionen zusammengefaßt, die auf die Implantation eines Metallimplantates zurückgeführt werden können. Nicht unwesentlich für die Korrosionsneigung eines Metallimplantates ist der jeweilige pH-Wert des biologischen Milieus. Infolge der ständig wandernden intravaculären, interstitiellen und intrazellulären Ionen ist der *pH-Wert des Gewebes* einem ständigen Wechsel unterworfen.

Zwar sind die Metallimplantate durch eine *Passivschicht* vor zu schneller Korrosion geschützt, das biologische Milieu des menschlichen Körpers ist jedoch wegen seines Elektrolytreichtums aggressiver als Meerwasser einzustufen. Aus diesem Grunde eignet sich V2A-Stahl nicht für medizinische Metallimplantate.

Im Körper des Menschen haben der Ausschluß der Atmosphäre, das Angebot der Chlorionen, die Sauerstoffkonzentration, das Sauerstoffangebot im organischen Gewebe, die Fermente und die Veränderungen des Gewebe-pH-Wertes einen so starken Einfluß auf das Korrosionsverhalten des Implantates, daß eine Wechselwirkung zwischen der Implantatoberfläche und dem Kontaktgewebe ständig vorhanden ist.

Im Kontaktgewebe können kristalline Korrosionsprodukte *lichtmikroskopisch* an gefärbten Gewebeschnitten nachgewiesen werden. Elementspezifische Ionenbelastung wird durch die *Neutronenaktivierungsanalyse* sowohl für das Kontaktgewebe als auch für weit entferntere Gewebe beurteilbar. Passivschichtanalysen sind mit Hilfe der *ESCA-Technik* möglich [3].

Mechanische Verletzung der Oberfläche des Metallimplantates während der Operation durch Operationsinstrumente schädigt die Passivschicht des Implantats und führt zur vermehrten Korrosion.

Unsachgemäße Bearbeitung eines Metallimplantates durch die Herstellerfirma kann bei Kaltverformung zu vorzeitiger Spannungsrißkorrosion und damit zu erheblicher Wechselwirkung zwischen Implantat und Implantatlager führen.

Bei starker Korrosion kann die Wechselwirkung zwischen Implantat und Implantatlager auch an Hand des *Gewichtsverlustes* des Implantates pro Zeiteinheit bestimmt werden.

Jedes Implantat wird vom Gewebe mit einer lokalen Entzündung und Bindegewebsproliferation beantwortet, die zu einer Abkapselung des Metallimplantates führen kann. Die Stärke und Dauer der *Fremdkörperreaktion* richtet sich nach der Reizfähigkeit des Implantates und der Reizbarkeit des Organismus [5]. Eine Sarkomauslösung durch Metallimplantate konnte bisher mit einer ausreichenden statistischen Sicherheit nicht nachgewiesen werden.

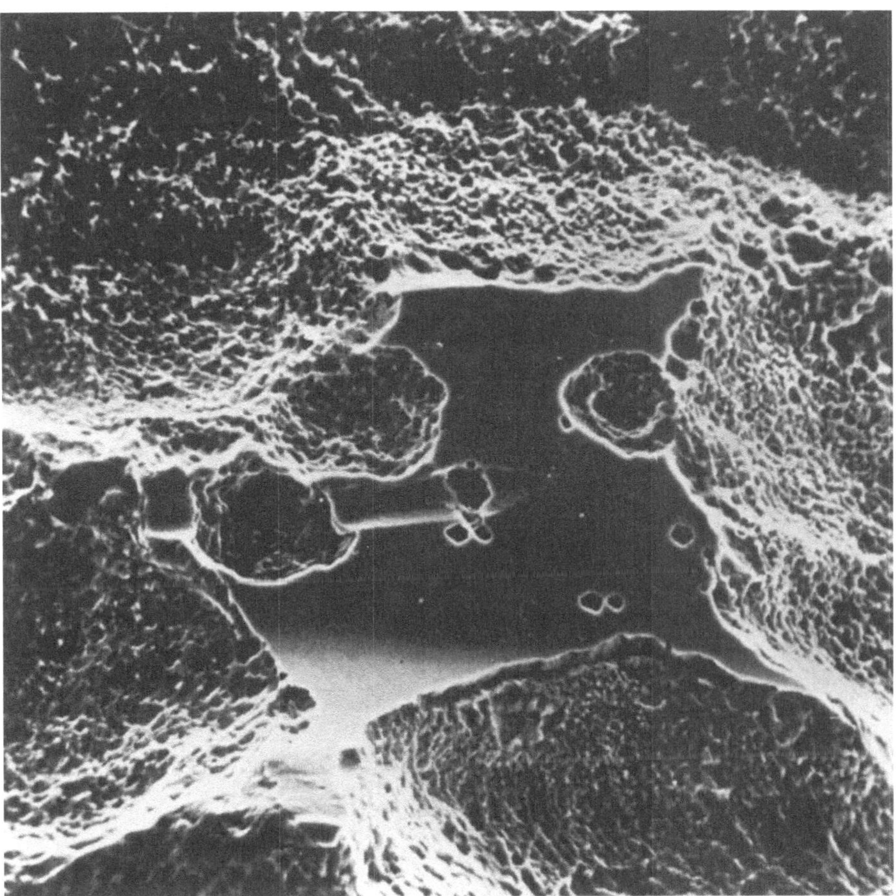

Abb. 1. Starke Korrosion der Metallimplantatoberfläche mit erheblichem Gewichts-
verlust, in Bildmitte noch weitgehend erhaltene Originaloberfläche des Implantats

Die für Metallimplantate verwendeten Legierungen wurden in den letzten Jahren
ständig verbessert. Dennoch kann auch heute noch *kein Metallimplantat* hergestellt
werden, das sich nach Implantation im Gewebe *völlig inert* verhält. Insbesondere bei
metallischen Gelenkkörpern ist infolge des unvermeidbaren Abriebes langfristig eine
Störung des für den biologischen Organismus wichtigen *Spurenelementhaushaltes*
bisher noch nicht auszuschließen.

Literatur

1. Benninghoven A (1970) Die Analyse monomolekularer Festkörperoberflächen-
schichten mit Hilfe der Sekundärionenemission. Z Phys 230:403

2. Ohnsorge J (1970) Elektronenoptische Untersuchungen von Metallimplantaten mit dem Rasterelektronenmikroskop. Habilitationsschrift, Med. Fak. der Universität zu Köln
3. Ohnsorge J, Holm R (1978) Surface investigation of oxide layers on cobalt-chromium-alloyed orthopedic implants using ESCA technique. Med Progr Technol 5: 171–177
4. Schniewind EO, Kasperek K, Ohnsorge J (1975) Untersuchungen des Kontaktgewebes von Blount'schen Vitalliumklammern mit Hilfe der instrumentellen Neutronenaktivierungsanalyse. Z Orthop 113:209–216
5. Seyfarht H (1956) Zur Problematik der Fremdkörperimplantationen. Arch Orthop Unfallchir 48:254
6. Zilkens J (1978) Spurenelementanalysen von Geweben nach Implantation metallischer Kraftträger mit Hilfe der Neutronenaktivierungsanalyse. Habilitationsschrift, Med. Fak. an der RWTH Aachen

Die verschiedenen Korrosionsarten implantierten Osteosynthesematerials

J. Ohnsorge und G. Balthasar

Zur Darstellung der verschiedenen Korrosionsarten eignet sich hervorragend die rasterelektronenmikroskopische Untersuchung von Metallimplantatoberflächen.

Unter Korrosion eines Metallimplantates versteht man eine *chemische* oder *elektrochemische* Reaktion des Metallkörpers mit seiner Umgebung. Im elektrolytreichen biologischen Gewebe erfolgt die Korrosion eines Metallimplantates vornehmlich auf elektrochemischem Wege [1].

Ein *Korrosionselement* kann auf vielartige Weise entstehen und ist nicht unbedingt abhängig von der Implantation zwei werkstoffverschiedener Metallimplantate. Auch an der Oberfläche eines einzelnen Metallimplantates können wegen der heterogenen Metallstruktur und bei Belüftungsunterschieden kathodische und anodische Bereiche zeitlich und örtlich wechselnd auftreten, es bilden sich dann sogenannte *Lokalelemente*.

Ein Korrosionselement kann nach DIN 50 900 auf folgende Weise gebildet werden:
1. Aus Metallen mit unterschiedlichen Potentialen.
2. Aus verschiedenen Gefügebestandteilen einer heterogenen Legierung oder aus Deckschicht und Grundmetall.
3. Durch unterschiedliche mechanische Spannungs- und Verformungsverhältnisse.
4. Durch örtliche Unterschiede in der Konzentration der angreifenden Lösung, insbesondere des gelösten Sauerstoffes.
5. Durch örtliche Unterschiede in der Temperatur des Elektrolyten.

Viele Metallimplantate wären im biologischen Milieu vom schnellen Korrosionszerfall bedroht, würden nicht einige elementare Metalle und Legierungen an ihrer Oberfläche eine sog. *Passivschicht* aufbauen, die einen Korrosionszerfall aufhält. Die Zerstörung dieser Passivschicht leitet die Metallkorrosion ein.

Besonders häufig korrodieren die Metallflächen der Schraubenkopfschrägen und die korrespondierenden Flächen der Versenklöcher der Osteosyntheseplatten. Diese sogenannte *Kontaktkorrosion* ist durch mechanische Zerstörung der Passivschicht bedingt. Bei Metallen verschiedener Potentiale bildet sich ein galvanisches Element. Die Implantation von legierungsverschiedenen Metallen ist aus diesem Grunde nicht gestattet.

Unter *Lochfraß* versteht man den örtlichen Korrosionsvorgang, der zu nadelstichartigen, mit der Zeit größer werdenden Vertiefungen in der Metalloberfläche führt [2]. Das Auftreten von Lochfraß ist fast durchweg an die Anwesenheit von Halogenionen, insbesondere Chlorionen, gebunden [2, 5].

Als *Spannungsrißkorrosion* bezeichnet man die bei Vorliegen mechanischer Zugspannungen in der Metalloberfläche eintretenden Korrosionsrisse. Es werden *inter-*

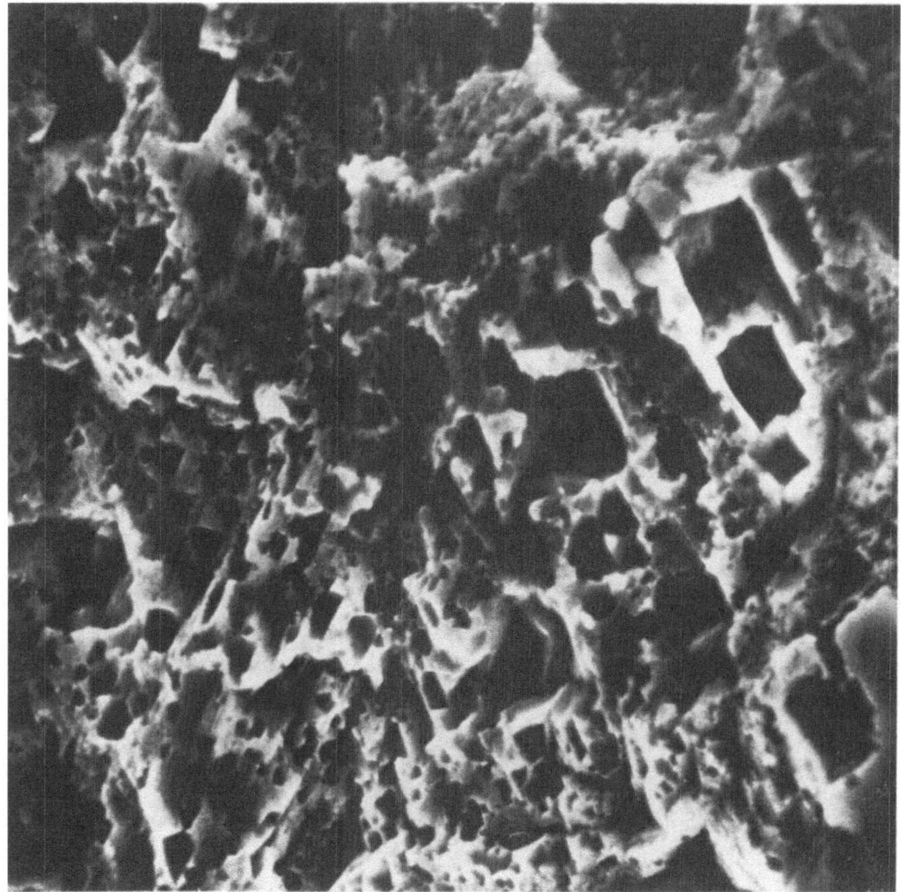

Abb. 1. Spaltkorrosion an Schraubenkopfschräge einer Osteosynthesenschraube. Vordringen der Korrosion in die Tiefe entlang den Gitterebenen der kristallinen Struktur des Metallgefüges. Medizinischer rostfreier Stahl

kristalline und *transkristalline Korrosion* unterschieden, je nachdem, ob die Risse den Korngrenzen folgen oder die Kristallitte des Metalls durchsetzen.

Ermüdungs- und *Schwingungsrißkorrosion* ist auf Wechselbiegebeanspruchung des Metallimplantates bei instabiler Osteosynthese zurückzuführen. Diese Korrosionsarten führen bei Anhalten der Belastung zum typischen *Dauerbruch*.

Von all diesen Korrosionsarten ist streng zu trennen der *Abrieb*, der bei beweglichen Metallimplantaten, wie z.B. Hüftgelenkstotalendoprothesen, unvermeidbar ist. Die Belastung des Kontaktgewebes erfolgt *sowohl durch Abrieb als auch durch Korrosionsprodukte.*

Literatur

1. Contzen H, Straumann F, Paschke E (1967) Grundlagen der Alloplastik mit Metallen und Kunststoffen. Thieme, Stuttgart
2. Kaesche H (1966) Die Korrosion der Metalle. Springer Verlag, Berlin Heidelberg New York
3. Ohnsorge J (1970) Elektronenoptische Untersuchungen von Metallimplantaten mit dem Rasterelektronenmikroskop. Habilitationsschrift, Med. Fak. der Universität zu Köln
4. Ohnsorge J, Holm R (1977) Rasterelektronenmikroskopie. Eine Einführung für Mediziner und Biologen – Scanning electron microscopy. An introduction for physicians and biologists, 2. Aufl. Thieme, Stuttgart
5. Uhlig HH (1948) The corrosion handbook. Chapmann and Hall Ltd., London

Absinken des Implantatlagers bei der Druckplatten-osteosynthese und seine biomechanische Bedeutung

H. Mittelmeier und J. Harms

Bei der früh funktionell belasteten Plattenosteosynthese kommt der interfragmentären Kompression neben der mechanischen Schienung der Knochenfragmente maßgebliche Bedeutung für die absolute Ruhigstellung des Bruchspaltes und damit für die ungestörte primäre Knochenheilung zu. Bei der AO-Druckplattenosteosynthese mit dynamischen Kompressionsplatten ergibt sich nach den tierexperimentellen Verlaufsmessungen von Perren et al. [6] leicht ein *rascher Spannungsabfall,* der unseres Erachtens vor allem durch plastische Deformationen infolge der funktionellen Beanspruchung bei primär niedriger Vorspannung zu erklären ist [2]. Nur bei idealer Fraktureinstellung ergibt sich nach Perren et al. [7] *ein langsamer Spannungsabfall,* der von ihm als Folge längsgerichteter Knochenab- und -umbauprozesse (Remodelling) an der Frakturlinie gedeutet wird.

Ansonsten wird im Plattenbereich eine *allgemeine Knochenatrophie* infolge Funktionsentzug (stress protection) beschrieben, am *Plattenlager* selbst auch eine *spongiöse Strukturauflockerung der Corticalis,* die sogenannte „Spongiosierung" [5]. Sie wurde von Diehl und Mittelmeier biomechanisch durch Einschränkung der elastischen Funktionsfähigkeit des dortigen Knochengewebes infolge reibungsbedingter Vermittlung des hohen metallischen E-Moduls auf das Knochenlager erklärt.

Im Unterschied zu den AO-Empfehlungen wird von Mittelmeier eine relativ *hoch verspannte Osteosynthese* mit Hilfe von *Autokompressionsplatten* befürwortet, um die im Zuge der frühfunktionellen Behandlung auftretenden plastischen Deformationen (mit dem Nachteil des raschen Spannungsabfalls) bereits beim Spannvorgang der Osteosynthese vorweg zu nehmen und damit einen raschen Spannungsabfall bei der anschließenden funktionellen Belastung zu vermeiden. Die hohe Vorspannung wird dabei durch Umwandlung der Schraubenvorspannkraft in eine longitudinale Kompressionskraft an speziell gestalteten Drucklöchern bewirkt.

Die quer zur Knochenachse gerichtete Schraubenspannkraft führt jedoch andererseits zu einer *Transversalbelastung der Knochencorticalis,* welche sich auf das Plattenlager auswirken muß. Schon *röntgenologisch* entsteht der Eindruck, daß es im Bereich des Plattenlagers zu einer *oberflächlichen Knochenresorption* kommt. Das bestätigt sich auch klinisch bei der *Plattenentfernung,* wo dieselbe oftmals (zumindest teilweise) von Knochengewebe überdeckt, jedoch ihr *Lager eingesunken* erscheint (Abb. 1).

Bereits 1968 hat Fries an unserer Klinik in tierexperimentellen Untersuchungen gezeigt, daß bei Transversaldruck auf die Corticalis eine *osteoklastische Knochenresorption* entsteht, wobei sich eine *Abhängigkeit vom Auflagedruck* ergab. Bei Erhaltung des Periosts entwickelte sich die oberflächliche Knochenresorption rasch, bei De-

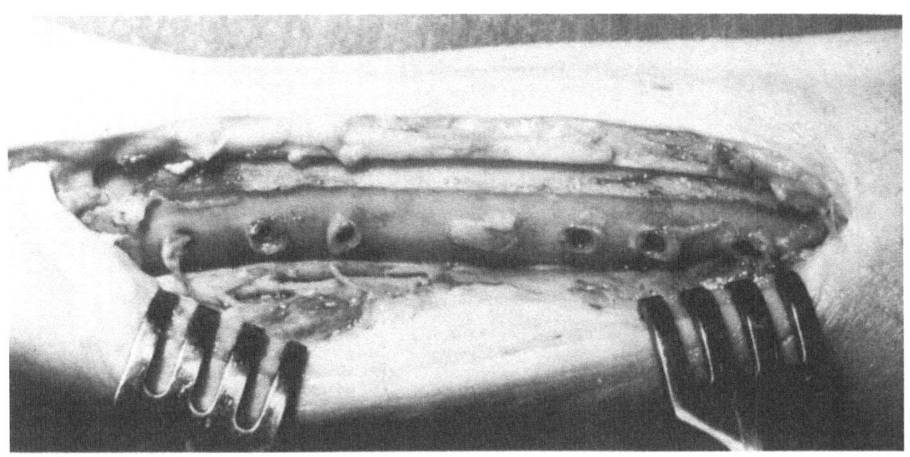

Abb. 1. OP-Situs: Absinken des Implantatlagers unter Druckplattenosteosynthese. 14 Monate pop

periostierung, die zur oberflächlichen Knochennekrose führt, verzögert. Am Rande der Transversalbelastung wurde eine wallartige periostale Knochenneubildung beobachtet.

Aufgrund dieser Beobachtungen wurde der langsame Spannungsabfall, der sich bei einer stabilen Druckplattenosteosynthese ergibt, von Diehl und Mittelmeier [2] im Unterschied zur Auffassung von Perren und Hayes [8] vor allem auf das *Absinken des Plattenlagers und die damit verbundene Schraubenentspannung* zurückgeführt, welche aus mechanischen Gründen mit einem Nachlassen der longitudinalen Kompressionskraft einhergehen muß. Insoweit kommt also dem *Absinken des Implantatlagers unter der Platte erhebliche biomechanische Bedeutung* für die Osteosynthese zu.

Diese zunächst nur theoretischen Zusammenhänge wurden an unserer Klinik durch neuere *tierexperimentelle Untersuchungen mit fortlaufend-intermittierenden Spannungsmessungen* erhärtet [3]. Unter Verwendung von Autokompressionsplatten mit dem gleichen Widerstandsmoment handelsüblicher Platten und spezieller Meßvorrichtung auf DMS-Basis konnte bei experimentellen Osteotomien und Osteosynthesen am Hund gezeigt werden (Abb. 2 und 3), daß es bei hoch verspannter Osteosynthese *regelmäßig* zu einem *langsamen* Spannungsabfall kommt, der erst nach erfolgter Knochenheilung gegen Null absinkt (Abb. 4). Die Knochenheilung war im allgemeinen bereits nach 3 Wochen röntgenologisch und pathologisch-anatomisch vollzogen, während die Spannung erst nach etwa 4 Wochen gegen Null verlief. *Histologisch* wurde bestätigt, daß der allmähliche Spannungsverlust weniger durch lokalen, längsgerichteten Knochenumbau an der Frakturstelle (im Sinne von Perren), sondern *vor allem durch die oberflächliche Knochenresorption unter der Druckplatte* bedingt wird (Abb. 5).

In früheren biomechanischen Untersuchungen wurde bereits gezeigt, daß eine an einem Röhrenknochen fest angezogene Corticalisschraube (durch beides Corticales verlaufend) eine Anpreßkraft von etwa 250 kp bedingt. Die beobachtete Knochenresorption am Plattenlager führte jedoch zwangsläufig zu einer Entspannung der bei

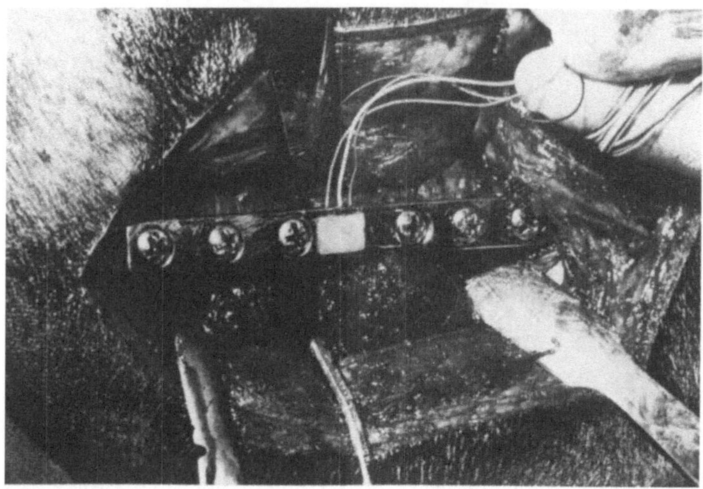

Abb. 2. OP-Situs: Osteotomie und Verplattung eines Hundefemur mit der Autokompressionsplatte nach Mittelmeier, in der Platte eingearbeitet die DMS-Elemente zur fortlaufenden intermittierenden Spannungsmessung

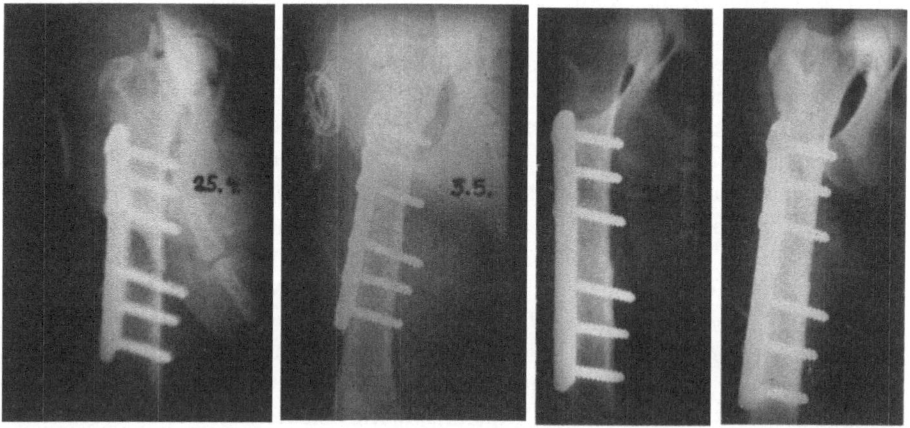

Abb. 3. Heilungsverlauf der Osteotomie zu Abb. 2 im Röntgenbild

der Osteosynthese federartig elastisch gedehnten Schraube. Das langsame Nachlassen der Schraubenvorspannkraft wurde in speziellen fortlaufenden tierexperimentellen Messungen von Blümlein [1] bestätigt.

Insgesamt ist also das langsame Absinken der Platten infolge oberflächlicher Knochenresorption des Plattenlagers als wesentliche Ursache des Nachlassens der Spannung im Osteosyntheseverbundsystem anzusehen.

Es erhebt sich natürlich die Frage, ob man entsprechend den Beobachtungen von Fries [4], daß bei Deperiostierung die subpallatäre Knochenresorption verzögert einsetzt, die Platte nicht auf die *deperiostierte Corticalis* legen sollte. Wir sind jedoch aufgrund der histologischen Untersuchungen von Fries der Meinung, daß die dabei

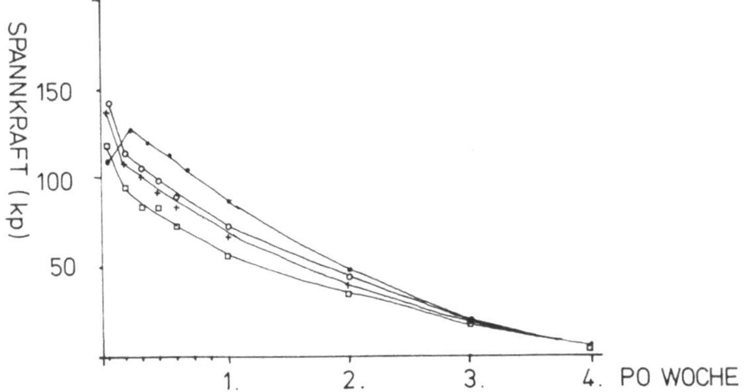

Abb. 4. Spannungsabfall des mit der Autokompressionsplatte nach Mittelmeier erzeugten interfragmentären Druckes bei einer Gruppe querer Femurosteotomien: nach eingetretener Knochenheilung Abfall der Spannung gegen Null (Hundeversuch)

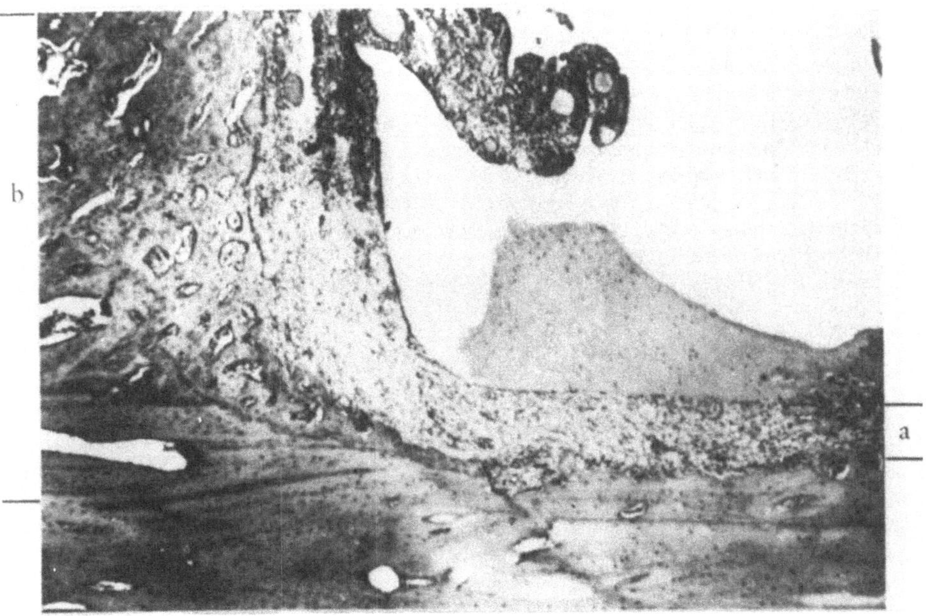

Abb. 5. Absinken des Implantatlagers um die Strecke **a** nach 3 monatiger Druckplatteneinwirkung, Ersatz durch bindegewebige Neubildung, **b** Reaktive Knochenanbauten am Plattenende. HE 10×

beobachtete oberflächliche (ischämische) Knochennekrose auch *Nachteile* hat. Vor allem im Falle einer Infektion entsteht dabei leicht eine anhaltende Ostitis, während *die Erhaltung des Periosts* hier einen Schutz bietet. Auch können wir aufgrund der Untersuchungen von Diehl und Mittelmeier [2] die Auffassung hegen, daß das Periost aufgrund seinesn niedrigen E-Moduls die „E-Modul-Vermittlung" von der Platte auf den Knochen und die damit verbundene Elastizitätseinschränkung sowie nachfolgende Spongiosierung des Plattenlagers vermindert. Letztlich ist aber die durch unsere Tierexperimente erwiesene Beobachtung entscheidend, daß die *Knochenheilung – insbesondere bei einwandfreier Knochenernährung – schneller erfolgt als der durch die Knochenresorption unter der Platte bedingte Spannungsabfall,* so daß während der Heilzeit des Knochens die erforderliche Vorspannung auch bei Erhaltung des Periosts gewährleistet bleibt.

Literatur

1. Blümlein H, Cordey J, Schneider UA, Rahn BA, Perren SM (1977) Langzeitmessung der Axialkraft von Knochenschrauben in vivo. MOT 97:17–19
2. Diehl K, Mittelmeier H (1974) Biomechanische Untersuchung zur Erklärung der Spongiosierung bei der Plattenosteosynthese. Z Orthop 112:235
3. Diehl K, Harms J, Hanser U, Mittelmeier H (im Druck) Tierexperimentelle Untersuchungen zur Stabilität von Plattenosteosynthesen in Abhängigkeit von der primären Vorspannung. Vortrag 65. Tagung DGOT 1978 in München. Z Orthop
4. Fries G (1968) Intravitale Druckmessung am Knochen, Methodik und praktische Anwendung. Habil. Schrift, Med. Fakultät d. Univ. des Saarlandes, Homburg/Saar
5. Matter P, Brennwald J, Perren SM (1974) Knochenumbau bei der Druckplattenosteosynthese. MOT 2:61
6. Perren SM, Huggler A, Russenberger M, Straumann F, Müller ME, Allgöwer M (1969) A method of measuring the change in compression applied to living cortical bone. Acta Orthop Scand Suppl 125:5
7. Perren SM, Huggler A, Russenberger M, Allgöwer M, Mathy R, Schenk R, Willenegger H, Müller ME (1969) The reaction of cortical bone to compression. Acta Orthop Scand Suppl 125:17
8. Perren SM, Hayes WC (1974) Biomechanik der Plattenosteosynthese. MOT 2:56

Mechanische Eigenschaften der Spongiosa und deren Anpassung an ein Implantat

R. Kölbel, A. Rohlmann, H. Zilch und G. Bergmann

Das Material Knochen hat im Experiment bestimmbare mechanische Eigenschaften. Man unterscheidet statische (Bruchfestigkeit, Elastizitätsmodul, viscoelastisches Verhalten) und dynamische (Dauerfestigkeit, Bruchzähigkeit) Eigenschaften.

Die Bruchfestigkeit von Spongiosa kann im statischen Belastungsversuch bestimmt werden (Abb. 1). Im linearen, elastischen Bereich der Spannungs-Dehnungs-Kurve ist die Verformung rückgängig. Die Steigung im elastischen Bereich gibt den Elastizitätsmodul an. Vor der Bruchgrenze beginnt der nichtlineare, plastische Bereich.

Die Strukturierung spongiösen Knochens innerhalb eines ganzen Knochens je nach der Beanspruchung bedingt verschiedene Festigkeiten von Spongiosaprüfkörpern je nach der Belastungsrichtung. Werden Prüfkörper aus der Spongiosa des Oberschenkelkopfes in drei verschiedenen Richtungen belastet, so ergeben sich für jede Belastungsrichtung verschiedene Elastizitätsmoduli, die sich um den Faktor 2 unterscheiden können.

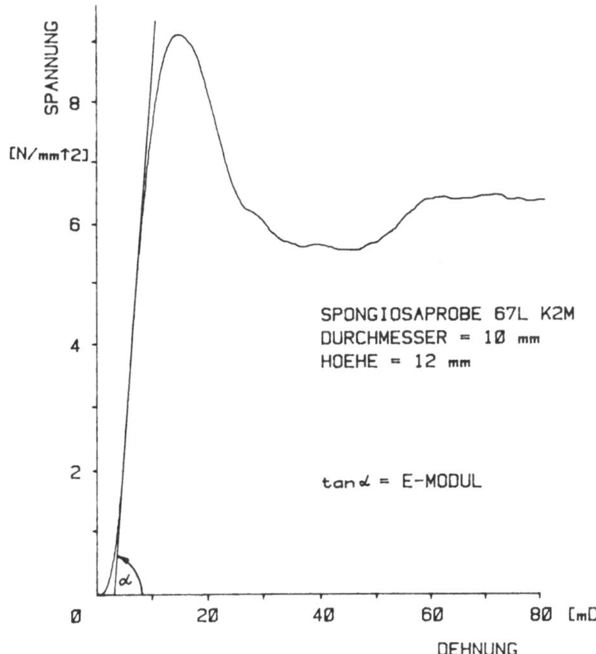

Abb. 1. Spannungs-Dehnungs-Diagramm einer Spongiosaprobe aus einem menschlichen Femur. Das Abweichen der Kurve von der Geraden kennzeichnet den Beginn des plastischen Verformungsbereichs. Der Gipfel der Kurve gibt die Bruchgrenze bzw. Bruchspannung an

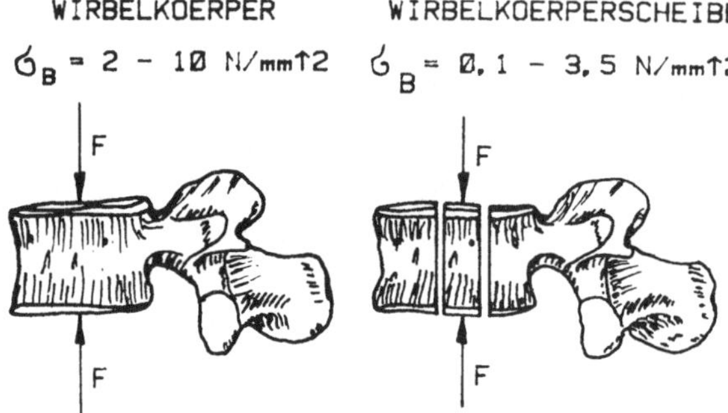

Abb. 2. Unterschiede der Bruchspannung eines intakten Knochens im Vergleich zu einem Prüfkörper aus diesem Knochen

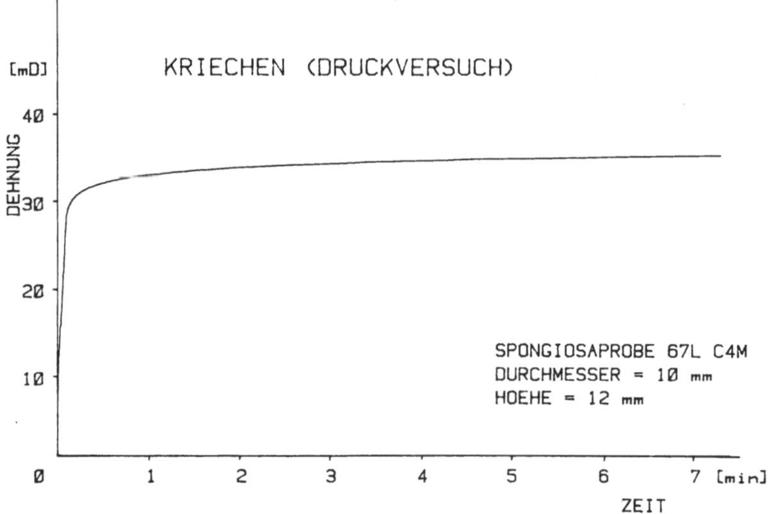

Abb. 3. Zeitabhängiges Verformungsverhalten unter konstanter Last: Kriechen

Weiter zeigt sich bei der vergleichenden Belastung eines ganzen spongiösen Knochens und eines Prüfkörpers aus einem solchen (Wirbelkörper, Abb. 2), daß die Bruchspannung sich um bis zu einer Größenordnung unterscheiden kann. Dies zeigt, daß erst der intakte Verbund aus spongiösem Knochen und der wenn auch dünnen Compacta die nötige Tragfähigkeit der ganzen Konstruktion eines Knochens ergibt.

Spongiosa verhält sich wie auch andere biologische Werkstoffe zeitabhängig, was im statischen Versuch gezeigt werden kann (Abb. 3). Wird ein spongiöser Prüfkörper mit etwa der Hälfte seiner statischen Bruchlast konstant belastet, so schließt sich an die anfängliche Verformung eine weitere Verformung an, die über einige Minuten abläuft (Kriechen). Wird ein Spongiosaprüfkörper mit etwa 50% seiner Bruchlast deformiert und die dadurch erreichte Deformation konstant gehalten, so fällt innerhalb von Minuten die Kraft um 10% ab (Relaxation) (Abb. 4).

Ein klinisches Beispiel für das Phänomen der Relaxation wird bei Oesteosynthesen beobachtet: Wird eine Knochenschraube fest eingedreht, dann kann einige Minuten später mit dem gleichen Drehmoment die Schraube noch weiter eingedreht werden.

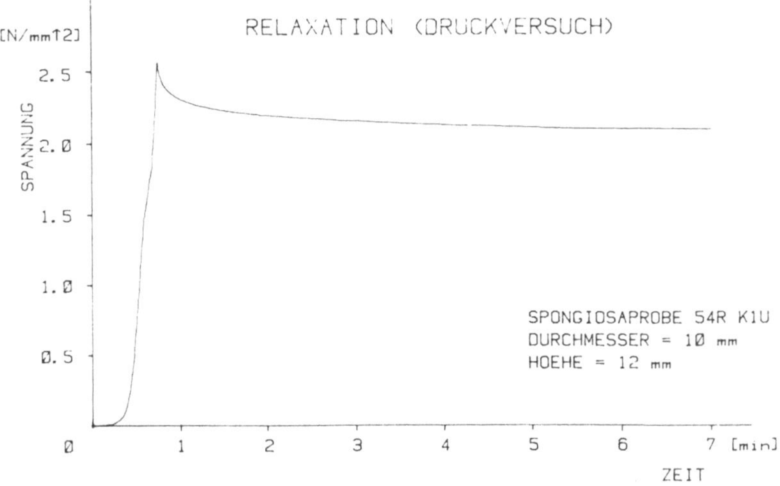

Abb. 4. Zeitabhängiges Verhalten der Spannung unter konstanter Verformung: Relaxation

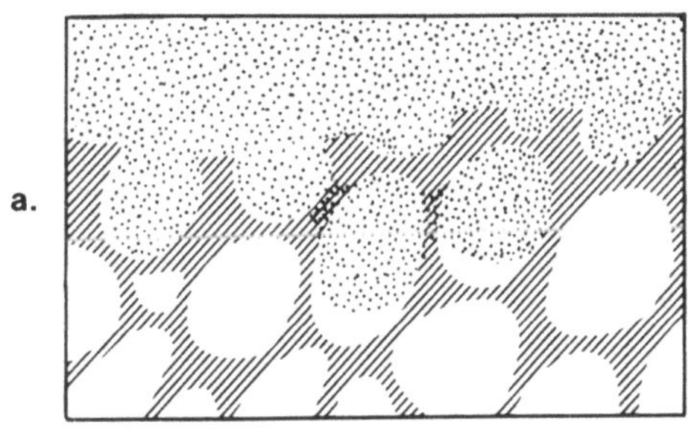

a.

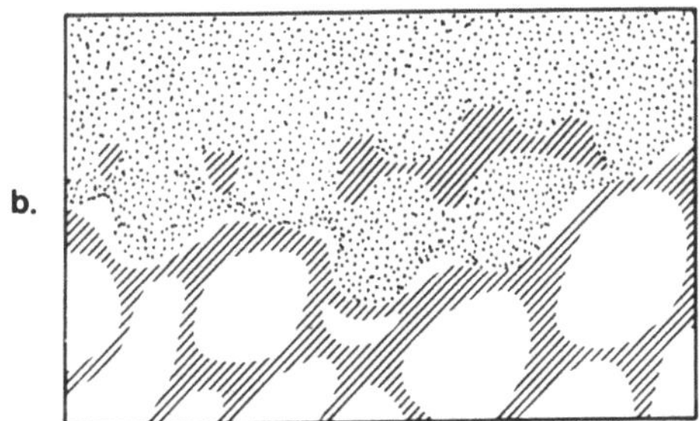

b.

Abb. 5. a Grenzzone Spongiosa-Knochenzement bei frischer Verankerung, **b** Der gleiche Ausschnitt aus der Grenzzone nach Stabilisation des Implantatlagers mit Ausbildung einer Grenzlamelle

Die bisher geschilderten Eigenschaften weist auch der tote Knochen auf. Lebender Knochen reagiert auf ein Implantat darüber hinaus in längeren Zeiträumen.

Es sind zu unterscheiden belastungsunabhängige Anpassungsvorgänge, wie die Ausbildung einer Grenzlamelle, und belastungsabhängige Anpassungsvorgänge, wie die Umstrukturierung (abhängig von der Belastungsrichtung), die Anpassung der Knochendichte (abhängig von der Belastungsgröße) und der anschließende anhaltende Umbau.

Stereotyp und unabhängig von der Belastung ist die Reparation der verletzten Spongiosa mit Ausbildung einer Grenzlamelle, wie sie auch bei Splittern und Ge-

232

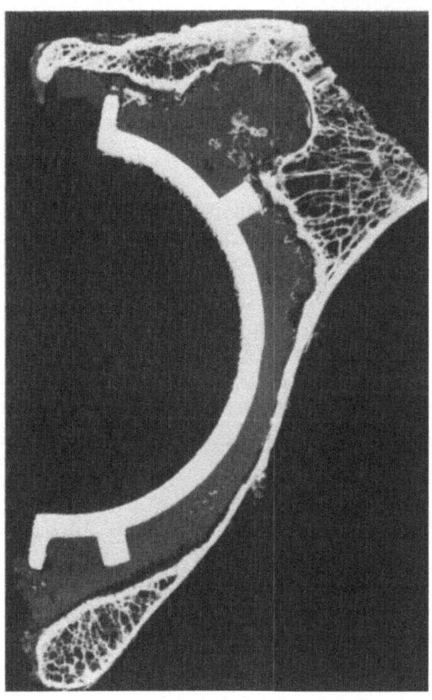

Abb. 6. Sägeschnitt aus einem Becken mit McKee-Hüftgelenks-Totalendoprothese 21 Monate nach Implantation. Makroradiographie. Ausbildung einer Grenzlamelle mit neuer Ausrichtung der Spongiosa-Trabekel. Im Knochenzement (grau) eingeschlossen Spongiosabröckel

schossen beobachtet wird. Die Grenzlamelle verschließt die bei der Zubereitung des Implantatlagers eröffneten Spongiosalücken und verbindet die freiliegenden Trabekelenden miteinander. Eine solche Grenzlamelle ist das Ergebnis der Stabilisationsphase des Implantatlagers nach der Verankerung einer Endoprothese etwa mit Knochenzement (Abb. 5). Auf dem Wege zu diesem Ergebnis der Reparation des spongiösen Implantatlagers geht die Festigkeit des Verbundes mit dem Knochenzement verloren. Die Stabilisation des Implantatlagers durch die Grenzlamelle und die bessere Verteilung der Last auf die Spongiosa ist jedoch auch als mechanisch günstig anzusehen (Abb. 6).

Von der Größe der Belastung durch das Implantat hängt die Änderung der Knochendichte ab. Die Veränderung des Adamschen Bogens nach Femurkopfersatz und die Änderungen unter einer Osteosyntheseplatte sind Beispiele für die Atrophie unter verringerter Beanspruchung. Verdichtungen, wie sie das Implantatlager in der Umgebung der Schaftspitze beim Femurkopfersatz zeigt, seien als Beispiel für die Hypertrophie bei vermehrter Belastung genannt.

Wird die Richtung der Knochenbelastung durch ein Implantat geändert, so ist dies oft an einer Änderung der Vorzugsrichtung der Trabekel bzw. an einer anderen Verteilung abzulesen.

Während die reparativen, belastungsunabhängigen Anpassungen des Implantatlagers meist innerhalb von Monaten zustande kommen, brauchen tiefergreifende Umstrukturierungen sowie Regulierungen der Knochendichte längere Zeit. Bleibt die Richtungsänderung der Belastung in Grenzen, ist die Belastungsrichtung sinnvoll und bleibt die Belastung innerhalb der Bruchgrenze, dann wird zwischen der Anpassungsleistung des näheren und weiteren Implantatlagers und der Belastung durch das Implantat ein

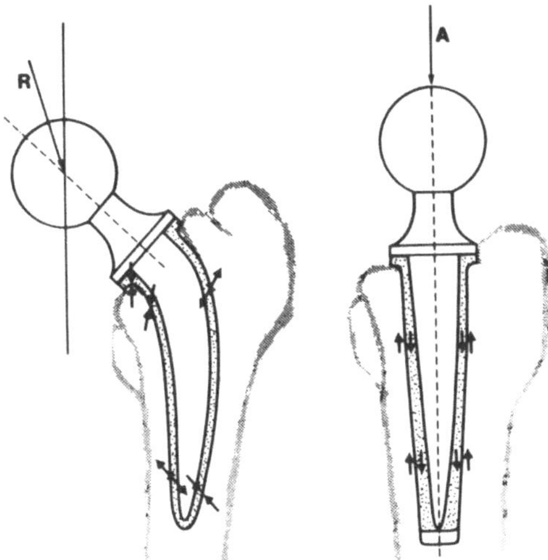

Abb. 7. Beanspruchungsarten und Richtungen bei Femurkopfendoprothesen in physiologischer bzw. Varusstellung und bei extremer Valgusstellung. Die Biegebeanspruchung bei physiologischer bzw. Varusstellung führt zur unphysiologischen Belastung am Adamschen Bogen und im Bereich der Schaftspitze. Ein Implantat in Varusstellung führt zum Nachgeben des Knochens am Adamschen Bogen. Ein Implantat in extremer Valgusstellung (nur theoretisch möglich) kann nur in Achsenrichtung einsinken

Fließgleichgewicht erreicht. Auch während dieses Fließgleichgewichtes wird der Knochen ständig umgebaut. Der Knochen des Implantatlagers, kann, wenn die Beanspruchung innerhalb eines förderlichen Bereiches bleibt, in seiner Form und Strukturierung erhalten bleiben. Er kann an der Grenze zum belasteten Implantat jedoch nur mehr oder weniger nachgeben. Ist ein Implantat so positioniert, daß die Beanspruchung stets oberhalb des förderlichen Spannungsbereiches liegt, wie z.B. bei der Varusstellung einer Femurkopfendoprothese, so gibt der Knochen durch Umbau schneller nach. Es kommt zum Abbau des Adamschen Bogens, zur Zunahme der Varusstellung und schließlich zum Versagen der Endoprothese bzw. ihrer Verankerung. Ist die Position des Implantates optimal, dann bleibt sie es unserer Erfahrung nach und das Nachgeben des Knochens durch Umbau bleibt diskret. Langzeituntersuchungen an den Femurkomponenten von Hüftgelenksendoprothesen [1] lassen vermuten, daß auch gut positionierte und fixierte Hüftgelenksendoprothesen über lange Jahre stetig einsinken (Abb. 7).

Zusammenfassung

Die gängigen Vorstellungen von den mechanischen Eigenschaften der Spongiosa sind zu ergänzen durch Kenntnis von den zeitabhängigen Phänomenen der Viscoelastizität, nämlich Kriechen und Relaxation, die in relativ kurzen Zeiten ablaufen. An ein Dauerimplantat paßt sich Spongiosa durch Ausbildung einer Grenzlamelle an. Ausdruck einer Reaktion auf Änderungen von Richtung und Größe der Belastung sind die Umstrukturierung und die Hypertrophie bzw. Atrophie bis zu einem Fließgleichgewicht zwischen dem Umbau des Implantatlagers und der Beanspruchung durch das Implantat. Das langfristige Nachgeben des Implantatlagers durch Umbau des Knochens wird wahrscheinlich in ganz andere zeitliche Dimensionen führen als bisher bekannt. Hier sind die Beobachtungszeiten noch zu kurz.

Literatur

1. Kriete U, Niederer P, Willert HG, Griss P (1978) Klinische Relevanz von Lockerungszeichen bei Hüftendoprothesen. Verh. DGOT 65. Jahrestagung, 1978

Homologe Spongiosatransplantationen bei Defektbrüchen von großen Röhrenknochen in Abhängigkeit von der Qualität des Lagers

B. Petračić und W. Dürr

Seit Einrichten einer Knochenbank mit tiefgekühlten Spongiosatransplantationen wurde in der Unfallchirurgischen Abteilung und berufsgenossenschaftlichen Sonderstation für Schwerunfallverletzte in Koblenz von Januar 1976 bis August 1978 65mal eine homologe Spongiosatransplantation bei primären oder sekundär entstandenen aseptischen Knochendefekten verwandt.

Tabelle 1

	Anzahl der Fälle	Infekt	Verzögerter knöcherner Durchbau (12. Woche)	Keine Konsolidierung
	1	–	–	–
	7	–	6	–
	5	–	3	2
	6	–	4	1
	6	–	–	–
	13	1	1	2
	7	–	1	–
	4	1	–	1
	12	1	5	3
	4	–	–	–
Gesamtzahl	65 = 100%	3 (4,6%)	20 (30,6%)	9 (13,8%)

Ein verzögerter Durchbau wurde definiert, wenn erst nach 12 Wochen eine beginnende Kallusbildung zu erkennen war. Dies war bei 20 Kranken der Fall. In 3 Fällen trat eine Infektion auf. In 9 Fällen wurde keine Konsolidierung erreicht und die Sanation konnte erst durch einen weiteren Eingriff erzielt werden.

Diese Fälle mit Komplikationen, verzögerten oder ausbleibendem Durchbau beliefen sich in dem untersuchten Kollektiv auf 49% und wurden in Bezug auf Qualität des Aufnahmelagers kritisch überprüft (Tabelle 1).

Die Qualität eines Lagers ist von dem anatomischen Ort, lokalen biologischen Gegebenheiten wie z.B. Durchblutung des umgebenden Weichteilmantels und von den mechanischen Voraussetzungen in bezug auf die Stabilität der Fraktur abhängig.

Tabelle 2. Komplikationen oder Mißerfolge und anatomischer Ort

	Infekt	Verzögerter knöcherner Durchbau (über 12. Woche)	Keine Konsolidierung	Gesamtzahl der Fälle
Diaphysärer Bereich	3 (8,3%)	19 (52,6%)	8 (22,2%)	36 = 100%
Metaphysärer Bereich	–	1 (3,4%)	1 (3,4%)	29 = 100%

Während im metaphysären Bereich kein Infekt vorkam und der Durchbau nur vereinzelt war oder ausblieb, wurden im diaphysären Bereich bei insgesamt 36 Fällen: 3 Infekte, 19mal verzögerter knöcherner Durchbau und 8 Mißerfolge beobachtet (Tabelle 2).

Tabelle 3. Komplikationen oder Mißerfolge und Durchblutung der Weichteile

	Infekt	Verzögerter knöcherner Durchbau (über 12. Woche)	Keine Konsolidierung	Gesamtzahl der Fälle
Gute Durchblutung der Weichteile	1 (2,4%)	5 (11,9%)	2 (4,8%)	42 = 100%
Schlechte Durchblutung der Weichteile (primäre Weichteilschäden, Vernarbungen)	2 (8,7%)	15 (65,1%)	7 (30,4%)	23 = 100%

Noch deutlicher sind die Unterschiede der Aufnahmefähigkeit des Lagers in Abhängigkeit von der Durchblutung des umgebenden Weichteilmantels. Primäre schwere Weichteilschäden oder sekundär entstandene periossäre Fibrose, wie z.B. bei voroperierten hypotrophen Defektpseudarthrosen, bedingen erhöhte Infektionsbereitschaft, verzögerten knöchernen Durchbau oder Ausbleiben der Konsolidierung (Tabelle 3).

Tabelle 4. Komplikationen und Mißerfolge und Stabilität der Osteosynthese

	Infekt	Verzögerter knöcherner Durchbau (über 12. Woche)	Keine Konsolidierung	Gesamtzahl der Fälle
Stabile Osteosynthese	2 (3,6%)	14 (25,3%)	4 (7,2%)	55 = 100%
Instabile Osteosynthese	1 (8,3%)	6 (50%)	5 (41,6%)	12 = 100%

Instabilität im Bereich des Aufnahmelagers bei insuffizient stabilisierter Fraktur oder Pseudarthrose führte in allen untersuchten Fällen zu ungünstigem Heilverlauf und erforderte meist eine erneute operative Intervention (Tabelle 4).

Unsere Untersuchungen ergaben, daß man die Lagereigenschaften in der Diaphyse, bei schlechtem Weichteilmantel und insbesondere bei instabiler Osteosynthese für die homologe Spongiosatransplantation als ungünstig bezeichnen muß.

Man sollte deshalb die Indikation für die homologe Spongiosaplastik engstellen und sie auf die Fälle beschränken, bei denen die Gewinnung der autologen Transplantate entweder „mangels Masse" nicht möglich ist oder erhöhtes Risiko für den Kranken bedeutet bei anatomisch, biologisch und mechanisch günstigem Aufnahmelager.

Bedeutung des Implantatlagers bei der Langfingerosteosynthese

K. Westermann, R. Achinger und P. Kunert

An der Klinik für Hand-, Plastische-, Wiederherstellungschirurgie der Medizinischen Hochschule Hannover wird die Indikation zur stabilen Osteosynthese der Langfinger bei offenen Brüchen der Grund- und Mittelphalangen 1. und 2. Grades, bei geschlossenen Rollenbrüchen gestellt. 28 Schrauben- und 23 Plattenosteosynthesen sind aus dem Zeitraum Anfang 1975 bis Ende 1977 nachuntersucht worden (Tabelle 1).

Tabelle 1. Anzahl der nachuntersuchten Patienten mit stabilen Osteosynthesen an den Langfingern

Stabile Osteosynthesen (n = 51)			
Schraube		Platte	
n = 28		n = 23	
Corticalisschraube	n = 19	T-Platte	n = 9
Spongiosaschraube	n = 9	L-Platte	n = 4
		Gerade Platte	n = 10
Grundglied	n = 18	Grundglied	n = 16
Mittelglied	n = 10	Mittelglied	n = 7

Als Komplikation dieses operativen Vorgehens war es 2mal bei der Verschraubung zu einem Infekt gekommen, 3 Patienten hatten mehr als $10°$ Streckdefizit mit 4 Patienten hatten mehr als $10°$ Beugedefizit im Bereich der Grund- und Mittelgelenke (Tabelle 2). Bei den Plattenosteosynthesen kam es einmal zu einer Pseudarthrose. Sie heilte nach Reosteosynthese aus. 10mal bestand ein Streckdefizit von mehr als $10°$ und 6mal ein Beugedefizit von mehr als $10°$ (Tabelle 2). Diese Bewegungseinschrän-

Tabelle 2. Anzahl der postoperativ aufgetretenen Komplikationen

Komplikationen	Schraube	Platte
Infekt	2	0
Pseudarthrose	0	1
Streckdefizit $> 10°$	3	10
Beugedefizit $> 10°$	4	6

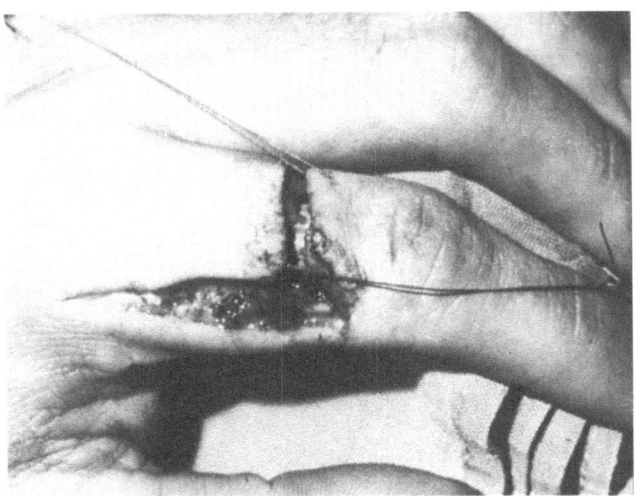

Abb. 1. Schnittführung im Bereich der Haut

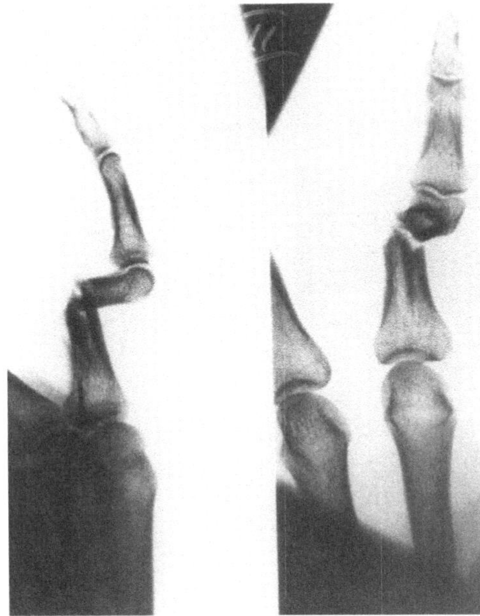

Abb. 2. Patient mit erstgradig offenem Zeigefingergrundgliedbruch

kungen sind von den Patienten als sehr störend empfunden worden. Der Gebrauchs-
wert der Hand war jedoch in den meisten Fällen kaum eingeschränkt.

Die Ursache der Bewegungseinschränkungen sind Vernarbungen und Adhäsionen
des Streckapparates. Ist die Streckaponeurose nicht primär durch den Unfall geschädigt, so kommt es nicht selten durch den operativen Eingriff zu einer Verletzung.
Auch das Osteosynthesematerial selbst kann eine Funktionseinbuße bewirken [3].
Auch von anderen Autoren [1, 2, 3] wird diese Komplikation der Osteosynthese als

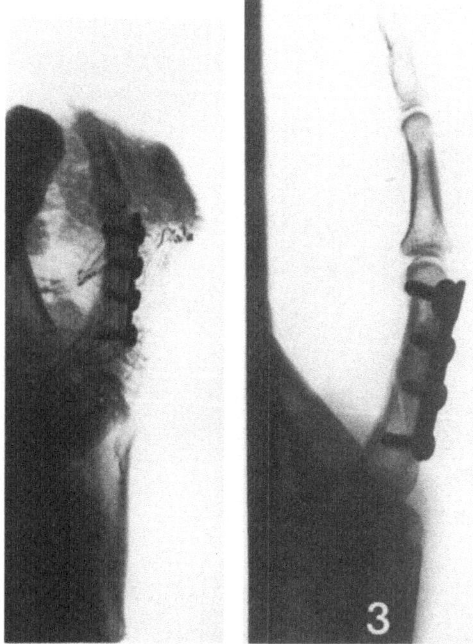

Abb. 3. Osteosynthetische Versorgung des Bruches mit einer T-Platte

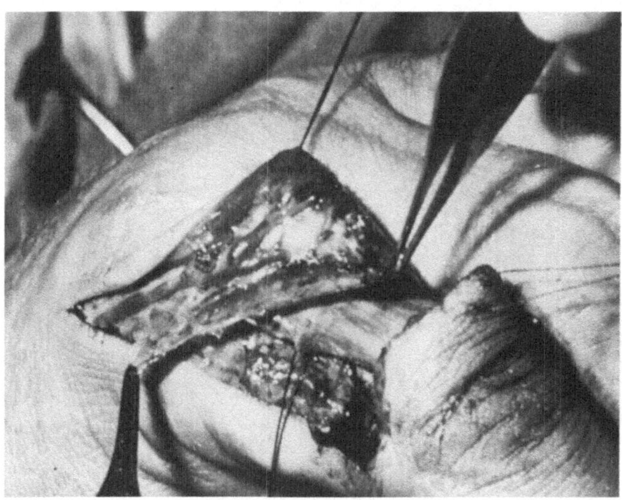

Abb. 4. Präparation der dorsalen Digitalfascie im Bereich des proximalen Hautlappens

die häufigste beschrieben. Es wird daher eine sehr strenge Indikation zur stabilen Osteosynthese im Bereich der Langfinger empfohlen.

Um Vernarbungen der Streckaponeurose zu verhindern, haben wir ein neues operatives Vorgehen entwickelt. Durch die Einbettung des Osteosynthesematerials in einem proximalen gestielten Fascienlappen kommt es zur Verhinderung von Verwachsungen im Bereich des Steckapparates.

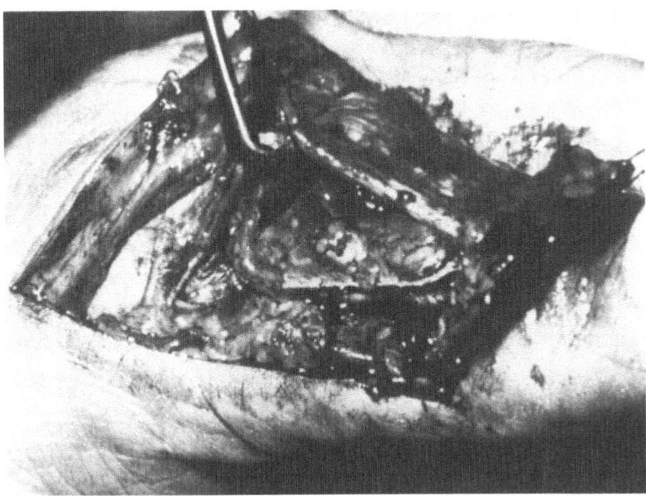

Abb. 5. Ausgebreiteter gestielter Fascienlappen unter dem Streckapparat und über der Osteosyntheseplatte

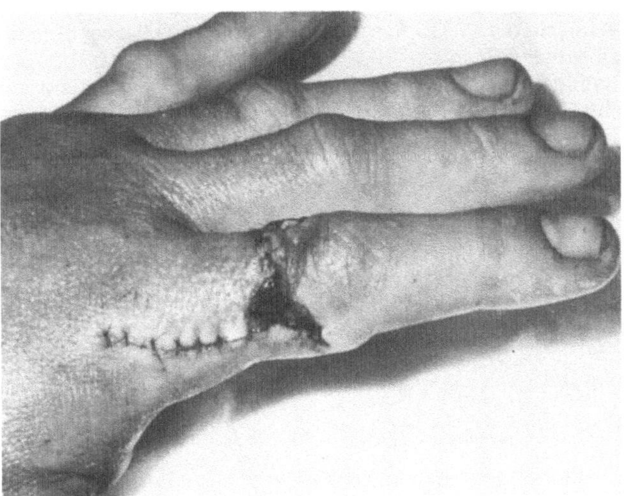

Abb. 6. Wundverhältnisse am 3. postoperativen Tag

Wir gehen folgendermaßen vor. Bei der Hauteröffnung werden breitbasige Hautlappen unter Ausnutzung der vorhandenen Hautverletzungen gewählt (Abb. 1). Als Beispiel zeigen wir einen offenen Zeigefingergrundgliedbruch nach direkter Verletzung mit einem Eisenring (Abb. 2). Unter sorgfältigster Schonung aller nicht verletzter Strukturen werden die Knochenfragmente dargestellt und anatomisch reponiert. Die Knochenfragmente werden mit einer T-Platte (Abb. 3) stabilisiert. Danach erfolgt die Präparation der dorsalen Digitalfascie im Bereich des proximalen Hautlappens (Abb. 4). Die deutlich prominenten Venen sind besonders zu schonen. Der gestielte Fascienlappen wird soweit präpariert, bis er die Platte spannungsfrei bedeckt. Dann wird er unter dem Streckapparat über die Platte ausgebreitet (Abb. 5).

Bei der demonstrierten offenen Verletzung kam es nach Exzision der nekrotischen Wundränder zu Hautdefekten, die offen gelassen wurden. Bei dem 1. Verbandswechsel am 3. postoperativen Tag zeigte der proximale Hautlappen keine Ernährungsstörungen durch die Entfernung der Digitalfascie (Abb. 6). Im Gegenteil — die Schwellung des Fingers erschien deutlich geringer, als wir es in der Regel sonst gewohnt waren. Am 6. postoperativen Tag ließen die Wundverhältnisse bereits eine frühfunktionelle Nachbehandlung zu.

Vier Patienten, die in der beschriebenen Weise versorgt worden sind, haben ein sehr gutes frühfunktionelles Ergebnis gezeigt. Der gestielte Fascienlappen verhindert den direkten Kontakt der Streckaponeurose mit dem Metall und scheint über seine gute Vascularisation die Reparationsvorgänge im Bereich des Gleitapparates zu beschleunigen. Diese Verbesserung des Implantatlagers ermöglicht eine Erweiterung der Grenzen der Indikation zur stabilen Osteosynthese an den Langfingern.

Literatur

1. Heim U, Pfeiffer KM, Meuli HCH (1973) Resultate von 332 AO-Osteosynthesen des Handskelettes. Handchirurgie 5:71
2. Wilhelm K (1971) Die stabile Osteosynthese (AO) bei offenen Handskelettfrakturen. Arch Orthop Unfallchir 71:6
3. Wilhelm K, Hauer G, Feldmeier Ch (1975) Luxationen und Frakturen im Handbereich. Chirurg 46:313

Primäre und sekundäre Wiederherstellungsmaßnahmen nach Verletzung der Fingergelenke

H. Towfigh und F. Schmülling

Zur Erhaltung und Wiederherstellung der Funktion der Fingergelenke besteht die Indikation zur operativen Behandlung bei allen offenen Verletzungen wie Seitenbandrupturen, Abriß der Fibrocartilago volaris, dislozierten intraarticulären Frakturen und gelenknahen Frakturen mit Instabilität. Die Indikation zur konservativen Therapie besteht nur bei geschlossenen unverschobenen Frakturen, die sich gut fixieren lassen sowie bei Epiphysenlösungen ohne Periostinterposition, die nach der Reposition stabil bleiben.

Voraussetzung für die erfolgreiche konservative Behandlung ist allerdings die exakte Retention im Gipsschienenverband ohne Achsenknickung oder Rotationsfehlstellung, die klinisch und röntgenologisch laufend überwacht werden muß.

Die Auswahl des operativen Behandlungsverfahrens wird jedoch wesentlich durch den Gesamtschweregrad der Handverletzung und durch die Mitverletzung der Weichteilstrukturen bestimmt.

Die Vorteile der stabilen Osteosynthese wie exakte anatomische Rekonstruktion, stabile Fixation und früh-funktionelle Bewegungstherapie sind gegen die Vorteile der Adaptationsosteosynthese wie geringere Frakturfreilegung, einfachere Technik und geringerer Zeitaufwand, vor allem dann abzuwägen, wenn eine postoperative Immobilisation wegen der mitverletzten Weichteilstrukturen ohnehin erforderlich ist.

Die Indikation zur stabilen Osteosynthese stellen wir daher vor allem bei einfachen Gelenkbrüchen und gelenknahen Drehbrüchen, wenn eine isolierte Verletzung ohne Weichteilschaden vorliegt, bei geschlossenen Verletzungen mit subcutanem Decollement, bei offenen Frakturen mit problemlosen Hautverschluß und Frakturen ohne zusätzlichen Bandrupturen oder Sehnenverletzungen.

Mehrfragmentbruch des Daumengrundgliedes mit Beteiligung beider Gelenke (Abb. 1) bei einem 34jährigen Arbeiter, wobei eine primäre Schraubenosteosynthese durchgeführt wurde (Abb. 2). Nach kurzer Immobilisation im Gipsverband wurde mit funktionellen Bewegungsübungen begonnen. Das Ergebnis war schon nach 3 Wochen sehr gut (Abb. 3 u. 4).

Die Indikation zur Adaptationsosteosynthese mit Kirschner-Draht oder zusätzlicher Drahtcerclage wird dagegen häufiger gestellt, vor allem bei Mehrfragment- und Trümmerbrüchen, bei ausgedehnten Verletzungen mehrerer Finger, bei kombinierten Band- oder Sehnenverletzungen, bei Hautdefekten und schwerer Weichteilquetschung sowie bei primärer Arthrodese oder Replantation.

Ein 7jähriger Junge zog sich bei einer Rasenmäherverletzung eine Strecksehnendurchtrennung und mehrfache Frakturen und Epiphysiolysen des 2. bis 4. Fingers zu.

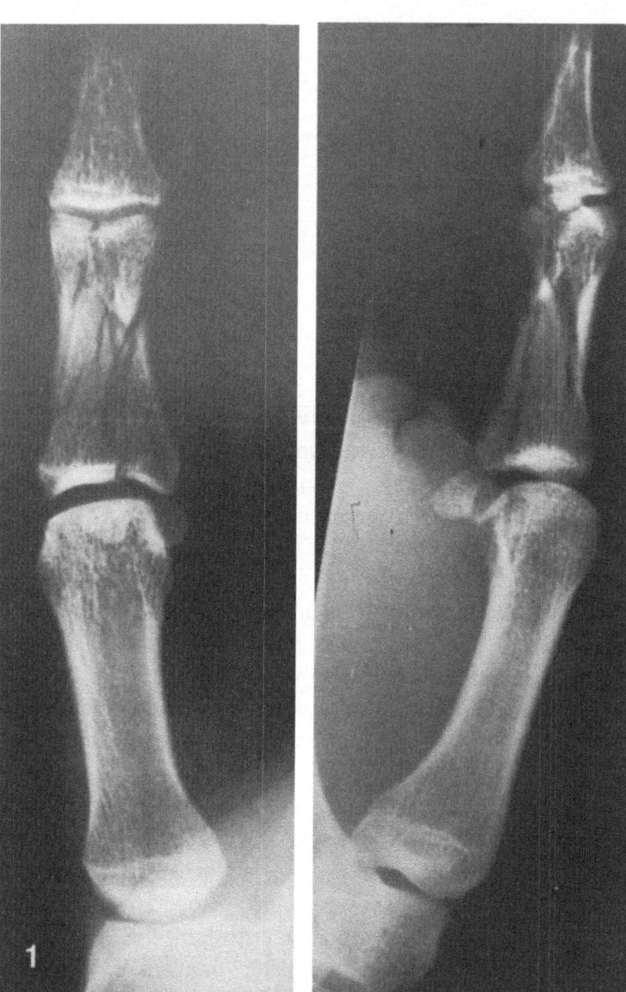

Abb. 1

Es erfolgte eine primäre Adaptionsosteosynthese mit Kirschner-Drähten und spannungsfreier Hautverschluß nach Wiederherstellung der Sehnen. Nach 3wöchiger Immobilisation im Gipsschienenverband erfolgte die primäre Wundheilung und knöcherne Konsolidierung. Anschließend krankengymnastische Übungen bei liegenden KirschnerDrähten, die nach 4 Wochen entfernt wurden. Volle Wiederherstellung der Funktion nach insgesamt 9 Wochen.

Stark dislozierte offene Endgliederfraktur am Mittelfinger mit kleinem gelenknahen Fragment bei einem Fabrikarbeiter. Die Fraktur wurde primär durch Adaptionsosteosynthese mit Kirschner-Drähten versorgt. Die Wunde wurde genäht und auf der Schiene ruhiggestellt. Nach Entfernung der K-Drähte war bereits nach 4 Wochen ein gutes funktionelles Ergebnis zu verzeichnen.

Schwere Kreissägenverletzung des rechten Daumens mit 3.gradig offenem Trümmerbruch des Daumengrundgliedes mit Gelenkbeteiligung (Abb. 5, 6 und 7) bei einem

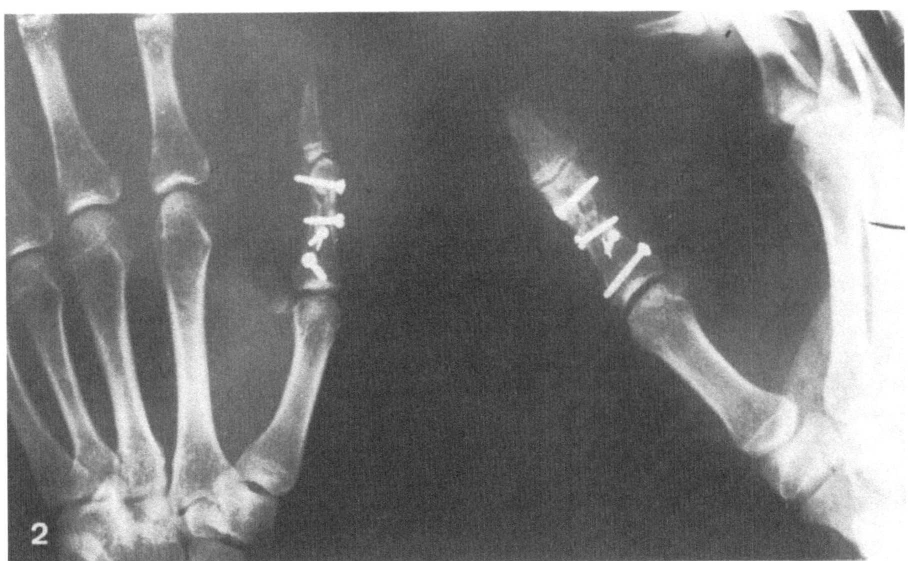

Abb. 2

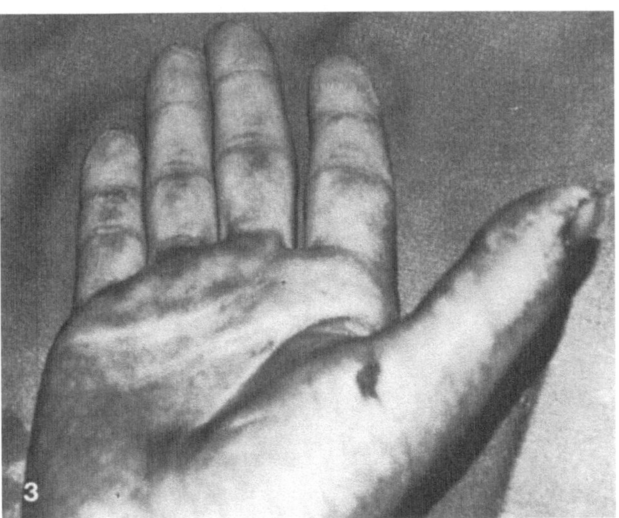

Abb. 3

43jährigen Arbeiter. Primäre Adaptionsosteosynthese mit Schrauben und Kirschner-Drähten (Abb. 8). Der Hautdefekt wurde nach Wunddébridement offen belassen. Die Adaptionsosteosynthese gewährleistet genügend Stabilität, um bei zusätzlicher Schienenlagerung der Hand in Funktionsstellung die Abheilung der Weichteilwunden zu gewährleisten, die in diesem Falle nach Spalthautdeckung 10 Tage später der

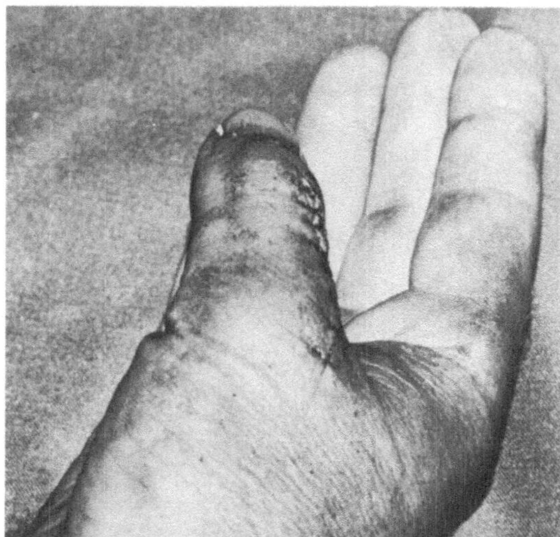

Abb. 4

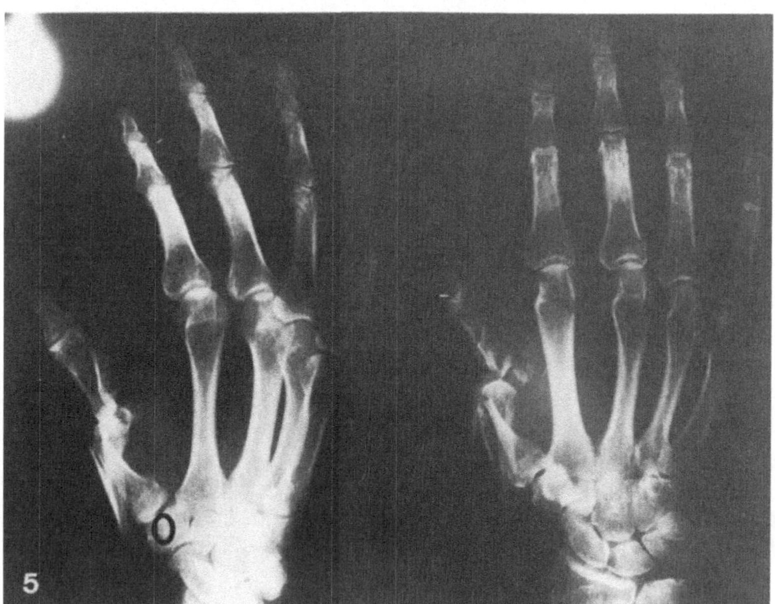

Abb. 5

Fall war. Die knöcherne Heilung verlief glatt. Gutes funktionelles Ergebnis nach ca. 10 Monaten (Abb. 9, 10 u. 11).

Sekundäre Wiederherstellungsmaßnahmen bei verzögerter Frakturheilung werden fast immer durch Anwendung der stabilen Osteosynthese durchgeführt. Bei einem polytraumatisierten 43jährigen Mann mit Mehrfachfrakturen am 3. bis 5. Fingerstrahl wurde eine primäre Plattenosteosynthese der Metacarpale IV-Fraktur und eine

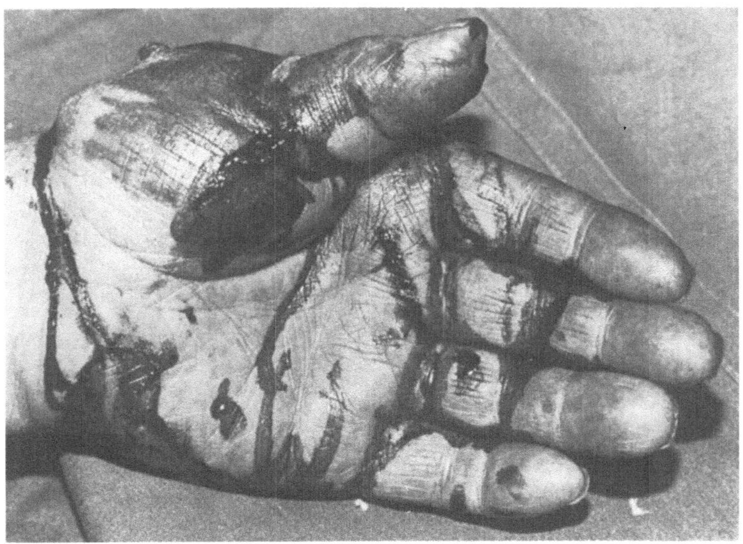

Abb. 6

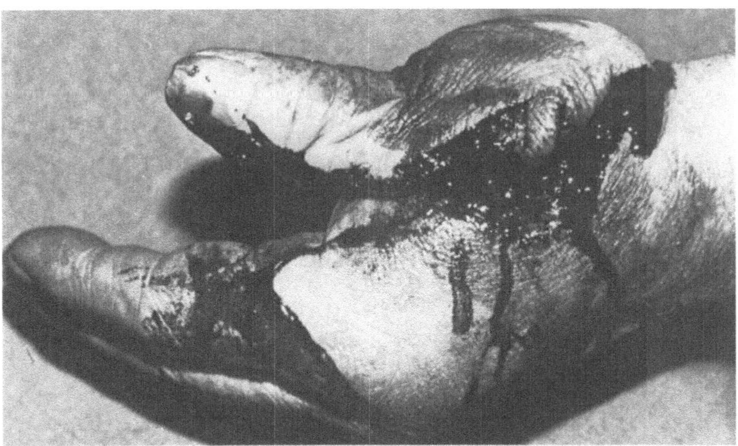

Abb. 7

Adaptionsosteosynthese des Metacarpale V und primäre Arthrodese des zertrümmerten Mittelgelenkes am 3. Finger durch Kirschner-Drähte und Cercalge durchgeführt. Die Mittelhandfrakturen sind nach Ablauf von 10 Wochen ausgeheilt. Fehlstellungen und Pseudarthrosebildungen im proximalen Interphalangeal-Gelenk des 3. Fingers. Es wurde eine stabile Schraubenosteosynthese im proximalen Interphalangeal-Gelenk des 3. Fingers durchgeführt. Danach wurde mit einer frühen funktionellen Nachbehandlung begonnen. Der Heilverlauf war glatt. Bereits nach 4 Wochen war ein gutes Endergebnis erreicht. Die Beispiele zeigen, daß die exakte operative Reposition und

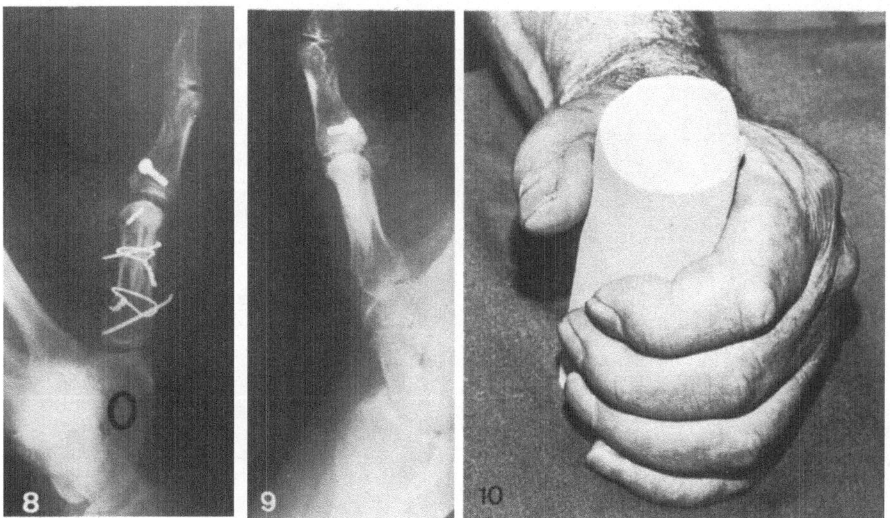

Abb. 8–10

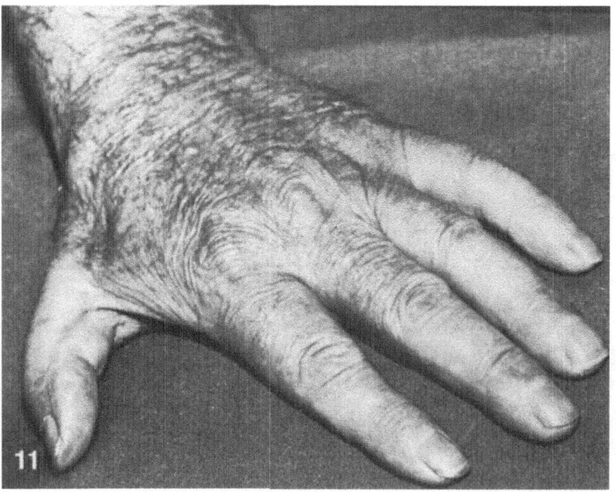

Abb. 11

Fixation der Gelenkbrüche und gelenknahen Frakturen an den Fingern zwar immer angestrebt, die Auswahl des Operationsverfahrens jedoch vor allem durch die begleitende Weichteilverletzung diktiert wird, deren Ausheilung im Vordergrund steht.

Implantatlager bei der Osteosynthese im Bereich des Gesichtes

H. Niederdellmann und W. Schilli

Die meisten Frakturen im Bereich des Gesichtsschädels lassen sich — besonders bei geringer Dislokation — mehr oder minder zufriedenstellend konservativ behandeln. Wegen der vielen Vorteile, die die Osteosynthese bringt: exakte Wiederherstellung aller Strukturen und rasche Mobilisierung des Patienten — hat sich das Verfahren zunehmend durchgesetzt. Um den Wert des operativen Vorgehens nicht durch eine hohe Komplikationsrate infrage zu stellen, ist es wichtig, sehr sorgfältig ein Implantatlager zu bilden, da dies die beste Voraussetzung für eine problemlose Frakturheilung darstellt.

Die Anatomie des Unterkiefers, Zahnwurzeln und der Verlauf des N. alveolaris inferior, zwingen zur Bildung des Implantatlagers in Höhe des Unterkieferrandes. Das ist biomechanisch der ungünstigste Ort, da bei allen funktionellen Beanspruchungen die Zugseite im zahntragenden Anteil der Mandibula liegt. Deshalb sind besondere Implantate für die Behandlung von Unterkieferfrakturen erforderlich. Für die Verschraubung bevorzugen wir das dynamische Kompressionsprinzip der AO[1].

Unterkieferfrakturen sind meistens über Schleimhauteinrisse mit Keimen kontaminiert. Deshalb kann der Zugang ohne weiteres — um eine häßliche Narbenbildung zu vermeiden — von einer intraoralen Schnittführung erfolgen, die unterhalb der Gingiva propria und parallel zur Zahnreihe verläuft. In Höhe der Prämolaren ist auf den Austritt des N. alveolaris inferior am Foramen mentale zu achten. Bei Frakturen in dieser Höhe muß der Nerv freipräpariert und dadurch verlängert werden, um genügend Raum für das Implantat am Unterkieferrand zu finden. Das Mucoperiost wird bis an den Unterkieferrand abgelöst. Die Schraubenlagerbildung stößt im Kieferwinkelbereich gelegentlich auf Schwierigkeiten: Achsengerechtes Bohren ist hier nur durch eine zusätzliche extraorale Stichincision möglich, durch die die Instrumente geführt werden. Um Zahnwurzeln und das Gefäßnervenbündel im Canalis mandibularis nicht zu gefährden, muß das Schraubenlager in die vestibuläre und linguale Corticalis zwischen Unterkieferrand und Nervkanal gelegt werden.

Gibt man der Zugschraubenosteosynthese bei Querfrakturen im Kieferwinkelbereich den Vorzug, dann erfolgt die Gleitlochbildung im distalen Fragment von einer extraoral gelegten Stichincision unter intraoraler Sicht und nach Reposition der Fraktur die Schraublochbildung im proximalen Fragment in einer Richtung von latero-caudal

---

[1] AO — Schweizerische Arbeitsgemeinschaft für Osteosynthesefragen.

nach cranio-medial. Damit läßt sich die Verletzung des N. alveolaris inferior sicher vermeiden. Erfahrungsgemäß lassen sich alle Frakturen vom Kieferwinkel bis zum Foramen mentale von einem kombinierten extra- und intraoralen Zugang versorgen. Das Implantatlager für weiter anterior gelegene Frakturen läßt sich problemlos von einem ausschließlich intraoralen Zugang her schaffen.

Die operative Behandlung von Kieferfrakturen wird manchmal erschwert, weil durch Lagerungsprobleme und technische Unzulänglichkeiten häufig nur mangelhafte Röntgenbilder vorliegen. Solche Röntgenbilder und das klinische Bild lassen den genauen Frakturverlauf nur vermuten. Trotzdem dürfen − wegen der vorgegebenen engen räumlichen Verhältnisse, die für eine Frakturverschraubung zur Verfügung stehen und wegen der besonderen Lochanordnung der Osteosyntheseplatten zu dem Unterkiefer − keine Fehlbohrungen erfolgen, weil damit das Prinzip der Druckosteosynthese über den gesamten Frakturquerschnitt infragegestellt würde.

In seltenen Fällen, in denen durch ein zu hohes Eindrehmoment Gewindegänge in einem Schraubenlager ausreißen − das geschieht meistens im Kieferwinkelbereich, da zwischen den beiden Corticalislamellen kein spongiöser Knochen liegt − müssen Schrauben mit einem größeren Gewindedurchmesser bei gleichem Kugelkopf verwendet werden. Diese Emergency-Schrauben werden ohne erneutes Gewindeschneiden in das Schraubenlager hineingedreht und garantieren auch dann noch eine dauerhafte Stabilität von 4-Loch-Plattensystemen.

Die Implantatlagerbildung für periorbital gelegene Frakturen erfolgt von einer Schnittführung in der Augenbraue und/oder infraorbital. Für eine Osteosynthese mit 1,5 bis 2,0 mm Corticalisschrauben weist der gesamte Orbitaring ausreichend tragfähigen Knochen auf. Wegen der günstigen statischen Verhältnisse können die Schrauben und Osteosyntheseplatten entsprechend klein dimensioniert sein. Um die Denudierung der Periorbita zu umgehen und um andererseits den Orbitainhalt nicht zu gefährden, wird die Bohrtiefe auf 6 mm begrenzt.

Problematisch gestaltet sich die Versorgung von Frakturen in der Le Fort I-Etage. Wenn es sich nicht um extraoral primär offene Frakturen handelt, wird der Zugang von intraoral von einem vestibulär gelegenen Schnitt gewählt. Extrem dünne Knochenstrukturen können den Operateur vor diffizile Aufgaben stellen. Bei Trümmerfrakturen ist es besonders wichtig, daß lose flottierende oder noch an Weichteilen gestielte Fragmente zunächst durch eine Schraube mit dem Implantatlager verbunden werden, um an die noch feste Umgebung in anatomische Position herangeführt und verschraubt zu werden. Eine besondere Lagerbildung durch Denudierung des Knochens ist hier nicht erwünscht, um die Einheilungschancen der ohnehin nur mäßig ernährten Knochenlamellen nicht zu verschlechtern.

Wundheilungsstörungen sind nur in seltenen Fällen zu beobachten. Die Weichteile im Gesichtsbereich sind besonders gut ernährt und die Wundheilung scheint offenbar wegen der Dichte des Capillarnetzes ohne Störung abzulaufen. Gelegentlich können intraorale Nahtdehiszenzen auftreten, denen keine weitere Bedeutung beizumessen ist. Selbst wenn die Osteosyntheseplatte und der darunterliegende Knochen freiliegen, kann durch lokale Behandlungsmaßnahmen − vorausgesetzt, daß die Osteosynthese stabil ist − die sekundäre Granulation abgewartet werden.

Zusammenfassung

Bei der Bildung einer Implantatlagers für eine Osteosynthese im Gesichtsbereich ist es ganz besonders wichtig, stabile Schraubenlager zu schaffen, eine Forderung, die für 4-Loch-Platten, wie sie im Gesichtsbereich meistens Verwendung finden, Beachtung verdient, um eine dauerhafte Stabilität zu gewährleisten. Damit kann der Gefahr einer Bruchspaltinfektion, die bei der Behandlung von Gesichtsfrakturen durch Kontamination mit Keimen aus der Mundhöhle oder Nasenhöhle bzw. deren Nebenhöhlen besonders groß ist, am besten begegnet werden.

Wange und Kinn als Implantatlager

A. Krüger und C. Walter

Indikationen zur Profilplastik stellen Oberkieferdefekte, Defekte der fascialen Kieferhöhlenwand, des Jochbeins und des Orbitabodens als auch die Verlängerung der zu kurzen, hochgezogenen Oberlippe sowie Unterkieferdefekte dar (Abb. 1–3). Schon vom Ort des Implantatlagers her unterscheidet sich die Implantation von Allo-Plastischen Materialien von der Transplantation. Pallacos, Silikon-Block, die Rish-Kinnprothese als auch Proplast werden supraperiostal implantiert.

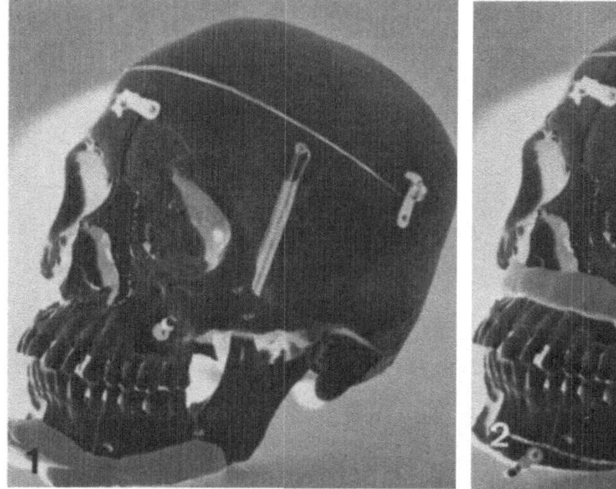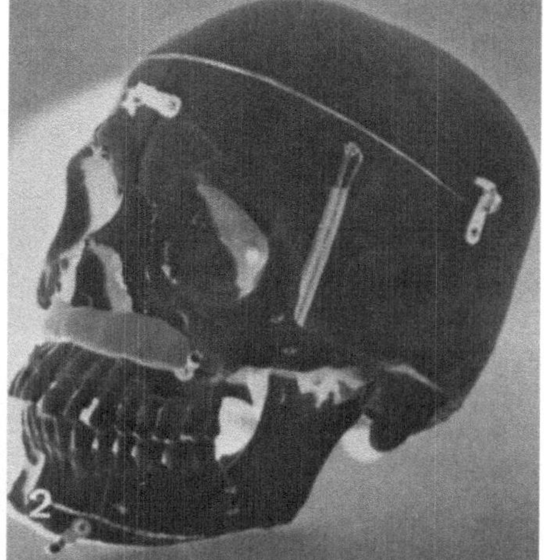

Abb. 1 und 2. Unterkiefer- und Oberkieferauflagerungen am Schädel

Von einem vestibulären Schleimhautschnitt im Bereich der Umschlagsfalte aus bereiten wir das Implantatlager vor. Art und Größe des zu implantierenden Stoffes richtet sich nach dem auszugleichenden Defekt. Der Werkstoff sollte möglichst an die angetroffenen Eigentümlichkeiten des Oberkiefers angepaßt werden, um eine stabile Auflagerung zu ermöglichen. Vom Vestibulumschleimhautschnitt aus, läßt sich der Wangenbereich bis hinauf zur Schläfe untertunneln (Abb. 4 und 5). Die dicke Weichteildeckung als Implantatlager, kommt dem Erfolg der Implantation außerordentlich zugute. Hier sehen wir selten Komplikationen nach Implantationen (Abb. 6–8).

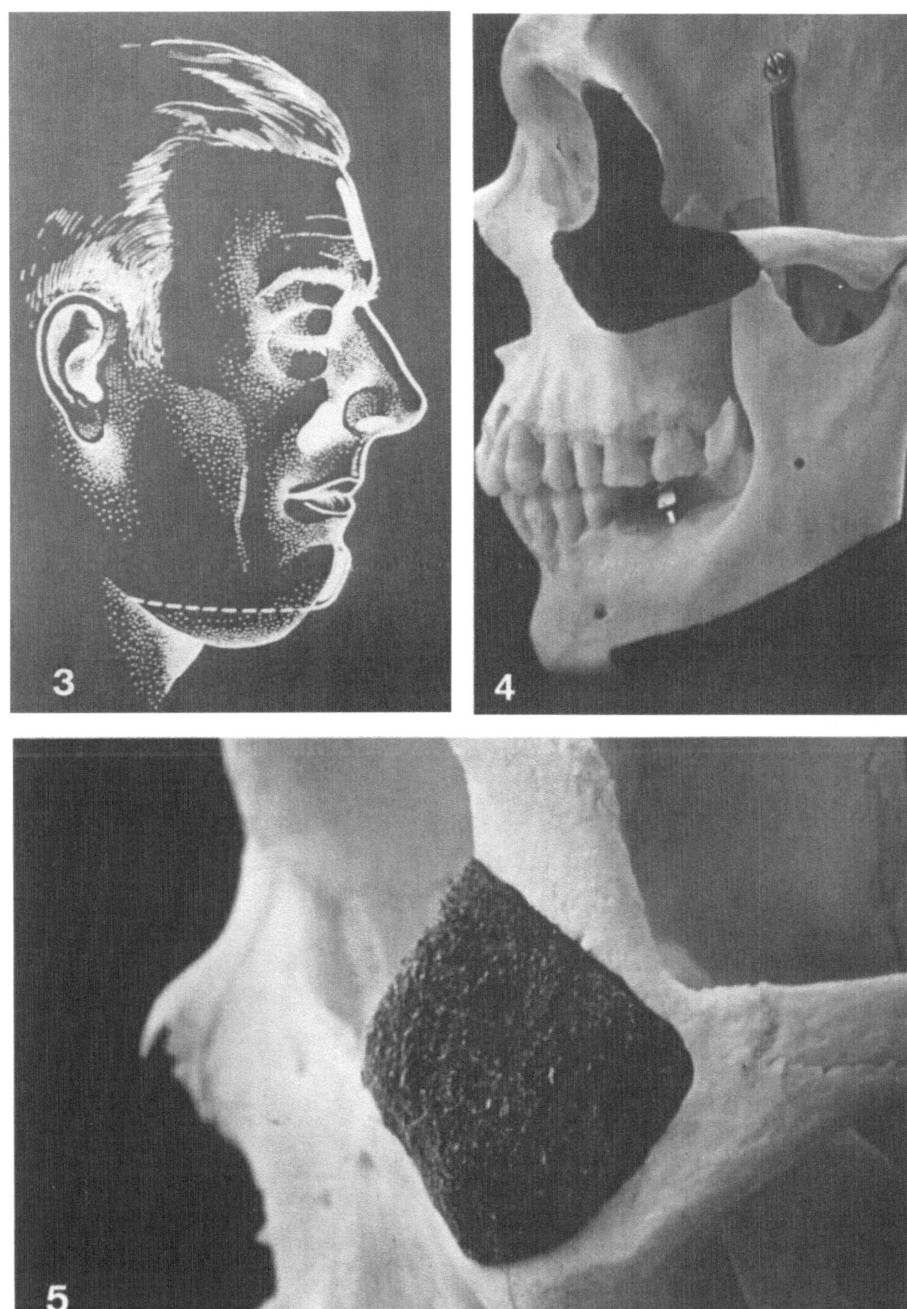

Abb. 3. Profilkorrektur (techn. Zeichnung)
Abb. 4 und 5. Proplast zum Jochbeinaufbau und Unterkieferauflagerung am Modell

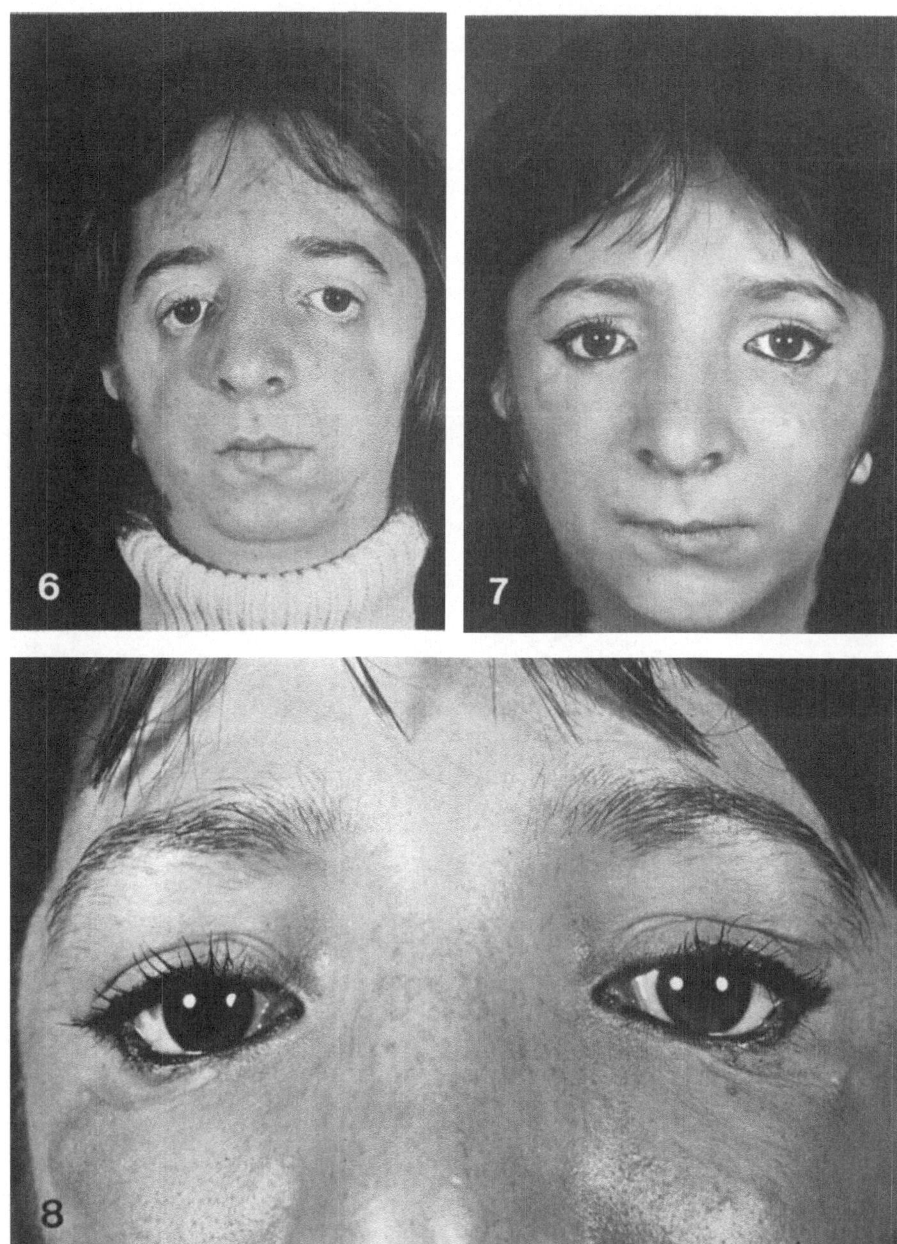

Abb. 6. Jochbeinaufbau praeoperativ
Abb. 7 und 8. Jochbeinaufbau postoperativ

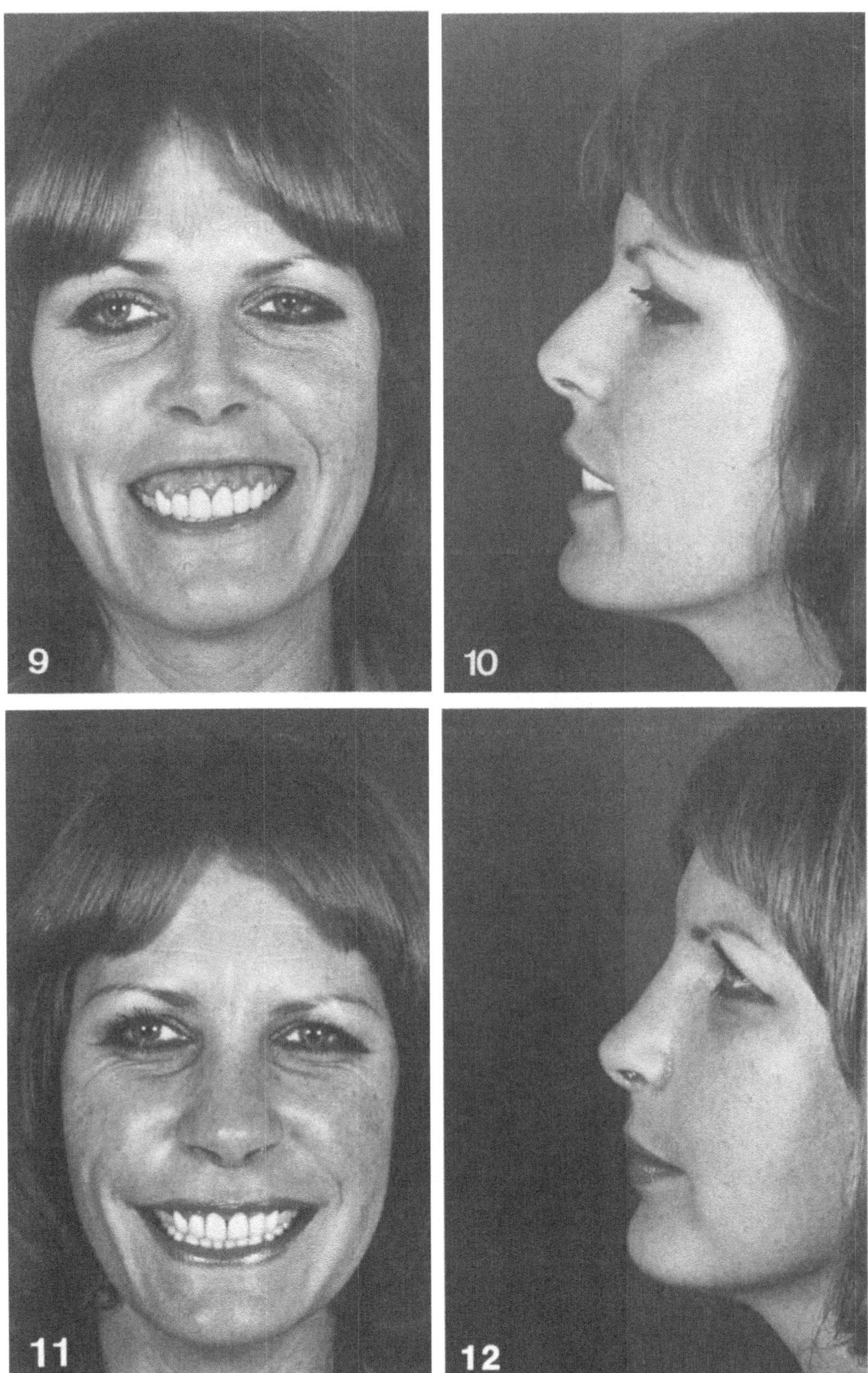

Abb. 9 und 10. Hochgezogene Oberlippe
Abb. 11 und 12. Oberkiefer-Auflagerung, präoperatives Bild

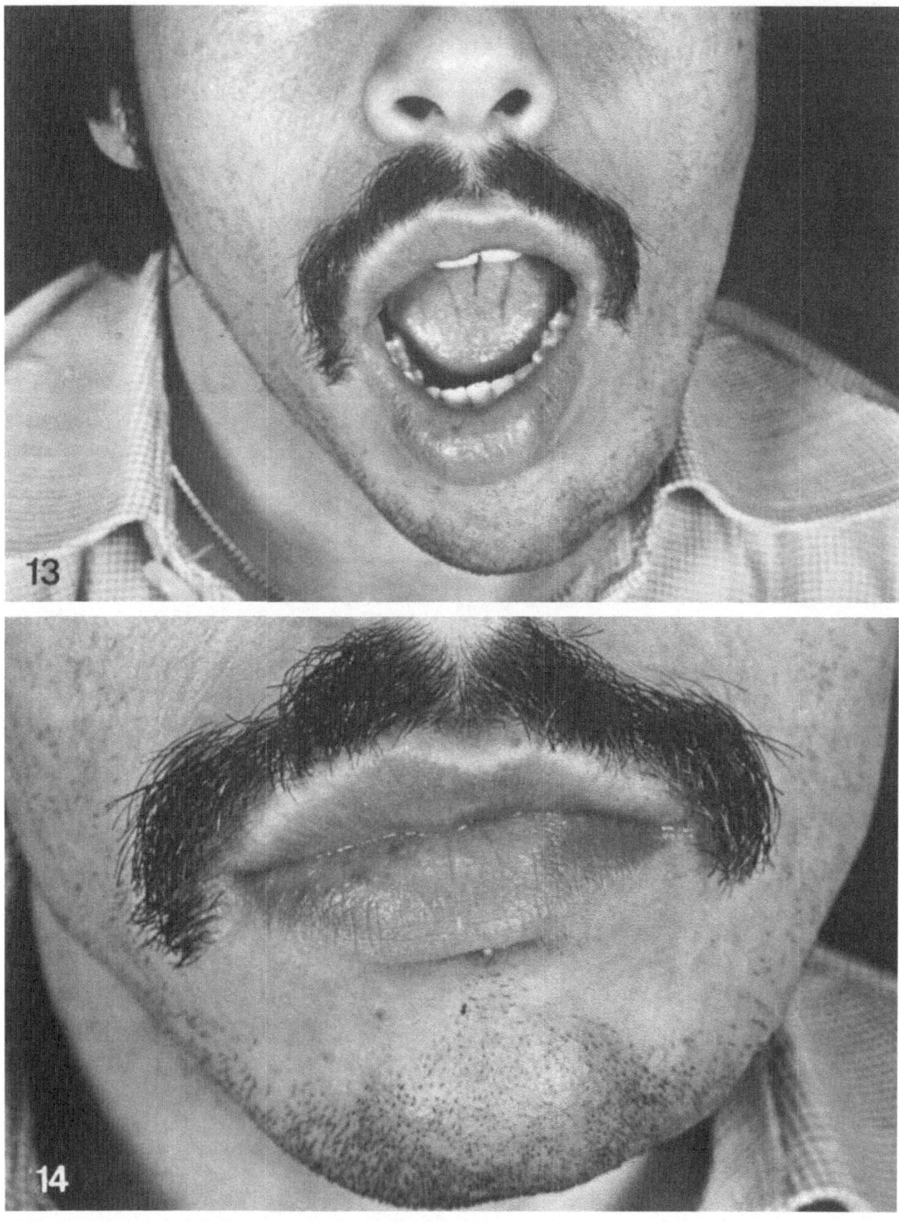

Abb. 13 und 14. Unterkiefer- und Kinnaufbau

Zu den einzelnen Materialien

Pallakos

Wegen des hier nur selten offenliegenden Knochendefektes und der deshalb schwierigen Handhabung des Materials, führen wir diese nur selten aus (und können keine sicheren Rückschlüße ziehen).

Silikon-Block

Nach der Implantation von Silikon-Block-Teilen traten sehr selten Komplikationen
auf, die zur Entfernung des Materials zwangen. Ebenso beobachteten wir nie eine ab-
norm zu nennende Kapselbildung.

Proplast

Aufgrund der schlechten Ergebnisse mit dem in klinischer Testung befindlichen Proplast (Politetrafluoräthylen und Graphit), die ich vor 1 Jahr in Murnau mitgeteilt habe,
waren wir in der Lage, von 34 Implantaten 23 nach Entfernung nachzuuntersuchen.

Histologie: „Granulationsgewebe unspezifischer Art, Fremdkörperriesenzellen mit
stark histeocytärer Reaktion bis zu einer Tiefe von ca. 1 mm".

Alle von uns seit über 1 Jahr durchgeführten Implantationen von Proplast nach mitgeteilten Kriterien sind bis heute stabil. Aus diesem Grunde kann ich Untersuchungen
über das Implantatlager nicht vorlegen!

Hier eine Patientin, bei der die Implantation im Oberkieferbereich durchgeführt
wurde mit dem Ziel, eine Oberlippenverlängerung zur Bedeckung der freiliegenden
Zähne zu erreichen (Abb. 9–12).

Die Kinnprothesenimplantation geschieht auf dem Wege des Submentalschnittes.
Hier ist ein 1–1½ cm großer Schnitt erforderlich, um das Implantatlager vorzuberei-
ten. Ein anderer Weg ist uns durch den Endolabialschnitt möglich. Beim Zugang durch
das Vestibulum oris können wir das knöcherne Transplantatlager z. B. durch Fräsen
vorbereiten und so zusätzlich die Kinnstruktur verändern. Die Nachteile bei diesem
Vorgehen sind in der häufigeren Infektion nach der Implantation zu sehen. Weiterhin
kann hier die eingebrachte Kinnprothese von Anfang an zu hoch sitzen oder postoperativ zu hoch rutschen. Wir wählen diesen Zugang nur in den Fällen, in denen eine aus-
führlichere zusätzliche Bearbeitung des Kinnes angezeigt ist oder der transcutane Zugangsweg abgelehnt wird. Zur Fixation des Implantates führen wir oft 2 transcutane
Nähte durch.

Die Implantate werden in kurzer Zeit fest, ebenso Silikon-Block-Teile oder Proplast-
Teile auf dem horizontalen Unterkieferast (Abb. 13–16).

Im Bereich des Unterkiefers wurden von uns Resorbtionserscheinungen an der
dicken Compacta nicht gesehen. Bisher gibt es keine Untersuchungen darüber, was an
den dünnen Knochen des Oberkiefers geschieht. Ist eine Wanderung oder Durchwande-
rung des Implantates möglich?

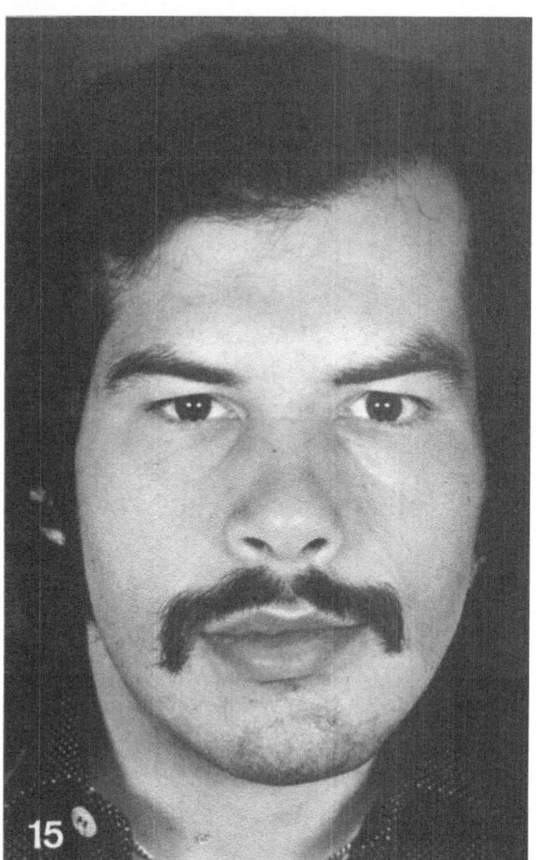

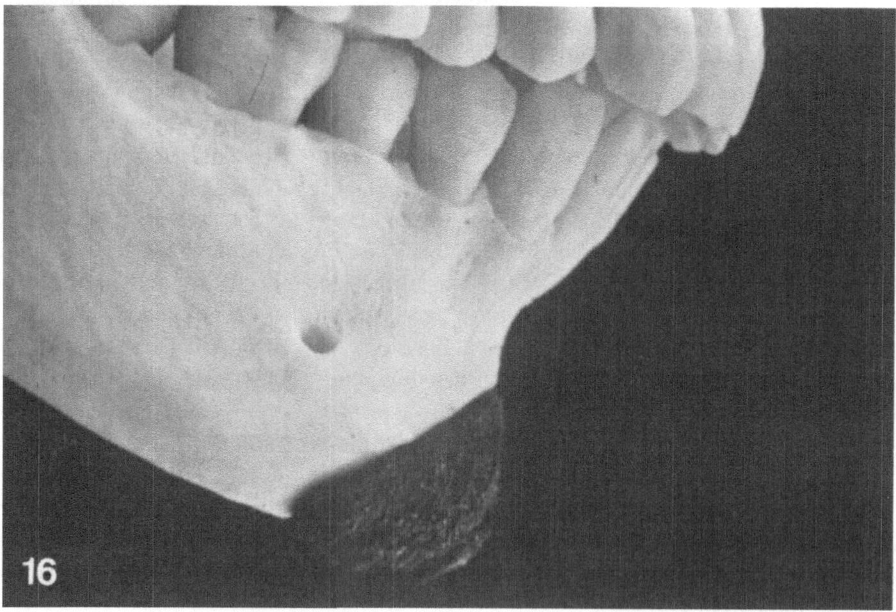

Abb. 15 und 16. Unterkiefer- und Kinnaufbau postoperativ und am Modell

Wir beabsichtigen, die Patienten 5 Jahre nach der Implantation zu kontrollieren und werden die Ergebnisse mitteilen. Abschließend möchte ich bemerken, daß eine abstufende Wertigkeit „Silikon" oder „Proplast" derzeit noch nicht getroffen werden kann.

Treten Komplikationen nach Implantationen auf, raten wir zur Durchführung der Transplantation von Knorpel und Knochen. Auf diese häufig und mit gutem Erfolg durchgeführte Methode zur Defektdeckung im Gesichtsschädelbereich wird in diesem Referat nicht eingegangen, obwohl diese Methode an erster Stelle der Möglichkeiten genannt werden muß.

Das Implantatlager bei der Osteosynthese
im Mittelgesicht nach Oberkiefervorverlagerung
bei Lippen-Kiefer-Gaumen-Spalte

W. Hörster

Nachdem die funktionsstabile Plattenosteosynthese am Unterkiefer im kieferchirurgischen Fachgebiet bei traumatologischen und kieferorthopädischen Operationen mittlerweile eine Routinemaßnahme darstellt, wurde in den letzten Jahren durch mehrere Veröffentlichungen darauf hingewiesen, daß auch im Mittelgesicht in gewissen Bereichen ein suffizientes Implantatlager für eine funktionsstabile Plattenosteosynthese bei Frakturen vorliegt.

Ewers und Schilli wiesen 1977 [2] daraufhin, daß die Knochenstrukturen im Mittelgesicht funktionsstabile Osteosynthesen nach Frakturen zulassen. Ewers und Niederdellmann untersuchten 1977 [1] die Möglichkeiten der Kompressionsosteosynthese bei extrem dünnen Knochenlamellen und konnten schon bei 2 mm dicken Knochenanteilen ein genügend stabiles Implantatlager zur Erzielung einer Knochenkompression nachweisen.

Da bei mehrfach voroperierten Lippen-Kiefer-Gaumen-Spalten mit dem typischen Bild der Pseudoprogenie und positiven Lippentreppe nahezu immer eine Oberkieferunterentwicklung vorliegt, erscheint es uns in dem überwiedenden Teil der Fälle sinnvoll, den unterentwickelten Gesichtsabschnitt zur Herstellung weitgehend normaler Occlusions- und Profilverhältnisse operativ zu korrigieren.

Im Unterschied zur Frakturversorgung führt die Systematik der Oberkiefervorverlagerung und Lateralbewegung der Fragmente iatrogen zu einer zum Teil erheblichen Verschiebung der 2–4 mm dicken Knochenlamellen, wodurch Knochendehiszenzen bis zu 10 mm zu überbrücken sind.

Während im Bereich der facialen Kieferhöhlenwand das Lagergewebe in Form einer häufig pergamentdünnen Knochenlamelle eine funktionsstabile Osteosynthese nicht zuläßt, findet sich im Bereich des Knochenpfeilers der Apertura piriformis sowie der Linea cygomatico alveolaris ein suffizientes Implantatlager zur Durchführung einer funktionsstabilen Plattenosteosynthese.

Entscheidend für die sichere Durchführung einer funktionsstabilen Osteosynthese ist neben einer sicheren knöchernen Verankerung der Schrauben die Knochenschnittführung, die wir nach Obwegeser [4] 5 mm unterhalb des Foramen infraorbitale durchführen und des weiteren die regelrechte Positionierung der Osteosyntheseplatten. Nach der Knochenschnittführung und Einstellung der Occlusionsverhältnisse entsprechend der Modelloperation erfolgt zunächst das Anbringen der Osteosyntheseplatte im Bereich der Linea cygomatico alveolaris, da hier in den meisten Fällen — wenn auch dünne — Knochenadaptationsflächen noch vorliegen.

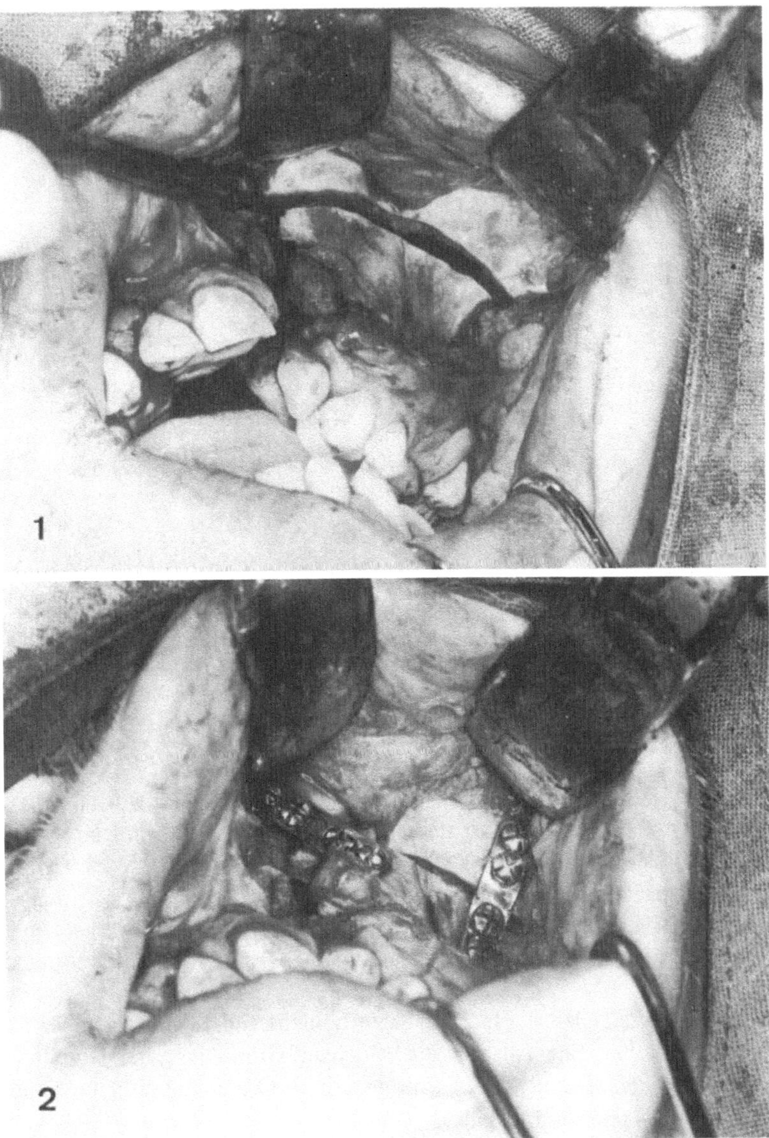

Abb. 1. Knochenstrukturen im Bereich des Oberkiefers links nach Oberkieferosteotomie in typischer Weise 5 mm unterhalb des Foramen infraorbitale
Abb. 2. Osteosyntheseplatten im Bereich der Linea cygomatico alveolaris und der Apertura piriformis in situ

An der Apertura piriformis kann die häufig bis zu 10 mm bestehende Knochendehiszenz durch eine nach eigenen Angaben angefertigte Osteosyntheseplatte funktionsstabil überbrückt werden (Abb. 1 und 2).

Der in dieser Region bis zu 4 mm dicke Knochen stellt zur funktionsstabilen Fixation des Oberkiefers ein ausreichendes Implantatlager dar.

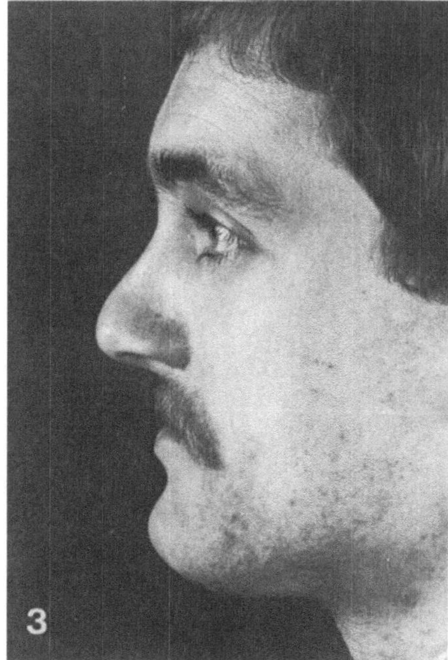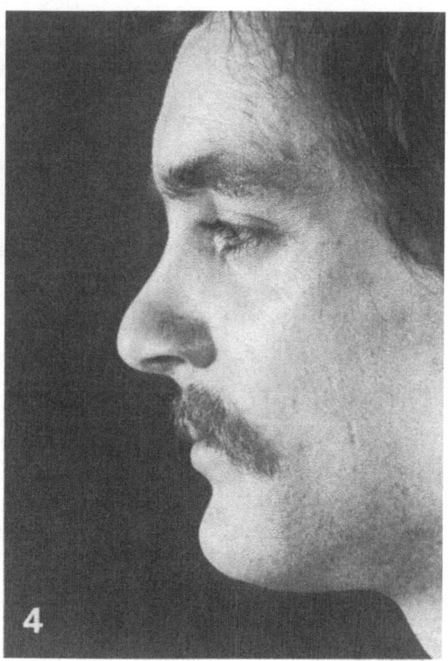

Abb. 3. Profilbild bei beiderseitiger Lippen-Kiefer-Gaumen-Spalte praeoperativ
Abb. 4. Profilbild desselben Patienten vier Wochen postoperativ

In typischer Weise werden die Knochendehiscenzen durch Spongiosakeile vom Bek-kenkamm überbrückt, ebenso werden zur schnelleren knöchernen Überbrückung zwischen Tuber und Processus pterygoideus sowie im Alveolarfortsatzbereich der wiedereröffneten Spalte Compacta-Spongiosa-Stücke eingebracht.

In allen Fällen von Lefort I-Osteotomien wird die Kieferhöhle breit geöffnet, wobei eine kieferhöhlenseitige Schleimhautabdeckung der Osteosyntheseplatten nicht möglich ist.

Ebenso liegen in weiten Teilen der facialen Kieferhöhlenwand die Spongiosa-Transplantate frei zur Kieferhöhle, eine Tatsache die jedoch auf Grund der guten Durchblutung des Lagergewebes keinerlei negativen Einfluß auf Funktionsstabilität und knöcherne Durchbauung der Transplantate hat.

Durch die Tatsache, daß die knöchernen Strukturen im Mittelgesicht als suffizientes Implantatlager zur Durchführung einer Osteosynthese bei kieferorthopädischen Operationen erkannt wurde, kann auf eine dentale Schienung sowie auf eine intermaxilläre Verschnürung verzichtet werden, welche erhebliche psychologische Probleme für die Patienten mit sich bringt und des weiteren bezüglich der Mundhygiene erhebliche Probleme aufwirft, wenn auch durch konsequente Anwendung von speziellen Mundspülmitteln eine erhebliche Verbesserung der Mundhygiene erreicht werden kann [3].

Die abschließende prothetische Versorgung kann zwei bis drei Wochen nach der Operation erfolgen, wodurch eine Wiedergliederung in den Arbeitsprozeß ca. vier Wochen post operationem gegeben ist (Abb. 3–6).

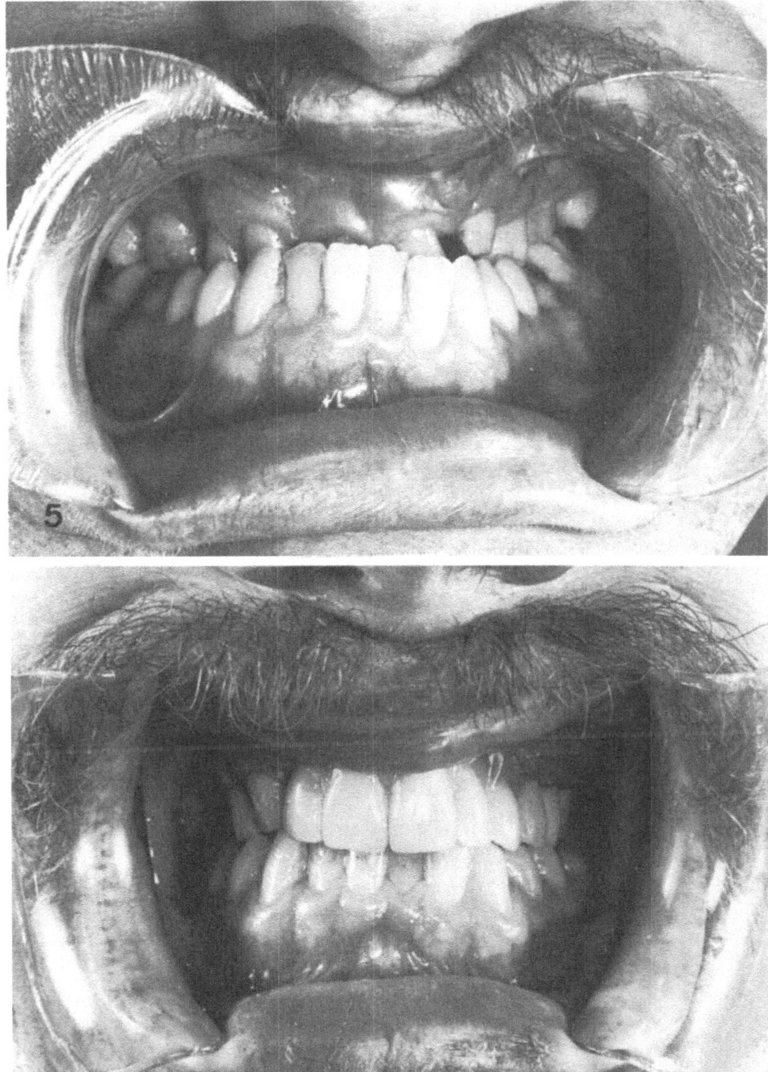

Abb. 5 Occlusionssituation praeoperativ: Oberkieferkompression, circulärer Kreuzbiß und tiefer Biß
Abb. 6. Occlusionssituation vier Wochen postoperationem: weitgehende Regelocclusion, sicherer frontaler Überbiß, Behebung des tiefen Bisses

Zusammenfassung

Auf Grund der Erfahrung mit 34 operierten Fällen kann gesagt werden, daß auch nach Oberkiefervorverlagerung und iatrogener Schaffung breiter Knochenstufen das Implantatlager im Mittelgesicht eine funktionsstabile Osteosynthese zuläßt. Trotz partiell fehlender Schleimhautabdeckung von Osteosyntheseplatten und transplantiertem Knochen im Bereich der Kieferhöhle ist die funktionsstabile Osteosynthese in diesem Bereich ohne Gefahr der Infektion möglich.

Nach unserer Erfahrung stellt dieses Verfahren einen wesentlichen Fortschritt in der sekundären Spaltchirurgie dar, da für Patient und Behandler die bekannte Problematik der intermaxillären Immobilisation und der dentalen Schienung entfällt, die prothetische Versorgung ca. drei Wochen post operationem erfolgen kann und eine Wiedereingliederung in den Arbeitsprozeß ca. vier Wochen nach dem Eingriff möglich ist.

Literatur

1. Ewers R, Niederdellmann H (1977) Spannungsoptische Untersuchung bei der Verschraubung von Osteosyntheseplatten. Dtsch Zahnärztl Z 4:349–352
2. Ewers R, Schilli W (1977) Die Knochenstrukturen der Maxilla und ihre Bedeutung für die Methoden der Osteosynthese. Dtsch Z Mund- Kiefer- Gesichts-Chirurgie 3:148–150
3. Hörster W, Korf M (1976) Untersuchungen zu Mundhygiene und Parodontalprophylaxe bei Kieferbruchpatienten. Dtsch Zahnärztl Z 3:241–243
4. Obwegeser HL (1969) Surgical correction of small or retrodisplaced maxillae. Plast Reconst Surg 43:351

Plastische Operationen zur Vorbereitung instabiler Narbenbezirke für Reosteosynthesen

H. Zühlke, I. Nierlich und R. Rahmanzadeh

Trotz der häufig guten funktionellen Resultate ist der Heilungsverlauf nach Osteosynthese offener Unterschenkelfrakturen keineswegs unkompliziert.

In der Literatur werden 10–20% Reosteosynthesen nach offenen Unterschenkelfrakturen angegeben. Eingriffe zur Heilung der chronischen Osteomyelitis und Pseudarthrosen scheitern gelegentlich daran, daß erneut durchgeführte Operationen stets Narbengewebe miteinbeziehen, welches schwer zu mobilisieren ist und verzögert Kontakt mit dem angefrischten Knochen findet. Die Anatomie im Bereich der medialen Tibiakante ist hier besonders problematisch, da sich der Knochen in exzentrischer Lage befindet, die Haut darüber schwer verschieblich ist und ein geringes subkutanes Polster aufweist.

Die Reosteosynthese ist damit von den Knochenverhältnissen und der Weichteilsituation in gleichen Teilen abhängig. Die Entstehung großer Narbenplatten nach Traumen an der prätibialen Unterschenkelfläche ist keine Seltenheit und stellt den Operateur bei einer Reosteosynthese vor bedeutende Weichteilprobleme.

Der Vergleich zwischen gesundem prätibialem Gewebe und der Narbenplatte zeigt histologisch die Aufhebung der anatomischen Strukturen, d.h. über dem Knochen ist lediglich eine Narbenplatte anzutreffen, die zur Deckung des Implantates nicht mehr in Frage kommt. Die Defektheilung geht mit einem Struktur- und Funktionsverlust einher, der sich vor allem in Elastizitätsverlust manifestiert.

Die Narbe selbst ist gefäßarm; elastische Fasern sind durch Kollagen-Fasern ersetzt, die ungeordnet liegen und durch Wasserentzug und Epimerisierung zur Schrumpfung und damit zum Verlust der Dehnbarkeit führen.

Das Vorgehen bei Reosteosynthesen, bei denen ein großer prätibialer Narbenbezirk vorliegt, umfaßt vier Schritte:

1. Überführung der Narbenbezirke in einen belastbaren Zustand.
2. Die Osteotomie zur Korrektur einer Fehlstellung.
3. Die Osteosynthese und wenn nötig, die Spongiosaplastik.
4. Nach Durchbauung die Metallentfernung.

Beim frischen Trauma mit schwer beurteilbaren Durchblutungsverhältnissen verbietet sich der Einsatz von ausgedehnten Lappenplastiken, während man dagegen bei Reosteosynthesen komplizierte Hautverschiebungen gefahrlos vornehmen kann.

Zur Wiederherstellung einer belastungsfähigen Weichteildecke unter aseptischen Bedingungen stehen uns folgende operative Möglichkeiten zur Verfügung:

1. Der Rotationslappen.
2. Der Mufflappen.

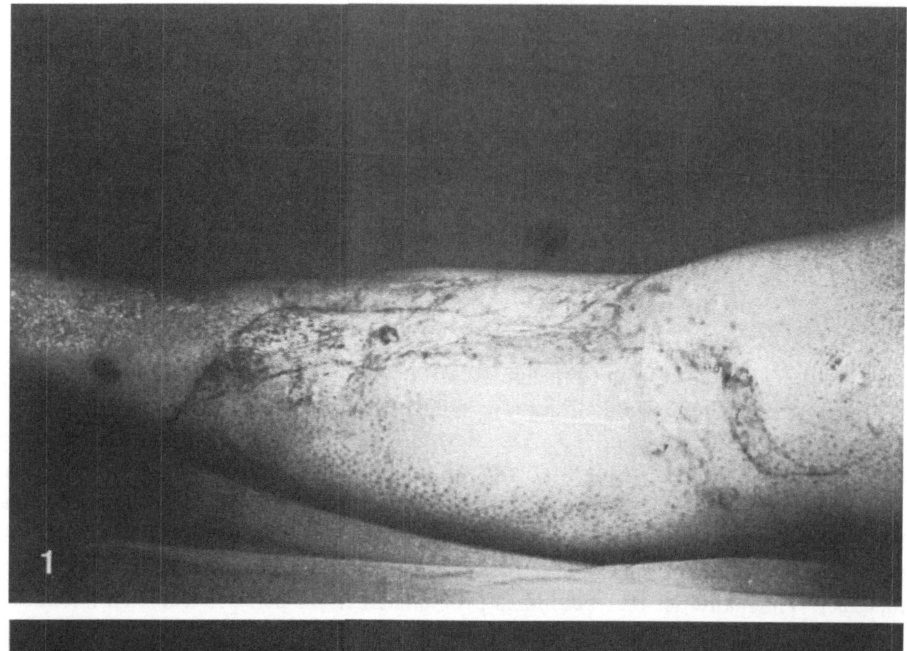

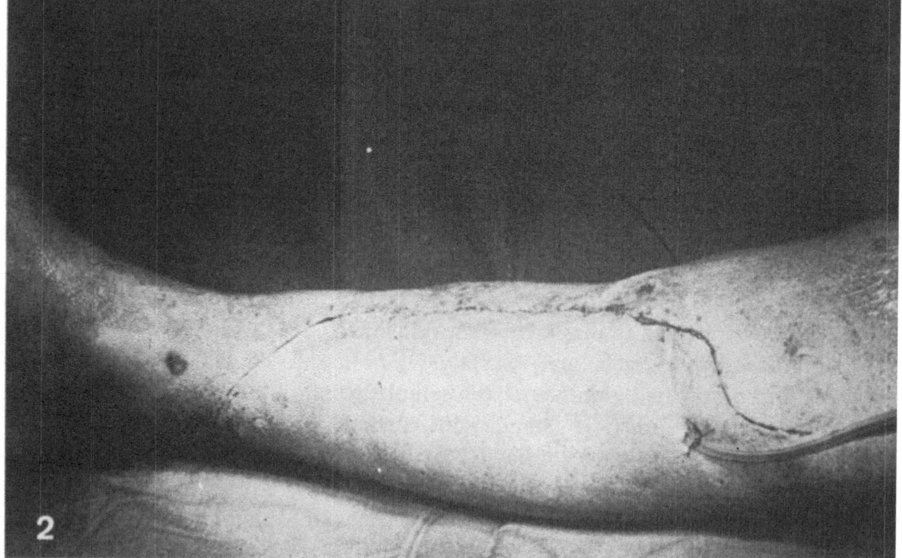

Abb. 1. Weichteilsituation bei Defektpseudarthrose vor Verlängerungsosteotomie
Abb. 2. Herstellung einer belastbaren und dehnbaren prätibialen Weichteildecke

3. Der Brückenlappen bei wundfern angelegtem Entlastungsschnitt.

4. Muskelverpflanzungen mit dazugehörigen Hautarealen, wie die des medialen Gastrocnemius.

5. Übertragung eines Hautlappens vom anderen Bein mit späterer Stieldurchtrennung.

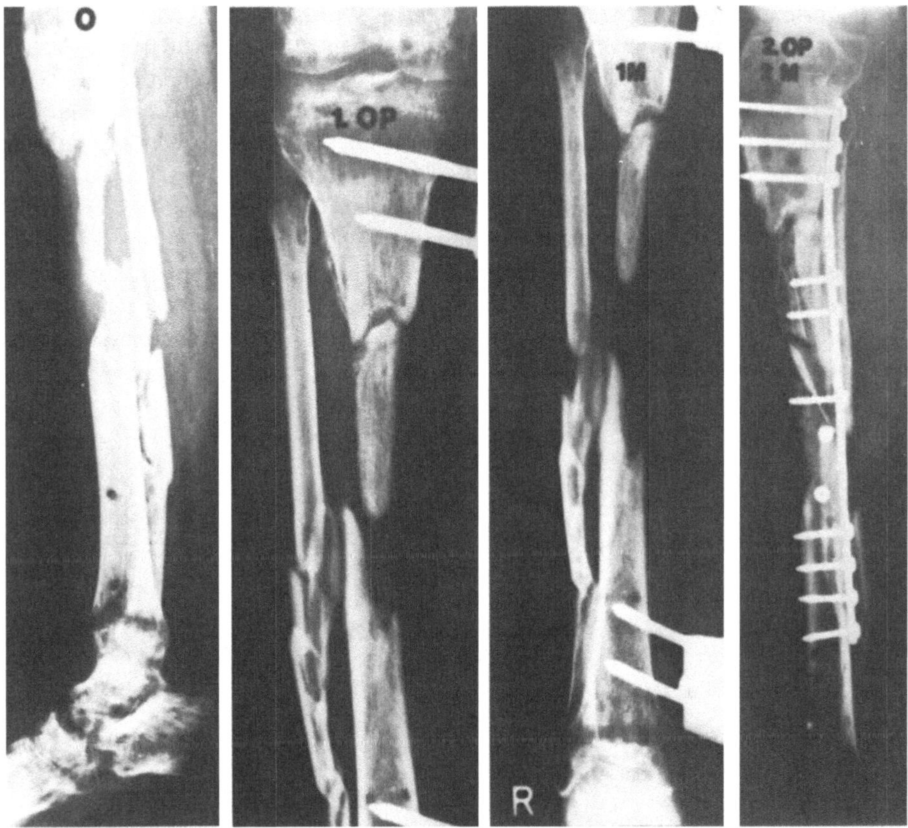

Abb. 3. RöntgenologischerVerlauf präoperativ, nach Verlängerung und funktionsgerechte Wiederherstellung durch eine AO-Platte mit Spongiosaplastik

6. Fernlappenplastik.

7. Freie Lappen mit mikrochirurgischem Anschluß an die Tibialis anterior-Gefäße.

Über dem mittleren und unteren Tibiadrittel halten wir die Brückenlappenplastik bei längsverlaufenden Narbenbezirken für eine gute Methode, wenn zwei wichtige Kriterien beachtet werden:

1. Die Durchblutung des Lappens muß gesichert sein.

Am Unterschenkel sind die Arterien, die das darüberliegende Hautareal versorgen, im allgemeinen kurz, entstammen den tiefen Muskelgefäßen und durchziehen die Fascie im steilen Winkel.

2. Der 2fach gestielte Brückenlappen darf damit niemals zu schmal geschnitten werden.

Die Verhältniszahl von Länge und Breite, wie 3:1, darf niemals zugunsten der Länge verändert werden.

Die Wiederherstellung belastungsfähiger Weichteile umfaßt folgende Schritte: Umschneidung und Excision des Narbenbezirkes, Mobilisation und Verschluß der gut gepolsterten Hautdecke. Abbildungen 1–3 zeigen einen Patienten, der nach diesen Prinzipien versorgt wurde. Es handelt sich um einen 39jährigen Mann, Zustand nach 3-gradig offener Unterschenkelfraktur im Ausland mit einer Defektpseudarthrose bei abgeheiltem Infekt mit Verkürzung des Beines um 10 cm. Nach Excision der ausgedehnten, auf der Unterlage fest haftenden Narbenplatte, Mobilisation und spannungsfreier Verschluß jetzt belastungsfähiger Haut. Anlage eines Wagnerapparates zur äußeren Stabilisierung und Verlängerung. Nach 8 Wochen kontinuierlicher Distraktion Implantation von Spongiosa und Stabilisierung mit einer AO-Platte. Damit wird eine funktionsgerechte Wiederherstellung der Extremität erreicht.

Eine definitive Heilung, wie sie in diesem Fall demonstriert wurde, ist nur dann zu erreichen, wenn nach einer stabilen Osteosynthese bei einer gesunden gepolsterten und belastungsfähigen Hautdecke die Wunde primär verheilt und dadurch eine Infektion des Knochens verhindert wird.

Beeinflussung des Implantatlagers beim künstlichen Hüft- und Kniegelenkersatz unter Anwendung von elektrischem Strom

R. Heimel, L. Zichner und K. Müller

Verfolgt man die Entwicklung der letzten 15 Jahre in der Alloarthroplastik [1, 2], so werden folgende Grundforderungen an ein Implantat offenbar:

a) die physiologische Formgebung und die biomechanisch sinnvolle Konstruktion,

b) eine möglichst zementfreie, dauerhafte knöcherne Inkorporation des Kunstgelenkcs [3].

Die Lösungsversuche dieser beiden Probleme führten zwangsläufig zu einer dritten Voraussetzung, nämlich:

c) geeignete Implantatwerkstoffe [4].

Das Schlüsselproblem, das allen 3 Grundforderungen zugrunde liegt, ist die Implantatlockerung [5]. Diese findet statt in der Grenzzone zwischen Implantat und Knochen bzw. zwischen Implantat, Zement und Knochen und stellt die biologische Reaktion auf Metallose, mögliche Infekte, Zementzerrüttung sowie unphysiologische Kraftüberleitungen dar. Diese Lockerungsgefahren auszuschalten ist das Ziel unserer Arbeiten.

Methodik und Ergebnisse

Unsere Grundüberlegung war es, eine zementfreie Prothese mit belastungsstabiler Primärfixation zu schaffen, wobei auf besondere Akribie bei der Präparation des Implantatlagers verzichtet werden kann.

Hüftprothesen im Tierexperiment

Das verwendete Material für die Schaft-Halskomponente war CFK, ein Werkstoff aus der Reihe der Kohlefaser-Verbundkörper mit einem E-Modul von 8×10^4 N/mm^2. Für die Hüftköpfe der Größen 18, 20, 22 und 24 mm ϕ wurde Keramik verwendet. Die Pfanne bestand aus Polyäthylen und wurde einzementiert. Die Festigkeitsprüfungen einer solchen Prothese ergaben auf Druck 400 N/mm^2 und auf Biegung 385–450 N/mm^2.

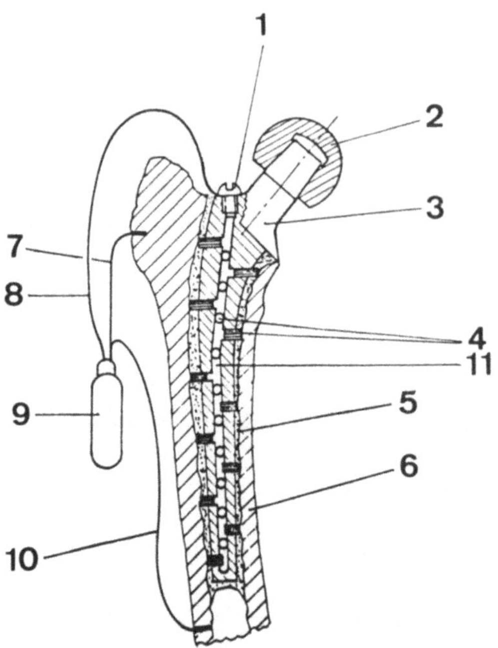

Abb. 1. Schematisierte implantierte CFK-Hüftprothese mit Elektrostimulation. 1 = Kontaktschraube für die Kathode (8) und Verschluß des Zentralkanales (11), 2 = Keramikkopf, 3 = konischer Prothesenhals, 4 = Spannstiftsystem, 5 = Markraum ausgefüllt mit Elektrocallus, 6 = Corticalis, 7 und 10 = Anoden, 9 = Batterie

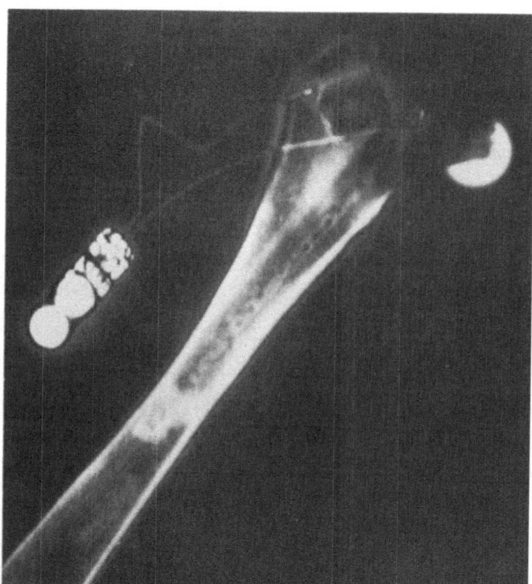

Abb. 2. Exartikulierter Femurschaft eines Hundes mit implantierter CFK-Prothese 4 Wochen postop. Man erkennt die deutliche Ummantelung der Prothese mit Elektrocallus

Die stabile Primärfixation erreichten wir durch ein sog. Spannstiftsystem: Knochenzement in flüssiger Phase wird unter einem Druck von ca. 4 bar in den Zentralkanal der Prothese injiziert. Dadurch werden radiale CFK-Stiftchen durch entsprechende Bohrungen aus der Prothese heraus gegen die Corticalis gedrückt und gewährleisten nach Aushärten des Zementes eine stabile Fixation (Abb. 1).

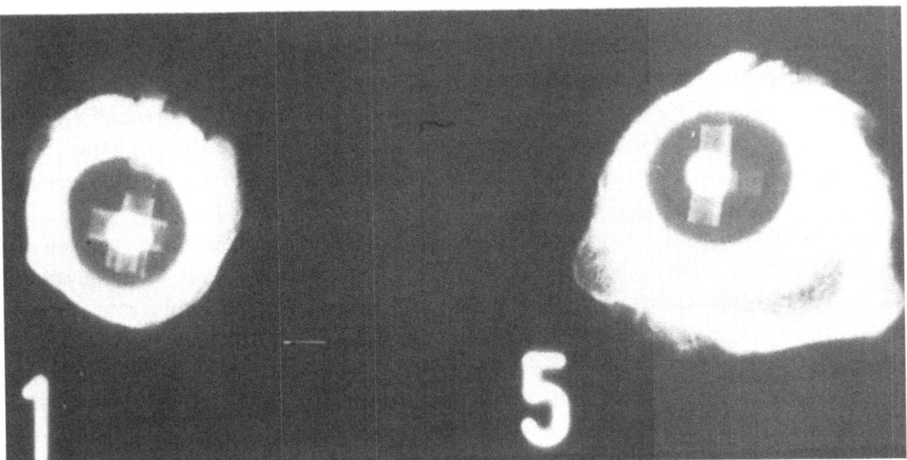

Abb. 3. Querschnitte durch den Femurschaft eines Hundes 4 Monate nach CFK-Prothesenimplantation. 1: in Höhe des unteren Prothesenviertels. 5: in Höhe der Trochanterregion. Man beachte die fast völlige Ausfüllung des Markraumes mit elektroinduziertem Knochen. In der Mitte des Implantates der zementgefüllte Zentralkanal mit den radiären Spannstiften

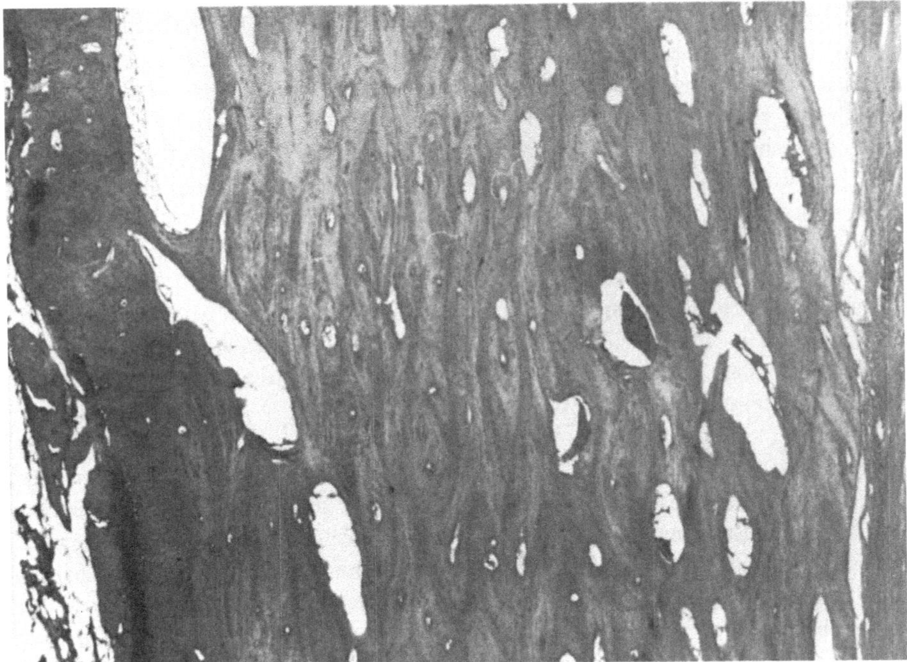

Abb. 4. Längsschnitt durch den Femurschaft (Cortex und Markraum) 4 Monate nach CFK-Protheseninplantation: gerichteter Lamellenknochen

Zur Schaffung eines dauerhaften knöchernen Prothesenlagers benutzten wir die Elektrostimulation nach Zichner [6], eigentlich konzipiert zur beschleunigten Ausheilung der athropischen Pseudarthrose: Die Batterie, die einen gepulsten positiven Strom von 800 mV und 25 uA in Form eines Rechtecksignals bei einer Frequenz von 10 Hz liefert, wurde in die Weichteile versenkt. Die Schaft-Halskomponente wurde als Kathode gepolt, während die Anode(n) von außen an die Corticalis plaziert wurde(n) (Abb. 1 und 2).

Nach dieser Methode wurden 25 Hunde operiert. Die Laufzeit betrug bei den stimulierten Hüften 2 Jahre, bei den Kontrolltieren bislang 1 Jahr. Alle Tiere belasteten voll vom 2. postoperativen Tag an. Wir hatten 9 Fehlschläge auf Grund von 3 Kopfluxationen, 2 Pfannenlockerungen, einem Implantatbruch im Halsbereich, sowie 3 Narkosezwischenfälle zu verzeichnen. Während die nicht stimulierten Kontrolltiere auf Grund der guten Primärfixation auch nach 4 Monaten ein gutes Gangbild zeigten, jedoch ohne röntgenologischen Einwachsnachweis, wiesen die stimulierten Tiere ab der 3. Woche zunehmend einen deutlichen Callusmantel um den Prothesenschaft auf. Dieser elektrisch stimulierte Knochenaufbau erreichte seine endgültige Stärke und das histologische Bild eines gerichteten Lamellenknochens in der 16. Woche (Abb. 3 und 4).

Humanhüften

Die Ergebnisse der Tierversuche mit der elektrostimulierten CFK-Hüfte haben uns ermutigt, diese Prothese auch beim Humanpatienten einzusetzen. Die humane CFK-Prothese wurde nach dem oben erwähnten Spannstiftsystem fixiert. Der Keramikkopf hat einen Durchmesser von 38 mm, wobei Klemmhalskoni in veriabler Länge zwischengeschaltet werden können. Die Polyäthylenpfanne wurde einzementiert.

Die Elektrostimulatoren waren dabei noch nicht in die Prothese integriert. Eine solche Konstruktion befindet sich zur Vermeidung einer Zweiteingriffes in Planung. Diese Humanprothese zeigte bei der Gestaltsfestigkeitsprüfung in physiologischer Lastrichtung eine Belastbarkeit von über 13 563 N (Abb. 5).

Zur Zeit läuft eine gemeinsame Studie der Traumatologischen Abteilung des Stadtkrankenhauses in Offenbach zusammen mit der Chirurgischen Abteilung am Knappschaftskrankenhaus in Dortmund. Wir überblicken in Dortmund derzeit die ersten 4 Patienten über einen Zeitraum von 18 und 21 Monaten.

Alle Patienten konnten nach Abschluß der Wundheilung am 14 postoperativen Tag voll belasten und waren nach 3 Wochen nahezu frei beweglich und beschwerdefrei. Lediglich bei einem Patienten kam es nach 6 Wochen zu einer flüchtigen Ischiadicusneuritis. Ein Zusammenhang mit der Stimulation erschien uns nicht wahrscheinlich. Die erste Knochenreaktion auf die Elektrostimulation trat in Form von Callusspindeln um die Elektroden am 30–34 postoperativen Tag auf.

Die beginnende Verknöcherung des Markraumes, bzw. die Ummantelung des Prothesenschaftes war nach 7 Wochen p. o. erstmalig zu verzeichnen. Nach 12 bis 16 Wochen ist eine weitgehende Einscheidung der Prothese eingetreten.

In der Bildung von Elektrocallus kommt es nun zu einer Stagnation von 3 bis 4 Monaten, um dann noch einmal zuzunehmen. Nach Ablauf von 7 bis 8 Monaten ist der Einbau der Prothese als abgeschlossen zu betrachten (Abb. 6).

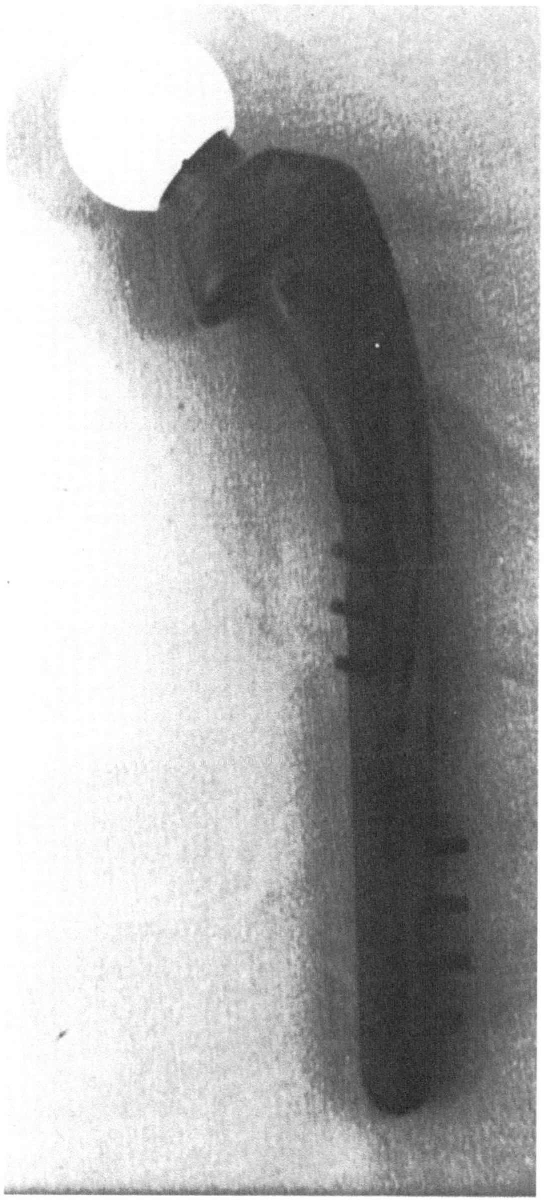

Abb. 5. Humane CFK-Prothese mit Keramikkopf (38 mm ϕ) und Spannstiftsystem (s. auch Abb. 1)

Noch 5 bis 6 Monate nach Entfernung der Stimulatoren ist kein Abbau des Elektroknochens zu erkennen (Abb. 7);

Knieprothesen im Tierexperiment

In einer Pilotstudie wurden bisher 15 Schafe operiert. Um auch hier die Elektrostimulation anwenden zu können mußten die Stimulatoreinheiten aus Weichteilgründen

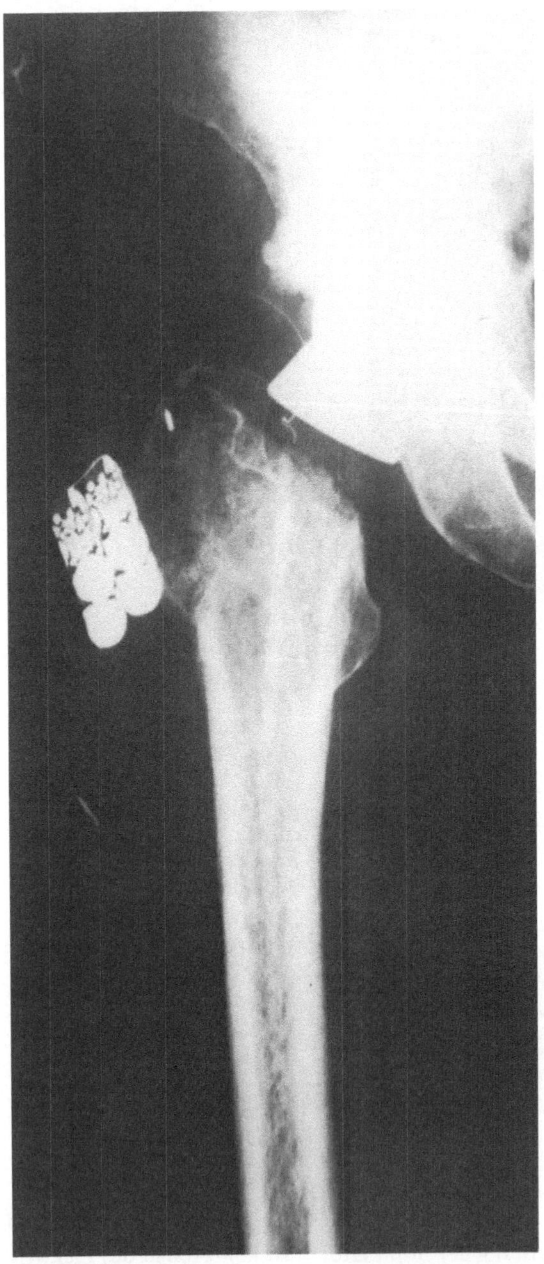

Abb. 6. J. E., 50 J. ♀. Implantierte CFK-Prothese mit Elektrostimulation 7 Monate postop. Der Markkanal zeigt deutliche Knochenummantelung der Prothese

nach intramedullär verlagert werden. Das Wiederum hatte den Verzicht auf lange Prothesenschärfe zur Folge. Auch die Anwendung des Spann-Stiftsystems zur Primärfixation mußte deshalb entfallen. Um dennoch Quer- und Drehkräfte ausschalten zu können, war es notwendig die Biomechanik zu verbessern. Dies ist und mit einer totalen Rotationsschlittenprothese gelungen, die neben einer tibialen Rotation auch eine wandernde Beugeachse besitzt und unabhängig von der Bandfunktion arbeitet.

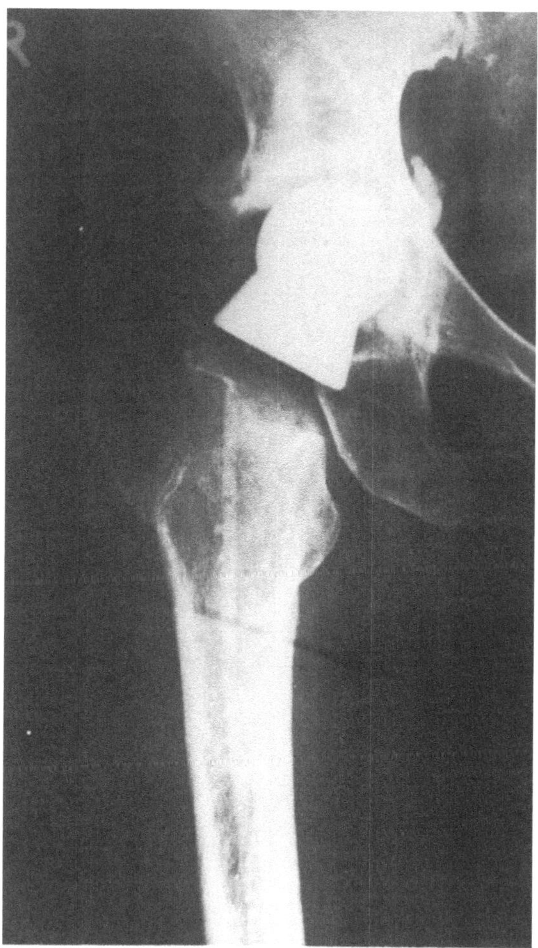

Abb. 7. Diesselbe Patientin wie in Abb. 6. 6 Monate nach Stimulatorentfernung und 13 Monate postop. Man beachte die gute knöcherne Inkorporation der Prothese besonders medial

Als Material benutzten wie Endocast (Krupp) und Kunstfaser. Zur Primärfixation verwendeten wir ein Tragrippensystem nach Mittelmeier (Abb. 8).

Während einige Tiere ein gutes Einwachsverhalten ihrer Prothese zeigten, traten bei anderen Tieren deutliche Lockerungen ohne röntgenologische Zeichen einer knöchernen Incorporation auf. Hier ist eine Überarbeitung des Konzeptes sowie der biomechanischen Konstruktion als auch der Primärfixation notwendig, bevor weitere Aussagen getroffen werden können.

Schlußfolgerungen

Wesentlich für das Einwachsverhalten eines künstlichen Gelenkes in seinem Knochenlager ist das isoelastische Verhalten bei guter Primärfixation. Wesentlich unterstützt werden kann die Bildung eines knöchernen Implantatlagers sowohl beim Tier als auch beim Menschen mit Hilfe der Elektrostimulation nach Zichner.

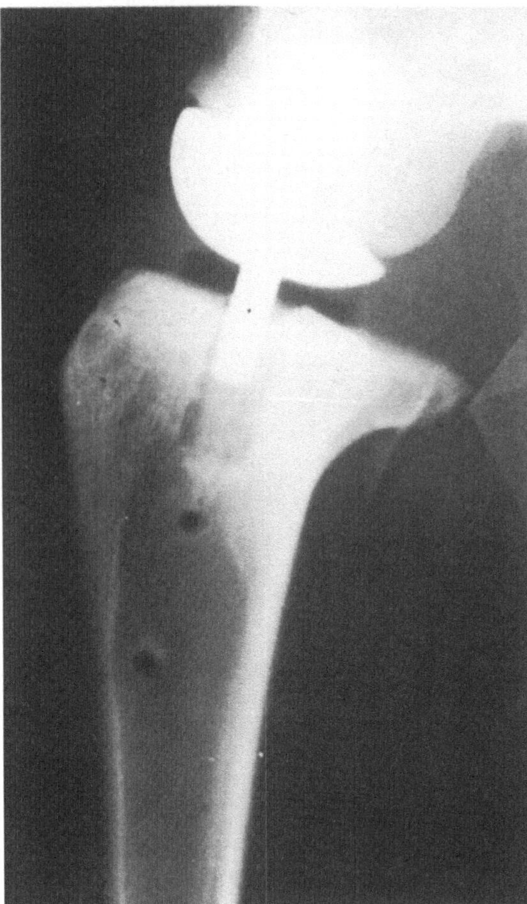

Abb. 8. Kniegelenksendoprothese beim Schaf nach Stimulatorentfernung. Gutes Einwachsverhalten der tibialen Kunststoffkomponente, aber beginnende Lockerung der Femurkomponente. Als Primärfixation diente ein Tragrippensystem

Es scheint, daß sich bei Verwendung einer Hüftprothese aus Kohlefaserverbundmaterial entsprechend den biomechanischen und Biomaterial-Parameter dieses Werkstoffes aus primär induziertem Elektrocallus gerichteter Lamellenknochen bildet. Verglichen mit den tierexperimentellen Ergebnissen beim Hüftgelenkersatz setzt die Bildung von Elektrocallus zwar ähnlich früh bei dem Tier ein, zeigt jedoch in der Knochenbildung des Implantatlagers danach ein treppenförmiges Ansteigen. Die Beobachtungszeit ist noch etwas zu kurz und die Fallzahl noch zu gering, um für den Humanpatienten gültige Aussagen zu treffen.

Für den physiologischen Kniegelenkersatz konnten einige sehr erfreuliche Ansätze für weitere intensive Studien gefunden werden.

Ein erster Schritt in Richtung des physiologischen Gelenkersatzes (physiologische Formgebung, biomechanisch sinnvolle Konstruktion und zementfreie dauerhafte Verankerung) scheint uns gelungen, und wir werden den bestrittenen Weg zuversichtlich weiter verfolgen.

Literatur

1. Blauth W (1974) Über eine neue Kniegelenk-Totalprothese. Med Orthop Tech 94:65
2. Dadurian A, Heimel R (1977) Die totale Rotationsprothese des Kniegelenkes. Med Orthop Tech 97:12
3. Schaldach M, Hohmann D (1976) Advances in artificial hip and knee joint technology. Springer, Berlin Heidelberg New York
4. Weber U und Mitarb (1977) Mechanische Aspekte des Kohlenstoffes als Mehrzweck-Implantatwerkstoff in der orthopädischen Chirurgie. Arch Orthop, Unfallchir 89:169
5. Willert H-G, Puls P (1972) Die Reaktion des Knochens auf Knochenzement bei der Allo-Arthroplastik der Hüfte. Arch Orthop Unfallchir 12:33
6. Zichner L (1978) Anwendungsbereich der Elektrostimulation in der Behandlung von Pseudarthrosen. Med. Orthop Tech 98:57

Beeinflussung des infizierten Implantatlagers bei Osteosynthesen durch autologe Spongiosa

M. Steinhäuser†, B. Gay, B. Friedrich und H.K. Kaufner

Wir haben an der Chirurgischen Univ.-Klinik Würzburg bei 61 Patienten autologe Spongiosaplastiken zur Auffüllung infizierter knöcherner Defekte durchgeführt. Mehr als die Hälfte der Knocheninfektionen traten nach offenen Frakturen auf, dreimal hatte bei Kindern eine akute hämatogene Osteomyelitis zur teilweisen Sequestrierung der Tibia geführt. 51 der 58 Frakturen waren primär durch Osteosynthesen (vorwiegend in auswärtigen Kliniken) versorgt worden, wobei retrospektiv gesehen 30mal eine exakte Stabilisierung nicht gelungen war. Am häufigsten bestanden infizierte Defekte im Bereich der Tibia. Es folgten mit deutlichem Abstand Oberschenkel und Unterarm (Abb. 1, Tabelle 1).

Das Erregerspektrum im Implantatlager ist in Abbildung 2 dargestellt. Zwar sind die Staphylokokken weiterhin am häufigsten vertreten, in der Hälfte aller Kulturen fanden sich jedoch auch gramnegative Keime. Insgesamt benötigten unsere 61 Patienten bisher 141 Operationen zur Behandlung der knöchernen Infektion (Tabelle 2). Bei 45 Patienten konnten wir durch eine einmalige Spongiosaplastik einen knöchernen Durchbau erzielen, in den übrigen Fällen wurde mehrere Spongiosaanlagerungen erforderlich (Abb. 3).

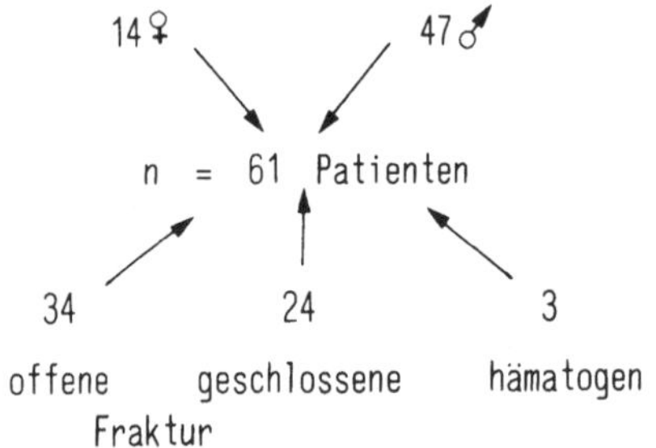

Abb. 1. Krankengut der Chirurgischen Universitätsklinik Würzburg mit Spongiosaplastiken bei infizierten knöchernen Defekten

Tabelle 1. Lokalisation des infizierten Knochendefektes

Unterarm	4
Oberschenkel	15
Unterschenkel	42
	61

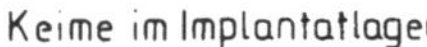

Abb. 2. Erregerspektrum

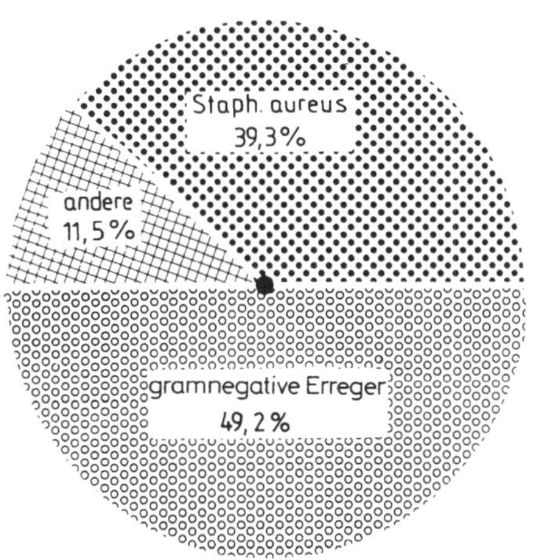

Tabelle 2. Ausgeführte Nachoperationen

Art der Nachoperation: (n = 141)	
autologe Spongiosa	82
Spül- Saugdrainage	86
Sequestrotomie	74
neue Osteosynthese	57
PMMA-Kugelketten	12

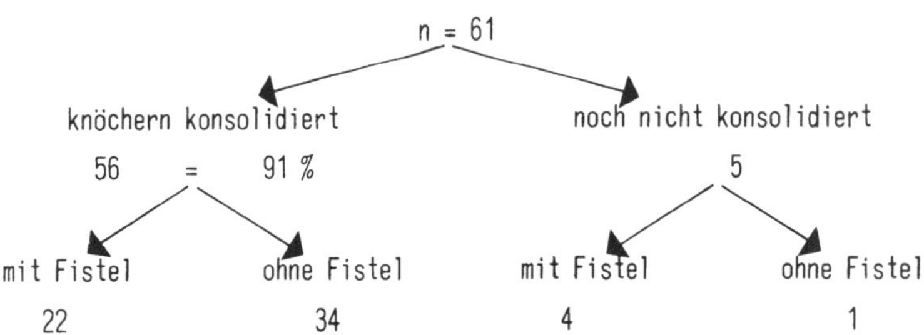

Abb. 3. Behandlungsergebnisse nach autologer Spongiosaplastik bei infizierten Knochendefekten

Bei 34 Patienten klang nach Spongiosaplastik die Osteitis völlig ab. In weiteren 22 Fällen besteht nach knöcherner Überbrückung des Defektes noch eine Fistel. Bei den restlichen 5 Patienten ist ein knöcherner Durchbau noch nicht eingetreten (Nachuntersuchung nach 1 bis 5 Jahren). Die klinischen Erfahrungen zeigen, daß die frische vitale autologe Spongiosa das infizierte Implantatlager positiv beeinflußt. Die Höhle wird aufgefüllt, die Spongiosa nimmt aktiv an der Osteogenese teil.

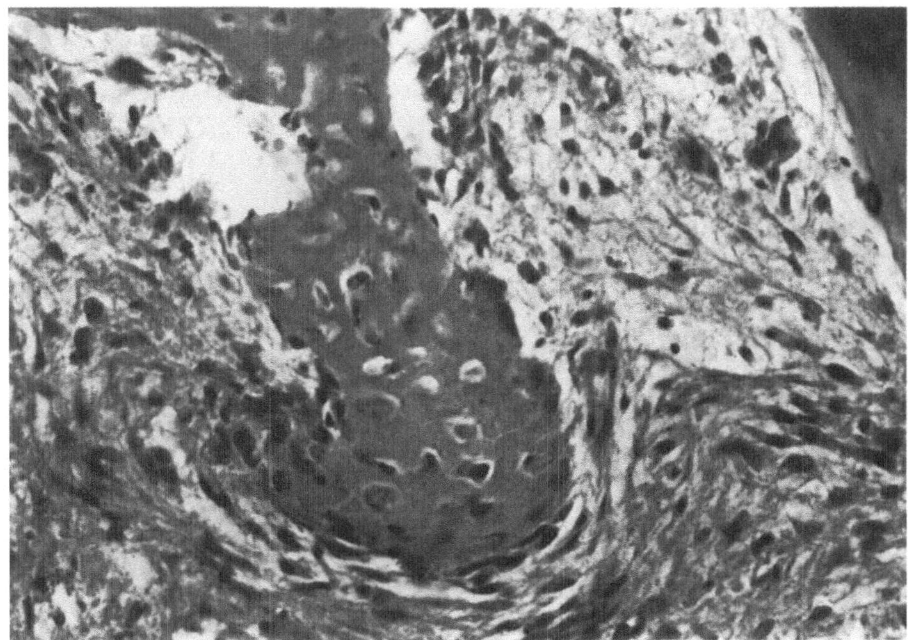

Abb. 4. Histologischer Schnitt H.E. Herdförmige Rundzellinfiltrationen mit zell- und kapillarreichen Fasergewebe

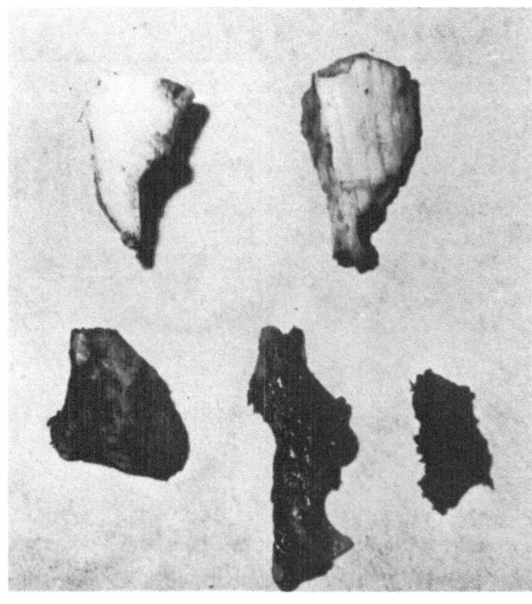

Abb. 5. Fermentreaktion zur Vitalitätsprüfung von Knochensequestern (vitales Gewebe dunkel angefärbt)

Drei Voraussetzungen müssen gegeben sein: 1. Der akute Infekt muß abgeklungen sein. Trotz Vorbereitung mit Spüldrainage und anschließendem Einlegen von PMMA-Kugeln fanden sich bei makroskopisch völlig unauffälligen Implantatlager noch zahlreiche kleine Abzesse im vitalen Knochen. Wir sehen histologisch herdförmige Rundzellinfiltrate mit zell- und kapillarreichem Fasergewebe (Abb. 4). Die eingebrachte Spongiosa ist jedoch komplikationslos eingeheilt.

Insgesamt erscheint uns eine kurzfristige und intensive Spüldrainage ausreichend. Darüber hinaus hat die PMMA-Kette unseres Erachtens einen psychologischen Nachteil. Sie verführt in der Hoffnung auf die antibiotische Wirkung leicht zur subradikalen und damit ungenügenden Nekrotomie. Die 2. Voraussetzung ist die optimale Stabilisierung des Knochens.

Entscheidend bleibt 3. nach wie vor die Vitalität des Implantatlagers. Durch radikales Débridement muß ein gut durchblutetes Wundbett im Knochen geschaffen werden. Andernfalls wird die Spongiosa sequestriert und beeinflußt das Lager ungünstig. Die Erkennung devitaler Bezirke bereitet oftmals Probleme. Das Anfrischen des Knochens bis zum Auftreten von Blutpunkten sowie die Vitalfärbung nach Klemm erleichtert die Beurteilung. Wir haben in jüngster Zeit gute Erfahrungen mit einer Fermentreaktion zur Vitalitätsprüfung machen können. Zur Beurteilung wird ein Flavoenzym – die Lipoyldehydrogenase – aus dem Citronensäurecylus herangezogen. Die zu untersuchenden Knochenproben werden in eine entsprechende Inkubationslösung eingebracht. Nach enigen Minuten wird vitales Gewebe intensiv blau angefärbt (Abb. 5). Es entstehen bei dieser Reaktion Formazangranula, während abgestorbene Knochenpartikel nicht angefärbt werden. Untersuchungen hierüber sind noch nicht abgeschlossen. Entsprechende Versuche laufen zur Zeit bei uns.

Wir sind der Auffassung, daß durch dieses einfache Verfahren eine bessere Beurteilung des Implantatlagers möglich wird.

Behandlung des infizierten Implantatlagers mit PVP-Jod

I. Nierlich, G. Görtz und R. Rahmanzadeh

Wundheilungsstörungen und infizierte Weichteile über einer Fraktur sind besonders am Unterschenkel problematisch, da ein auftretender Infekt den Knochen schnell erreicht und leicht dem direkten Kontakt mit der keimbesiedelten Umwelt aussetzt. Der gezielten mikrobiziden Lokalbehandlung des Weichteilinfektes muß vor der Implantation von Osteosynthesematerial besondere Aufmerksamkeit geschenkt werden.

Der Verlauf des Infektes hängt neben der Ausdehnung der Verletzung und den Durchblutungsverhältnissen besonders auch von der Art, Anzahl und Virulenz der Keime und der Resistenzlage des Patienten ab. Oberflächliche Infekte sind durch ein lokal wirksames Antisepticum zu beeinflussen. Lokal anwendbare Antibiotica mit ihrem begrenzten Wirkungsspektrum, mangelnder fungizider Wirkung und Komplikationen wie Entstehung von resistenten Keimstämmen, Superinfektionen und hohe Allergisierungsrate haben ihre Anwendungsberechtigung zum größten Teil verloren (Tabelle 1a).

Im Polyvinylpyrrolidon-Jod fand man eine Substanz, die die Forderungen an ein mikrobizides Lokaltherapeutikum erfüllt (Tabelle 1b).

Charakteristik des PVP-Jod

Die bakterizide Wirkung des Jod ist seit mehr als 100 Jahren bekannt. Die Jodtinktur oder Lugol'sche Lösung besitzt aber eine stark lokal reizende und systemtoxische

Tabelle 1. Vor- und Nachteile von Lokaltherapeutika

a) Nachteile von Lokalantibiotika und Chemotherapeutika	b) Forderungen an ein mikrobiozides Lokaltherapeutikum
Begrenztes Wirkungsspektrum	Uneingeschränktes Wirkungsspektrum
Lange Einwirkzeit	Unmittelbar mikrobizider Effekt
Allergisierung	Geringe Toxizität
Resistenzentwicklung	Rasche Bioverfügbarkeit
Hoher Eiweißfehler	Geringe Inkompatibilität mit anderen
Inhomogene Verteilung	Substanzen

Polyvinylpyrrolidon · Jod

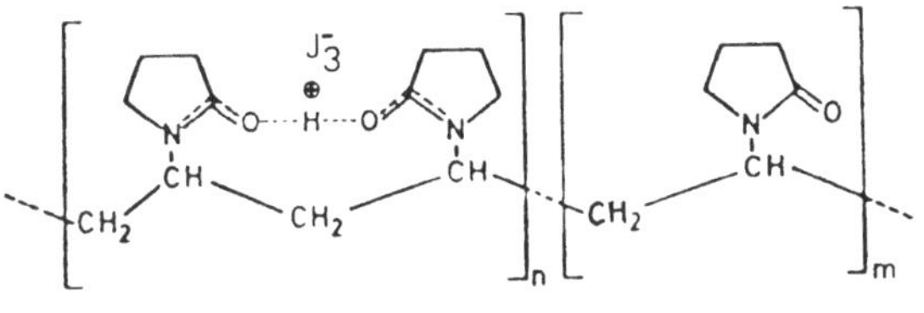

Abb. 1. Polyvinylpyrrolidon-Jod

Wirkung. Als Lokaltherapeutikum hat man diese Lösung deswegen aufgegeben. Vor etwa 25 Jahren wurde Polyvinylpyrrolidon-Jod entwickelt. PVP-Jod ist ein Komplex aus dem Trägermolekül PVP und Jod (Abb. 1).

PVP bindet Jod in einem Verhältnis von 3:1, davon 30% als organisches Jodid und 70% als elementares Jod. Dieser Komplex ist in Wasser und organischen Medien löslich und stark hygroskopisch.

Nach dem Auftragen von PVP-Jod auf die Wunde geht Jod sofort in Lösung und wirkt durch Oxydation von Membranbestandteilen der Mikroorganismen letal. Dieser keimtötende Mechanismus erstreckt sich in seiner Wirkung nicht nur auf Bakterien, sondern auch auf Viren, Pilze und Sporen. PVP hat aufgrund seiner makromolekularen Struktur plasmaeiweißähnliche Eigenschaften, kann Toxine binden und wirkt dadurch ebenfalls enzündungshemmend. PVP-Jod ist als Salbe, Gel, wässrige und alkoholische Lösung, Flüssigseife und Spray im Handel.

Klinische Anwendung und Erfahrungen

Die Keimverteilung von Wundabstrichen weist in über 80% eine Mischflora auf. Darunter befinden sich die Problemkeime Proteus (18%), Pseudomonas aeroginosa (20,6%), Klebsiellen (1,3%), Staphylokokkus aureus (36,6%), Streptokokken (3,3%) und Escherichia coli (18,6%). Der Einsatz von Lokalantibiotika ist deshalb problematisch, weil bei der initialen Behandlung einer infizierten Wunde der Erregernachweis und die Resistenzlage durch Antibiogramme nicht abgewartet werden kann. Aufgrund seines uneingeschränkten, mikrobiziden Spektrums kann PVP-Jod ohne Austestung angewandt werden.

Unter der Anwendung von PVP-Jod kommt es zur deutlichen Abnahme der Enzündungsreaktionen und zur Bildung frischer Granulationen. Histologisch sieht man eine Abnahme der Zellreaktion. Das Granulationsgewebe zeigt sich in der Bindegewebsfärbung (Ladewig) hellblau im Gegensatz zum stärker blau erscheinenden älteren Bindegewebe. Bei längerer Anwendung erscheinen die frischen Granulationen glasig. Histologisch handelt es sich dabei um Auflagerungen von Zelldetritus, die sich mühelos abwischen lassen.

Besonders in der katabolen Phase der Wundheilung, in der die offene Wunde den Keimen nahezu schutzlos ausgeliefert ist und die Ödembildung die Zirkulation zusätz-

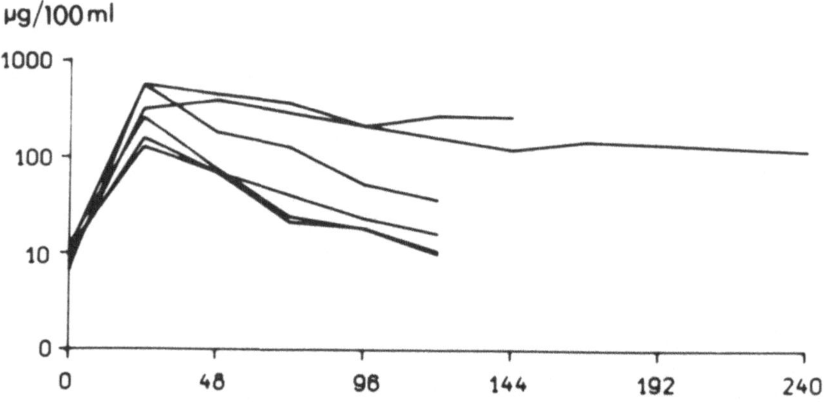

Abb. 2. Veränderung des Serum-Jod-Spiegels unter der Lokalbehandlung mit PVP-Jod

lich vermindert, wirkt sich der antiseptische hygroskopische Effekt von PVP-Jod günstig aus. Für uns stellen deshalb auch Wunden mit hoher Infektionswahrscheinlichkeit, wie z.B. Verbrennungen, eine Indikation zur antiseptischen Lokalbehandlung mit PVP-Jod dar.

Die PVP-Jod-Salbe ist fettfrei. Sie verflüssigt sich nach dem Auftragen auf die Wunde, so daß das Wundsekret von saugfähigen Kompressen aufgenommen werden kann. Schon nach wenigen Tagen stellt sich eine Besserung der floriden Entzündung, deut-

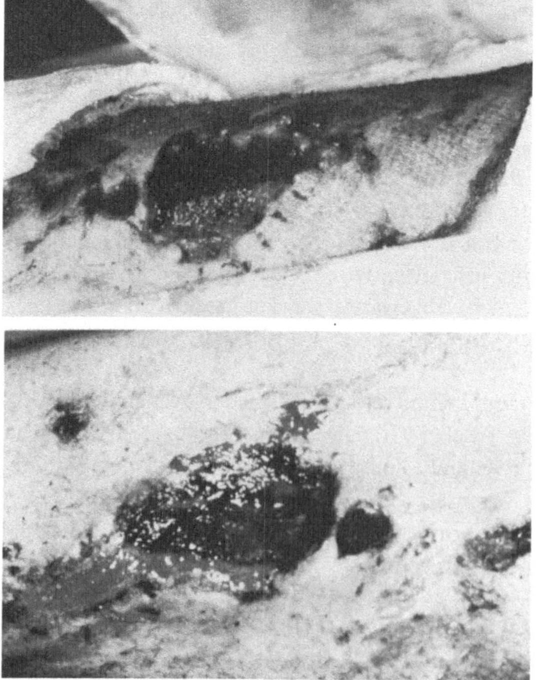

Abb. 3 Besserung einer praetibialen Wunde durch lokale PVP-Jod-Anwendung

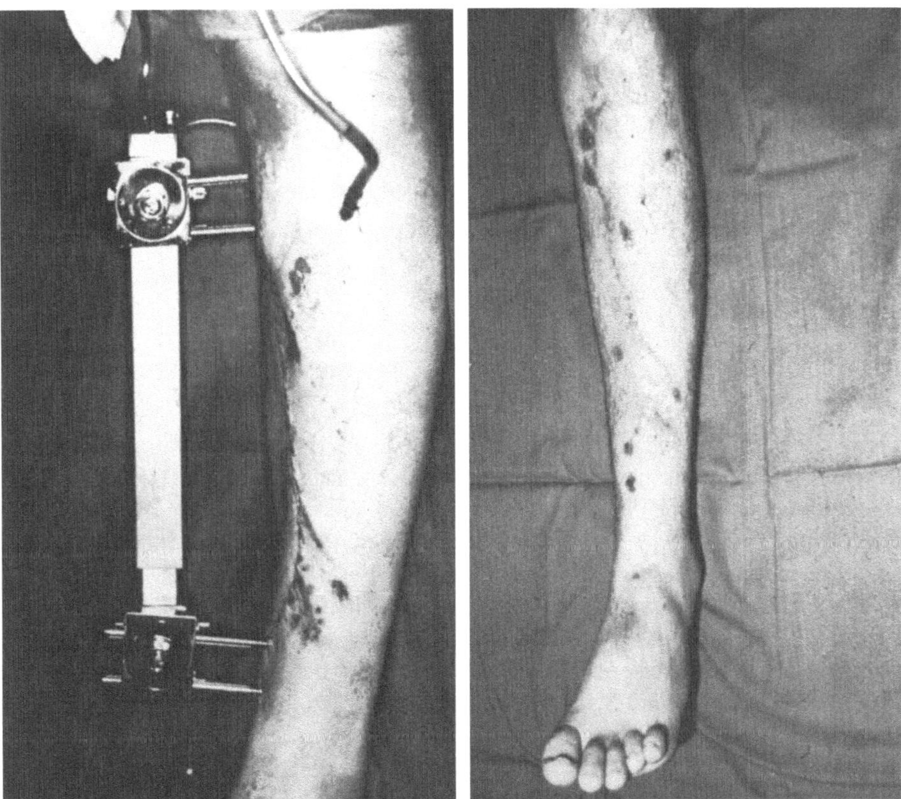

Abb. 4. Nach Exzision und Wundverschluß (li.) komplikationslose Heilung (re.). (Gleicher Patient wie Abb. 3)

liches Abnehmen der Keimzahl im Abstrich und eine zunehmende Austrocknung der Wunde ein.

Auftretende Nekrosen werden nach Demarkierung abgetragen und die Defekte in gleicher Sitzung verschlossen. Wenn dies nicht möglich ist, schützen wir die Wunde mit PVP-Jodsalbe und decken den Defekt nach Granulationsbildung mit Mesh-graft.

Bei tiefen Weichteilinfektionen zeigt eine nach chirurgischer Säuberung der Wunden angelegte Spülsaugdrainage mit PVP-Jod gute Ergebnisse. Wir nehmen als Spülflüssigkeit Kochsalz-PVP-Jod-Lösung in einer Verdünnung von 1:10 der handelsüblichen Schleimhautlösung.

Fallbeispiel

8 Stunden nach einem Unfall kam ein 18jähriger Patient mit einer 2.-gradig offenen Unterschenkelfraktur nach Reposition und Extension extern in unsere Klinik. Eine

primäre Osteosynthese war zu diesem Zeitpunkt nicht mehr möglich. Es wurde unter dem protektiven Effekt der PVP-Jodsalbe die Demarkierung der Nekrosen abgewartet (Abb. 3). Erst nach Wundstabilisation konnte eine Operation durchgeführt werden. Nach Excision der nekrotischen Hautbezirke wurde der Biegungskeil durch Cerclagen adaptiert und die Fraktur durch einen Wagner-Apparat stabilisiert. Anschließend gelang mit Hilfe eines dorsalen Entlastungsschnittes der spannungslose Hautverschluß praetibial. Die Wunde heilte primär (Abb. 4). Nach 8 Wochen sah man auf der Röntgenkontrolle gute Callusbildung.

Nebenwirkungen

Die Frage nach der Jodresorption bei der Anwendung von PVP-Jod in der Wundbehandlung wurde untersucht. So stellte Görtz in Abhängigkeit von der Größe des Wunddefektes eine Erhöhung des Jodserumspiegels und eine vermehrte Jodaufnahme in die Schilddrüse fest. Abb. 2 zeigt entsprechende Veränderungen des Jodserumspiegels bei regelmäßiger PVP-Jodsalbenbehandlung von Verbrennungwunden 2. Grades mit einer Ausdehnung von nicht mehr als 20%. Auffallend ist der kontinuierliche Abfall auch unter fortgesetzter PVP-Jodbehandlung, der durch ein Nachlassen der Resorptionsfähigkeit mit zunehmender Wundheilung erklärt wird.

Klinische Zeichen einer Schilddrüsenfunktionsstörung konnten wir bei den von uns behandelten Patienten nicht beobachten. Wir nehmen an, daß die starke Hydrophilie der Salbe einer stärkeren Resorption des Komplexes entgegenwirkt, da die Diffusion von der Wunde zum Verband gerichtet ist, wobei 30—40% Wundsekret aufgenommen werden.

Zusammenfassung

Die Zunahme offener Frakturen durch den Straßenverkehr bringt verstärkt infektgefährdete Wunden mit sich. Mit PVP-Jod haben wir in den letzten 4 Jahren im Vergleich zu früher verwendeten, lokal angewandten Antibiotika und Chemotherapeutika erheblich bessere Erfahrungen gemacht. Die prae- und postoperative Anwendung von PVP-Jod auf traumatisierten Hautbezirken stellt bei geringen Nebenwirkungen eine gute Alternative dar.

IV. Die Bedeutung des Implantatlagers beim Gelenkersatz

Implantatlager beim Gelenkersatz

J. Krämer und W. Klein

Das Implantatlager beim künstlichen Gelenkersatz ist grundsätzlich anderen Belastungen ausgesetzt als bei der Osteosynthese. Einmal bewegen sich die implantierten Fremdkörper gegeneinander und zum anderen sollen sie möglichst lebenslänglich halten, eine Entfernung – wie beim Osteosynthesematerial – ist nicht vorgesehen. Daraus ergeben sich gewisse Forderungen, welche sowohl an das Implantatlager als auch an das künstliche Gelenk zu stellen sind (Abb. 1).

Man ist heute in der Lage, fast alle Extrimitätengelenke durch Endroprothesen zu ersetzen. In einigen Abschnitten zählt der künstliche Gelenkersatz z.B. am Hüft- und Kniegelenk heute schon zu den Routineoperationen. Aber auch Schulter-, Ellenbogen- und Fingergelenke werden beim Rheumapatienten mit schmerzhaft teilversteiften Gelenken schon regelmäßig durch Endoprothesen ersetzt. Die meisten dieser Prothesen werden mit Methylmetacrylat – einer selbsthärtenden Kunststoffmasse – im Knochen verankert.

Die Verteilung der Endoprothetik auf die einzelnen Gelenke geht aus Tabelle 1 hervor. Es handelt sich um etwa 1 000 Endoprothesenoperationen, die in den letzten 8 Jahren an der Orthopädischen Universitätsklinik Düsseldorf vorgenommen wurden. Den Hauptteil hat immer noch das Hüftgelenk, wo wir jetzt zunehmend Keramikendoprothesen implantieren.

Noch nicht durchgesetzt hat sich die Endoprothetik am Hand- und Sprunggelenk. Abgesehen davon, daß in diesen Extremitätenabschnitten Arthrodesen in Gebrauchstellung eine gute Alternativlösung darstellen, ist das Implantatlager unzureichend, um eine stabile Verankerung der Prothese zu gewährleisten.

Tabelle 1. Implantierte Totalendoprothesen an der Orthopädischen Universitätsklinik Düsseldorf 1970–1978

			%
Hüfte	Metall-Metall (Typ McKee)	13,6	
	Metall-Polyaethylen (Typ Charnley-Müller)	62,1	84,9
	Keramik (Typ Mittelmeier)	9,2	
Knie			9,5
Finger			2,8
Ellenbogen			1,9
Schulter			0,9

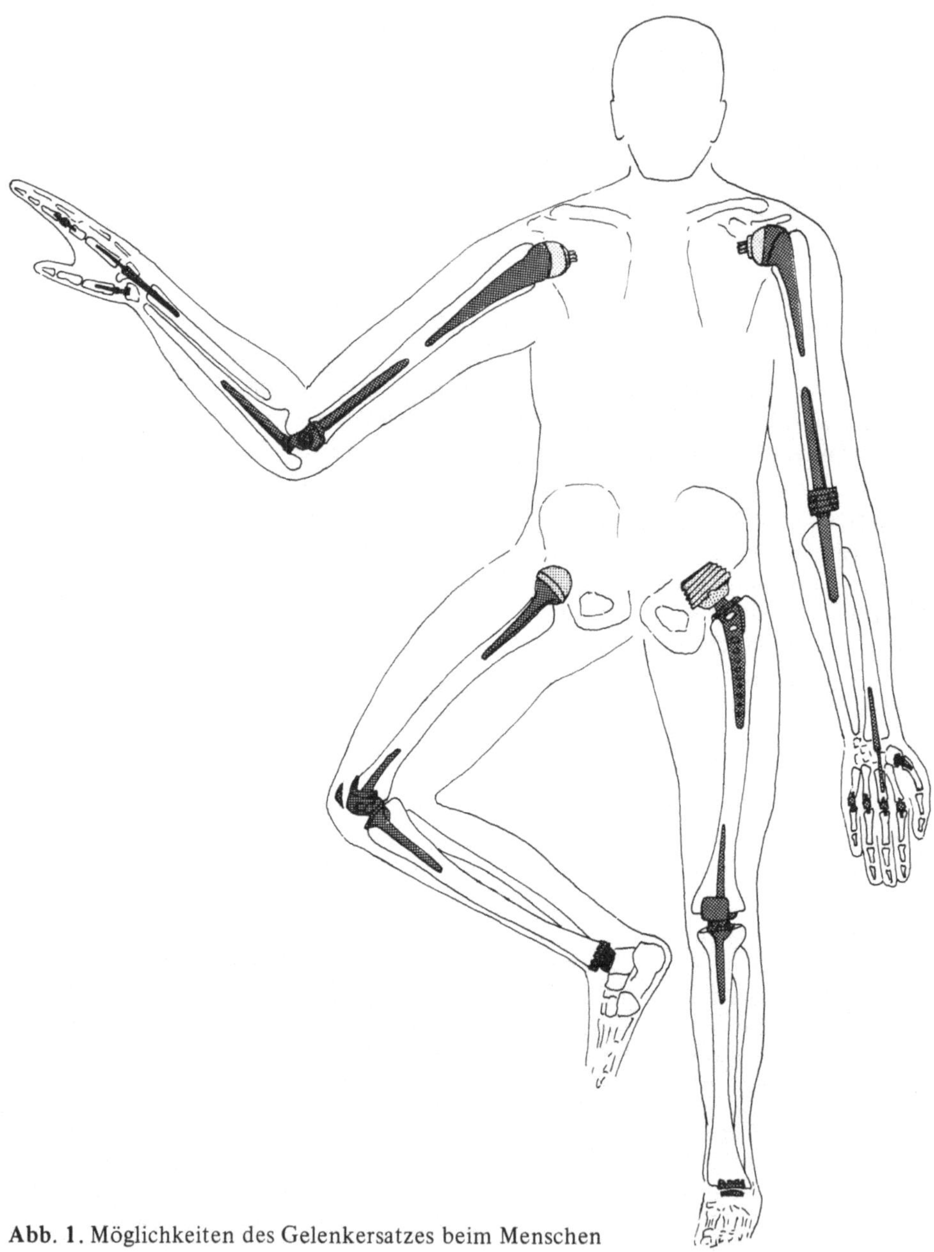

Abb. 1. Möglichkeiten des Gelenkersatzes beim Menschen

Damit wären wir bei der ersten Forderung, welche an das Implantatlager zu stellen ist: Es muß ausreichende knöcherne Verankerungsmöglichkeiten bieten. Eine Befestigung von Prothesen im Knorpel und in den Weichteilen ist nicht möglich. Neben der mangelnden Stabilität der Prothese in einem solchen Implantatlager reagiert das Bindegewebe auch viel heftiger auf den Fremdkörper und entwickelt Abwehrvorgänge. Im

Tabelle 2. Forderungen an das Implantatlager beim Gelenkersatz

---

1. Ausreichende knöcherne Verankerungsmöglichkeit
2. Normale Knochenstruktur
3. Gute Durchblutung
4. Keine Infektion

Knochen ist die Reaktion auf Fremdmaterial vergleichsweise geringer (Tabelle 2). Gute Verankerungsmöglichkeiten finden sich in den Dia- und Metaphysen der Röhrenknochen. Hier kann man mehr oder weniger lange Prothesenstiele implantieren und gelenkig miteinander verbinden, wie z.B. am Knie-, Hüft- und Ellenbogengelenk. Die Zubereitung des Implantatlagers im Markraum erfolgt wie bei der Küntschernagelung mit Bohrern und speziellen Fräsen.

Ein sicheres Implantatlager wegen seiner guten Verankerungsmöglichkeiten bietet auch die Hüftpfanne. Hier gelingt es in der Regel ausreichend Haftlöcher für den Knochenzement anzubringen. Aber auch zementfreie Gelenkteile können an der Hüfte gut verankert werden — wie z.B. bei der Ring-Prothese oder bei den einschraubbaren Keramikpfannen. Mit einem Gewindeschneider wird das Implantatlager geschaffen, in das dann die Keramikpfanne eingedreht wird. Während an der Hüfte ausreichend Knochen für eine Verankerung vorhanden ist, steht für das Implantatlager z.B. an der Schulterpfanne nur wenig Material zur Verfügung. Man kann meistens nur ein Haftloch für den Knochenzement unterbringen. Das Einsetzen einer größeren Pfanne, welche mit dem Humeruskopf eine Einheit bilden könnte um eine Luxation zu verhindern, ist deswegen nicht möglich. Noch problematischer sind die Verankerungsmöglichkeiten des distalen Anteils bei der Handgelenkprothese. Die kleinen Handwurzelknochen bieten nur wenig Halt für einen Prothesenstiel, der im Mittelhandknochen befestigt werden muß. Die meisten Operateure bevorzugen hier deswegen eine Arthrodese.

Auch im mikroskopischen Bereich ergeben sich Forderungen an das Implantatlager, um einen festen und möglichst dauerhaften Sitz der Endoprothese zu garantieren. Der Knochen, welcher schließlich die Prothesenteile umgibt, muß eine normale Struktur aufweisen. Er darf nicht zu weich sein wie bei der Osteoporose, oder etwa tumoröse Veränderungen aufweisen. Osteoporotischer Knochen ist mit seinen wenigen Trabekeln nicht in der Lage, festes Fremdmaterial am Ort zu halten. Es kommt schließlich zur Sinterung und Lockerung mit Wanderung der Prothesenteile.

Der Knochen muß außerdem gut durchblutet sein, damit die Trabekel, welche an die Prothese heranreichen, ausreichend ernährt werden. Devitalisierter Knochen stellt ein schlechtes Implantatlager dar. Man darf die Knochen deswegen nicht zu sehr skelettieren und aushöhlen wie z.B. bei der Zubereitung des Os trapezium für die Daumensattelgelenkprothese. Ernährungsprobleme für das Implantatlager ergeben sich auch bei Prothesen welche den Knochen breitflächig umfassen. Die Blutzufuhr in den entlegenen Bezirken ist gefährdet. Wir sahen früher bei den Kappenplastiken nach Smith Peterson zahlreiche Kopf-Halssinterungen infolge nekrotischer Vorgänge im Implantatlager unter der Kappe. Die Sinterungsrate betrug etwa 20%. Schließlich darf das Implantatlager *nicht infiziert* sein. Ein bakteriell infiziertes Implantatlager stößt sein

Tabelle 3. Forderungen des Implantatlagers an das Implantat

---

1. Gleichmäßige Druckübertragung
2. Gewebefreundliche Oberfläche
3. Wenig Abrieb

Implantat ab. Die Eiterung kommt nicht eher zur Ruhe bis alles Fremdmaterial entfernt ist (Tabelle 3).

Selbst wenn alle Forderungen an das Implantatlager erfüllt sind, ist noch keine Garantie dafür gegeben, das die Prothese auch einheilt und auf Dauer ihren Dienst versieht. Auch das künstliche Gelenk selbst muß bestimmte Bedingungen erfüllen. Die Druckbelastung auf den Knochen soll gleichmäßig und nicht punktförmig erfolgen. Wenn es zu übermäßigen Druck- oder Scherkräften auf den Knochen kommt, zeigt er Reaktionen in Form von Sklerosierungen, Osteolysen und schließlich Frakturen. Diese Forderung richtet sich sowohl an die Prothesenform als auch an die Implantationstechnik.

Bei ungünstiger Druckübertragung — wie z.B. bei einer varisch eingesetzten Hüftendoprothese, die zu weit lateral in der Diaphyse sitzt — kommt es zu Lockerungen. Das Implantat soll aus *gewebefreundlichem Material* bestehen. Dies ist eigentlich eine Forderung, die an alle Implantate in der plastischen Chirurgie gerichtet werden muß. Beim Gelenkersatz werden Metalle, Kunststoffe und neuerdings Keramikmaterialien eingesetzt, welche alle eine gute Gewebeverträglichkeit aufweisen. Bei den zementierbaren Gelenken ist es *jedoch nicht die Prothese* selbst, sondern das auspolymerisierte Methylmetacrylat, welches mit dem Implantatlager in unmittelbaren Kontakt tritt.

Die Knochenzementgrenze ist für die Einheilung einer Prothese von größter Bedeutung. Unter günstigen Bedingungen ist die Reaktion gegenüber dem Zement gering und es bildet sich eine *dünne Bindegewebsschicht* mit Fremdkörperriesenzellen um das Implantat. Mitunter ist diese bindegewebige Reaktion im Implantatlager aber auch stärker. Verantwortlich gemacht werden hierfür die zelltoxischen Komponenten des Restmonomers und Abriebpartikel aus den Gelenkflächen.

Deswegen ist es wichtig, daß möglichst wenig Reibungswiderstand entsteht und *wenig Abriebpartikel* anfallen. Vermehrte Abriebpartikel unterhalten im Implantatlager eine starke bindegewebige Reaktion und führen schließlich zur Auslockerung der Prothese. *Die Abriebpartikel rufen* die Bildung eines aggressiven osteolytischen Bindegewebes im Implantatlager hervor und führen schließlich zur Auslockerung der Prothese. *Das ganze knöcherne Implantatlager* löst sich unter solchen Bedingungen auf (Abb. 2).

Einen vermehrten Abrieb zeigten z.B. die Prothesen mit Polyesterköpfen. Das reaktive Granulationsgewebe führte zur Auslockerung des Implantatlagers mit *ausgedehnten Defekten* im Becken und zentraler Luxation der Pfanne. *Eine erhöhte Lockerungsrate* sahen wir auch bei den von uns nachuntersuchten Patienten mit Metallkopf-Metallpfanne-Prothesen, im Vergleich zu Patienten mit Kunststoffpfanne-Metallkopf-Prothesen. *Synovialmembran und Implantatlager* zeigen bei den Metall-Prothesen in verschiedenen Fällen ausgedehnte Metallosen. *Auch im histologischen* Bild findet man solche Metalleinlagerungen.

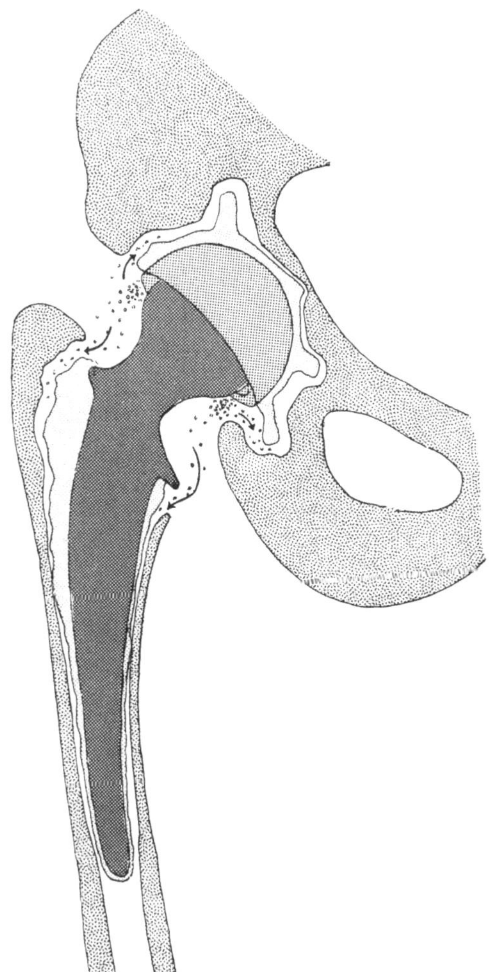

Abb. 2. Vermehrter Abrieb an den Gelenkflächen führt über eine verstärkte Bindegewebsreaktion im Implantatlager zur Auslockerung der Endoprothese

Bei den zementierbaren Endoprothesen bevorzugen wir die *Metall-Polyaethylenkombination*. Wegen der unsicheren Prognose an der Zementimplantatlagergrenze setzen wir auch diese Prothesen möglichst erst nach dem 60. Lebensjahr ein. Schließlich ist langfristig die Möglichkeit einer malignen Gewebsmetaplasie im Implantatlager auf dem Boden einer verstärkten Fremdkörperreaktion nicht auszuschließen.

Bei jüngeren Menschen streben wir eine zementfreie Verankerung an. Hierfür stehen z.B. an der Hüfte einschraubbare Pfannen aus Aluminiumoxydkeramik zur Verfügung, die sich neben der *absoluten Korrosionsbeständigkeit* und vor allem durch hohe Oberflächenhärte und Festigkeit auszeichnen. Es fällt wenig Abriebmaterial an. Das Implantatlager steht in direktem Kontakt mit dem Implantat. Der Oberschenkelteil der Prothesen besteht noch aus Metall, welches bei den neueren Modellen Löcher aufweist, in die der Knochen hineinwachsen soll.

Von der Implantatseite aus bringen die Keramikhüftpfannen günstige Voraussetzungen. Um so bedeutsamer werden hier die Forderungen, welche an das Implantatlager zu richten sind. Das heißt — es müssen ausreichende knöcherne Verankerungsmöglichkeiten bei normaler Knochenstruktur gegeben sein.

Falls sich der Weg mit den selbsttragenden Keramikprothesen auch auf lange Sicht als der richtige erweisen sollte, bleibt noch viel Arbeit, um diese Prinzipien auch auf andere Gelenke zu übertragen, denn bisher bietet nur die Hüftpfanne ein geeignetes Implantatlager für den Gelenkersatz mit selbsttragenden Keramikendoprothesen.

Literatur

1. Ohnsorge J, Goebel G (1969) Oberflächentemperaturen des abhärtenden Knochenzementes Palacos beim Verankern von Metallendoprothesen im Oberschenkelmarkraum. Experimentelle Untersuchungen. Arch Orthop Unfallchir 67:89—100
2. Ohnsorge J, Holm R (1970) Änderungen der Spongiosafeinstruktur unter dem Einfluß des auspolymerisierenden Knochenzementes. Z Orthop 107:405
3. Willert H-G, Schreiber A (1969) Unterschiedliche Reaktionen von Knochen- und Weichteillager auf autopolymerisierende Kunststoffimplantate. Z Orthop 106:231—252
4. Willert H-G, Ludwig J, Semlitsch M (1974) Reaction of bone to methacrylate after hip arthroplasty. J Bone Jt Surg 56 A:1368

Verbesserung des Implantatlagers am Acetabulum durch autologe oder homologe Spongiosa beim Hüftgelenkersatz

H.G. Hermichen, U. Holz und H.H. Schauwecker

Die Probleme der dauerhaften Verankerung beim alloarthroplastischen Gelenkersatz sind noch immer nicht vollständig gelöst. Ungünstige anatomische Verhältnisse bei der primären Prothesenimplantation, vor allem aber beim Prothesenwechsel, erfordern gelegentlich zusätzlicher Maßnahmen zur Verbesserung des Implantatlagers.

Im Folgenden soll kurz ein Vorgehen skizziert werden, um die Verankerung der Hüftgelenkspfanne besser bewerkstelligen zu können. Die solide Pfannenverankerung ist problematisch bei

1. Protrusio acetabuli,
2. Pfannenlockerung oder Fraktur,
3. vorausgegangenen Acetabulumfrakturen,
4. Perforation der Pfanne beim Bohren der Verankerungslöcher sowie beim Auffräsen.

Zur Lösung dieses Problems findet man zahlreiche Vorschläge, wie Netzimplantate, Pfanne mit seitlicher Abstützung durch breite Krägen, Abstützringe (Eichler) oder verschraubte Pfannen, wie sie jüngst aus Mainz angegeben wurden. In der BGU Tübingen hat seit 2½ Jahren die Einbringung eines Spongiosatransplantates bewährt.

Häufig findet man beim Prothesenwechsel einen dünnen mit Granulationsgewebe bedeckten Pfannenboden bei osteoporotischem Knochen. Bei der Präparation des Acetabulums wird der Pfannenboden oft so dünn, daß die Tragfähigkeit für die künstliche Pfanne in Frage gestellt ist. In solchen Fällen füttern wir das Acetabulum mit einer 0,5 bis 1 cm dicken Spongiosascheibe aus. Die Spongiosa stammt entweder als homologes Transplantat aus der Knochenbank oder bei der Erstoperation wird ein autologes Transplantat aus dem Hüftkopf verwandt. Es ist sehr wichtig, daß die Spongiosa genügend fest eingedrückt wird. Auf diese Weise kann ein verbessertes tragfähiges Lager für die künstliche Hüftgelenkspfanne erzielt werden. Diese Methode ist wenig aufwendig und verlängert die Operationszeit kaum. Außerdem bietet die Spongiosascheibe ausreichenden Schutz gegen Knochenzement, der durch unbeabsichtigte Perforation des Pfannenbodens ins kleine Becken eindringt. Die Methode hat weiter den Vorteil, daß keine weiteren Fremdkörper implantiert werden müssen.

Seit 1969 wurden in der Berufsgenossenschaftlichen Unfallklinik Tübingen 2 500 Hüftgelenkstotalprothesen implantiert. Seit Anfang 1976 wurde bei 86 Prothesenwechseln 23mal die beschriebene Spongiosatransplantation angewandt. Im selben Zeitraum ist bei 619 primären Hüftgelenkstotalprothesen 16mal das Acetabulum durch diese Maßnahme verbessert worden. Alle operierten Patienten wurden in regelmäßigen Abständen nachuntersucht. Bei den Patienten, die mit einer Spongiosascheibe versorgt wurden (39), ließen sich bis jetzt keine erneuten Lockerungszeichen der Pfanne feststellen. 3 der Patienten sind zwischenzeitlich verstorben.

Als Indikation für die Einbringung autologer oder homologer Spongiosa haben sich für uns folgende Situationen herauskristallisiert.

1. Protrusio acetabuli
2. Alte Acetabulumfrakturen
3. Pfannenbodenperforation bei dünnen und weichen Pfannenböden
a) bei Erstimplantation
b) beim Pfannenwechsel

Das Verfahren hat seine Grenzen in schweren Pfannendestruktionen, die entweder zusätzliche Abstützringe oder aber als ultima-ratio die Girdlestone-Situation der Hüfte notwendig machen.

Aufwendige alloarthroplastische Hilfsmittel müssen außerordentlich kritisch eingesetzt werden, denn nicht alles, was operativ technisch noch machbar ist, bedeutet auch gleichzeitig die individuell beste Dauerlösung. Endgültig kann der Erfolg der Spongiosatransplantation am Acetabulum sicher nur durch weitere Langzeitergebnisse bewiesen werden. Wir sind noch nicht in der Lage histologische Schnitte vorzulegen, die über das Schicksal der implantierten Spongiosa Aufschluß geben. Der klinische Erfolg lehrt uns jedoch, daß das Lager der künstlichen Hüftgelenkspfanne bei entsprechender Indikation durch eine Spongiosatransplantation durchaus verbessert werden kann.

Die Präparation des Implantatlagers für zementlosen Totalhüftgelenkersatz

H. Kehr

Die wechselvolle Geschichte des künstlichen Gelenkersatzes an der Hüfte hat als Hauptproblem die dauerhafte Verankerung der Prothesenteile im Knochen hervortreten lassen. Die in der Literatur zahlreich mitgeteilten Nachuntersuchungsergebnisse zeigen übereinstimmend, daß Prothesenlockerungen proportional zum postoperativen Beobachtungszeitraum zunehmen, wobei sich besonders der Knochenzement in seinem Langzeitverhalten als Schwachstelle der bisherigen Prothetik erwiesen hat. Der Indikationsbereich beschränkte sich seither folgerichtig auf die Altersgruppe von Patienten über 60 Jahren. Auf der Suche nach Mittel und Wegen eine Erweiterung der Indikationsstellung auf jüngere Jahrgänge zu ermöglichen, sind zahlreiche Vorschläge zur zementfreien Prothesenbefestigung gemacht worden. Die bekannten Modelle von Moore, Ring, Sivash und auch die Stiftendoprothese der Gebrüder Judet haben aber wegen ihrer Lockerungsneigung in der Praxis keine hervorragende Bedeutung erlangt. Mittelmeier [3] hat als einer der ersten auf Lösungsmöglichkeiten zum Verankerungsproblem hingewiesen, indem er durch Vergrößerung der Oberfläche des Verankerungsstiels (Tragrippenprinzip) eine bessere Verteilung des Kraftflusses mit Druckreduzierung anstrebte.

Andere Konstruktionen, wie die „Porometallprothese" von Judet, über die hier berichtet werden soll, nützen ebenso konsequent die Vorteile einer vergrößerten Implantatoberfläche in Verbindung mit einer speziellen porösen Gestaltung, die durch Einwachsen von Knochen nach kurzer Zeit eine Verankerung im biologischen Sinne bietet (Abb. 1).

Der verwendete Werkstoff ist eine Legierung von Chrom/Kobalt/Molybdän/Nickel, welcher aus der Metallurgie der Kunstgelenke bestens bekannt und erprobt ist. Die Prothese besteht aus zwei Bestandteilen:

1. Der Gelenkpfanne. Diese besteht aus einer zylindrischen Hülle aus porösem Metall, die einen Polyaethyleneinsatz enthält, der die Gelenkfläche bildet. In dieses Plastikelement ist eine Metallkugel nicht luxierbar eingefügt.

2. Einem femoralen Prothesenteil, ebenfalls mit rauher Oberfläche und einem trapezförmigen fensterartig durchbrochenen Flügel im Trochanterbereich, dem sogenannten Derotationsflügel. Der Prothesenkragen stützt die Prothese am Calcar-femorale ab und das gelenknahe Ende der Oberschenkelprothese besteht aus einem Finger, durch welchen die Artikulation mit der Kugel hergestellt wird.

Das erklärte Ziel der zementfreien Implantation von Kunstgelenken heißt absolute primäre Stabilität des Prothesensitzes. Eine korrekt eingesetzte Prothese darf genau sowenig mobil sein wie eine gute Osteosynthese. Dies ist nur möglich, wenn

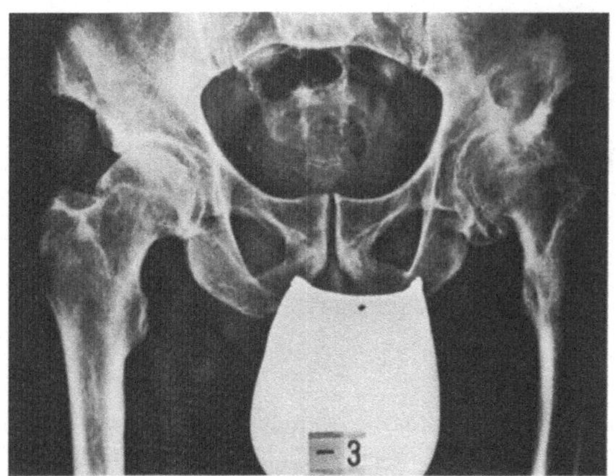
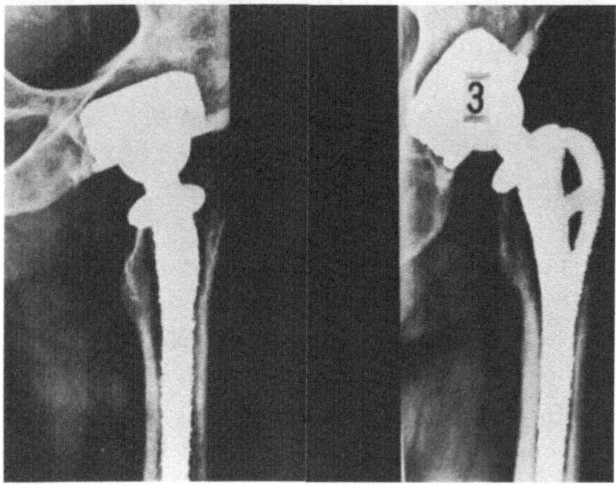

Abb. 1. Zementloser Hüftgelenkersatz durch Porometallprothese

die Prothese rundherum von Knochengewebe umgeben ist. Voraussetzung hierfür ist eine subtile, paßgerechte Bearbeitung des Implantatlagers mit einem speziellen Instrumentarium.

Die operative Technik erfordet im Vergleich mit herkömmlicher Zementierung ein unbestreitbar größeres Maß an Genauigkeit bei der Präparation. Das Vorgehen ist folgendermaßen: Die Freilegung des Hüftgelenkes durch laterale Schnittführung, Luxation des Femurkopfes und Resektion des Schenkelhalses erfolgt in typischer Weise. Anschließend wird die Gelenkpfanne mit einem Fräser präpariert, dessen Größe der einzusetzenden Gelenkpfanne entspricht. Nach Prüfung der Frästiefe mittels Probierpfanne wird die künstliche Pfanne mit einem speziellen Einschlaginstrument unter kräftigen Hammerschlägen in das Acetabulum eingetrieben. In maximaler Außenrotationsstellung der Hüfte wird nun die Präparation des Schenkelhalses und die Aushöhlung des proximalen Femur mittels Spezialraspel vorgenommen. Nach Einführen einer Profilraspel, die den definitiven Sitz der Schaftprothese vorbereitet, wird nun die Prothese in das proximale Femurende eingeführt, wobei der exakten Größenauswahl des Implantats zur festen Verankerung im Femur große Bedeutung zukommt. Schließlich wird in Extension/Innenrotation das Kunstgelenk eingerichtet und der Wundverschluß vorgenommen.

Die eigenen, erst jungen Erfahrungen mit der Porometallprothese an bisher 25 Fällen sind ermutigend, erlauben jedoch noch keine qualifizierte Ergebnisbeurteilung. Maßgebend für den Entschluß, gerade dieses Modell des zementlosen Gelenkersatzes zu wählen, war die siebenjährige Erfahrung des Urhebers [2] an einem Material von über 2 000 Fällen.

Die entscheidende Fragestellung, ob die Befestigung der Prothese im Knochen leistungsfähig ist, regelmäßig stattfindet und dauerhaft ist, kann auf der Grundlage dieses Erfahrungsgutes, ergänzt durch experimentelle histologische Studien, positiv entschieden werden [1]. Mit einer gewissen zeitlichen Verschiebung, bedingt durch die postoperative Entlastungsphase, sind die Ergebnisse mit denen der Standardzementtechniken vergleichbar. Ohne Frage bietet die biologische Verankerung für jüngere Coxarthrosepatienten auf Dauer die besseren Aussichten.

Literatur

1. Judet et al. (1975) Actualités de chirurgie orthopedique, XII, 1–40. Masson, Paris, pp 1–40
2. Judet R (1977) Persönliche Mitteilung
3. Mittelmeier H (1975) Neuentwicklung von verschleißfesten zementfrei zu implantierenden Keramik-Metall-Verbundprothesen mit Tragrippenschaft. Hefte Unfallheilkd 126:333

Pathologische Veränderungen am Implantatlager bei Endoprothetik mit Zementimplantation und Selbstverankerung

H. Mittelmeier und J. Harms

In ersten grundlegenden Untersuchungen über die Reaktion des Implantatlagers bei hoch belasteten Gelenkendoprothesen haben wir schon 1956 zwischen biomechanischen Reaktionen und chemischtoxischen Einflüssen des Prothesematerials mit Bildung von Fremdkörpergranulationen im Bereich pulverförmiger Abriebpartikel (Abb. 1a) unterschieden (Mittelmeier und Singer, 1956 [3]). Entsprechend den histogenetischen Grundgesetzen von Pauwels [5] wurde im Bereich einer ausgefrästen Hüftgelenkspfanne die Neubildung von Faserknorpel, an der Kapsel von Synovialstrukturen und am endostalen Prothesenlager die Bildung einer bindegewebigen Grenzmembran sowie einer neuen knöchernen Druckaufnahmezone (Abb. 1b) beobachtet (Mittelmeier und Singer, 1956 [3]). Es wurden darin sinnvolle gewebliche *Anpassungsvorgänge* an eine

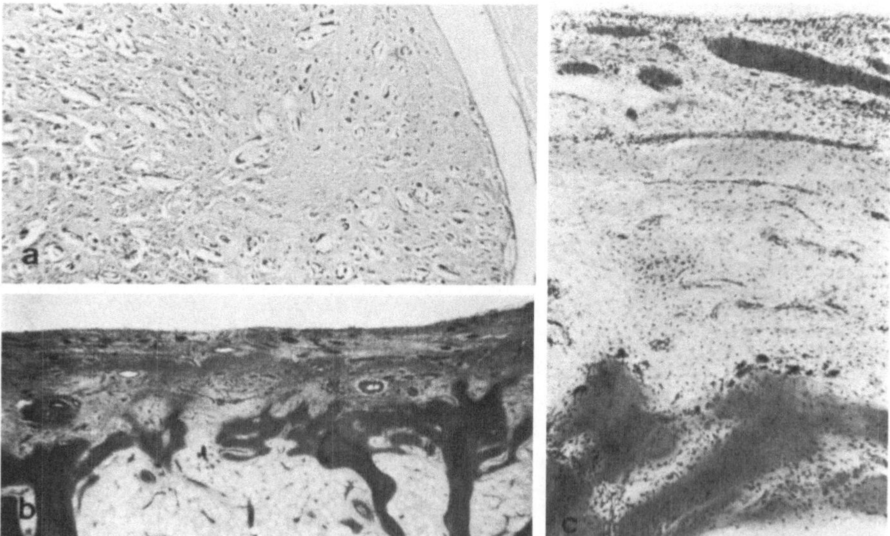

Abb. 1a–c. Umgebungsreaktion nach Implantation einer Plexiglasprothese nach Judet. **a** Ausgeprägte Fremdkörperreaktion des Kapselregenerates in der Umgebung der Abriebpartikel, zahlreiche Fremdkörper-Riesenzellen, HE 360×, **b** Zwischen Implantat und Knochen Ausbildung einer „inneren Corticalis", durch eine bindegewebige Grenzmembran vom Implantat getrennt. HE 360×, **c** Osteoklastische Knochenresorption der „inneren Corticalis" mit erheblicher Verdickung der bindegewebigen Grenzmembran, HE 220×

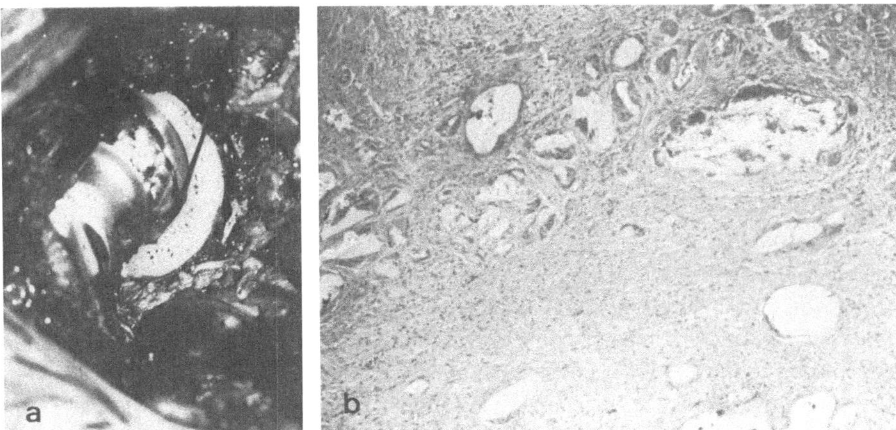

Abb. 2a, b. Makroskopischer und histologischer Befund 5 Jahre nach Implantation einer herkömmlichen Totalendoprothese (Metall-Polyäthylen-Zement), **a** Deutliche Verdünnung des cranialen Pfannenrandes, Spiel zwischen Kopf und Pfanne im caudalen Bereich, **b** Erhebliche Fremdkörperreaktion des Kapselregenerates, um die Polyäthylenabriebpartikel Anlagerung von Fremdkörperriesenzellen, HE 360×

Alloplastik gesehen. Andererseits wurde dargelegt, daß die Fremdkörperreaktionen auf das Abriebmaterial sowie osteoklastische Knochenresorptionen (Abb. 1c) infolge biomechanischer Überlastung zum Mißerfolg der Alloplastik durch aseptische Fremdkörperentzündung und aseptische Prothesenlockerung führen können.

Bei *Abrieb von Polymethylmethacrylat*, das bei den ursprünglichen Hüftkopfteilprothesen von Judet (1) als Prothesenmaterial, heute weltweit als Knochenzement zur Prothesenfixierung benutzt wird, kommt es zur Bildung relativ großer Partikel, die nicht phagocytiert und abgeräumt werden können. Dadurch kommt es zur Akkumulation. Die Partikel werden von Macrophagen und Fremdkörperriesenzellen eingeschlossen, so daß sich das Lagergewebe der Prothesen allmählich in ein dichtes Granulationsgewebe umwandelt. Nekrotisierungsprozesse können einen erheblichen Detritus ergeben, der die reaktive Entzündung verstärkt.

Bei *Totalprothesen mit Metall-Metall-Paarung* entstehen relativ feinkörnige Abriebpartikel, die einer Phagocytose und dem Abtransport unterliegen. Infolge der Bildung von chemisch aktiven Metallionen entstehen dabei auch toxische Zellschäden, die gleichfalls zu einer weiteren mesenchymalen Reaktion führen (Metallose).

Bei *Totalprothesen mit Metall-Polyaethylen-Paarung* entstehen relative große PE-Abriebpartikel, die nicht phagozytiert werden und zu einer kumulativen Fremdkörperreaktion mit Fremdkörperriesenzellen und Macrophagen Anlaß geben (Abb. 2).

Besonders ungünstig erwies sich die Verwendung von *Polyester*, wobei feine Abriebpartikel mit starker Fremdkörperwirkung entstehen, die zur Bildung eines *aggressiven* Fremdkörpergranulationsgewebes Anlaß geben, welches fast regelmäßig das Knochenlager zerstört und damit zur Prothesenlockerung führt, so daß hier schließlich fast immer Mißerfolge resultieren.

Bei der hochfesten *Aluminiumoxidkeramik*, die seit 1971 in der Endoprothetik verwendet wird, entsteht nur ein sehr geringfügiger Abrieb in Form kleinster Partikel, meistens in der Größenordnung von 0,1 bis 0,5 μ, ausnahmsweise bis 2 μ. Sie erzeugen offenbar keine nennenswerte Fremdkörperwirkung, was auf die hohe Korrosionsstabilität der Aluminiumoxidkeramik zurückzuführen ist. Die Partikel können von Macrophagen phagocytiert und abgeräumt werden, so daß es zu keiner akkumulativen Umwandlung des Prothesenlagers in der Fremdkörpergranulation kommt. Aus der Sicht des Abriebs ist die Aluminiumoxidkeramik sowohl quantitativ als auch in der qualitativen Reizwirkung das derzeit günstigste Biomaterial für die Gleitflächen von Endoprothesen.

Da ein Großteil der Versagensfälle der derzeitigen „Standard-Alloplastik" mit Zementfixation auf das *mechanische Versagen (Dauerschwingbrüche und anschließende Zerreibung) des Zementmantels* zurückzuführen ist, zeigt sich allgemein die zunehmende Tendenz, durch besondere Konstruktionen zur *zementfreien Verankerung* zurückzukehren. Abgesehen von den älteren Hüft-Prothesenmodellen von Sivash [7] und Ring [6] sind in den letzten Jahren auch neuere Modelle herausgekommen, bei denen eine direkte Verankerung nach dem von Mittelmeier [3] schon 1956 beschrieben *Prinzip der Oberflächenvergrößerung und damit Reduzierung des Knochendrucks* erfolgen soll. Hier ist zunächst die sogenannte Porometall-Prothese von Judet [2] zu erwähnen, welche jedoch noch auf der ungünstigeren Gleitkörperpaarung Metall-Polyaethylen fußt, dann vor allem die von Mittelmeier in Zusammenarbeit mit der Osteo-AG entwickelte sogenannte *Tragrippen-Endoprothese*, deren Keramik-Pfanne mit einem konischen Außengewinde versehen ist und bei der der keramische Hüftkopf auf einem gerippten metallischen Verankerungsstiel (mittels konischer Klemmung) befestigt ist. Letztere Entwicklung ist vor allem für *jüngere Menschen mit längerer Lebenserwartung* gedacht. Wie im Tierexperiment und auch bei Reoperationen bioptisch nachgewiesen (Abb. 3) beeinträchtigt der geringfügige Keramikabrieb die Anpassungsvorgänge des Implantatlagers nicht nennenswert. In Bestätigung der bereits dargelegten Tierversuche zeigt sich auch bei der Humanimplantation typischerweise die erhoffte *Anpassung des Knochengewebes an das gerippte Oberflächenprofil* sowohl im Bereich der keramischen Schraubpfanne als auch des metallischen Tragrippenstiels. Schon *röntgenologisch* zeigt sich ein guter Anschluß des Knochengewebes an die profilierte Prothesenoberfläche unter *Bildung einer vergrößerten Auflagezone* (Abb. 4). Die teilweise vorhandene dünne bindegewebige Grenzschicht läßt sich vor allem durch Relativbewegungen zwischen Prothese und Knochenlager infolge der unterschiedlichen Elastizitätsverhältnisse erklären. Mikroskopisch und elektronenmikroskopisch lassen sich im Bereich der Grenzschicht keine nennenswerten materialbedingten toxischen Gewebe- und Zellveränderungen erkennen. Bei dem zunächst verwendeten *Stieltyp I* (mit nur zirkulären Tragrippen) kam es in einem kleinen Teil der Fälle noch zu aseptischen Lockerungen, welche vor allem Rotationslockerungen darstellten und auf die anfängliche kleine Knochenbelastungsfläche im Bereich der relativ scharfkantigen Tragrippen (vor dem Anpassungsprozeß) zurückzuführen waren. Bei der Verwendung des *Stieltyps II* mit zusätzlichen Längsrippen, Wellung des Prothesenkragens und Stabilisierungsflügel sowie Vergrößerung der primären Auflagefläche durch stumpfe Rippen (Abb. 3a) zeigt sich jedoch im allgemeinen eine *stabile* Prothesenverankerung, welche auf biomechanisch induzierte Anpassungsvorgänge des knöchernen Prothesenlagers zurückzuführen sind. Im Falle entsprechender Anpassung bleibt die Verankerung dann auch (gemäß bisher 4jähriger Gesamtbeobachtungszeit) im

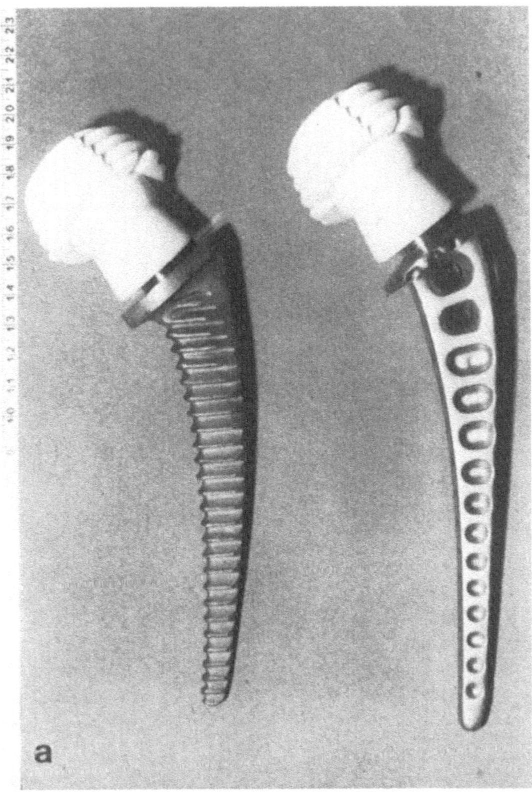

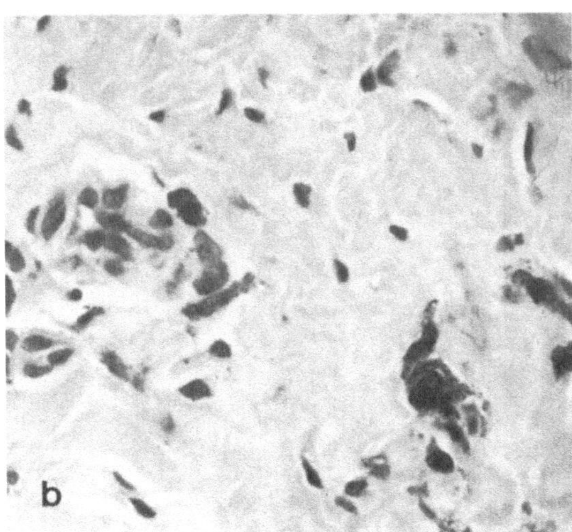

Abb. 3. a Selbsthaftende Keramikprothese nach Mittelmeier, Stieltyp **I** und **II**, **b** Minimale Fremdkörperreaktion im Kapselregenerat bei Al₂O₃-Keramik-Abrieb, 18 Monate p. op. Keramikpartikel ($< 1\mu$) innerhalb von Macrophagen gespeichert, HE 360×

allgemeinen stabil. Damit konnte vor allem durch Verwendung der abriebfesten, korrosionsstabilen biologisch inerten Aluminiumoxidkeramik sowie das biomechanische Verankerungsprinzip der Oberflächenvergrößerung, die bei den früheren Prothe-

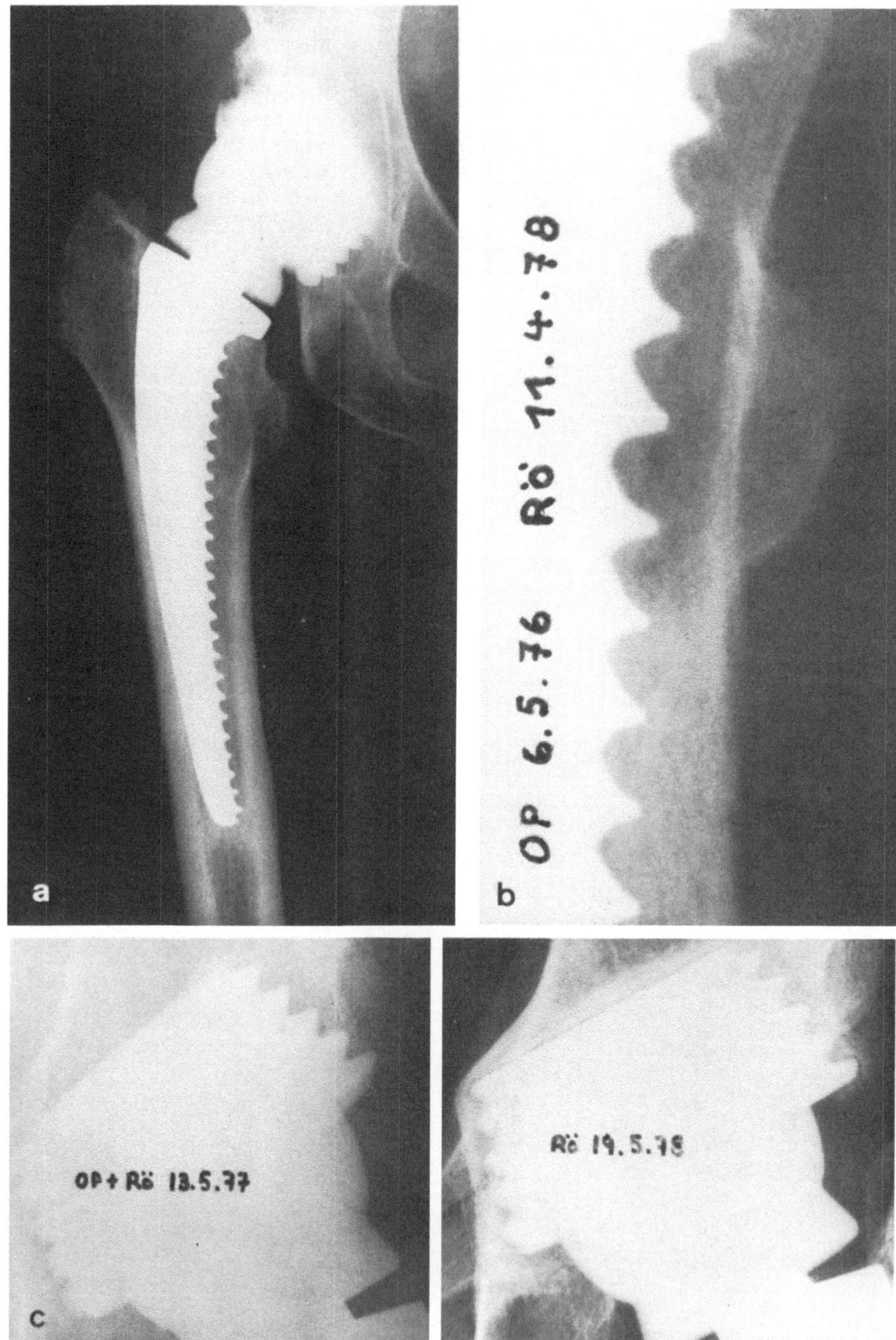

Abb. 4a–c. Anpassungsvorgänge des Knochens an die selbsthaftende Prothese. **a** Konsolenartige Abstützung des Stieles an der Stielspitze, **b** Ausbildung einer „inneren Corticalis" um die Tragrippenprofile, **c** Anpassung des Knochens im Pfannenbereich: deutlich erkennbares Einwachsen des Knochens in die Gewindetäler der Pfanne 1 Jahr postoperativ

sentypen so häufige Schädigung des Prothesenlagers stark eingeschränkt und auch ein Gelenkersatz für jüngere Menschen mit langdauernder Erfolgsaussicht geschaffen werden.

Literatur

1. Judet J, Judet R (1950) The use of an artificial femoral head for arthroplasty of the hip joint. J Bone Jt Surg 36A:166
2. Judet R (1978) Erfahrungen mit der Judet-Prothese, Vortr. anläßl. der 65. Tagung der DGOT, München
3. Mittelmeier H, Singer L (1957) Anatomisch und histologische Untersuchungen von Arthroplastikgelenken mit Plexiglas-Endoprothesen. Arch orthop Unfallchir 48, 519 (1957)
4. Mittelmeier H (1974) Zementlose Verankerung von Endoprothesen nach dem Tragrippenprinzip. Z Orthop 112, 27
5. Pauwels F (1965) Gesammelte Abhandlungen zur funktionellen Anatomie des Bewegungsapparates. Springer, Berlin Heidelberg New York
6. Ring P (1968) Complete replacement arthroplasty of the hip by the Ring Prosthesis. J Bone Surg 50 B, 720
7. Sivash KM (1967) Alloplasty of the hip joint, a laboratory and clinical study. Med Press, Moscow

Implantatlagerzubereitung für die Doppelschalen-Endoprothesen bei Hüftkopfnekrosen

R. Ferdini

Das Prinzip der Doppelschalen-Hüftendoprothesen erlaubt durch seine im Versagensfalle zur Verfügung stehenden Rückzugsmöglichkeiten auch die Anwendung bei jüngeren Patienten.

Die Hüftkopfnekrose ist eine Erkrankung vorwiegend des mittleren Lebensalters. Wegen ihrer gehäuft auftretenden Doppelseitigkeit un der schlechten Prognose einer Arthrodese oder intertrochanteren Osteotomie bleibt therapeutisch in den meisten Fällen nur die alloarthroplastische Versorgung übrig. Die Doppelschalen-Endoprothese wird dabei wegen gehäuft auftretender postoperativer Lockerungen von den meisten Autoren noch nicht empfohlen. Das liegt in erster Linie wohl an dem Umstand, daß bei der Präparation des Hüftkopfes nekrotische Anteile verbleiben. Sie bilden im Zementverband eine Art Geröllschicht, in der sich der Zement gegen das Knochengewebe verschiebt. Die Lockerung der Kopfkappe ist die Folge. Für eine dauerhafte, feste Ver-

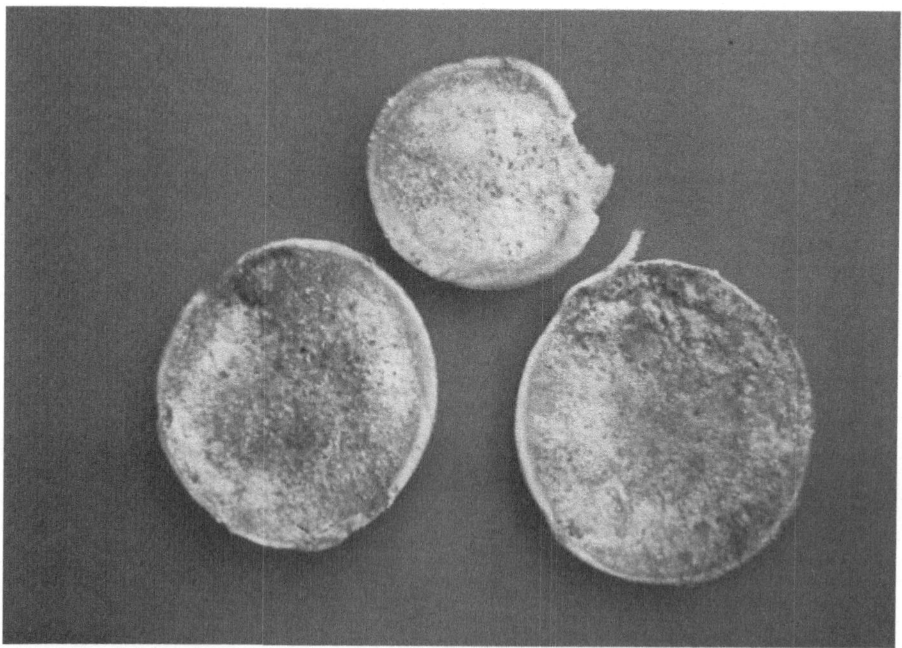

Abb. 1. Nektrotischer Hüftkopf nach Intravitalfärbung

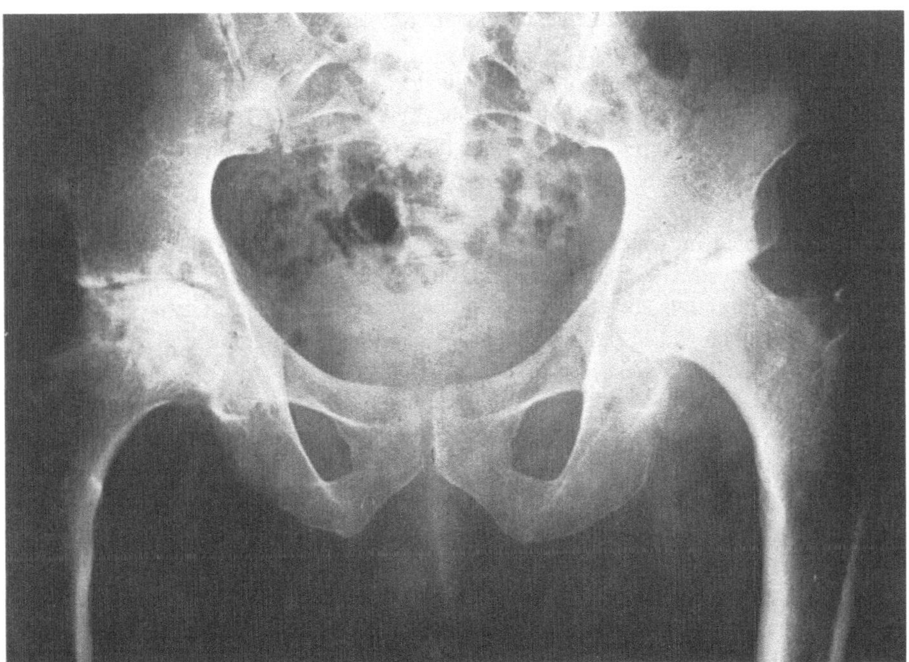

Abb. 2. Ideopathische Hüftkopfnekrose, 45jähriger Patient

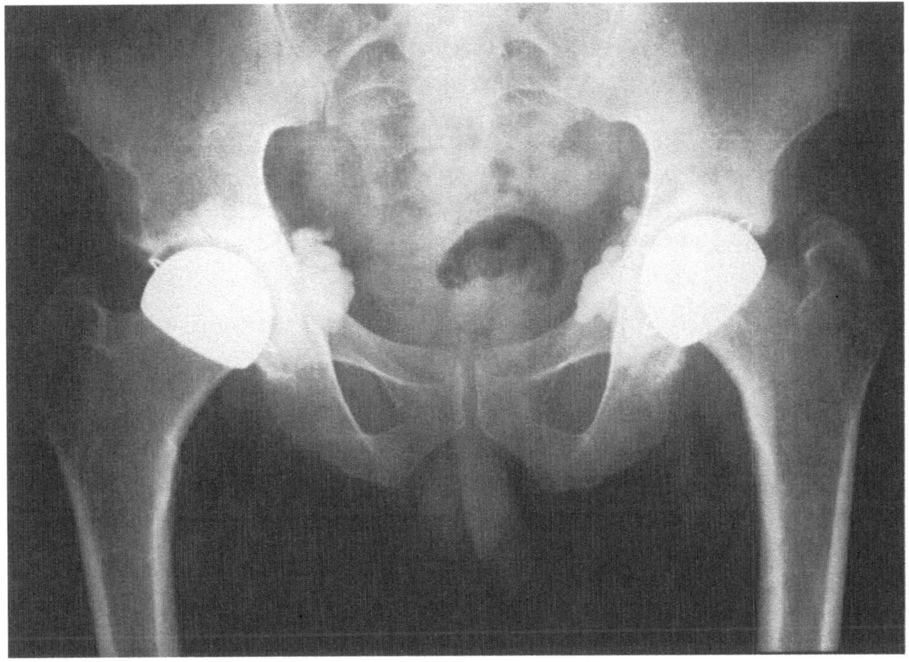

Abb. 3. Derselber Patient, Versorgung mit Doppelschalenendoprothesen

ankerung der Kopfkappe ist daher die Entfernung sämtlicher nekrotischer Knochenanteile unbedingt Voraussetzung.

Liegt der eingetretene Gefäßverschluß des Ramus profundus der Arteria circumflexa femoris medialis noch nicht all zu lange Zeit zurück, so hat das nekrotische Gewebe oft noch eine gegen die gesunde Umgebung nicht sicher abgrenzbare Konsistenz. Es genügt hier m.E. nicht mit der Fräse so lange zu fräsen, bis nur noch durchbluteter Knochen sichtbar ist. Dies würde bedeuten, daß man den Hüftkopf bis weit über den epiphysären Anteil in den Schenkelhals hinein abfräsen müßte. Um dies zu vermeiden, wenden wir zur Demarkierung der Nekrosezone die Intravitalfärbung mit Disulphine blue an. Die Abbildung 1 zeigt den oberen Pol eines nekrotischen Hüftkopfes nach Anfärbung in Scheiben zerlegt. Man erkennt sehr deutlich die Abgrenzung des vitalen vom nekrotischen Knochengewebe.

Diese Methode erlaubt eine selektive Beseitigung aller nekrotischen Anteile. Durch die Erhaltung der durchbluteten Kopfreste ist es möglich, die Kopfschale wenigstens teilweise auf dem Hüftkopf und nicht nur auf dem verbleibenden Schenkelhalsstumpf zu verankern. Dies sichert wiederum einen normalen Bewegungsumfang des Gelenkes. Die Abbildung 2 und 3 zeigen den Zustand vor und nach simultaner Versorgung von Hüftkopfnekrosen mit der Doppelschalen-Endoprothese.

Von 295 mit einer Doppelschalen-Endoprothese nach Wagner versorgten Hüftgelenken haben wir nach dieser Methode 12 Hüftkopfnekrosen verschiedener Genese operativ versorgt. Die Beobachtungszeit liegt bisher längstens 2½ Jahre zurück. Bisher konnten Lockerungserscheinungen weder klinisch noch röntgenologisch festgestellt werden, so daß sich Nachoperationen erübrigten.

Die Notwendigkeit für eine Spongiosaplastik, wie sie von Wagner zur Vermeidung einer übergroßen Verkürzung des Schenkelhalses beschrieben wird, sahen wir noch in keinem Fall gegeben. Die zur Einheilung der Spongiosa logischerweise notwendige postoperative Entlastungszeit ist bei der von uns angewandten Methode nicht erforderlich.

Ob die Anwendung der Doppenschalen-Hüftendoprothese als Oberflächenersatz bei der Hüftkopfnekrose, insbesondere die Präparation des Implantatlagers mit Hilfe von Intravitalfärbung, eine definitive Behandlung darstellt, wird jedoch einer längeren Beobachtungszeit vorbehalten bleiben müssen.

Literatur

1. Freemann MAR (1978) Intramedulläre Schaftverankerung, ihre Nachteile und deren Vermeidung. Orthopäde 7:55–61
2. Hipp E (1962) Die Gefäße des Hüftkopfes. Anatomie, Angiographie und Klinik. Z. Orthop. [Suppl] 96
3. Wagner, H (1975) Der alloarthroplastische Gelenkflächenersatz am Hüftgelenk. Archiv Orthop Unfallchir 82:101–106

Grenzfälle der Prothesenauswechslung

H. Bartsch und M. Weigert

Die zunehmende und teilweise unkritische Implantation von Totalendoprothesen ergibt bei den damit einhergehenden Komplikationen immer häufiger erhebliche therapeutische Probleme bei der Indikation zur Prothesenauswechslung. Die Atropie der Knochensubstanz im Bereich des Prothesenlagers stellt den Operateur im Gefolge einer Prothesenauswechslung bei Lockerungen oder Materialbruch vor schwerwiegende therapeutische Probleme. Auch unter Verwendung von Spezialanfertigungen ist unter Umständen eine ausreichende Verankerung nicht mehr zu erreichen.

Therapeutische Vorgehen bei Pfannenlockerungen

Liegt im Bereich des Pfannenbodens kein genügendes Widerlager mehr vor für Verankerung einer neu einzuzementierenden Pfanne bei Pfannenlockerung oder Ausbruch, was häufig bei zu radikaler Voroperation mit Ausfräsen und Vertiefen des Pfannenbodens sowie zu ausgiebigem Einbringen von Verbundlöchern mit Durchtreten des künstlichen Knochenzementes bis in das kleine Becken vorliegt, dann stellen die Breitkrempenpfannen einen Ausweg dar. Die Hauptabstützung der Breitkrempenpfanne liegt in der Pfanneneingangsebene und entlastet weitgehend den Pfannenboden. Bei weitgehender Atrophie des Pfannenbodens kann kein Standardmodell mehr einzementiert werden, da es mit Sicherheit zu einer erneuten Lockerung kommen muß.

Im Bereiche der Pfanne steht mit den Keramikendoprothesen unter Verwendung autologer Spongiosa ein operatives Verfahren zur Verfügung, das es erlaubt, verlorengegangene Knochensubstanz unter Implantation einer Endoprothese wieder aufzubauen. Im wesentlichen kommt dieses Verfahren jedoch nur bei genügender biologischer Vitalität des Knochens zur Anwendung.

Bei dem Patienten auf Abbildung 1 handelte es sich um einen 34jährigen Zahnarzt, dem wegen einer medialen Schenkelhalsfraktur primär eine Standardendoprothese implantiert wurde. Ohne den Versuch einer Rekonstruktion wegen der Gefahr einer Hüftkopfnektrose wurde der Femurkopf exstripiert und ein normales Standardmodell einzementiert. Wie bei dem jugendlichen Patienten zu befürchten war, ist es mit der Zeit zur Lockerung des Schaftes mit Materialbruch sowie zu einer Lockerung der Pfanne mit Atrophie des Pfannenbodens gekommen, so daß eine Belastung des Beines nicht mehr durchgeführt werden konnte. Die erneute Implantation einer konventionellen Endoprothese würde mit Sicherheit nach einiger Zeit wieder gleiche Verhältnisse mit erneuter Lockerung ergeben, wobei dann die Verhältnisse noch deso-

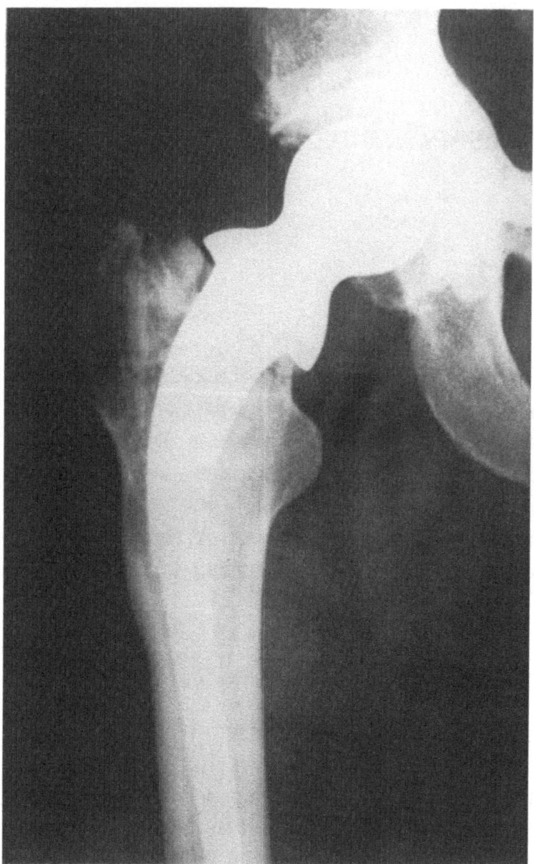

Abb. 1. Vollständige Lockerung der Endoprothese mit
Schaftbruch

later gewesen wären. Unter Verwendung autologer Spongiosa aus dem Beckenkamm wurde der Pfannenboden rekonstruiert (Abb. 2) und eine Keramikendoprothese (Typ Mittelmayer) implantiert, ebenso der Tragrippenschaft der Endoprothese. Nach 20-wöchiger Entlastung waren beide Endoprothesenteile ohne Verwendung von Knochenzement knöchern stabil eingeheilt, und der Patient konnte wieder seinem Beruf nachgehen.

Große therapeutische Probleme stellen sich auch in der Regel im Gefolge einer Prothesenaustauschoperation bei jugendlichen Rheumatikern, bei denen eine schwere Osteoporose nachweisbar ist.

Bei einer 48jährigen Patientin wurden vor zehn Jahren wegen sekundärer Coxarthrose bei PCP mit erheblicher Protrusio acetabuli McKee-Endoprothesen beiderseits eingesetzt. Es kam anschließend zu einer vollständigen Knochenatrophie der Pfannenböden mit einem starken Protrusionseffekt der Endoprothesen, die daraufhin bis in das kleine Becken verlagert wurden. Es war hier nicht möglich, eine neue Endoprothese einzusetzen. Es wurden die Metallteile und der Knochenzement entfernt, was sich im übrigen äußerst schwierig gestaltete, da beide Prothesenpfannen weit in das kleine Becken verlagert waren. Zu einer erneuten Implantation können wir uns

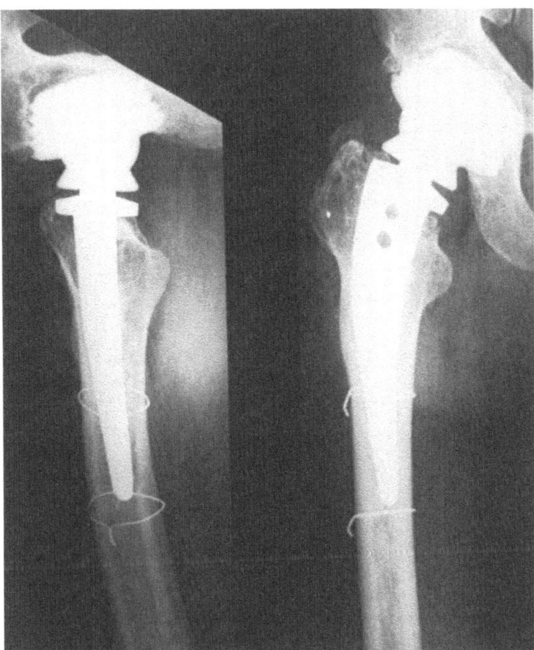

Abb. 2. Keramikendoprothese nach Rekonstruktion des Pfannenbodens mit autologer Spongiosa

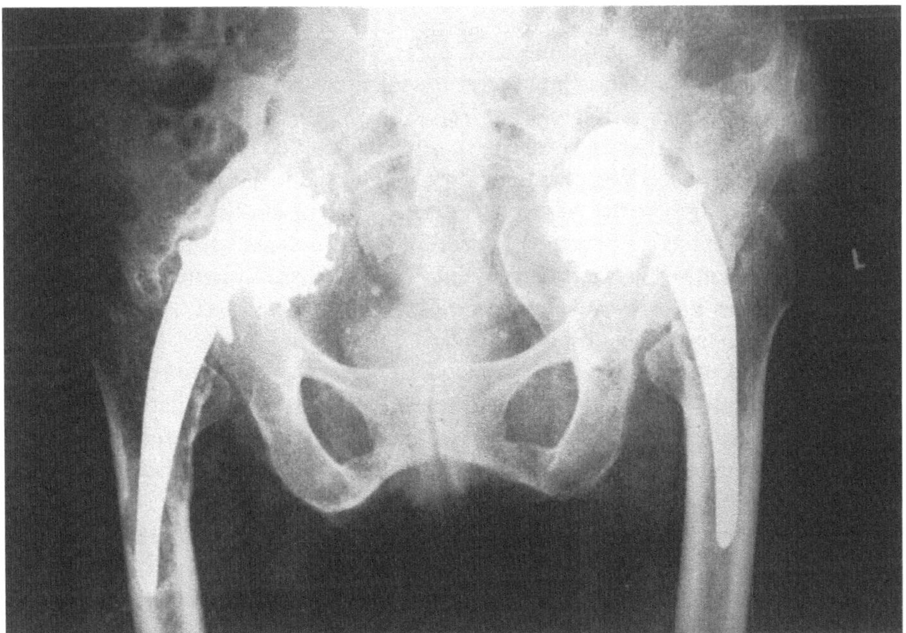

Abb. 3. Schwerste Protrusio acetabuli nach McKee-Endoprothese

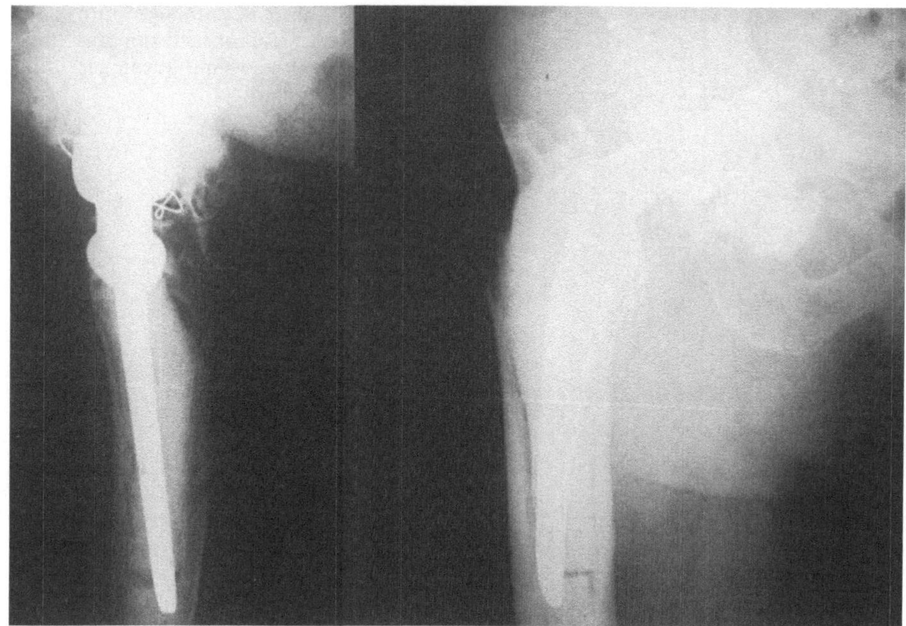

Abb. 4. Schaftlockerung mit Bruch des Knochenzementes

wegen der erheblichen Osteoporose auch unter Verwendung einer Keramikendoprothese mit autologer Spongiosa und der erforderlichen langfristigen Ruhigstellung wegen des sehr fraglichen Erfolges nicht entschließen. Mit den geschaffenen „Girdlstone-Hüften" ist die Patientin befriedigend gehfähig (Abb. 3).

Um schwerwiegenden Komplikationen bei endoprothetisch versorgten jugendlichen Patienten vorzubeugen, sollte bereits beim ersten Eingriff ein Endoprothesentyp verwendet werden, der es im Sinne der „Second Line of Defense" es später ermöglicht, ohnegrößere operative Schwierigkeiten einen Austauschgriff vorzunehmen, wie beispielsweise die bei uns verwendeten Doppel-Cup-Endoprothesen nach Wagner. Besonderes Augenmerk muß dabei wiederum auf die Pfanne gelegt werden. Bei einer erheblichenProtrusio acetabuli müssen Pfannenböden gegebenenfalls mit einem am Pfanneneingang abgestützen Vitalliumnetz verstärkt werden. Auf keinen Fall darf der Pfannenboden mit Verbundlöchern durchsetzt werden, in die dann Knochenzement eingedrückt wird. Es besteht bei jugendlichen Patienten dann in jedem Falle die Gefahr einer starken Knochenatrophie.

Protrusio acetabuli müssen Pfannenböden gegebenenfalls mit einem am Pfanneneingang abgestützten Vitalliumnetz verstärkt werden. Auf keinen Fall darf der Pfannenboden mit Verbundlöchern durchsetz werden, in die dann Knochenzement eingedrückt wird. Es besteht bei jugendlichen Patienten dann in jedem Fall die Gefahr einer starken Knochenatrophie.

Auch die primäre Implantation einer Keramikendoprothese ohne Zuhilfenahme von Pallacos ist ein erfolgversprechender Weg bei der endoprothetischen Versorgung jugendlicher Patienten. Ein Nachteil ist in der langen Immobilisationsdauer von 16 bis

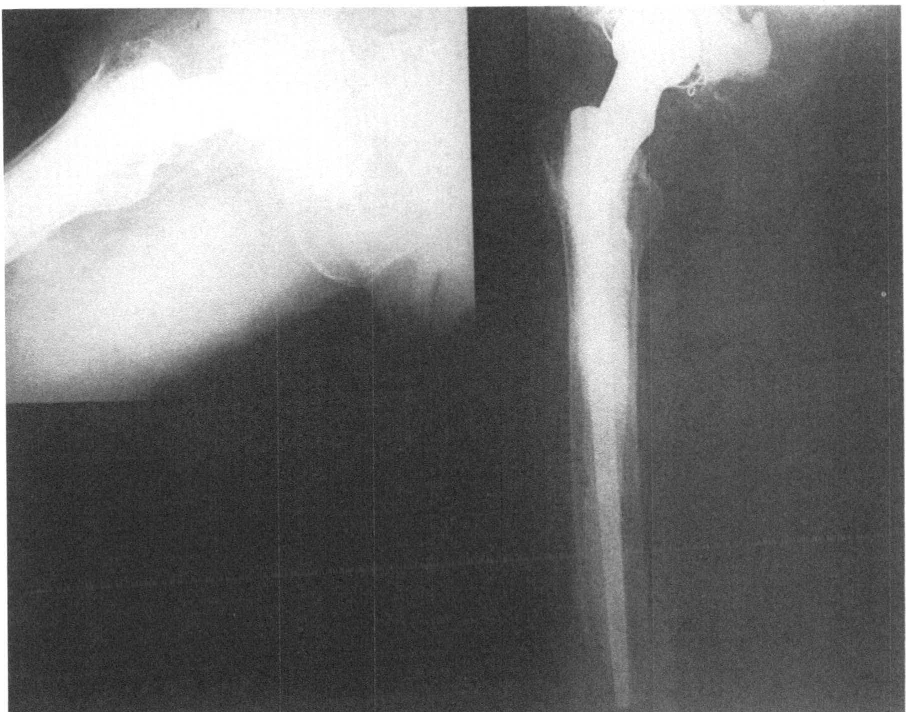

Abb. 5. Implantation einer Langschaftendoprothese

20 Wochen zu sehen. Darüber hinaus ist die Problematik der zementlosen Verankerung des Schaftteiles der Endoprothese noch nicht vollständig gelöst.

Therapeutisches Vorgehen bei Schaftlockerungen

Im Bereiche des Femurschaftes ist eine Reimplantation nur möglich, wenn noch genügend haltbare Knochensubstanz vorhanden ist. Ein gelockerter Schaft sollte in jedem Fall mit einer Langschaftendoprothese versorgt werden, da nur so eine erneute stabile Verankerung ohne die Gefahr einer wiederholten Lockerung gegeben ist.

Bei dem auf Abbildung 4 gezeigten Röntgenbild einer 65jährigen Patientin bestand eine Schaftlockerung einer Schnapp-Endoprothese mit Bruch des Knochenzementes an der Endoprothesenschaftspitze mit erheblicher schmerzhafter Funktioneinschränkung. Unter Belassung der Pfanne wurde eine Langschaftendoprothese mit gleichem Kopfdurchmesser einzementiert (Abb. 5).

Ist keine genügende Knochensubstanz mehr vorhanden, kann die Verwendung eines totalen Femurersatzes jedoch nur im Sinne der ultima ratio bei verzweifelten Fällen zur Anwendung gelangen.

Eine Prothesenauswechselung bei ausgedehnten septischen Komplikationen mit Fistelung und Lockerung ist nicht mehr möglich. Hier bleibt zunächst keine andere

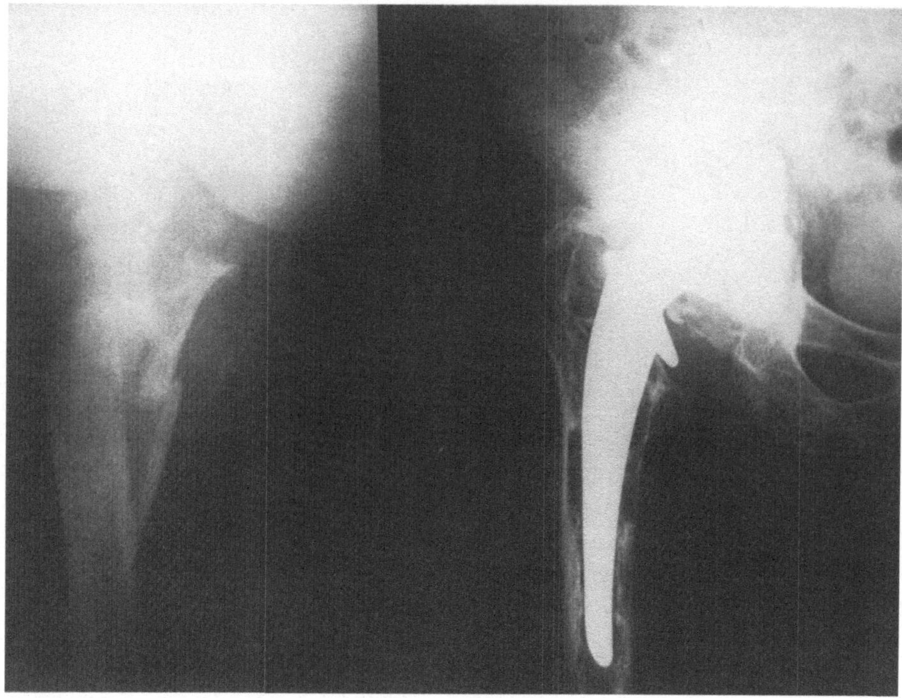

Abb. 6. Girdlstone-Hüfte nach Entfernung der infizierten TEP

Wahl, als den Infekt zu sanieren. Von der verbliebenen Knochensubstanz ist dann später abhängig, ob eine erneute Endoprothese reimplantiert werden kann. Bei dem auf Abbildung 6 gezeigten Femurschaft mit ausgedehnter septischer Lockerung der Pfanne und des Endoprothesenschaftes wurde die Endoprothese entfernt. Nach Sanierung des Infektes mittels Saug-Spül-Drainagen ist die Patientin mit der „Girdlstone-Hüfte" und einem Gardemin-Gocht-Apparat ausreichend gehfähig. Die verbliebene Knochensubstanz läßt es auch in Zukunft nicht mehr zu, eine erneute Prothese zu implantieren.

Prothesenauswechselungen erfordern ein differenziertes Vorgehen. Erneute unkritische Implantation von Standardmodellen kann sich verhängnisvoll für Arzt und Patient auswirken.

V. Das Gefäßimplantatlager

Die Bedeutung des Lagers für Gefäßimplantation

J.C. Reidemeister, N. Rohm und H.-P. Horn

Gefäßtransplantationen werden in Einzelfällen seit mehreren hundert Jahren und systematisch seit Anfang dieses Jahrhunderts durchgeführt. Die derzeit verwendeten Gefäßimplantate sind die autologe Vene, alloplastische, gezogene Teflonprothesen, gestrickte oder gewebte Dacronprothesen, enzymatisch präparierte Rinderarterien sowie die Nabelschnur und die isolierte Nabelschnurvene.

Das biologisch wertvollste Material stellt die autologe Vene, als Transplantat der Wahl die V. saphena magna, dar. Transplantate aus Venenmaterial weisen die besten Spätergebnisse auf. Bei Fehlen einer geeigneten Vene werden zunehmend Teflonprothesen benutzt. Für den Gefäßersatz der Aorta und großen Arterien werden gewebte oder gestrickte Dacronprothesen verwandt. Die enzymatisch präparierten Rinderarterien haben ihren Platz bei der Anlage von Dialyse-Shunts behaupten können. Präparierte Nabelschnur und Nabelschnurvenen befinden sich noch im klinischen Versuchsstadium.

Physiologie des Einheilungsvorgangs von Gefäßprothesen

Bei der Einheilung von Venenmaterial ist unmittelbar nach der Implantation bereits eine lumenwärtige Fibrinablagerung zu beobachten. Schon innerhalb der ersten 12 Stunden entwickelt sich eine Karyorhexis des Venenendothels. Ferner bildet sich an der Venenwand ein dünner Abscheidungsthrombus aus. Nach 3 Tagen erkennt man im histologischen Präpatat bereits eine Fibrocyteninvasion, die in den folgenden Wochen von einer *Organisation* des Thrombus gefolgt wird. Dieser organisierte Thrombus stellt später das eigentliche Gefäßrohr dar, während der Venenpatsch als nekrotisches Material adventitiell aufliegt. Analoge Verläufe gelten für das volle Venentransplantat.

Alloplastisches Prothesenmaterial weist in den ersten Phasen einen analogen Einheilungsvorgang auf. Auch hier kommt es zur Abdichtung der Prothese durch *Fibrinfällung*, zur *Fibrocyteninvasion* und zur Organisation des Gewebes in Form einer *Durchwachsung der Prothesenmatrix* analog der Organisation des Abscheidungsthrombus (Abb. 1–3). In der 4. Phase kommt es jedoch zu einer Degeneration der inneren Kapsel. Unter den etwa nach einem Jahr auftretenden „Komplikationen der inneren Kapsel" verstand Wesolowski eine hyaline Degeneration der Bindegewebsfasern mit Lipidablagerungen, Intimaoedem, Intimadissektion und wandständigen Thromben.

Auch nach komplikationsloser Einheilung kommt es im Laufe von Jahren durch Kontakt mit der Gewebsflüssigkeit zu Veränderungen der mechanischen Prothesen-

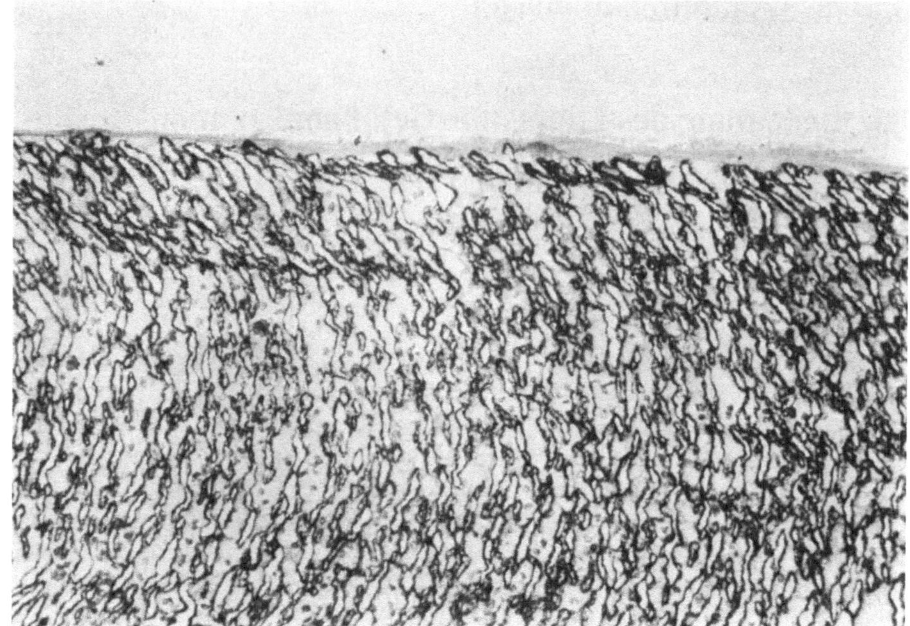

Abb. 1. Einheilung einer Teflonprothese nach 10 Tagen

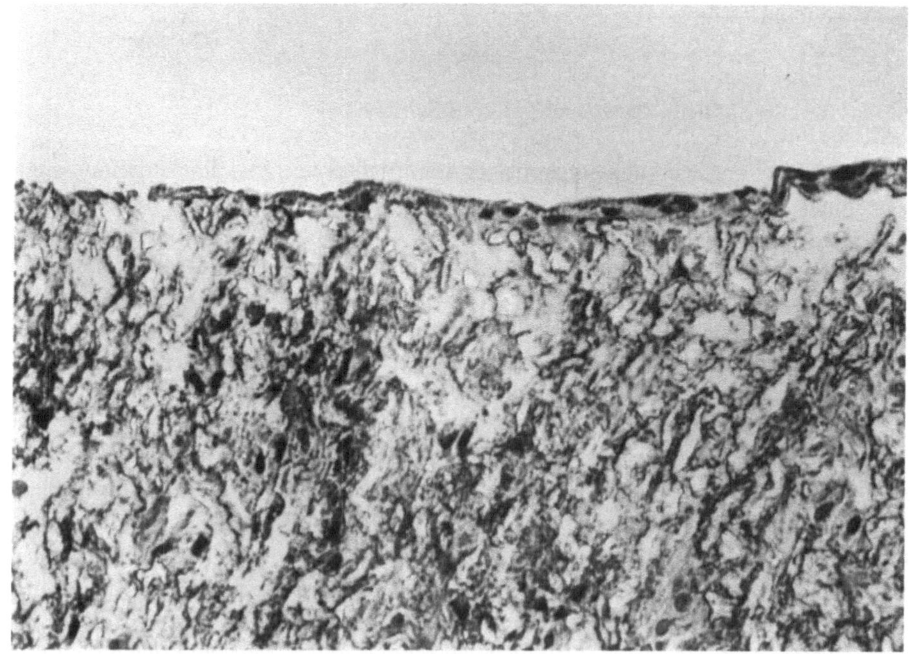

Abb. 2. Einheilung einer Teflonprothese nach 6 Wochen

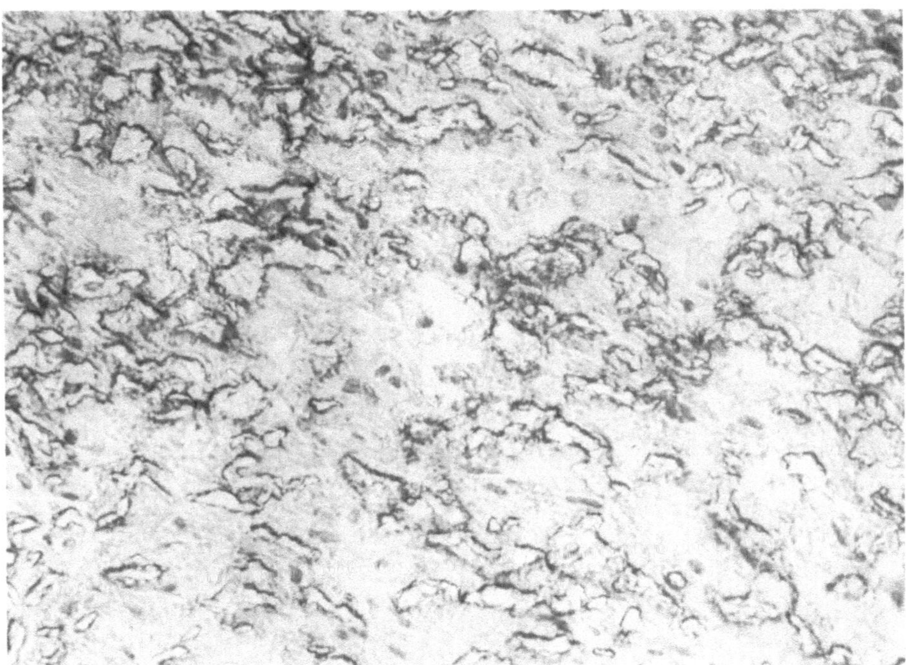

Abb. 3. Durchwachsen der Prothesenmatrix nach 6 Wochen mit kollagenen Fasern

eigenschaften. So beobachtete Vollmar bei Polypropylen-Prothesen nach 5 Jahren eine Abnahme der Reißfestigkeit und Reißdehnung um 80%, bei Dacron-Prothesen eine solche um 60%. Der Mechanismus dieser Aggression ist bis heute nicht bekannt. Harrison vermutete eine Reaktion freier Monomere mit der Gewebsflüssigkeit und eine Faserquellung durch Wasseraufnahme.

Störungen des Einheilungsvorganges von Gefäßimplantaten

Der physiologische Einheilungsvorgang des Implantates kann durch verschiedene Komplikationen seitens des Lagers gestört sein. Die *Schnittführung*, speziell im Oberschenkelbereich, wird häufig zu ausgedehnt angelegt und bis in die Gelenksbeugen der Leiste und des Kniegelenkes hineingeführt (Abb. 4). Sowohl zur Entnahme der autologen Vene als auch zum Durchziehen einer alloplastischen Prothese genügen an der Innenseite des Oberschenkels drei, wenige Zentimeter lange Hautinzisionen, wobei der Schnitt zur Freilegung der Femoralisgabel natürlich nicht bis in die Leistengegend geführt werden sollte. Desgleichen läßt sich die A. poplitea schonend durch einen Z-förmigen Hautschnitt in der Kniekehle und die distale A. poplitea und die Trifurkation regelmäßig durch einen 3 cm caudal des Kniegelenkes gelegenen Medianschnitt erreichen. Die Heilungstendenz nach sparsamen Hautinzisionen ist wesentlich besser als bei ausgedehnter durchgehender Schnittführung. Zudem wird dabei die Gefahr der *Lymphknoten- und Lymphbahnverletzung* vermindert.

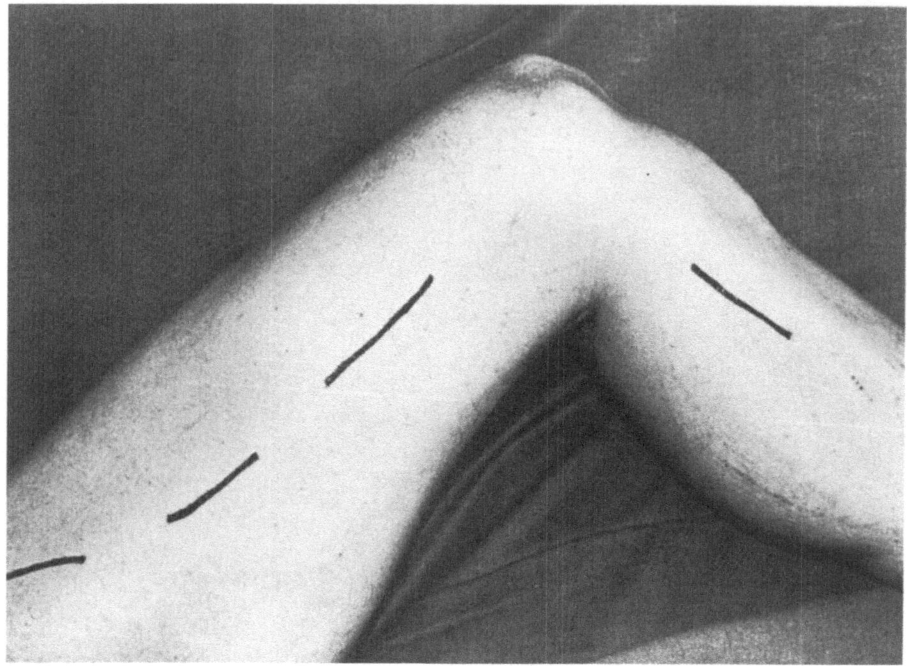

Abb. 4. Schnittführung

Störungen der Gefäßimplantateinheilung können auch durch eine *Instabilität* des Prothesenlagers hervorgerufen sein. Ein instabiles Gefäßlager findet sich bei Kombinationsverletzungen mit einer Fraktur und bei Gelenküberbrückungen mittels eines Transplantates. Ein Gefäßtransplantat kann durch das Hämatom eines instabilen Wundgebietes oder durch ein instabiles Knochenfragment selbst komprimiert werden und so einen Sofort- oder Frühverschluß erleiden. Zur Versorgung einer solchen Kombinationsverletzung ist es deshalb ratsam, zunächst die Fraktur zu stabilisieren und somit ein ruhiges stabiles Wundgebiet zu schaffen (Abb. 5).

In der Regel ist die Reihenfolge der Versorgung: Knochen, Vene, Arterie, Nerv, Muskel und Haut. Ein *instabiles* Lager liegt ferner bei der Überbrückung eines Gelenkes mit einem Transplantat vor (Abb. 6 und 7). Bei allen konventionellen gestrickten oder gewebten alloplastischen Prothesen ist Zurückhaltung geboten, wenn mit ihnen die Gefäßstrecke über einem Gelenk überbrückt werden soll. Wie oben bereits angeführt, sind in alloplastischen Prothesen nach etwa einem Jahr die Komplikationen der inneren Kapsel zu befürchten. Diese zu erwartenden Komplikationen bringen besonders an den Gelenkbeugen die Gefahr der Abknickung und der Dissektion der inneren Kapsel mit sich. Der Gefäßersatz über Gelenkbeugen ist deshalb bis heute Domäne der autologen Vene geblieben. In letzter Zeit werden ermutigende Beobachtungen bei Gelenküberbrückungen mittels Teflonprothesen gemacht. Die Spätergebnisse scheinen denen der Venentransplantate nahe zu kommen.

Auch *Strahlenvorschädigungen* des Operationsgebietes können zu Heilungsstörungen von Gefäßimplantaten führen, da zwar die Prothese durch Fibrinfällung abge-

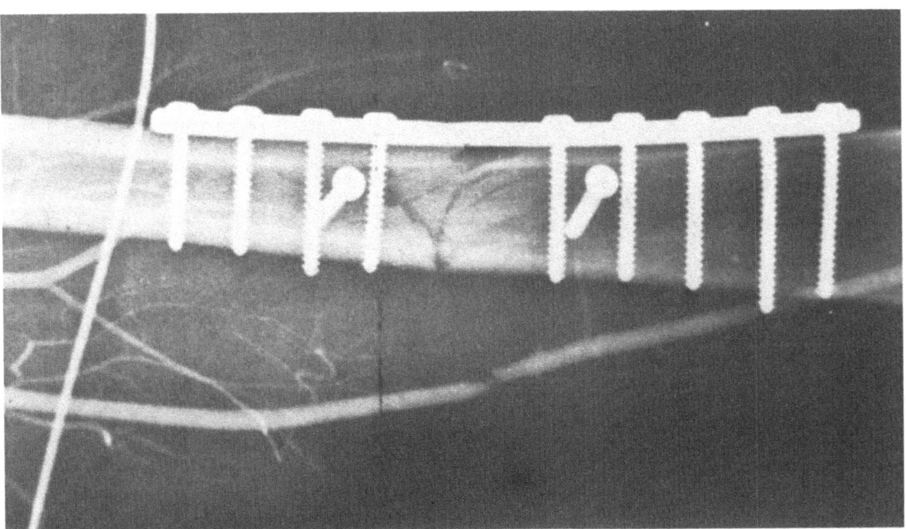

Abb. 5. Gefäßverletzung bei Oberschenkelfraktur

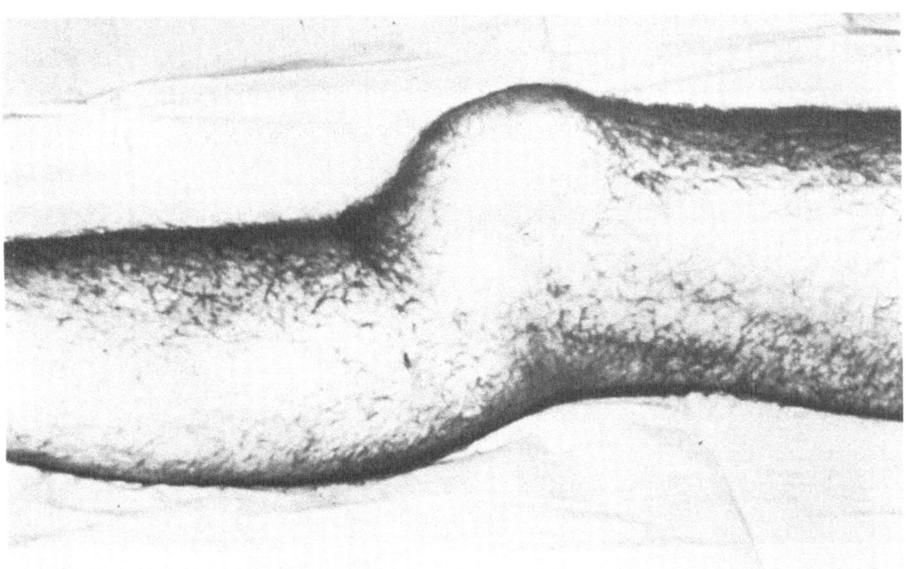

Abb. 6. Kniegelenksluxation

dichtet wird, aber die Phase der Fibrocyteninvasion und der Organisation der Prothese im strahlengeschädigten Narbengewebe gestört ist. Strahlenulcera verbieten darüber hinaus wegen der vorliegenden Grundkrankheit und der immer vorhandenen Infektion die Implantation von Prothesen.

Ein Transplantat wird auch dann nicht einheilen, wenn das Transplantatlager bereits irreversibel ischaemisch geschädigt ist. Abbildung 8 zeigt die Angiographie einer

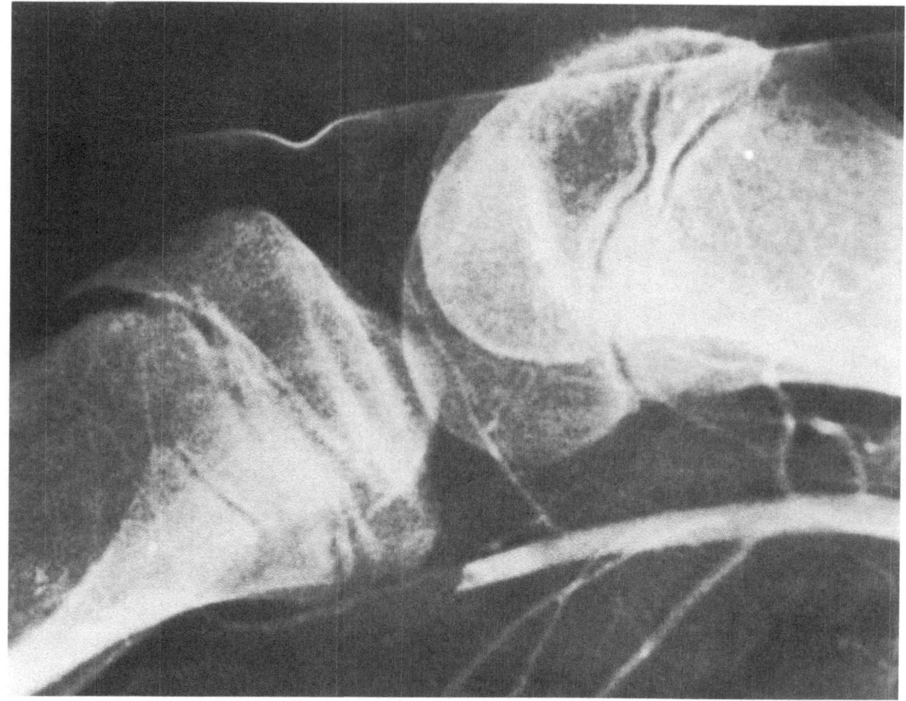

Abb. 7. Gefäßabbruch durch Intimadissektion bei Kniegelenksluxation

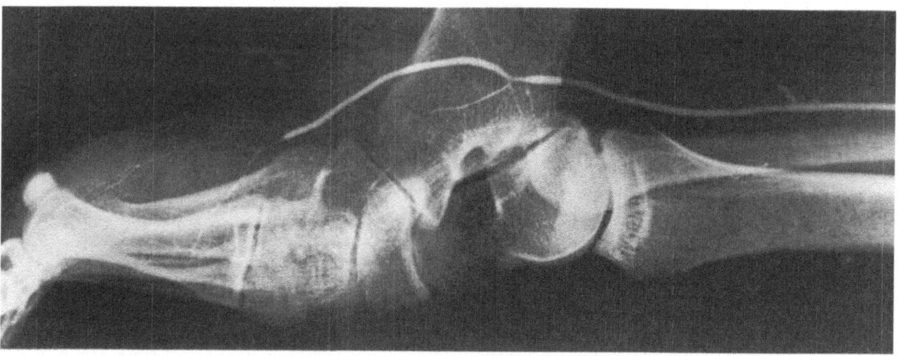

Abb. 8. Angiographie einer Extremität 10 Std. nach fast vollständiger traumatischer Amputation

Extremität 10 Std. nach fast vollständiger traumatischer Amputation. Hier fällt auf Grund der Ischaemie jegliche Zellproliferation aus. Nach wenigen Tagen liegt die Prothese als isolierter Sequester in einem infizierten Wundgebiet.

Tumoröse Gefäßveränderungen machen bisweilen die Anlage eines Gefäßimplantates überhaupt unmöglich. Ursache dafür sind einerseits ein nekrotischer Zerfall der Tumormassen mit nachfolgender Infektion, andererseits der Mangel an intakter Haut,

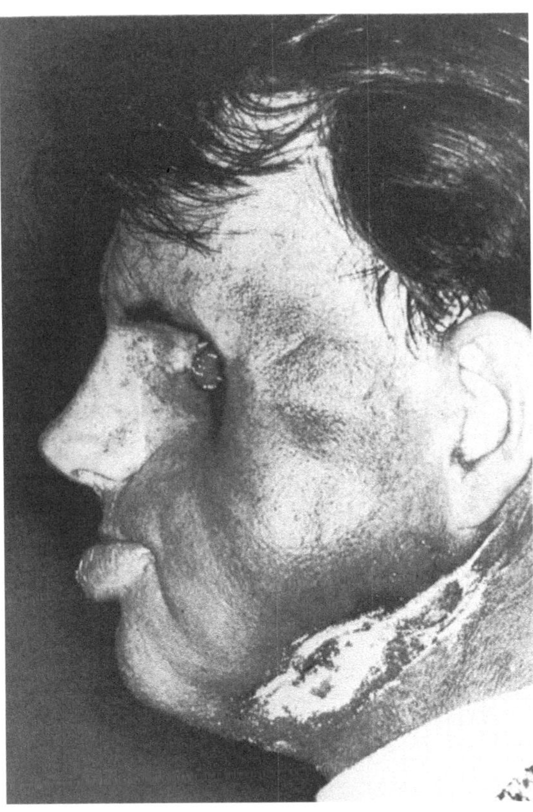

Abb. 9. Ulcerierender tumoröser Befall der Halsregion mit Stahlenschädigung (Wir bedanken uns bei Herrn Prof. Dr. Schettler, Direktor der Klinik für Kiefer- und Gesichtschirurgie, Universitätsklinikum Essen für die Überlassung dieser Abbildung)

die zur Deckung der Prothese zur Verfügung steht und ferner der direkte Tumorbefall des zu ersetzenden Gefäßes (Abb. 9).

Diese Problematik tut sich insbesondere bei Tumorausbreitung im Halsbereich mit Befall der Carotis auf, wo es nicht selten nach Neck-dissection unmöglich ist, die tumorös arrodierte A. carotis durch ein Gefäßtransplantat zu ersetzen. Auf die großen Schwierigkeiten weisen die wenigen, kurzfristig gelungenen Versuche der Carotisersatzplastik mittels der A. hypogastrica hin.

Entscheidend für das Schicksal eines Gefäßimplantates ist die *Infektion* seines Lagers. Es werden drei Schweregrade der Infektion unterschieden.

Beim Grad I der Infektion ist nur die Haut betroffen, Grad II umfaßt die Haut und die Subcutis, Grad III hat auch das Implantat miterfaßt.

Vermeiden lassen sich diese Infektionen am ehesten durch eine standardisierte Schnittführung, durch gewebeschonendes, bevorzugt instrumentelles Operieren und durch möglichst kurze Operationszeiten sowie durch exakte Blutstillung.

Infektionen vom Schweregrad I und II werden konservativ mit Ruhigstellung und Antibiotica behandelt. Die tiefe Infektion vom Schweregrad III kann nach van Dongen drei verschiedene Stadien aufweisen.

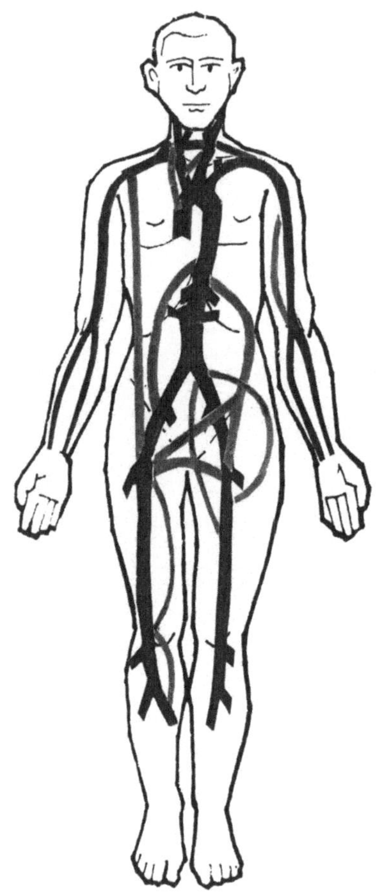

Abb. 10. Gesamtheit der derzeit häufigsten Bypassverfahren

Im Stadium I liegt eine tiefe Infektion ohne Blutung oder Implantatverschluß vor, im Stadium II besteht eine Sickerblutung oder eine einmalige stärkere Blutung und im Stadium III hat die tiefe Infektion zu einer massiven Blutung aus dem Transplantat geführt.

Im Stadium I und II der tiefen Infektion ist der Versuch gerechtfertigt, das Transplantat zu erhalten. Neben Ruhigstellung und Antibiotikagabe ist von van Dongen die biologische Umhüllung der Prothese mit einem gestielten Omentumzipfel beschrieben worden. Zeigt ein probeweises Abklemmen der Prothese keine Verschlechterung der Durchblutungssituation der Extremität, sollte das Transplantat entfernt werden. Im Verschlechterungsfall sollte das Transplantat durch einen Bernsteinring schrittweise über 2—3 Wochen komprimiert werden, um die Möglichkeit der Kollateralisierung auszunutzen.

Im Stadium III der tiefen Infektion muß in jedem Fall die Gefäßplastik geopfert werden, da das Implantat jetzt als Sequester im Gefäßbett liegt und eine Einheilung nicht mehr zu erwarten ist. Darüber hinaus muß die Durchblutung der Extremität sichergestellt werden. Jede erneute Gefäßrekonstruktion im infizierten Wundgebiet führt zum Mißerfolg.

Methode der Wahl sind heute die extra-anatomischen Bypassverfahren, die das infizierte Implantatbett umgeben (Abb. 10).

An der A. carotis kommen die carotico-subclaviale, die trunco-caroticale, carotico-caroticale und die aorto-caroticale Umleitung zur kontralateralen Seite zur Anwendung. An der abdominalen Aorta ist als extraabdominale Umleitung der axillo-femorale Bypass möglich. Intraabdominell kann der Bypass subhepatisch und durch die Rectusscheide oder retroperitoneal geführt werden. An der A. iliaca besteht die Möglichkeit zum iliaco-iliacalen oder femoro-femoralen Bypass, zum sog. Obturatorbypass oder zum lateralen aorto-femoralen Bypass. Ähnlich, allerdings mit weniger Ausweichmöglicheiten, kann an der A. femoralis und an der A. brachialis verfahren werden.

Die Anlage dieser Umgehungstransplantate stellt die erste Operationsphase dar. In einer zweiten Etappe wird während der gleichen Sitzung unter aseptischen Kautelen von einem gesonderten Schnitt aus das infizierte Transplantat unterbunden und entfernt. Das infizierte Implantatlager wird ausgiebig drainiert.

In den vergangenen 50 Jahren stand die Entwicklung geeigneter Transplantate zur Umgehung eines Gefäßdefektes im Vordergrund. Insbesondere die derzeit verwandten Teflonprothesen erreichen auch bei kleinlumigen Gefäßen nahezu die biologische Wertigkeit der autologen Vene. Die technische Entwicklung dieser Prothesen darf weitgehend als abgeschlossen betrachtet werden. Erst durch zahlreiche Komplikationen wurde man auf die Bedeutung des Lagers für den Einheilungsvorgang der Prothese aufmerksam. Sinn dieser Zusammenstellung war es, die Physiologie und Pathophysiologie dieses Einheilungsvorganges aufzuzeigen, um so Komplikationsmöglichkeiten bei Anwendung von Gefäßimplantaten vermeiden zu helfen.

Sachverzeichnis

15. Jahrestagung der Deutschen Gesellschaft für Plastische und Wiederherstellungschirurgie, 7.–8. Oktober 1977, Murnau/Obb.

Plastische und Wiederherstellungschirurgie bei und nach Infektionen

Pathologie Chemotherapie Klinik Rehabilitation

Herausgeber: J. Probst

Unter Mitwirkung von F. Hollwich, G. Pfeifer, W. Kley, P. Rathert

1980. 224 Abbildungen. Etwa 300 Seiten
ISBN 3-540-09854-2

Chirurgische Infektionen stellen in allen operativen Fachgebieten besondere Anforderungen an plastische und wiederherstellende Behandlungsverfahren, zugleich stellen diese aber den Schlüssel zur Rehabilitation dar. Die Bedeutung der chirurgischen Infektionen hat insbesondere im Zusammenhang mit den Unfallverletzungen in den letzten Jahren eine überragende Stellung erlangt. In allen Fachgebieten wurden wesentliche Fortschritte bei der Behandlung erarbeitet. Das lange Zeit nicht nur fachliche, sondern auch therapeutische Nebeneinander der verschiedenen operativen Aufgabenbereiche ist nicht nur durch den Zwang zur interdisziplinären aktuellen Versorgung abgelöst worden, sondern es haben sich in diesem besonders anspruchsvollen Behandlungsgebiet der chirurgischen Infektionen zahlreiche Wechselbeziehungen ergeben.

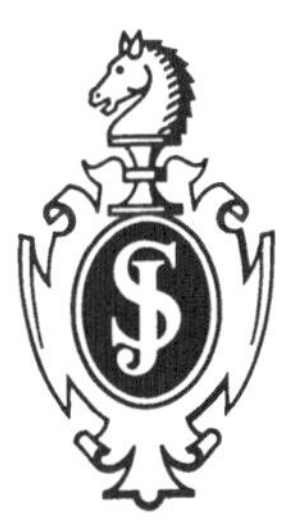

Springer-Verlag
Berlin
Heidelberg
New York